Mme GROSS-DROZ

Premiers Soins aux Malades et Blessés

DELAGRAVE

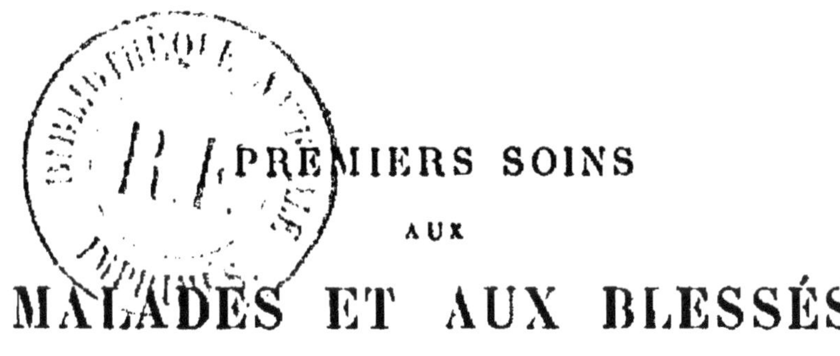

PREMIERS SOINS

AUX

MALADES ET AUX BLESSÉS

PROPHYLAXIE ET HYGIÈNE INFANTILES

Mme GROSS-DROZ

PREMIERS SOINS

Aux Malades et aux Blessés

PROPHYLAXIE ET HYGIÈNE INFANTILES

Nombreuses illustrations.

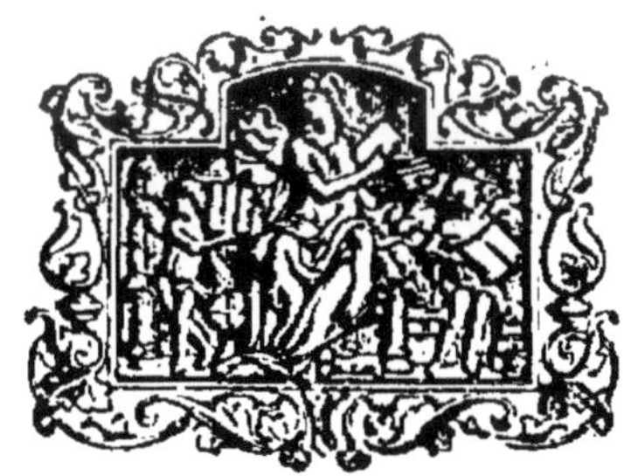

PARIS
LIBRAIRIE CH. DELAGRAVE
15, RUE SOUFFLOT, 15

PRÉFACE

MADAME,

Vous m'avez adressé, en exprimant l'espoir que cet envoi ne me serait pas indifférent, les épreuves d'un volume : *Premiers Soins aux malades et aux blessés,* que vous allez publier à la librairie Delagrave. Et vous me faites l'honneur d'ajouter que vous seriez heureuse de recevoir de moi, lorsque j'en aurais pris connaissance, quelque appréciation encourageante de cet ouvrage.

Il ne m'appartient pas (je n'ai aucune compétence médicale) de me prononcer sur la valeur professionnelle de votre enseignement. Vous êtes à cet égard suffisamment garantie par le témoignage d'autorités indiscutables, et plus particulièrement par la préface dont vous a honorée, en parfaite connaissance de cause, M. le docteur Lamacq. Mais je puis bien dire, comme père de famille, comme moraliste et comme économiste, qu'aucun service ne peut être plus réel et plus méritoire que celui qui consiste à écarter de l'esprit et des habitudes de l'enfance et de l'âge mûr les préjugés, les ignorances et les fautes par lesquels trop souvent se trouvent compromis le développement et l'avenir des jeunes générations, le bien-être des familles et l'allégement des misères attachées à notre triste condition humaine. On a dit quelquefois que l'on ne meurt que parce qu'on le veut bien; et il y a de nos jours plus de gens que l'on ne croit qui soutiennent qu'il dépendrait de nous d'éviter toutes les maladies et toutes les conséquences fâcheuses des inévitables accidents. Ne portons pas si haut nos prétentions et n'aspirons pas, ni au physique ni au moral, hélas! à la suppression totale et définitive du mal. Mais, à coup sûr, on peut en diminuer considérablement la gravité et l'étendue. « Tout vice, a dit le fabuliste, provient d'ânerie. » Une grande partie, la plus grande peut-être de nos souffrances, proviennent de notre maladresse. Éviter les imprudences, se garder de faux remèdes qui sont des poisons; se préserver des pratiques dangereuses et nuisibles; appliquer, aux premières apparences de troubles ou de désordre, les soins intelligents et simples qui en préviennent le développement; savoir, en attendant la présence d'un médecin, prendre les précautions faute desquelles il arriverait trop tard; connaître et appliquer les règles essentielles de l'hygiène; veiller, en un mot, sur son corps et sur les corps des êtres qui nous sont chers, avec discernement, en même temps qu'avec affection, ce n'est pas seulement remplir notre devoir envers nous-mêmes et envers la famille immédiate dont nous faisons partie; c'est travailler pour l'ensemble du groupe social auquel nous appartenons; que dis-je? pour le bien de notre patrie tout entière et de l'humanité elle-même.

C'est cette tâche, madame, que vous avez voulu, mettant à profit pour cela les connaissances et l'autorité que vous a données l'expérience d'un long enseignement pratique, essayer de remplir. J'ai eu (vous avez raison de croire que je ne l'ai point oublié) l'occasion de vous voir à l'œuvre, dans cette École libre de gardes-malades de Bordeaux à laquelle il m'a été donné de rendre quelques services, et je vous remercie de n'avoir point douté de mon intérêt et de ma sympathie.

Frédéric Passy,

Membre de l'Institut.

OPINION DU Dr A. LAMACQ

MÉDECIN DES HOPITAUX DE BORDEAUX

Voici un livre destiné aux élèves des écoles normales, des écoles supérieures, des cours supérieurs des écoles de filles, à leurs parents, et même au grand public. Est-il bien nécessaire? n'est-il pas nuisible? Des médecins très distingués croient, en effet, nuisible l'initiation du grand public à l'étude de la médecine. Ces personnes, disent-ils, se croiront en possession d'une science étendue; elles voudront tout soigner autour d'elles et nous appelleront trop tard; aucune difficulté ne les arrêtera. Enfin, perspective insupportable, elles voudront tout discuter avec le médecin, diagnostic et traitement.

Ma conviction est tout autre. En apprenant ces principes élémentaires de la médecine, les élèves et leurs parents se rendront compte des dangers de beaucoup de maladies d'apparence bénigne et que l'on traite « par le mépris ». Ils sauront que la rougeole, la coqueluche, sont, en réalité, des maladies graves. Eh! sans doute, l'on verra quelques pseudosavants vouloir tout soigner; mais avec le temps, avec la diffusion de l'instruction, ils feront moins de mal autour d'eux. Ce sera toujours mieux que la prospérité étonnante des sorciers, des rebouteurs, des somnambules d'aujourd'hui, — et ce sera, j'en suis persuadé, moins dangereux. — Je sais bien que le médecin sera plus discuté, que ses avis ne seront pas acceptés sans contrôle. Pour ma part, je trouve ceci excellent pour nous, médecins; nous serons obligés de nous tenir plus au courant et d'étudier nos malades de façon plus approfondie.

Est-ce un bien? est-ce un mal? Nous pourrions discuter longtemps avec d'excellents arguments pour ou contre. Mais, pendant cette discussion, le progrès se fait, avec nous ou malgré nous. Or, que voyons-nous? Déjà les journaux quotidiens, les revues de la mode, publient depuis de nombreuses années des articles de vulgarisation médicale plus ou moins utiles. Des progrès notables ont pu ainsi apparaître dans l'hygiène et dans les premiers soins aux malades. Le public commence à mieux comprendre l'utilité de la propreté des plaies. On trouve, de nos jours, l'acide borique dans toutes les maisons, ainsi que la ouate hydrophile. Nous sommes loin de la charpie et des invraisemblables chiffons d'autrefois.

Mais tous ces articles de journaux ou de revues sont ou trop savants ou insuffisants. Un livre s'impose, destiné aux élèves de nos écoles, complétant leurs notions d'anatomie et de physiologie par des notions de médecine élémentaire, mais toujours scientifique. Ce livre doit apprendre, de façon claire et précise, ce que l'on doit faire pour prévenir la plupart des maladies évitables, pour appliquer les soins d'hygiène générale pendant la maladie, pour donner tous les petits soins qui entretiennent le moral du malade et adoucissent ses souffrances. Ce livre, enfin, doit apprendre que la médecine est un art difficile, que le malade est toujours un être complexe dont divers organes peuvent être atteints par la maladie, et que tout traitement donné par une personnalité sans compétence peut être des plus dangereux pour le patient. Connaître le danger des interventions thérapeutiques d'apparence anodine, ce sera un grand progrès.

Toutes ces qualités, je suis heureux de le dire, le livre de Mme Gross-Droz les possède à un degré remarquable. Il est plein de vie. Il a été, en effet, vécu par son auteur, puisqu'il est l'image fidèle de l'enseignement poursuivi avec le plus grand dévouement, pendant plus de vingt ans, sous la direction d'un comité médical, à l'ancienne école des gardes-malades de la maison de santé protestante de Bordeaux, — fondée par M. le Dr Demons, Mmes Momméja et Gross-Droz[1]. Mme Gross-Droz s'est assimilé

1. C'est la première école de ce genre qui ait été fondée en France.

complètement toutes les notions médicales utiles au public et les a enseignées avec une grande habileté aux élèves d'instruction moyenne pour qui les conférences des médecins, malgré toutes les bonnes intentions de simplicité, restent toujours beaucoup trop savantes. Elle les enseigne encore aujourd'hui dans ses cours de la clinique Pasteur.

Ce livre est un progrès, à notre époque de progrès continus. Il rendra, j'en suis convaincu, les plus grands services au grand public, par l'instruction médicale pratique et scientifique dont il sera la source. Je lui souhaite, de grand cœur, tout le succès que lui méritent le but poursuivi, se rendre utile à ses semblables, et les solides et remarquables qualités de l'exécution.

A. LAMACQ,

Médecin des hôpitaux de Bordeaux.

OPINION DE M. E. CAZES

INSPECTEUR GÉNÉRAL DE L'INSTRUCTION PUBLIQUE

L'ouvrage de Mme Gross-Droz, que j'ai l'honneur de présenter au public scolaire de nos écoles de filles à tous les degrés, a été demandé à l'auteur par la *Ligue de l'éducation physique*.

Cette société la pria de donner un corps aux notes qu'elle préparait depuis plusieurs années, pour son cours de gardes-malades, et qu'elle n'a cessé d'améliorer, grâce à l'expérience acquise et au concours d'éminents médecins, collaborateurs de son œuvre.

Elle a professé ces cours à l'École libre et gratuite de gardes-malades de Bordeaux, qu'elle a dirigée douze ans. Cette École avait été créée en 1890, par M. le docteur Demons et Mmes Momméja et Gross-Droz, « dans le but de former pour les médecins et les familles des auxiliaires capables et dévouées, de procurer à des femmes de cœur une profession honorable et lucrative, de détruire les préjugés populaires et de vulgariser des connaissances utiles à la société, afin d'apprendre aux femmes de toutes conditions à soigner les malades et à élever des enfants ».

Sans entrer dans les détails des services rendus par cette École, il est bon de rappeler ici que c'est la première œuvre de ce genre qui ait été fondée en France sans aucun intérêt privé, politique ou confessionnel; elle a servi de modèle à celles, trop rares encore, existant dans les grandes villes. Cette École et sa directrice ont obtenu des récompenses aux expositions de Bordeaux et de Montpellier, les seules où elles aient concouru, et le ministère de l'instruction publique, à deux reprises différentes, leur a envoyé des dons généreux.

Depuis 1903 Mme Gross-Droz s'est occupée spécialement de la préparation des infirmières militaires.

En août dernier, le comité girondin de la Société de secours aux blessés ayant mobilisé son hôpital de campagne, Mme Gross-Droz a pris part aux manœuvres de santé avec vingt-neuf infirmières formées par elle. M. le général commandant le 18e corps et M. le médecin-inspecteur, directeur du service de santé, les ont honorées de leur visite et se sont déclarés satisfaits de leur travail.

Je rappelle ici le double but poursuivi depuis quinze ans par Mme Gross-Droz pour mettre en lumière l'esprit qui a inspiré son livre. L'œuvre philanthropique qu'elle a entreprise ne peut atteindre son plein effet qu'en descendant des cours particuliers, où continuera à se donner un enseignement plus spécial, dans la sphère de l'école publique, plus modeste, mais aussi plus accessible à toutes les filles du peuple, par exemple aux élèves de nos écoles possédant déjà le certificat d'études et ne quittant les bancs qu'à la fin de la scolarité.

Avec son zèle d'apôtre et sa conscience profonde des devoirs de la femme, Mme Gross-Droz a voulu vulgariser pour elles les connaissances médicales élémentaires et les leur présenter d'une manière brève sans doute, mais méthodique et lumineuse. Elle a pensé que, pour une tâche aussi délicate que celle du soin des malades, la bonne volonté et le dévouement ne peuvent suffire, et qu'il y faut la science pratique.

Sans ces notions, l'éducation de la femme renferme une grave lacune. Par vocation de nature, la femme est le *médecin-né* de la famille, comme elle en est l'*institutrice-née*. D'elle relève le gouvernement matériel et moral de la maison. N'est-il pas dès lors éminemment utile qu'elle soit instruite, pour le bien du foyer et la paix familiale, sur tout ce qui intéresse le ménage et assure son bien-être et sa vitalité? Or, quoi de plus précieux que la santé? De là la nécessité d'ajouter à son bagage des notions scientifiques d'hygiène et de prophylaxie des maladies.

En écrivant cet ouvrage Mme Gross-Droz a voulu que, désormais, toute femme pût être initiée, dès l'école, aux soins à donner aux membres malades de la famille; « à ce qu'elle doit faire et éviter en attendant l'arrivée du médecin »; à l'observation intelligente et raisonnée « de son malade à toute heure du jour et de la nuit, pour rendre fidèlement compte au médecin de ce qui s'est produit en son absence »; enfin, à l'application exacte du traitement qui a été prescrit.

A ses yeux, dans tout cœur de femme, la vocation de garde-malade est inséparable de la vocation de ménagère, et l'une complète l'autre. C'est là son rôle, comme aussi d'être la compagne d'esprit et l'associée complète de son mari dans la vie conjugale. A elle de panser « toutes les plaies, tant physiques que morales; comme fille, sœur, épouse et mère, n'a-t-elle pas constamment de chères santés à rétablir »?

Cette préoccupation d'éducation pratique de la femme, inséparable de l'éducation générale, a aujourd'hui gain de cause dans notre démocratie. Si nos principes républicains veulent que la femme soit capable de comprendre les affaires publiques, de s'y intéresser et de poursuivre aussi de ce côté, quoique dans une sphère moins active, le même idéal, ils la veulent avant tout capable de remplir efficacement sa vraie mission au foyer domestique, qui est de « perfectionner la vie privée », selon le mot de Mme Necker de Saussure, et de veiller à la prospérité de la maison.

Or, voici des réalités. Il est aujourd'hui bien établi que beaucoup d'enfants meurent victimes de l'ignorance de leurs parents, à tel point que des cours de puériculture ont été faits pour nos institutrices par un médecin éminent[1], et que ses leçons ont pénétré dans les nouveaux programmes de nos écoles normales.

Cette réforme ne trouvera pas de voix discordante, car elle est un véritable progrès. Mais cette ignorance des soins à donner aux enfants s'étend à tous les membres de la famille. Mme Gross-Droz dit avec trop de raison que les adultes ne savent pas se préserver des atteintes des maladies; ils s'abandonnent aux empiriques, surtout dans les campagnes, et succombent avant l'âge. « La plupart des individus paralysent les forces de la nature et les ressources de la science, parce qu'ils ignorent les conditions essentielles de la vie. De là une cause évidente de mortalité et, par conséquent, de dépopulation. »

La France est dans une situation démographique trop inquiétante pour que nous ne cherchions pas, par les moyens en notre pouvoir, à l'améliorer. Que l'école remplisse encore ce devoir civique; qu'elle travaille à graver fortement dans l'esprit de nos

1. M. le docteur Pinard.

jeunes filles des notions vraiment pratiques d'hygiène générale, en les renforçant de tout ce qui touche à la prophylaxie des maladies. C'est cette grave lacune dans l'éducation de la femme que ce livre simple, substantiel, plein de science pratique et d'inspiration élevée, vient combler. Qu'il soit le bienvenu!

E. CAZES.

INTRODUCTION

En cas d'accident ou de maladie subite, quand le médecin est loin ou qu'il tarde à venir, n'est-il pas utile, indispensable même que chacun de nous possède quelques notions exactes de médecine, pour pouvoir donner les premiers secours au malade ou au blessé? Et quand le médecin est là, ne vaut-il pas mieux savoir le seconder avec intelligence et exécuter convenablement ses ordres, que d'être incapable de l'aider? L'art d'exécuter des ordonnances ne devrait-il pas être connu de tous? Entre deux visites faites par le médecin, n'est-il pas nécessaire d'être à même de remarquer et de noter tout ce qui peut renseigner l'homme de l'art sur le cours de la maladie?

Combien de malades meurent faute d'avoir reçu à temps des secours intelligents, ou victimes de manœuvres maladroites et de sots préjugés! Qu'y a-t-il de plus terrible que de se trouver en présence d'un accident sérieux, de voir, par exemple, le sang couler à flots d'une blessure béante, de penser que la mort est proche, et de ne savoir comment s'y prendre pour arrêter l'hémorragie?

On a demandé un médecin; on en cherche un de

tous côtés, mais il n'est pas là, et, en attendant, le blessé se meurt. Ne donnerait-on pas alors tout ce que l'on a appris, toutes les connaissances accumulées à grand'peine et qui ne servent à rien à ce moment-là, pour avoir quelques notions utiles et pratiques, pour posséder les secrets de cette médecine des accidents dont, en général, on ne sait pas le premier mot et que tout le monde devrait connaître?

Tous les spectateurs éprouvent alors le besoin d'agir; mais les uns perdent la tête et ne font rien, ou, avec les meilleures intentions du monde, font plus de mal que de bien. Ils sont imbus de préjugés qui les empêchent d'intervenir utilement et, quelquefois, les engagent à essayer des manœuvres qui causent des dommages irréparables, si ce n'est même la mort de celui qu'ils veulent sauver.

Les plus intelligents se sentent désarmés; ils reculent et n'osent pas porter secours, dans la crainte de nuire.

Chacun doit donc posséder quelques notions simples de médecine élémentaire, connaître des moyens faciles, pratiques, à la portée de tous, pour parer aux premières nécessités, pour agir vite et bien et pouvoir, en cas d'accident subit, sauver de précieuses existences.

L'État a le droit et le devoir de répandre cette instruction dans toutes les classes de la société; mais il est bien certain que les jeunes filles seront les premières à bénéficier d'une telle instruction. En effet, comme sœurs, comme filles, comme femmes et comme mères, quelle influence n'exercent-elles pas dans la famille, et de quel secours ne peuvent-elles pas y être!

« L'instruction qu'elles recevront les mettra en état de lutter contre l'ignorance, les préjugés, les menées sourdes et ténébreuses du charlatanisme qui, sous toutes ses formes, circonvient les malheureux qui souffrent. Que de victimes l'homéopathie, le somnambulisme extralucide, les rebouteurs, ne font-ils pas dans la société même la plus instruite et la plus fortunée!

« L'instruction médicale des femmes est le meilleur moyen d'avoir raison des spéculateurs habiles qui vivent des misères de la société, en faisant luire aux désespérés, à beaux deniers comptants, l'espoir toujours déçu de leur guérison!..

« Nos jeunes filles apprendront donc ce qu'il importe à la femme de savoir pour maintenir la santé au foyer de la famille, pour conserver ces chers petits êtres que l'on nous donne si parcimonieusement et que la famille et la patrie ont tant d'intérêt à conserver.

« Les économistes discutent avec gravité des questions absolument insolubles, celles de la dépopulation. C'est en généralisant l'instruction médicale pratique des femmes que les médecins auront dans la maison des auxiliaires précieux qui nous aideront à conserver nos enfants et à en faire des hommes robustes et vigoureux.

« Les femmes qui recevront cette instruction sauront nous faire triompher des innombrables maladies qui nous guettent dans l'enfance, dans la jeunesse, dans l'âge mûr, dans la vieillesse; elles nous aideront à reculer les bornes de la vie humaine.

« Le biologiste dans son laboratoire, le médecin au lit du malade, travaillent à cette grande œuvre, mais c'est à la femme qu'est réservé le rôle obscur, ingrat, mais absolument capital, de l'exécution individuelle et pratique des données les plus élevées de la science; c'est le rôle de la femme de l'avenir. N'est-ce pas la femme qui pourra donner, en connaissance de cause, les leçons d'hygiène à l'enfant, leçons de mère, vécues en quelque sorte, reçues à toute heure, et qui s'imposeront par l'exemple et l'habitude acquise?

« L'homme a sa mission, son rôle au dehors, pour assurer à sa famille les moyens d'existence; mais combien la femme, instruite des notions d'hygiène et de médecine pratique, rendrait de services à la société ! Depuis quelque temps on se préoccupe certainement de créer des générations fortes et robustes, capables de soutenir avec énergie la lutte pour la vie; mais on s'égare, on fait fausse route, le plus souvent, en cherchant la solution du problème dans les matchs, dans les luttes athlétiques, dans les exercices de force et d'adresse qui aboutissent au surmenage... Il faut répandre à flots l'instruction médicale des femmes; il faut qu'elles apprennent à soigner nos enfants avec toutes les ressources de l'hygiène moderne; elles dirigent la maison, il faut qu'elles sachent la rendre salubre; elles dirigent l'alimentation, il faut qu'elles connaissent les bases fondamentales de la physiologie pratique, celle qui nous touche de plus près.

« En temps de maladies nos femmes sont appelées à nous soigner : il faut qu'elles sachent le faire, qu'elles puissent disputer à la maladie et à la mort des êtres qui nous sont chers, prévenir certaines maladies, faire de la prophylaxie et de la thérapeutique pratiques[1]. »

Elles donneront ainsi à leurs enfants un libre et entier développement, tant physique qu'intellectuel, et assureront l'avenir de la race française.

1. *Gazette hebdomadaire des sciences médicales* de Bordeaux, du 21 juillet 1895, article du docteur Masse (professeur à la Faculté de médecine de Bordeaux) sur l'école que dirigeait alors Mme Gross-Droz.

PREMIÈRE PARTIE

PREMIERS SOINS AUX MALADES ET AUX BLESSÉS

CHAPITRE PREMIER

Soins aux malades. — Hygiène appliquée.

---

§ 1er. — HABITATION. CHAMBRE DU MALADE.

1. *Aération.* — 2. *Exposition.* — 3. *Température.* — 4. *Chauffage.* — 5. *Éclairage.* — 6. *Nettoyage.* — 7. *Meubles.* — 8. *Mouches.* — 9. *Moustiques.* — 10. *Évaporations.*

1. Aération. — L'air pur est absolument indispensable à l'homme pour se maintenir en bonne santé. Il en aspire 10 à 12 mètres cubes par 24 heures, absorbe normalement, dans cette période, 600 litres d'oxygène, et rejette 480 litres d'acide carbonique et de 480 à 960 grammes de vapeur d'eau.

L'air est vicié par :

1° *La respiration* (qui exhale de l'acide carbonique);

2° *La perspiration pulmonaire* (ou rejet de vapeur d'eau par le poumon);

3° *L'exhalation cutanée* (sueur et poisons volatils);

4° *L'éclairage et la combustion* (qui absorbent l'oxygène et fournissent de l'acide carbonique, et quelquefois, malheureusement, de l'oxyde de carbone).

Il est donc indispensable de renouveler l'air dans

lequel on vit. On l'a dit avec raison, l'homme est un poison pour l'homme. L'air vicié peut produire l'*asphyxie aiguë*. Exemple :

Pendant la guerre d'Espagne, on avait enfermé des prisonniers dans une cave. On les y avait entassés, pensant les transférer ailleurs le lendemain. Cette cave ne s'aérait que par un tout petit soupirail. Lorsqu'on vint chercher ces malheureux, on ne trouva presque que des cadavres : ceux-là seuls vivaient encore qui avaient pu se maintenir contre le soupirail et respirer l'air du dehors.

Le séjour prolongé dans l'air impur ou vicié des écoles, des fabriques, des ateliers, des casernes, etc., produit l'*asphyxie lente,* qui peut conduire à l'anémie, à la chlorose, à la scrofule, à la tuberculose, etc. ; elle affaiblit les individus, appauvrit le sang et prédispose à contracter les maladies infectieuses. *L'homme malade élimine plus de poisons que l'homme sain, et plus que lui encore il a besoin d'air renouvelé.*

Dans nos villes, où les loyers sont si chers, il est bien difficile à une famille peu fortunée de se procurer un logement sain, spacieux, suffisamment éclairé et aéré. Il faut bien se résigner à garder ce que l'on ne peut changer, mais au moins doit-on chercher à remédier à l'exiguïté et à l'insalubrité du logement que l'on est obligé d'habiter.

La première chose est d'y entretenir la propreté la plus méticuleuse, de ne pas faire sécher dans la chambre d'un malade du linge imbibé de sueur, d'en enlever tout de suite le linge sale, de vider les vases de nuit immédiatement après les selles, et de ne pas y laisser séjourner l'urine.

S'il faut conserver les matières fécales, les matières vomies, les crachats, l'urine, etc., pour les montrer au médecin, on les porte dans une pièce située aussi loin que possible de la chambre du malade, et on les couvre d'un linge imbibé d'une solution antiseptique.

On peut renouveler continuellement l'air par un

moyen très simple qui ne nécessite pas de grands frais : c'est le procédé du docteur Castaing. Il consiste dans l'emploi de deux vitres parallèles montées sur le même châssis, à un centimètre de distance. Chaque vitre est plus courte que le cadre de 4 centimètres et laisse deux vides, l'un en haut, l'autre en bas, de sorte que l'atmosphère se renouvelle, mais sans courant d'air. A défaut de ce procédé, on peut laisser la fenêtre ouverte, avec persiennes fermées, nuit et jour, hiver comme été, en se couvrant un peu plus dans son lit l'hiver. C'est ce que l'on fait dans les sanatoria pour tuberculeux, et cette pratique excellente tend à se répandre de plus en plus dans les familles. Toutefois, il est indispensable de ne prendre cette habitude que progressivement. D'autre part, les personnes qui ne possèdent pas de grandes ressources peuvent se fabriquer des couvre-pieds hygiéniques, très chauds, à bien peu de frais. Ils se composent de plusieurs doubles de journaux étalés à côté les uns des autres, et superposés entre un drap de lit ou toute autre étoffe repliée en double. On fixe les journaux à l'étoffe par quelques points espacés. Le papier ne laisse pas passer l'air, et emmagasine la chaleur. Si, malgré toutes ces précautions, la chambre conservait une odeur désagréable, on peut la masquer en jetant du vinaigre sur une pelle rougie au feu et sur laquelle on a placé un ou deux clous de girofle.

Les fenêtres doivent rester pendant le jour aussi largement ouvertes que la température le permet. Des plantes vertes peuvent contribuer à purifier l'air, car, grâce à leur fonction chlorophyllienne (expliquée dans les cours de botanique), elles rejettent de l'oxygène sous l'influence de la lumière solaire, et absorbent de l'acide carbonique; mais, la nuit, cette fonction est interrompue et ne peut plus compenser le rejet de l'acide carbonique dû à la respiration de la plante; aussi, dès la tombée du jour, retirera-t-on soigneusement les plantes vertes des appartements que l'on occupe.

2. **Exposition.** — Autant que possible, il faut choisir un appartement exposé au midi, ou, à défaut, à l'est. Le nord est la plus mauvaise exposition, sauf pendant les fortes chaleurs de l'été. On doit éviter le voisinage des cabinets d'aisances et des cuisines.

Ces règles d'hygiène, nécessaires à l'entretien de la santé, sont indispensables lorsqu'il s'agit d'un malade.

3. **Température.** — La température de la chambre varie, si possible, entre 14° et 18°.

Toutes les fois qu'un malade est congestionné, éprouve de la gêne de la respiration et de la circulation, que son système nerveux est surexcité, etc., on maintient la température un peu basse.

Dans les maladies des voies respiratoires et dans les fièvres éruptives (surtout au moment de la desquamation (quand le malade pèle), la température doit être un peu élevée.

Pendant les fortes chaleurs de l'été, on tient les contrevents, volets, persiennes, stores, etc., fermés ou baissés au moment où le soleil donne dans l'appartement. On peut aussi abaisser la température de la chambre en y mettant des blocs de glace, dans des récipients quelconques, ou en fermant l'ouverture de la fenêtre par un drap de lit ou toute autre étoffe que l'on maintient mouillée d'eau froide; l'air, en la traversant, se rafraîchit. Un ventilateur électrique procure un immense soulagement au malade et à son entourage, mais il faut avoir soin de ne pas le diriger directement sur les personnes qui sont dans la chambre.

4. **Chauffage.** — Si, en hiver, il s'agit de réchauffer une chambre trop froide, le moyen le plus hygiénique est certainement le chauffage au bois dans une cheminée ouverte. Si l'on n'a pas de bois, il faut préférer le coke au charbon de terre. A défaut de cheminée, on emploie un poêle en faïence, qui ne contribue pas à l'aération, comme la cheminée ouverte, mais chauffe beaucoup plus et est moins dispendieux.

Les poêles mobiles ou à combustion lente, tels que salamandres, chouberskis, etc., sont économiques, mais très dangereux, car ils laissent une grande partie des gaz délétères résultant d'une combustion incomplète se répandre dans l'appartement. Les poêles en fonte, d'ailleurs, chauffent quelquefois même beaucoup trop. Lorsqu'ils sont rouges, comme ils sont poreux, ils laissent passer les gaz. Dès qu'ils sont éteints, la pièce se refroidit très vite. Les poêles à gaz et les braseros doivent être proscrits des chambres à coucher; ils présentent trop de dangers.

En arrangeant le feu, il faut éviter le bruit, ne pas faire voler la cendre dans l'appartement, etc. Qu'on n'allume pas un grand feu tout d'abord pour le laisser éteindre ensuite; mais il est bon d'entretenir continuellement un feu modéré, qui donne une température douce et régulière. Vers le matin, qu'on en fasse un peu plus; c'est l'heure où la chambre se refroidit le plus facilement et où le sommeil est souvent le plus profond. Il ne faut pas exposer le malade à se réveiller dans une chambre froide. Au besoin, vers quatre heures du matin, on le couvrira un peu plus.

5. **Éclairage.** — La lumière solaire est un précieux désinfectant et en même temps un excitant. Il existe des sanatoria où l'on traite des malades uniquement en les maintenant au soleil plusieurs heures par jour, en mettant, bien entendu, leur tête à l'abri, et l'on obtient des résultats merveilleux.

Quand la nutrition est ralentie, dans l'anémie, la chlorose, la scrofule, la tuberculose, la convalescence, il faut que la lumière pénètre aussi largement que possible dans la chambre; elle sera toujours bienfaisante; toutefois, dans le cas où le malade a le délire, où il est surexcité, dans les maladies nerveuses, la méningite, etc., il est bon, par contre, de maintenir une demi-obscurité; il en est de même dans la rougeole, à cause des yeux, qu'une vive lumière fatiguerait, et aussi dans la variole, car la lumière développe les pustules; enfin dans les chambres d'accouchées.

La couleur de la lumière a une grande influence sur notre organisme; les rayons rouges et jaunes activent le travail de la nutrition générale, les blancs ont une action sur la circulation superficielle, les bleus et les violets ralentissent le cours du sang, les verts calment le système nerveux, tandis que les rouges l'excitent, etc. En 1893, Finsen proposa pour la premièr. fois d'utiliser systématiquement et scientifiquement l'influence de la lumière rouge sur l'évolution de la variole; ses expériences semblent avoir donné de bons résultats.

Le jour, on tamise la lumière trop vive par des stores, persiennes, volets, etc. La nuit, on ne doit pas se servir de grosses lampes, car elles donnent une lumière trop intense. Une petite lampe avec verre munie d'un abat-jour est suffisante. Les lampes à essence sont dangereuses si on ne les manie avec les plus grandes précautions. Il faut proscrire sévèrement les lampes qui fument, car elles vicient doublement l'air, veiller aussi à ce que la lumière soit fixe, et non vacillante. La nuit, il est parfois indispensable d'avoir de la lumière; on peut alors se servir d'une veilleuse, à condition qu'elle ne fume pas.

Il faut éviter le passage brusque de l'obscurité à la lumière pour ne pas impressionner péniblement le malade. Quand il s'agit d'éclairer la chambre de fous, d'enfants ou de personnes dans le délire, on redouble de précautions.

On dirige l'abat-jour de telle façon que la lumière ne frappe pas sur la figure du malade, pour ne pas le fatiguer ou l'agiter.

6. **Nettoyage.** — *a*). *Balayage.* — Il faut balayer avec soin la chambre, mais sans faire de poussière. Pour cela, on répand sur le plancher du sable, ou, mieux, de la sciure de bois imbibée d'une solution antiseptique (du sulfate de cuivre, 5 à 10 grammes pour un litre d'eau, par exemple; cette solution coûte peu et n'a pas d'odeur). S'il s'agit d'une maladie contagieuse, on brûle la sciure après

l'avoir balayée. On peut aussi se servir d'un balai entouré d'un linge imbibé d'une solution antiseptique.

b). *Epoussetage.* — On *prend* la poussière avec un linge humide; s'il s'agit d'une maladie contagieuse, on humecte le linge d'une solution antiseptique, et on le passe partout, même sur les murs; puis on le brûle ou bien on le fait bouillir une demi-heure et on l'envoie ensuite au blanchissage. Il ne faut jamais balayer à sec, ni se servir de plumeaux, car on ne fait alors que déplacer la poussière ou la faire voler.

On a imaginé ces derniers temps un procédé de nettoyage parfait des étoffes, tapis, tentures, sièges, etc., qui permet d'éviter la dispersion des poussières. Celles-ci sont aspirées au moyen d'une pompe et viennent s'accumuler dans un condenseur de poussières où l'air est filtré au travers d'un double sac en toile avant d'être déversé dans l'atmosphère. Ce procédé n'est pas à la portée de toutes les bourses, et c'est sans doute pourquoi il n'est pas encore vulgarisé.

7. **Meubles.** — Une chambre de malade doit renfermer le moins de meubles possible; car, plus il y en a, moins il reste de place pour l'air; pas de tentures, pas de rideaux, pas de tapis : ce sont des garde-poussières et des nids à microbes. Autant que possible, qu'il y ait dans la chambre deux lits de même hauteur, afin de faciliter le changement de lit du malade et de permettre l'aération de la literie. Qu'il y ait une table de nuit, une ou deux tables ordinaires (sur l'une l'on conserve les médicaments loin du feu et hors de la portée du malade, en séparant les médicaments pour usage interne de ceux pour usage externe); un fauteuil, sur lequel la garde-malade se repose lorsqu'elle en a le loisir, et où l'on installe le malade lorsqu'il commence à se lever; enfin quelques chaises.

Lit. — Un lit (en fer de préférence) doit se composer d'un sommier tout en métal, sans toile; c'est plus propre, plus facile à nettoyer, et la vermine ne peut s'y mettre ou peut en être délogée facilement; un ou deux matelas, en crin, en laine ou en kapoch; celui-ci paraît aussi hygiénique et aussi confortable que la laine, ne se mite pas et coûte bien moins cher. A défaut de ces matières, le matelas sera en crin végétal, en balle d'avoine, ou en fougère séchée. Le varech, à moins d'être parfaitement préparé, a l'inconvénient de devenir humide par les temps pluvieux, à cause du sel marin dont il est imprégné.

Les lits de plumes sont malsains. Ils rendent délicats, favorisent les sueurs nocturnes et sont des récipients à microbes. Dans les climats froids, on peut toutefois autoriser un édredon.

Les oreillers de crin sont les meilleurs, parce qu'ils n'échauffent pas la tête. Ils ont seulement l'inconvénient de se tasser; ils deviennent alors plats et durs, et il faut en carder le crin comme le font les tapissiers. La balle d'avoine est fraîche, facile à se procurer et pas chère. Le kapoch fait aussi de bons oreillers et de bons traversins. Ceux de plumes sont les moins hygiéniques.

L'été, un simple drap suffit; on y adjoint une couverture de coton s'il fait un peu frais; l'hiver, une couverture de coton, une de laine et, au besoin, un couvre-pieds, seront suffisants pour couvrir le malade.

Pour préserver le matelas on met souvent, entre lui et le drap, une toile imperméable. On peut la remplacer par des journaux étalés entre deux draps; on obtient ainsi un imperméable qui ne coûte rien, est aussi bon que la toile caoutchoutée et dans un sens plus hygiénique, car, lorsqu'il est souillé, on le brûle.

On place aussi en travers du lit, à la hauteur du siège, un drap plié en plusieurs doubles et qui préserve le drap de dessous. C'est ce qu'on nomme une *alèze*. Lorsque l'on veut la changer, on attache avec des épingles anglaises l'alèze propre à l'alèze sale; on tire celle-ci, et elle entraîne la propre. De même, lorsque l'on veut changer le drap de dessous sans remuer le malade, on attache le drap propre à la portion du drap sale qui se trouve sous la tête du malade, et l'on fait glisser le drap sale vers les pieds; il entraîne le propre. Bien entendu, on couvre le malade pour qu'il ne se refroidisse pas pendant cette opération, et l'on se fait aider par une personne qui se tient de l'autre côté du lit.

Selon les indications du médecin, on élève plus ou moins la tête du malade. Elle doit être basse dans l'anémie, la chlorose, élevée lorsqu'il y a des troubles de la circulation et de la respiration.

Dans certains cas, il ne faut redresser les malades qu'avec les plus grandes précautions. Dans la fièvre typhoïde, par exemple, le cœur peut être atteint de telle sorte qu'un effort, un mouvement brusque suffit à provoquer son arrêt immédiat et une syncope qui risque d'être mortelle. Dans cette maladie, les premiers jours surtout, il ne faut pas laisser le malade couché trop longtemps sur le même côté, et sa poitrine doit toujours être maintenue assez élevée, car la circulation pulmonaire est alors ralentie, et le sang, à cause de la pesanteur, a tendance à stagner dans les parties les plus déclives des poumons.

Le lit sera plat et dur dans les affections des os, et surtout dans les fractures du membre inférieur. On peut, dans ce cas, glisser une allonge de table ou des planches entre le matelas et le sommier ou la paillasse.

Une chaise inclinée placée derrière l'oreiller peut maintenir le malade comme assis dans son lit, et une corde suspendue au plafond, munie, au bout qui pend, d'un bâtonnet arrondi et placé à la portée du malade, l'aide beaucoup à se soulever. Si le lit n'a pas au pied un rebord qui dépasse le matelas, on y supplée en y mettant une planche qui empêche le malade de glisser.

Toutes les fois qu'on le peut, afin d'en faire facilement le tour, on place le lit la tête contre le mur. Sinon, on tire le lit et on laisse entre lui et le mur une ruelle permettant d'aborder le lit de tous les côtés. Un lit qui n'est ni trop large ni trop élevé facilite beaucoup les soins à donner au malade.

8. **Mouches.** — Les mouches et les moustiques sont quelquefois difficiles à chasser des chambres de malade. La première chose à faire pour cela est de ne pas attirer les mouches en laissant les choses sales dans la chambre. On enlève la vaisselle, les tasses, les cuillères, etc., dès qu'on n'en a plus besoin; on ne laisse ni fruits, ni sucre, ni biscuits dans la pièce. Il existe des carafes spéciales destinées à attraper les mouches. On peut remplacer ces engins par un verre rempli aux trois quarts d'eau et bouché par une croûte de pain trouée au milieu et enduite de sirop ou de miel, dans la partie qui se trouve dans l'intérieur du verre. Les mouches passent par le trou pour aller goûter le sirop, ne peuvent plus sortir et se noient. Il faut vider deux ou trois fois par jour ces carafes ou ces verres, car les mouches noyées se putréfient très rapidement. Du papier enduit de glucose retient aussi toutes les imprudentes qui vont s'y poser. Un ruban de fil large, vulgairement appelé *lie*, tendu au plafond, les attire également. Enfin, on peut suspendre au plafond des bouquets de feuillages; les mouches vont s'y loger; à l'entrée de la nuit, on glisse doucement un sac vide sous le bouquet, les mouches prisonnières sont ensuite détruites. Le papier tue-mouche a un grand inconvénient : les mouches qui s'y sont posées tombent mortes un peu partout, ce qui est malpropre et dangereux.

9. **Moustiques.** — Quant aux moustiques, pour se préserver de leurs piqûres, on se sert de rideaux de tulle grec ou de mousseline, disposés sur un cadre de façon à envelopper tout le lit; c'est ce qu'on nomme une *moustiquaire.* Elle doit être bien tendue, pour laisser passer l'air, et bien bordée sous le matelas. Si on la laisse tomber jusqu'à terre, le moustique trouvera encore le moyen de se faufiler et de venir sucer le sang de celui qu'elle aurait dû protéger. On ne saurait donc trop tenir à avoir une bonne moustiquaire, et trop veiller, au moment où on la dispose avant la nuit, à ce qu'aucun moustique n'y soit enfermé.

On peut tendre devant les fenêtres et les portes de l'appartement et au-dessus des ouvertures des cheminées des toiles métalliques très fines, laissant passer l'air, mais non les moustiques. Le grillage étamé est celui qui paraît convenir le mieux; le grillage non étamé s'oxyde trop vite, et celui de laiton est d'un prix plus élevé. Ronald Ross nous apprend, pour l'avoir expérimenté lui-même au Lagos, que la mousseline peut remplacer la toile métallique et qu'elle laisse passer suffisamment d'air, contrairement à ce qu'on aurait pu supposer. Le tulle grec convient très bien aussi.

Pour les portes, on peut en installer deux formant tambour et s'ouvrant en sens inverse. Les moustiques réussissent quelquefois quand même à se faufiler dans l'appartement quand, forcément, on ouvre ces portes pour passer. On peut les remplacer par des rideaux composés de rangs de perles enfilées, très rapprochés. Ces rangs s'écartent pour laisser passer les allants et les venants, mais effrayent les moustiques; aussi les traversent-ils rarement.

Pour chasser les moustiques on peut aussi faire brûler dans les chambres, closes au préalable, des poudres insecticides telles que celle de pyrèthre additionnée de chlorate de potasse, des feuilles d'eucalyptus, des pastilles préparées spécialement pour cet usage, ou d'autres substances susceptibles de produire beaucoup de fumée. Les vapeurs de soufre les tuent également, mais ce procédé ne peut être appliqué qu'à la condition d'abandonner son logement pendant au moins vingt-quatre heures.

Tous ces moyens, sauf l'acide sulfureux, ne sont d'ailleurs que palliatifs; ils engourdissent les moustiques, les mettent pendant un certain temps dans l'impossibilité de nuire, et permettent en outre de les capturer plus facilement; mais pour arriver à les asphyxier, il faudrait les maintenir plusieurs heures dans cette atmosphère. A propos de l'impaludisme, il sera expliqué plus loin les moyens à employer pour détruire les moustiques ou du moins pour se préserver de leurs piqûres.

10. **Évaporations.** — Dans certains cas on procure du soulagement au malade en faisant évaporer certaines substances dans sa chambre. Pour cela, on place au-dessus d'une lampe à alcool une assiette allant sur le feu et contenant le liquide à évaporer.

Dans la coqueluche, on se sert d'eau dans laquelle on fait dissoudre un peu de résorcine.

Dans la rougeole, une infusion émolliente ou même de l'eau ordinaire, chauffée et évaporée dans l'appartement, aide à calmer la toux si fatigante qui résiste parfois à tous les autres moyens.

Dans les angines, dans les laryngites, on se sert souvent, surtout au début, d'infusion de mauves, de guimauves, de quatre-fleurs ou d'eucalyptus, dont les vapeurs soulagent beaucoup le malade.

Celles d'eau de goudron sont souvent conseillées dans les cas de bronchite, de catarrhe, d'asthme, de phtisie, etc. Il faut seulement avoir soin d'empêcher cette eau de bouillir, car alors le goudron qu'elle renferme la rendrait âcre et irritante.

§ 2. — SOINS CORPORELS DU MALADE.

1. *Vêtements.* — 2. *Propreté.* — 3. *Transpiration.* 4. *Changement de linge.* — 5. *Boissons.* 6. *Alimentation.* — 7. *Convalescence.*

1. **Vêtements.** — Les draps et les couvertures sont les véritables vêtements du malade. Il n'est pas sain de garder au lit une partie des habits que l'on porte lorsqu'on est levé (tels que gilets, caleçons, bas, chaussettes, etc.). Aussi le malade ne doit-il conserver au lit que son gilet de flanelle, s'il a l'habitude d'en porter un, et sa chemise de nuit, ou sa chemise et sa camisole. Ce linge de corps, les draps et les taies d'oreiller doivent être changés

aussi souvent qu'il est nécessaire pour qu'ils soient toujours très propres.

Lorsque le malade commence à se lever, on l'habille chaudement, on le place près du feu ou au soleil, en ayant soin de protéger sa tête; on lui enveloppe les jambes dans une couverture ou des vêtements chauds, avec une bouillotte aux pieds.

Si le malade garde le lit, on veille à ce que le drap de dessous soit toujours bien tiré, pour ne pas faire de plis capables d'irriter la peau du malade. On le lave avec soin plusieurs fois par jour, surtout après qu'il a été à la selle. Si sa peau, par le fait de la maladie, est peu résistante, ce qui arrive chez les malades affaiblis et dont la nutrition se fait mal (dans la fièvre typhoïde par exemple), on la tonifie en ajoutant à l'eau de toilette soit du vinaigre de pennès, soit une solution aromatique. Après avoir lavé la peau, on la sèche avec un linge fin et l'on poudre avec la *poudre de talc de Venise,* qui est aussi onctueuse que la poudre de savon, ne fermente pas une fois mouillée et ne forme pas de grumeaux comme la poudre de riz et la poudre d'amidon. Si, malgré ces précautions, le malade *s'entame,* comme on dit vulgairement, il faut en prévenir immédiatement le médecin, qui indique les soins à prendre. On devra exécuter consciencieusement ses prescriptions, car ces plaies affaiblissent le malade, le font souffrir, et peuvent être le point de départ des plus graves complications, la mortification des tissus s'étendant de plus en plus loin.

Le bas des reins, les chevilles, les coudes, sont le siège habituel de ces eschares, parce qu'ils pressent directement sur les couches et subissent un frottement continuel qui irrite la peau. On évite ou l'on retarde ces accidents en changeant souvent les malades de position et en les couchant tantôt d'un côté, tantôt de l'autre, pour éviter que leur corps repose continuellement sur les mêmes points.

L'usage de coussins de caoutchouc, de coussins ou de

matelas à eau, pourra souvent préserver les malades de ces inconvénients.

Un coussin à air, en forme de couronne et placé sous

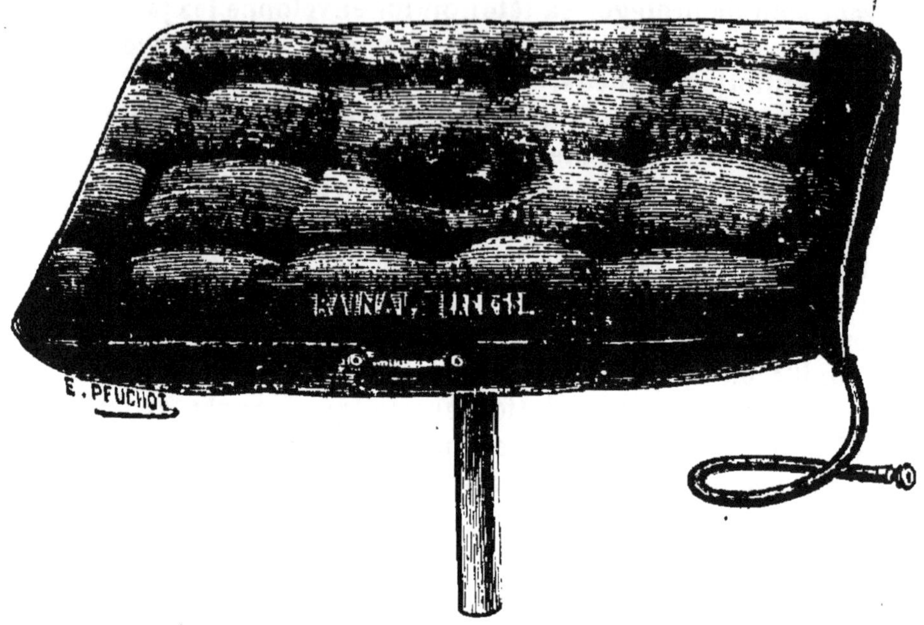

Fig. 1. — Matelas à air.

le siège du malade, permet à la plaie de rester dans le vide, ce qui facilite sa guérison.

Quand une femme doit garder le lit un certain temps, on natte ses cheveux en deux tresses un peu serrées, et, lorsque l'on peut la peigner, si les cheveux sont emmêlés, on les poudre avec une houppe, on les *ouvre* avec la main et on les démêle en commençant par la pointe. La poudre réussit mieux que toutes les pommades ou huiles que l'on a l'habitude d'employer dans ces cas.

2. **Propreté.** — On fait laver au moins deux fois par jour, matin et soir, les mains et le visage du malade; on se sert d'eau chaude ou tiède, si l'on craint de le refroidir. On nettoie ses ongles, on lui fait brosser les dents, et, s'il n'est pas en état de le faire lui-même, on les

frotte légèrement avec un peu d'ouate hydrophile enroulée autour d'un crayon, d'un porte-plume, d'un petit bout de bois. Ces soins donnés aux dents les empêchent de se carier, ce qui arrive si facilement dans les longues maladies. On peut faire rincer la bouche avec de l'eau additionnée d'un peu d'eau de menthe, ou de quelques gouttes d'un dentifrice ainsi composé :

Salol.... 1 gramme.
Alcool... 30 grammes.

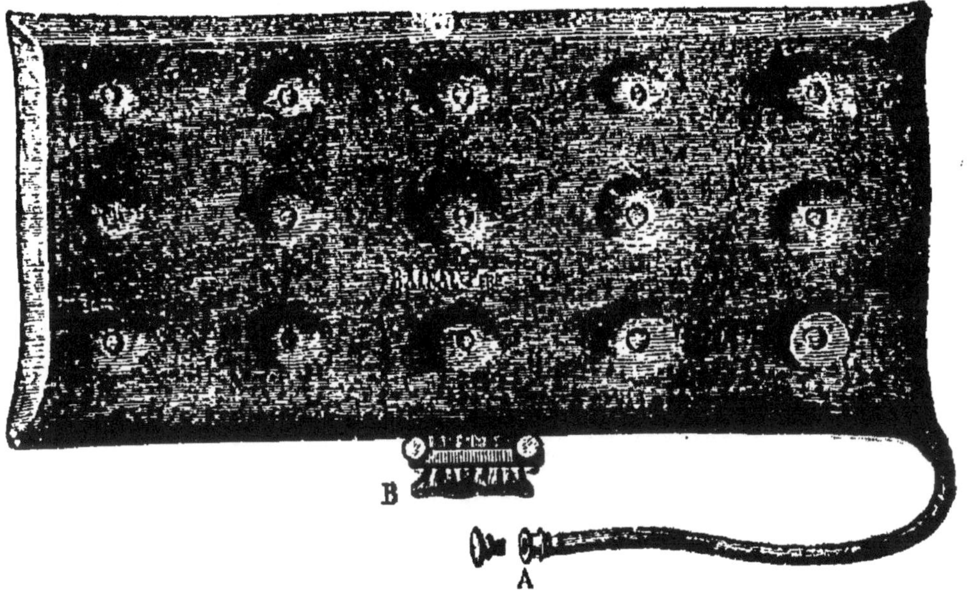

Fig. 2. — Matelas à eau.

Si la langue est *chargée,* on la nettoie plusieurs fois par jour avec un *gratte-langue* ou, à défaut, avec une simple baleine préalablement désinfectée.

Lorsque le malade a la bouche sèche, la langue sale, et que celle-ci se colle au palais, on le soulage beaucoup en lui passant souvent, à l'aide d'un pinceau d'ouate que l'on renouvelle chaque fois, un peu d'eau dans laquelle on aura fait dissoudre du bicarbonate de soude, ou un peu d'eau de Vals ou de Vichy. On ne trempera jamais dans cette eau l'ouate qui a déjà servi.

Un homme qui a l'habitude d'avoir la barbe rasée est mal à l'aise et a mauvaise mine si on la lui laisse pousser. On lui procure un véritable soulagement en le faisant raser si son état le permet.

Réchauffer le malade. — Si le malade est refroidi, il faut se hâter de le réchauffer. A cet effet, on l'entoure de couvertures chaudes, de bouillottes, etc., mais en usant de ces dernières il faut bien prendre garde de ne pas brûler le malade. Une bouillotte qui ne paraît pas trop chaude au premier abord peut brûler au bout d'un moment, et, s'il s'agit d'un malade inconscient, dans le délire, ou de pauvres bébés, les brûlures qui en résultent peuvent être très graves.

Des boissons chaudes, telles que grog, punch, thé ou lait additionnés de rhum ou d'eau-de-vie, aideront à le réchauffer. Mais ces moyens ont moins d'action sur les alcooliques. On donne à ceux-ci quelques gouttes d'éther sulfurique dans un peu d'eau *tiède* sucrée ou dans une infusion tiède de tilleul.

3. **Transpiration.** — Si le malade transpire, il faut éviter avec soin les refroidissements. On ne doit pas le faire transpirer volontairement sans l'avis du médecin; mais quand un homme bien portant a pris froid et qu'une réaction immédiate est nécessaire, on le couvre suffisamment, on lui donne des boissons très chaudes, en petite quantité, mais souvent (infusions de bourrache, de sureau, etc.).

Un moyen populaire qui réussit très bien dans certains cas spéciaux consiste à faire asseoir le malade sur une chaise, à l'entourer d'un drap qui ferme aussi hermétiquement que possible, et à allumer une ou plusieurs bougies sous la chaise. Au bout d'un moment, le patient *ruisselle* de sueur; toutefois ce procédé est dangereux à employer dans les maladies de cœur, par exemple; il vaut mieux ne s'en servir que sur l'avis du médecin.

4. **Changement de linge.** — Dans les transpirations provoquées on ne change de linge que lorsque la transpiration s'arrête. On enlève la chemise ou le gilet imprégné de sueur, sous les draps, sans découvrir le malade, puis, avec un linge sec et chaud, on frictionne pour les bien sécher toutes les régions mouillées (car la sueur, en s'évaporant, refroidirait le malade) et l'on passe une nouvelle chemise et un nouveau gilet bien chauds, toujours sous les couvertures.

Si l'on n'a pas de feu à sa portée pour chauffer le linge, on n'a qu'à allumer par terre un journal et à placer au-dessus de la flamme le linge que l'on veut chauffer, en le faisant tourner constamment; en une minute il gonfle comme une montgolfière et se chauffe très bien.

5. **Boisson.** — Lorsqu'il s'agit de faire boire le malade, il faut s'en tenir exactement aux prescriptions du médecin, tant pour la quantité que pour le choix du liquide. On ne donne au malade, chaque fois, que juste ce qu'il doit absorber. Si on lui en présentait trop à la fois et s'il n'avait pas soif, cela le dégoûterait. Si, au contraire, il avait soif, cela lui donnerait le vif regret de ne pouvoir finir de boire ce qu'on lui présente. S'il en laisse, il vaut mieux jeter ce qui reste, car il est préférable de ne jamais présenter au malade une boisson à laquelle il a déjà touché. Il peut y avoir laissé quelques-uns des microbes que contient sa bouche, et ceux-ci ont pu s'y développer comme dans un bouillon de culture.

On chauffe au bain-marie le liquide et on le présente, après l'avoir changé de récipient, car celui dans lequel on l'a chauffé pourrait brûler le malade. Pour la même raison ce récipient ne doit jamais être laissé devant le feu; son contenu y contracterait d'ailleurs un mauvais goût de *réchauffé* et risquerait de s'altérer.

Si le malade ne peut s'asseoir, on passe la main gauche sous l'oreiller pour lui soulever la tête, et de la main droite on lui présente la tasse ou le verre. S'il ne peut lever la tête, on le fait boire au moyen d'une petite théière ou cafetière ou d'une sorte de biberon appelé *canard*.

6. **Alimentation.** — L'alimentation du malade est exclusivement réglée par le médecin. Le plus souvent les malades ont peu ou point d'appétit, quelquefois même ils éprouvent du dégoût pour les aliments. Il faut donc que ceux-ci soient toujours de première qualité, préparés avec le plus grand soin, cuits à point, suffisamment assaisonnés, et qu'ils ne renferment pas trop de graisses, car celles-ci sont difficiles à digérer. Il est parfois utile de demander au médecin s'il faut ou non les saler. On doit les présenter d'une façon engageante, juste au moment du repas et à la température voulue pour pouvoir être absorbés immédiatement. Les repas

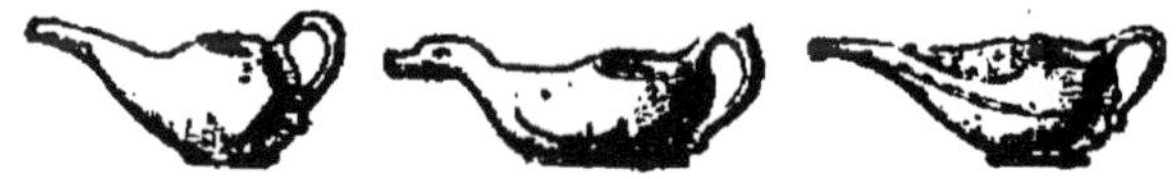

Fig. 3. — Canards.

en général ne devront pas être copieux, mais fréquents et servis à heure fixe. Toutefois, on ne réveille pas le malade pour le faire manger, à moins d'un ordre spécial du médecin.

S'il ne peut prendre son repas au moment prévu, on ne laisse pas ses aliments près de lui. On les emporte de la chambre pour ne les lui présenter de nouveau qu'au moment où il peut les absorber. On s'assure que le malade mastique bien et qu'il boit fréquemment pour que le bol alimentaire soit humecté, ce qui en facilite la digestion. Cependant, dans certains cas, il vaut mieux ne le faire boire qu'à la fin du repas.

7. **Convalescence.** — Quant aux convalescents, au lieu de les exciter à manger, il faut en général les retenir. Leurs forces digestives ne sont pas proportionnées à leur appétit, et s'ils satisfaisaient leur désir de manger, ils auraient des digestions laborieuses, et même de véritables indigestions, qui pourraient amener de graves

rechutes. Il faut obéir strictement aux ordres du docteur, dans ce cas comme dans tous les autres; ainsi, par exemple, dans la convalescence de la fièvre typhoïde, le malade paraît guéri depuis plusieurs jours déjà, il crie famine, et le médecin ne lui permet qu'une alimentation liquide. Ceux qui l'approchent trouvent le docteur trop sévère et croient agir dans l'intérêt du convalescent en lui donnant quelques aliments solides, légers. Il les prend avec grand plaisir, mais ces aliments provoquent la formation de matières fécales solides; lorsque celles-ci passent dans l'intestin rendu extrêmement fragile par cette maladie, elles peuvent amener sa perforation. Il s'ensuit une péritonite foudroyante, qui enlève parfois le malade en quelques heures.

Tout convalescent a besoin d'être étroitement surveillé. Un peu d'exercice lui est utile, mais gradué selon ses forces; il doit se reposer avant de sentir la fatigue; on prendra grand soin qu'il ne se refroidisse pas. En évitant les émotions et les mouvements brusques, on prévient le danger des syncopes. On surveille donc son alimentation, ses vêtements, son exercice, son sommeil, et jusqu'à ses distractions : c'est le meilleur moyen de hâter sa guérison et d'éviter les rechutes.

§ 3. — SOINS MORAUX.

1. *Conduite à tenir vis-à-vis du malade.* — 2. *Manière de surveiller son sommeil.* — 3. *Le délire.*

1. Conduite à tenir vis-à-vis du malade. — D'une façon générale, on doit agir avec un malade *comme avec un enfant;* par conséquent, unir la douceur à la fermeté, gagner sa confiance, prévoir tous ses besoins, lui éviter autant que possible tout ennui et toute préoccupation, et lui donner la conviction que rien de ce qui le concerne ne sera négligé, mais au contraire sera bien conçu, bien réglé et exécuté avec précision et régularité.

On ne lui demande pas à chaque instant comment il se

trouve et de quoi il a besoin (agir ainsi est le meilleur moyen de l'ennuyer et de le fatiguer), mais on le surveille constamment sans en avoir l'air et l'on s'efforce de deviner et de prévenir tous ses besoins et tous ses désirs. On se place bien en vue du malade pour pouvoir l'observer, être vu de lui et répondre à son moindre signe.

On ne doit parler ni trop haut, ni trop bas, ni trop longuement, ne pas interpeller brusquement le malade, encore moins le réveiller ou lui parler quand il s'endort; on doit enfin respecter scrupuleusement son sommeil. Si le docteur n'a pas indiqué des heures fixes pour ses prescriptions, on choisira pour leur exécution le moment où cela fatigue le moins le malade. On impose le traitement avec douceur, mais avec fermeté, ce qui évite toute discussion. Il est inutile d'ailleurs de lui parler à l'avance de ce qui doit sûrement l'ennuyer ou de ce qu'il redoute de faire.

On s'agite le moins possible, réduisant les bruits indispensables et supprimant tous les bruits inutiles; les volets qui battent, les portes qui crient, les chaussures qui craquent, les jupons qui bruissent, les chandeliers, pelles, pinces, chenets ou garde-cendres qui grincent sur le marbre ou tombent avec fracas; qu'on s'habitue à marcher sur la pointe du pied et non sur le talon, ce qui ébranle le plancher et secoue le malade jusque dans son lit, et qu'on évite les allées et venues inutiles, les airs affairés qui risquent d'effrayer le malade. Il vaut mieux ne pas laisser séjourner à la fois plusieurs personnes dans la chambre; elles contribuent à vicier l'air et à fatiguer le malade. On ne permet pas de faire avec lui de trop longues causeries, encore moins autorise-t-on des chuchotements et des conversations à voix basse qui le fatiguent, l'impatientent et souvent l'impressionnent. On ne laisse pas raconter devant lui toutes les histoires plus ou moins fantaisistes de cas semblables au sien, qui l'inquiètent tout en ayant la prétention de vouloir le rassurer; mais on tâche de l'égayer sans le fatiguer, sans l'émouvoir inutilement, en causant au moment où il en a envie et en le laissant se reposer lorsqu'il en sent le besoin. On cherche à le distraire en lui racontant ce que l'on croit susceptible de l'intéresser, mais sans le lasser.

Lorsque le médecin le permet, on peut lui faire la lecture, lui montrer des livres illustrés, puis enfin le laisser lire lui-même ou faire quelques travaux manuels. On veille alors à ce que le malade soit placé à contre-jour, pour recevoir la lumière sur son livre ou sur son ouvrage, et non sur ses yeux.

2. **Manière de surveiller son sommeil.** — On prépare tout ce dont on a besoin pour la nuit, pour que, dès sept heures du soir, il n'y ait plus de va-et-vient autour du malade, ce qui lui permet de prendre tranquillement son sommeil de nuit. On surveille ce sommeil, mais, autant que possible, à distance, pour ne pas le troubler, et, s'il est agité, on change tout doucement le malade de position. Quelquefois, pour lui rendre le calme, il suffit de le border dans son lit.

S'il a de la peine à s'endormir, on peut l'y aider par un chant rythmique, doux et monotone; s'il a besoin de prolonger son sommeil dans la matinée ou de dormir le jour, il faut empêcher qu'on fasse du bruit qu'il pourrait entendre, et s'arranger pour éviter qu'une grande lumière ou qu'un rayon de soleil arrive sur son lit.

On ne lui parle pas dès son réveil, alors qu'il est dans un demi-sommeil.

3. **Le délire.** — S'il a le délire, il faut essayer de le calmer en le prenant par la douceur. Si l'on ne réussit pas, on met tout en œuvre pour qu'il ne puisse nuire ni à lui-même ni à ceux qui l'entourent.

Quand il devient furieux, il faut parfois le maintenir au moyen de la *camisole de force*, sorte de veste en grosse toile lacée dans le dos. Les manches, nouées au bout, pour empêcher les mains de passer, sont munies d'une corde qui permet d'attacher les deux bras bout à bout, ou chacun séparément, au bois du lit. Une bande d'étoffe fixée par ses deux extrémités sur chaque épaule sert à passer des cordes que l'on attache à la tête du lit,

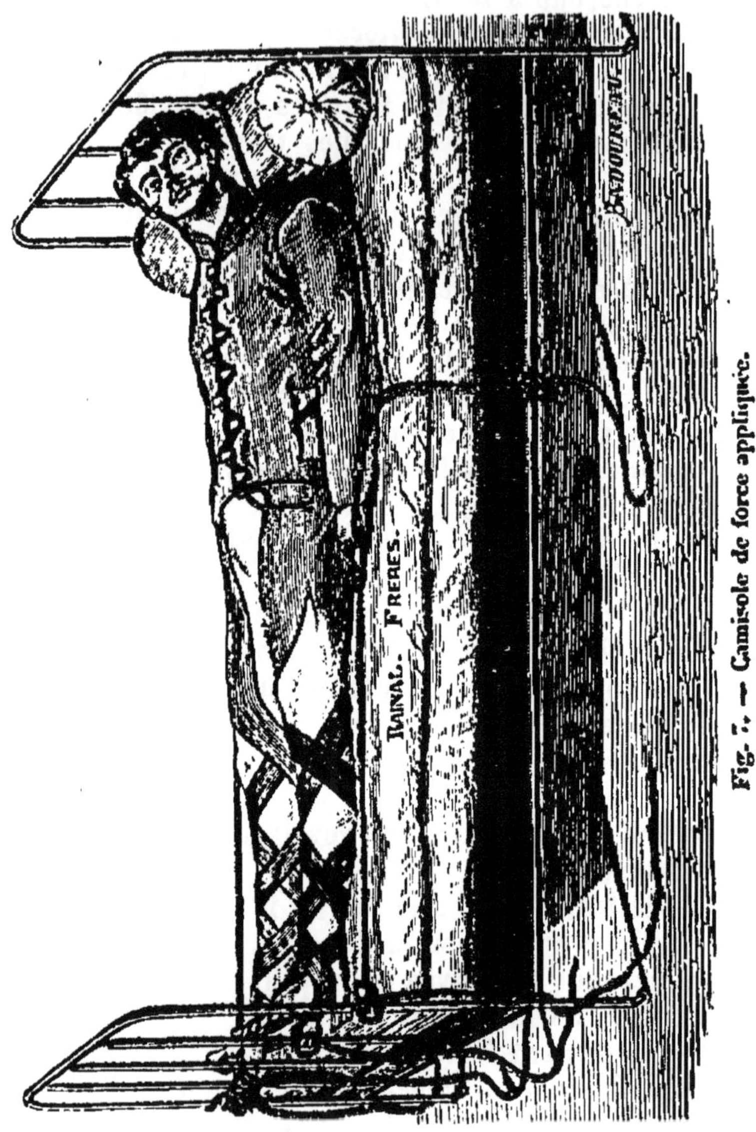

Fig. 7. — Camisole de force appliquée.

pour que le malade ne puisse remuer. S'il est très agité, les deux manches étant réunies, on y passe une corde que l'on attache au pied du lit.

On n'a recours à ces pénibles procédés qu'à la dernière extrémité, lorsque le malade est dangereux pour lui-même et pour les autres. Il faut s'assurer qu'on ne l'a pas trop serré et qu'il ne dérange pas ses liens, car

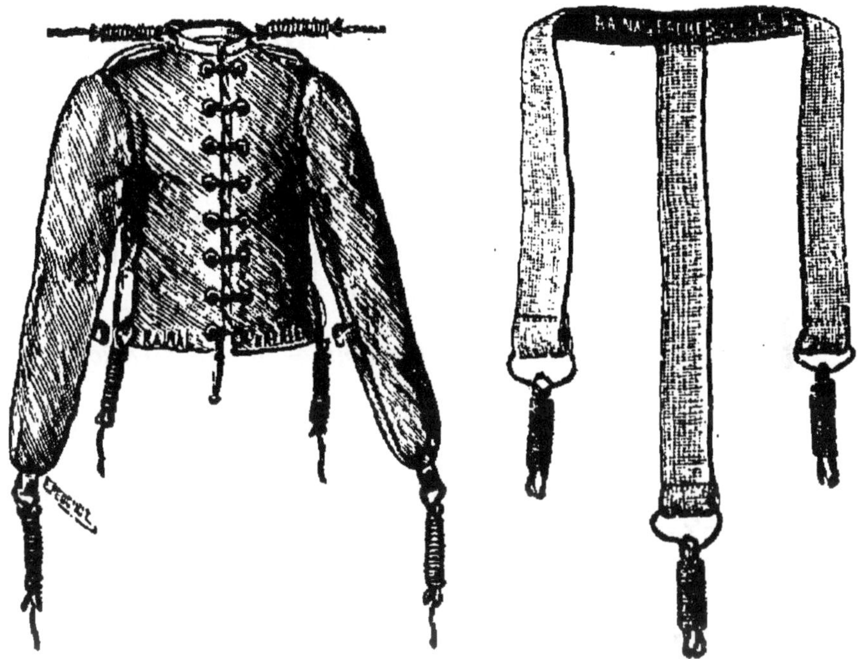

Fig. 5 et 6. — Camisole de force.

on a vu des malades en délire s'étouffer ou s'étrangler dans leurs liens.

A défaut de camisole de force, on plie un drap comme une alèze et l'on s'en sert pour attacher et maintenir le malade.

CHAPITRE II

Diverses pratiques de petite chirurgie courante.

---

§ 1er. — PRENDRE LA TEMPÉRATURE, COMPTER LES RESPIRATIONS, LES PULSATIONS, FAIRE UNE FEUILLE DE TEMPÉRATURE.

1. *Température.* — 2. *Pulsations.* — 3. *Respirations.*

1. Température. — On nomme *température* le degré appréciable de chaleur régnant dans un lieu ou dans un corps. La température humaine varie selon que l'individu est ou n'est pas en état de santé.

Elle a une marche régulière à peu près constante dans les maladies aiguës, aussi le médecin peut-il souvent, par l'inspection seule du tracé de la température, reconnaître l'affection dont le malade est atteint.

Les indications fournies par la température dans les maladies chroniques sont aussi très utiles; il est donc de la dernière importance de prendre la température des malades avec la plus grande exactitude, et l'on ne saurait trop répandre la pratique de la thermométrie, c'est-à-dire de la mesure de la température à l'aide du thermomètre.

Les thermomètres médicaux reposent sur les mêmes principes que les thermomètres ordinaires. Ils doivent être très précis et très sensibles, aussi sont-ils tous construits avec du mercure et munis d'un tube capillaire très fin et d'un réservoir d'une très petite capacité.

Pour qu'ils soient moins encombrants, leur échelle ne comprend que les degrés correspondant à ceux entre lesquels peuvent osciller les températures humaines, 32° à 44° au moins, 25° à 45° au plus.

Les degrés y sont divisés en dixièmes.

Les thermomètres médicaux ordinaires ont un inconvénient sérieux : c'est que, dès qu'ils ne sont plus en contact direct avec le corps du malade, ils baissent et donnent, non la température du malade, mais celle de son vêtement, de son lit, de sa chambre, etc. ; aussi est-on obligé de lire le degré pendant qu'ils sont appliqués sur le corps même du malade, ce qui est souvent incommode et parfois même impossible.

Pour éviter cela, on a construit des thermomètres dits *à maxima*, qui, grâce à un étranglement ou à une coudure de leur tube capillaire, conservent aussi longtemps qu'on le désire l'indication de la température, ce qui permet de lire le degré qu'il indique près d'une fenêtre ou d'une lumière, ou de conserver le thermomètre pour le montrer au médecin.

Pour prendre la température, on fait descendre cette colonne de mercure à 35° environ, chiffre plus bas que la température d'un homme en état de santé ; on s'assure que le thermomètre fonctionne bien et on le place au point indiqué par le médecin. On prend généralement la température sous l'aisselle ou dans la bouche.

A moins d'indications spéciales, c'est dans l'aisselle qu'on la recherche ordinairement.

On commence par écarter les vêtements, puis on essuie avec soin le dessous du bras avant d'y placer le thermomètre. Cette précaution est nécessaire, parce que, s'il restait de l'humidité sur la peau du malade au point en contact avec le thermomètre, en s'évaporant elle pourrait faire varier la température de plusieurs dixièmes. Il faut que la cuvette mercurielle soit en contact avec la peau ; on aura donc soin d'écarter complètement la chemise, le gilet de flanelle, etc. ; sans cela, le degré obtenu serait celui des vêtements et non celui du corps du malade. On doit aussi s'assurer que le réservoir est placé exactement au centre du creux axillaire et que le malade applique bien le bras contre le thorax.

Si le malade n'est pas capable d'aider à cette petite opération, on devra maintenir son bras contre sa poitrine. Au bout de dix à quinze minutes la colonne mercurielle ne monte plus, et l'on prend note du degré qu'elle marque lorsqu'elle est restée stationnaire au moins pendant une minute.

Toutes les fois qu'il s'agit d'un enfant, d'une personne inconsciente, ayant le délire, etc., quel que soit le point où l'on prend la température, on doit bien se garder d'abandonner le malade à lui-même; il faut exercer une surveillance absolue, car, par des mouvements inconscients ou irréfléchis, le malade pourrait casser le thermomètre et se blesser.

On évitera autant que possible de découvrir les malades en prenant leur température. Tant que dure l'application du thermomètre, on peut envelopper d'un châle ou d'une couverture supplémentaire les points qui ne seraient pas suffisamment protégés par les vêtements ou les couvertures du malade.

La température normale de l'aisselle est de 36°,5 à 37°,5 chez l'adulte.

Dans le rectum elle arrive en général à 37°,5.

La température du nouveau-né est de 38°. Celle de l'enfant diffère peu de celle de l'adulte, et celle du vieillard est ordinairement un peu au-dessous. A 38° il y a fièvre légère; plus la température est élevée, plus la fièvre est intense.

Une température trop élevée (surtout si elle se maintient) est incompatible avec la vie.

Elle dépasse rarement 41°; mais si elle descend au-dessous de 35° ou monte au-dessus de 42°, on doit contrôler avec un autre thermomètre si c'est réellement la température du malade, et si la seconde expérience confirme la première, on en avertit en toute hâte le médecin.

2. **Pulsations.** — Lorsque le doigt palpe une artère

reposant sur un plan osseux résistant, il éprouve une sensation de soulèvement brusque que l'on nomme *pouls.*

Le pouls est donc le *battement d'une artère;* il est produit par l'onde sanguine lancée dans les artères par chaque contraction du cœur; aussi peut-on dire que compter le pouls c'est compter les battements du cœur.

On tâte donc le pouls pour se rendre compte de la circulation artérielle et de l'impulsion donnée au sang par le cœur.

On choisit de préférence l'artère radiale, qui repose sur le radius, à la partie inférieure et externe de l'avant-bras.

Pour examiner le pouls on met deux doigts (d'habitude le médius et l'index) sur l'artère radiale, et l'on appuie légèrement tandis que le pouce exerce une pression modérée sur la partie opposée du poignet.

Il faut poser légèrement les doigts, car, si les contractions sont faibles, en appuyant fortement sur l'artère on arrêterait la circulation et le pouls ne serait plus sensible.

On ne se servira jamais du *pouce,* car il y passe une artère dont on pourrait confondre les battements avec ceux de l'artère que l'on explore : on prendrait son propre pouls au lieu de celui du malade.

A l'état de santé, la fréquence varie selon l'âge et le sexe.

Le nombre des pulsations par minute est en moyenne de 60 à 65 chez le vieillard, de 72 chez l'adulte, de 88 à 94 chez l'enfant de sept ans, de 90 à 100 chez l'enfant de cinq ans, de 120 chez le nouveau-né. En général, le pouls est plus rapide chez la femme que chez l'homme, mais il ne faut pas oublier que le chiffre normal des pulsations varie d'individu à individu; les mouvements, les efforts, la course, une marche forcée, une température extérieure élevée, les boissons excitantes, la digestion, la fièvre, les émotions, etc., augmentent aussi le nombre des pulsations. Le pouls est en général plus fréquent le soir que le matin.

La présence seule du médecin l'accélère chez le malade, par l'émotion qu'elle lui occasionne : c'est ce qu'on appelle le *pouls du médecin.*

La fièvre précipite le pouls; sous son influence, il peut battre 100, 120, 150, 160 fois par minute; en général, plus la fièvre est forte, plus le pouls est rapide.

A la suite d'hémorragies graves il est si petit et si rapide qu'on ne peut le compter.

Le pouls se ralentit quelquefois. On l'a vu ne battre que trente fois par minute dans certains cas, mais le plus souvent il s'accélère au lieu de se ralentir.

Pour compter les pulsations on peut se servir d'une montre ordinaire. On préférera une montre à secondes, qui donne toujours des renseignements plus exacts. Avec la montre ordinaire il faut compter les pulsations pendant une ou deux minutes, tandis qu'avec la montre à secondes il suffit de les compter pendant une moitié, un tiers, un quart ou un sixième de minute, en ayant soin de multiplier par 2, par 3, par 4 ou par 6 le nombre ainsi obtenu.

Toutefois, le résultat cherché pendant une minute entière est plus exact, surtout lorsqu'il y a des irrégularités ou des intermittences.

3. **Respirations.** — Dans quelques maladies et principalement dans celles des voies respiratoires il est bon de compter le nombre des respirations.

La *respiration* se compose de deux temps : l'*inspiration,* par laquelle l'air pénètre dans les poumons, et l'*expiration,* par laquelle il en est rejeté.

Pour compter les respirations, on découvre légèrement le malade et l'on pose la main sur sa poitrine; il est facile ainsi de percevoir les mouvements d'élévation et d'abaissement produits par la respiration.

Chez la femme c'est un peu au-dessous de la clavicule ou sur les côtes qu'on les compte le plus facilement, car, chez elle, la respiration est thoracique ou costale supérieure.

Chez l'homme c'est sur l'abdomen qu'on la remarque le plus aisément; la respiration est chez lui abdominale ou costale inférieure; cette différence est due au corset.

Les respirations se comptent, comme le pouls, pendant une minute. Le nombre normal est de 16 à 18 par minute pour l'adulte, de 20 entre quinze et dix-huit ans, de 25 à huit ans.

Au-dessous de cet âge la respiration est plus rapide encore, et, chez les tout petits enfants, elle atteint le nombre 35 à 40.

Dans certaines maladies la respiration s'accélère; dans d'autres elle diminue de rapidité. On peut compter parfois 25, 30, 35, 40 respirations par minute, tandis que dans d'autres cas il ne s'en produit que 12, et quelquefois que 10.

Quand il y a une grande gêne de la respiration (dans la pneumonie, la bronchite capillaire, etc.), l'air pénètre difficilement dans les poumons; aussi, après chaque expiration, remarque-t-on une dépression, un creux au-dessus ou au-dessous de la clavicule et du sternum. C'est ce qu'on nomme le *tirage*. Le médecin doit en être de suite informé.

Chez les jeunes enfants atteints d'une affection de la poitrine, on voit, à chaque respiration, une agitation des narines; elles se dilatent fortement pendant l'expiration et se resserrent d'une manière très visible à chaque inspiration; elles paraissent en quelque sorte collées l'une à l'autre. Ce sont là des symptômes très graves, que l'on doit signaler d'urgence au médecin.

La respiration normale est nasale. Il est important de noter si l'enfant respire par la bouche et ronfle, car, dans ce cas, il a presque toujours des végétations adénoïdes (hypertrophie de l'amygdale pharyngée).

Feuilles de température. — Les indications fournies par la température, le pouls et la respiration doivent être consignées sur des feuilles préparées pour les recevoir.

Ces feuilles sont quadrillées, divisées en colonnes verticales et rayées de colonnes horizontales. Les colonnes verticales représentent les jours; elles sont divisées en deux parties : l'une pour consigner les observations du matin, l'autre pour celles du soir.

Les trois colonnes verticales placées à gauche de la feuille indiquent la température, les pulsations et les respirations. Elles portent les nombres successifs que l'on peut observer.

Pour la colonne de température, ils commencent à 33° et se terminent à 43°. Ils se divisent en dixièmes de degré.

Pour les pulsations ils commencent à 50 et finissent à 150.

Pour les respirations, le chiffre le plus bas est 10, et le plus élevé 60.

Chaque matin et chaque soir on marque par un point, sur les lignes correspondantes, les nombres observés, et on les relie par des lignes droites.

En employant des crayons de couleur différente (par exemple rouge pour la température, bleu pour les pulsations et noir pour les respirations) on obtient des tracés qui donnent au premier coup d'œil une idée très nette de la marche de la maladie.

Si l'on n'avait qu'une seule sorte d'encre ou qu'un crayon d'une seule couleur, on emploierait des signes différents pour chaque tracé, tels que des pointillés, des petits traits, des croix, etc.

Ces tracés portent le nom de *courbe*. Il y a donc la courbe de température, la courbe des pulsations et celle des respirations.

On place en tête de la feuille, à gauche, le nom du malade et, s'il est hospitalisé, le numéro de la salle et celui de son lit, et l'on met à droite le nom de la maladie. Au bas de chaque colonne verticale on inscrit la date, et, au sommet, le jour présumé de la maladie, premier, deuxième, troisième, quatrième, etc. (présumé, car on ne sait pas toujours au juste quel jour elle a commencé).

S'il fallait prendre la température plusieurs fois par

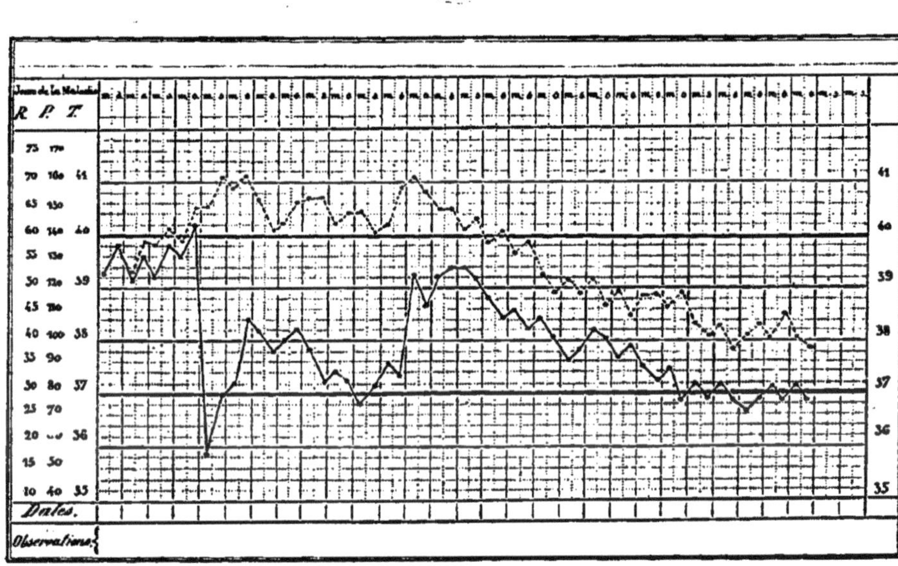

Fig. 7.

jour, on emploierait plusieurs colonnes pour le même jour en ajoutant, à côté de la date, l'heure à laquelle elle a été constatée.

Ces observations fournissent aux médecins des indications précieuses. Il faut prendre et noter la température avec une rigoureuse exactitude. Il est bon de savoir que, si le docteur doit être parfaitement renseigné sur la marche de la température, la personne qui en prend note n'a pas le droit d'en tirer des conclusions. (Certaines maladies peu graves peuvent s'accompagner de températures relativement très élevées, tandis que d'autres très graves et rapidement mortelles ne la modifient pas sensiblement.)

§ 2. — FRICTIONS, SINAPISMES, BAINS, LAVEMENTS, ETC.

1. — *Frictions.* — 2. *Sinapismes.* — 3. *Bains de pied ou pédiluves.* — 4. *Bains entiers sinapisés.* — 5. *Badigeonnage de teinture d'iode.* — 6. *Vésication.* — 7. *Ventouses.* — 8. *Sangsues.* — 9. *Saignées.* — 10. *Vaccination.* — 11. *Respiration artificielle.* — 12. *Bains.* — 13. *Enveloppement dans le drap mouillé.* — 14. *Douches.* — 15. *Tub.* — 16. *Applications de glace.* — 17. *Lavements.* — 18. *Cataplasmes.*

1. Frictions. — On appelle *friction* l'action de frotter une partie ou toute la surface du corps en exerçant une pression plus ou moins forte.

Les frictions sont sèches ou humides. On appelle *frictions sèches* celles que l'on fait soit avec la main, soit avec une brosse, une flanelle, un linge rude ou une sorte de gant dont les doigts sont réunis, sauf le pouce, et dans lequel on met la main. La partie extérieure de ce gant est pourvue d'une brosse douce ou composée de tissu de crin très rude.

Il faut avoir soin de pratiquer les frictions sèches fortement, mais pas assez cependant pour enlever la peau. On procède par des mouvements doux d'abord, puis de plus en plus rapides et énergiques.

Les frictions sèches doivent durer de quinze à vingt minutes.

On les fait de préférence en allant de l'extrémité à la racine du membre, dans le sens de la circulation veineuse. Lorsque la peau n'est pas parfaitement intacte, ou lorsqu'il existe du côté des membres inférieurs des varices volumineuses, il est préférable de s'abstenir de toute friction.

Les frictions sèches se pratiquent sur tout le tronc et sur les membres, à la suite de chutes, et, chez les personnes anémiques, pour rappeler la chaleur à la surface de la peau, en rétablir les fonctions et activer la circulation du sang. Elles sont ordinairement toniques, mais peuvent provoquer de l'insomnie chez les personnes nerveuses.

Les *frictions humides* se font avec des pommades, des huiles, des onguents, etc., employés directement avec la main ou appliqués sur de la flanelle.

Elles servent à assouplir la peau, à calmer certaines douleurs et à faire absorber au malade, par le tégument externe (peau), des médicaments qui ne pourraient sans inconvénients pénétrer dans le corps par toute autre voie.

La durée de ces frictions est variable, comme celle des frictions sèches, et déterminée par le médecin.

Avant de commencer une friction sur le point indiqué on lave la peau à l'eau tiède savonneuse.

2. Sinapismes. — Les sinapismes sont des cataplasmes de farine de moutarde noire préparés avec de l'eau froide ou tiède, mais jamais chaude. On les applique sur la peau pour y produire de la rubéfaction (rougeur et léger gonflement) et amener ainsi une excitation générale ou une révulsion.

On délaye environ une centaine de grammes de farine de moutarde dans de l'eau tiède jusqu'à ce que l'on ait obtenu une pâte assez consistante. On étend celle-ci sur un linge dont on replie les bords et les côtés pour empêcher la pâte de se répandre.

On lisse la surface du sinapisme avec une spatule, un couteau ou le dos d'une cuillère, et on l'applique sur la peau. On place quelquefois le sinapisme entre deux linges, comme un cataplasme, ou, mieux, on le recouvre avec une mousseline, mais on a alors le soin de le préparer plus liquide, pour qu'il humecte le linge.

Avant de confectionner un sinapisme, il faut s'assurer que la farine de moutarde qu'on va employer est de bonne qualité. C'est ce que l'on fait en plaçant un peu de farine sur la langue humectée de salive; si, au bout d'un petit moment, on ne sent pas un picotement énergique, c'est que la farine n'est pas de bonne qualité ou est avariée.

La farine de moutarde sèche n'est pas rubéfiante; pour qu'elle le devienne, il faut que le contact de l'eau froide ou tiède forme une huile essentielle, l'*essence de moutarde,* qui lui donne ses propriétés irritantes.

L'eau chaude et les acides, empêchant la formation de cette essence, ne doivent jamais être employés. C'est donc à tort qu'on ajoute aux sinapismes du vinaigre pour en augmenter la force.

On savonne la peau avant d'y appliquer un sinapisme, ainsi qu'après l'avoir enlevé.

On évite de placer des sinapismes sur les personnes atteintes d'albuminurie, de diabète et de paralysie. Dans ces cas, le mauvais état général rend parfois la peau si peu résistante qu'un simple sinapisme pourrait produire la mortification des tissus. On peut appliquer les sinapismes sur tout le corps, excepté à la face et aux plis des aines et des coudes. Aux membres supérieurs, on les place aux poignets et sur la face antérieure des avant-bras et des bras; aux membres inférieurs, aux mollets ou à la face interne des cuisses.

Une fois les sinapismes posés, on les maintient à l'aide

d'un mouchoir, d'une cravate nouée ou d'un bandage de corps, suivant qu'il s'agit d'un membre ou du tronc.

On doit surveiller l'effet produit par les sinapismes, en se rappelant que la rougeur ne se montre parfois qu'après leur enlèvement. Appliqués trop longtemps, ils pourraient amener une véritable vésication et jusqu'à des phlegmons, des eschares, la mortification des tissus, la gangrène en un mot, et occasionner du délire, des convulsions, etc., bien que ces accidents graves soient très rares. Chez les enfants, quatre ou cinq minutes d'application suffisent.

Certaines personnes supportent très mal les sinapismes; on ne doit pas les enlever aux premières plaintes des malades, mais on ne les maintient jamais plus d'un quart d'heure (même si les patients n'accusent aucune douleur, ce qui arrive chez les individus n'ayant pas leur connaissance et chez les alcooliques, qui sont le plus souvent insensibles); il faut bien se garder d'oublier de les enlever, ce qui est arrivé malheureusement quelquefois et a produit de graves accidents.

On appelle *sinapisme instantané, papier moutarde* ou *sinapisme Rigollot* (du nom de celui qui les a vulgarisés) de petits rectangles de papier épais recouverts d'un côté par une couche de farine de moutarde.

Ces sinapismes sont tout préparés d'avance; on les applique immédiatement après les avoir fait tremper quelques instants soit dans de l'eau froide, soit dans de l'eau tiède. Ils sont très commodes, plus propres, plus vite prêts que les autres et beaucoup plus actifs. Dix minutes d'application suffisent. Ils sont bien supérieurs aux sinapismes ordinaires et doivent leur être préférés toutes les fois qu'on le peut.

Si l'on veut obtenir une irritation légère ou s'il s'agit de très jeunes enfants ou de personnes à peau très délicate, au lieu de sinapismes on emploiera un cataplasme de farine de lin saupoudré de farine de moutarde, ou bien un cataplasme fait avec un quart, un tiers, moitié ou trois quarts de farine de moutarde (selon la rubéfaction que l'on veut obtenir) et le reste de farine de lin, toujours tiède, jamais chaud. On le laisse appliqué un peu plus longtemps qu'un sinapisme ordinaire. On donne à ces sortes de cataplasmes le nom de *sinapismes mitigés* ou *cataplasmes sinapisés*.

On appelle *promener les sinapismes*, les appliquer alternativement sur tout le corps, excepté à la face. On les place d'abord sur la partie interne supérieure de la cuisse, puis sur sa partie moyenne, et enfin aux mollets, pour revenir ensuite aux cuisses, si cela est nécessaire. On les laisse en place dix à quinze minutes environ sur chacun de ces points. On les emploie ainsi pour produire une excitation générale; bien entendu, on peut en appliquer plusieurs à la fois.

3. **Bains de pieds ou pédiluves.** — Les bains de pieds ordonnés par les médecins sont des révulsifs et des rubéfiants. On les prépare avec de l'eau dont on élève graduellement la température.

Leur durée est de cinq à quinze minutes. Les bains de pieds sinapisés s'obtiennent en ajoutant de 100 à 150 gr. environ de farine de moutarde par litre d'eau. Dans ce cas, la température du bain de pieds ne dépassera pas 40°, et l'on entourera d'une couverture les jambes du malade pour empêcher qu'il respire les vapeurs irritantes dégagées par la moutarde.

On ajoute à l'eau la farine de moutarde quand le malade a déjà mis les pieds dans le bain.

4. **Bains entiers sinapisés.** — Dans certains cas le médecin pourra prescrire les *bains entiers sinapisés*. On les prépare en délayant un kilogramme de farine de moutarde dans l'eau du bain, dont la température ne doit pas être trop élevée.

On couvre la baignoire en ne laissant que la tête du patient à l'air libre, pour lui éviter de respirer les vapeurs sinapisées.

5. **Badigeonnages de teinture d'iode.** — Lorsque l'on

veut obtenir une révulsion plus forte, on emploie des *badigeonnages de teinture d'iode*.

On en passe plusieurs couches successives sur la peau avec un pinceau ou un tampon d'ouate hydrophile; on laisse sécher un moment à l'air, puis on recouvre avec une couche d'ouate ou une compresse en plusieurs doubles pour éviter de tacher les vêtements.

S'il le faut, si le médecin l'ordonne, on renouvelle cette opération matin et soir jusqu'à ce que l'épiderme se fendille et se détache par plaques. On interrompt alors ces badigeonnages, car, en continuant, on provoquerait de la vésication et de véritables plaies, ce qu'il faut absolument éviter. Si l'on veut obtenir la vésication, il vaut mieux l'amener par un vésicatoire, c'est moins douloureux. De plus, la vésication provoquée par la teinture d'iode peut enflammer le derme et y laisser des cicatrices blanches indélébiles. On peut recommencer ces applications lorsque le nouvel épiderme est assez fort pour les supporter. Il faut se méfier des teintures d'iode vieilles, surtout si elles ont été mal bouchées : l'altération qu'elles ont subies les rend caustiques (qui brûle) et par conséquent dangereuses à employer.

Chez les enfants une seule couche de teinture d'iode suffit; le plus souvent encore ne faut-il pas employer la teinture d'iode chez eux sans avis du médecin. On a signalé des cas d'albuminurie infantile à la suite de son emploi.

6. **Vésication.** — La vésication est une irritation de la peau plus intense que la rubéfaction et par laquelle une sérosité plus ou moins abondante s'accumule entre le derme et l'épiderme qu'elle soulève, formant ainsi des ampoules nommées *phyctènes*,

L'*eau chaude* est employée pour amener une rubéfaction et une révulsion locales. Une compresse ou une éponge mouillée avec de l'eau aussi chaude que l'on peut la supporter et renouvelée dès qu'elle commence à se refroidir produit une rubéfaction ou plutôt une brûlure superficielle de la peau; appliquée sur la partie antérieure du cou, elle combat les maux de gorge (laryngites) et les accès d'angine striduleuse ou faux croup, qui surviennent brusquement la nuit chez les enfants, effrayent les parents et angoissent les petits malades.

Si l'on élève le degré de chaleur de l'eau ou si l'on prolonge la durée de son application, on obtient une véritable vésication; mais, à part de rares exceptions, on ne provoque la vésication qu'avec les *vésicatoires*, sortes d'emplâtres préparés avec des cantharides. Lorsque l'on veut les poser, on lave à l'eau chaude et au savon la surface d'application, puis on la frotte avec un linge rude et chaud. Si elle est couverte de poils, on la rase préalablement.

Le médecin indique en général très exactement le point où le vésicatoire doit être appliqué. Il en trace même les limites avec un crayon dermographique (qui marque sur la peau). Au besoin il ne faut pas craindre de le lui demander.

On maintient le vésicatoire en place au moyen de bandelettes de diachylon disposées en croix, ou bien on le couvre d'un morceau de diachylon (dépassant le vésicatoire de 1 à 2 centimètres tout autour) qu'on entaille sur ses bords pour qu'il s'applique mieux en place; puis on recouvre le vésicatoire d'une compresse pliée en quatre pour absorber le liquide qui s'écoule de la phlyctène (ampoule formée par le vésicatoire), et l'on place pardessus une couche d'ouate destinée à adoucir la pression causée par le poids du corps du malade, s'il est alité, et à atténuer, s'il est levé, les frottements toujours douloureux. On fixe ensuite le tout au moyen d'un bandage roulé s'il s'agit d'un membre, et d'un bandage de corps si le vésicatoire est appliqué sur le tronc.

On apportera les plus grands soins à immobiliser le vésicatoire, car, s'il pouvait se déplacer, une ou plusieurs ampoules se formeraient sur tous les points touchés.

Le vésicatoire faisant souffrir pendant les premières

heures qui suivent son application, on surveille le malade pour l'empêcher de se frotter ou d'arracher son pansement.

Cette précaution devient indispensable si l'on a affaire à des enfants, à des aliénés ou à des malades dans le délire.

La durée d'application du vésicatoire est variable; il faut toujours se conformer aux indications du médecin.

Pour lever le vésicatoire, on défait avec précaution le bandage, l'ouate, la compresse, le sparadrap, puis le vésicatoire, en prenant les plus grands soins pour éviter de déchirer l'épiderme soulevé; on mettrait ainsi à nu les papilles nerveuses, ce qui rendrait la plaie très douloureuse au contact de l'air et retarderait considérablement la guérison.

Une fois le vésicatoire enlevé, on ouvre la ou les ampoules dans leur partie la plus déclive, pour que la sérosité puisse s'en écouler. Il vaut mieux ne faire qu'une incision. On se sert pour cela de ciseaux que l'on a trempés dans de l'alcool pur et passés rapidement dans une flamme; puis on panse la plaie avec une compresse fenêtrée (toute percée de petits trous) ou de tarlatane enduite d'une légère couche de vaseline boriquée, chauffée modérément, afin d'éviter au malade une sensation désagréable de froid. On la recouvre d'une compresse aseptique pliée en quatre pour absorber le liquide qui continue à s'écouler de l'ampoule, ou d'une compresse simple et d'une couche d'ouate hydrophile, et l'on applique un bandage roulé ou un bandage de corps pour maintenir le tout. Ce pansement doit être renouvelé trois fois par jour en été, et deux fois en hiver.

On remplace souvent aujourd'hui ces pansements par un seul, que l'on fait avec de la gaze salolée ou boriquée aseptique. Peu à peu la sérosité cesse de couler, l'épiderme soulevé sèche et tombe du 3e au 5e jour, laissant à nu le nouvel épiderme mince et luisant; le derme est devenu insensible, puisqu'il est de nouveau à l'abri du contact de l'air.

Si, au moment où l'on enlève le vésicatoire, l'ampoule ne s'est pas encore produite, ou si la sérosité en est trop épaisse, on en favorise la formation ou on la rend plus liquide au moyen d'un cataplasme chaud et humide (de préférence un cataplasme de fécule). On devra même, chez les enfants, les sujets nerveux ou chez lesquels on veut abréger l'action irritante des cantharides sur les voies urinaires, enlever le vésicatoire dès que l'épiderme commence à rougir, et le remplacer par un cataplasme de fécule, car, lorsque l'épiderme irrité a subi le contact de l'air, l'ampoule se forme rapidement et sans douleur sous le cataplasme. La sérosité provient du sérum du sang contenu dans les vaisseaux capillaires environnants, et non des humeurs accumulées sur ce point, comme on le croit vulgairement. Elle se produit tout aussi bien si l'on applique le vésicatoire sur une partie saine et sur un sujet robuste que sur un point malade.

Inconvénients. — Les vésicatoires amènent parfois une inflammation de la vessie accompagnée de douleurs dans le bas-ventre et d'envies fréquentes d'uriner; le malade verse à chaque instant quelques gouttes d'urine, ce qui provoque des douleurs souvent très vives; quelquefois le malade souffre sans pouvoir uriner : c'est la *cystite cantharidienne*.

On la prévient en faisant boire, dans du lait ou dans un peu d'eau sucrée aromatisée, 2 à 4 grammes de bicarbonate de soude, qu'on administre par petites doses dans les quatre premières heures de l'application du vésicatoire. On obtient aussi ce résultat en diminuant la durée de l'application du vésicatoire (comme nous l'avons déjà dit) et en complétant son action à l'aide d'un cataplasme de fécule de pomme de terre ou autre.

Si l'on avait négligé de prendre ces précautions, et si l'inflammation de la vessie se produisait, on en avertirait le médecin; en l'attendant, on appliquerait un cataplasme ordinaire sur le bas-ventre, après y avoir fait des frictions avec de l'huile de camomille camphrée, et l'on donnerait à boire au malade de la tisane de queues de cerises ou de stigmates de maïs, de l'eau de Vichy ou du bicarbonate de soude.

Si les vésicatoires produisent souvent les meilleurs effets, ils sont loin d'être sans danger. Par la plaie qu'ils provoquent, ils peuvent devenir une source d'infection, et par l'irritation des reins diminuer la sécrétion des urines. Ils entravent ainsi l'élimination par les reins d'un

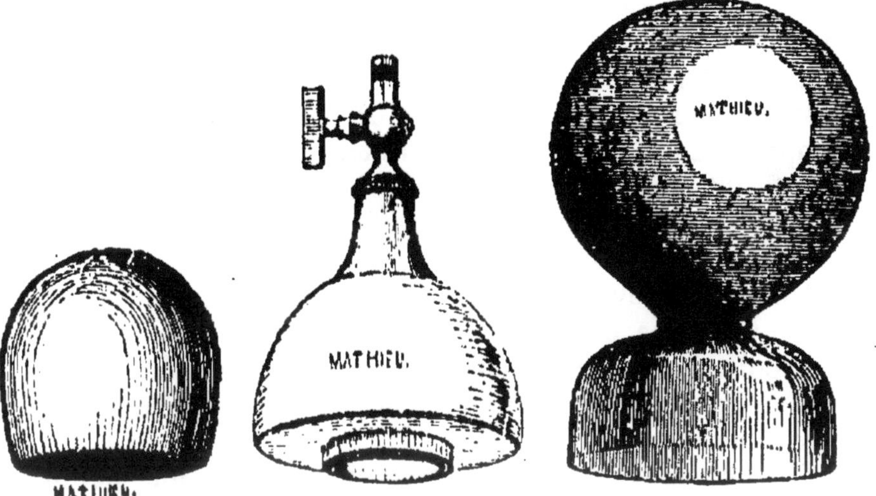

Fig. 8. — Diverses ventouses.

certain nombre de produits toxiques; aussi quelques médecins ont-ils renoncé à les employer. Il ne faut jamais en appliquer sans un ordre formel.

7. **Ventouses.** — On appelle ainsi un petit récipient, en forme de globe, généralement en verre, et dont les bords sont épais et arrondis pour éviter qu'ils ne coupent l'épiderme; leur diamètre varie de 3 à 6 centimètres.

On les applique sur la peau après y avoir fait le vide, dans le but d'attirer le sang à la partie qu'ils recouvrent. A leur défaut, on peut employer des verres à bordeaux ou de petites tasses.

On doit préférer un verre cylindrique à un verre dont

le fond est rétréci, parce que sa capacité relative est plus grande. Les verres à ventouses sont toujours rétrécis à leur orifice, tandis que le fond est évasé.

Les ventouses sont de deux sortes : les ventouses sèches et les ventouses scarifiées.

Les *ventouses sèches* sont appelées ainsi parce qu'elles ne sont pas destinées à produire d'écoulement de sang, étant appliquées sur la peau saine.

Pour poser une ventouse sèche, on raréfie l'air qui se trouve dans l'intérieur du récipient en verre, car c'est la différence entre la pression de l'air de la ventouse et celle de l'air extérieur qui produit l'effet attendu.

Pour obtenir cette raréfaction de l'air on se sert d'une lampe à alcool, au-dessus de laquelle on chauffe le récipient, qui bien vite ne contient plus que de l'air dilaté; mais il faut éviter de trop chauffer les bords du verre, pour ne pas exposer le malade à être brûlé.

On emploie aussi des parcelles de papier mince ou de coton imbibées ou non d'alcool et enflammées, ou, faute d'alcool, simplement du papier à cigarette, ou du papier de soie, ou bien du coton étiré en mailles espacées, pour être plus inflammable.

Un bon moyen est de placer sur la peau une petite bougie de veilleuse; on l'allume, on la recouvre avec la ventouse; elle s'éteint très vite, mais seulement lorsque l'air raréfié a permis à la ventouse de prendre.

Pour qu'une ventouse puisse tenir il faut que le point où l'on veut la poser présente une surface plane aussi large que l'ouverture du vase; une saillie osseuse, par exemple, en empêcherait l'application. Les ventouses tiennent difficilement sur les personnes très maigres. Il faut raser les poils sur la surface d'application et dégraisser la peau par un lavage au savon, sinon la ventouse ne peut prendre.

Le vide fait, on applique la ventouse aussi rapidement que possible, en pressant sur elle de telle façon que le verre s'applique bien exactement sur tous les points et ne laisse pas passer l'air. Plus on agit vite, mieux on réussit et moins on risque de brûler le malade.

Après quelques secondes on peut abandonner la ventouse à elle-même; la peau se congestionne et forme dans le récipient une saillie d'un rouge violacé.

Au bout de dix à douze minutes la congestion cesse d'augmenter, et l'on peut détacher la ventouse, en se gardant bien de l'arracher brusquement, ce qui serait très douloureux.

D'une main on presse avec les doigts sur la peau qui borde le verre, tandis que de l'autre main on fait basculer le verre en sens inverse. L'air pénètre dans la cloche en produisant un léger sifflement, et la ventouse se soulève facilement.

Par l'emploi des ventouses on produit une dérivation sanguine locale très utile dans les contusions, dans la douleur du point de côté, dans la pleurésie et la pneumonie, dans la congestion pulmonaire, dans les états de suffocation, etc., etc.

Pour obtenir un bon effet il faut employer un assez grand nombre de ventouses et les remplacer à mesure qu'elles tombent.

Dans les congestions pulmonaires, celles des reins, etc., elles rendent de grands services.

Les *ventouses scarifiées* s'appliquent comme les ventouses ordinaires; seulement on ne les place pas sur la peau saine, mais sur celle qui a subi des incisions ou scarifications; ou bien on applique d'abord une ventouse sèche et, dès qu'on l'a enlevée, on y fait des *scarifications*, c'est-à-dire qu'on incise la peau sur les parties soulevées par les ventouses, à l'aide d'un bistouri, d'une lancette; en cas d'urgence, d'un rasoir, d'un grattoir, d'un canif ou d'un couteau de poche coupant bien, en ayant soin de les désinfecter au préalable en les flambant, après les avoir complètement nettoyés. Dans chaque famille il devrait y avoir une petite trousse toujours prête en cas d'accident, qui serait bien préférable aux instruments d'occasion.

Les entailles doivent être parallèles entre elles et peu profondes et faites sous le couvert de la plus stricte asepsie. Plus on agit vite, moins le malade souffre.

La ventouse se détache seule lorsqu'elle contient une certaine quantité de sang; aussi faut-il la surveiller pour la recevoir avec le sang qu'elle renferme et éviter qu'elle ne se brise et ne salisse les draps et les vêtements du malade et des assistants.

Pour enlever ces ventouses scarifiées, plus ou moins remplies de sang, il faut prendre certaines précautions. On amène, comme d'habitude, l'air dans la ventouse par une pression légère près du bord de la paroi adhérente à la peau, en choisissant pour cette opération le point le plus élevé, et l'on fait basculer d'une main, d'un coup sec, la ventouse, en essuyant rapidement avec l'autre main munie d'un tampon d'ouate hydrophile tout le sang qui n'a pu s'écouler dans le récipient. Quand on s'y prend adroitement, on ne fait pas tomber une goutte de sang sur le lit ou la chemise du malade.

Les incisions guérissent très vite avec un peu de vaseline boriquée ou une poudre antiseptique.

Les ventouses scarifiées laissent des cicatrices linéaires, blanches, qu'on reconnaît facilement, même longtemps après leur application.

Dans les plaies envenimées par l'introduction d'un poison ou d'un venin, on fait éliminer le virus par l'emploi d'une forte ventouse; on fait saigner ainsi la ventouse, et le poison sort avec le sang.

8. **Sangsues.** — Les sangsues produisent l'effet des ventouses scarifiées.

Leur extrémité caudale (leur queue) se termine par une surface aplatie et légèrement creusée en forme de ventouse, au moyen de laquelle la sangsue se fixe. Il ne faut pas la confondre avec l'extrémité opposée (la tête), qui est plus fine et que la sangsue projette de tous côtés.

Quand une sangsue a été appliquée sur une personne atteinte d'une maladie contagieuse, il faut bien se garder de la conserver; dans ce cas, la sangsue n'est bonne qu'à être détruite.

Les corps gras, le savon, certaines odeurs empêchent les sangsues de prendre; aussi, avant de les appliquer, faut-il nettoyer la peau à la place indiquée avec de l'eau tiède et du savon, puis avec de l'eau ou du vin légèrement sucrés. Cette place doit être rasée si cela est nécessaire.

On tient les sangsues quelque temps hors de l'eau (trois quarts d'heure environ) et on les roule dans une compresse sèche, en les frottant un peu pour les exciter à mordre.

Si les sangsues sont engourdies ou refusent de prendre, un bon moyen de les exciter consiste à les agiter dans un verre avec quelques gouttes de vinaigre. Il est bon aussi de frictionner la peau pour qu'elle se congestionne un peu.

En général, si on a plusieurs sangsues à appliquer, il vaut mieux les mettre toutes à la fois, et non l'une après l'autre, ce procédé étant plus désagréable, plus long et plus douloureux que l'application en masse. Pour les faire prendre toutes ensemble, lorsqu'elles sont bien essuyées, on les met dans un verre qu'on applique sur la peau, et, à travers le verre, on les voit piquer les unes après les autres.

Elles prennent généralement toutes sur le pourtour du verre et rarement au milieu; aussi est-il bon d'employer un verre de petite circonférence, et non un grand verre à bords évasés. Lorsqu'elles adhèrent bien à la peau, on peut enlever le verre, et, s'il y en a quelques-unes qui n'aient pas voulu prendre, on les enlève après quelques instants pour les remplacer par de nouvelles, placées à côté, dans un verre plus petit.

On peut mettre sous le verre une serviette, dont on tire les bords pour presser les sangsues sur la peau; elles ne tardent pas à prendre.

Si les sangsues tombaient après avoir sucé à peine quelques gouttes de sang, il faudrait les remplacer par d'autres.

Si l'on n'avait qu'un petit nombre de sangsues à appliquer, il vaudrait mieux les introduire dans un morceau de carton flexible, plié en forme de rouleau; la tête ressortant du rouleau sera posée sur le point où l'on veut qu'elle prenne.

On peut aussi confectionner de petits tubes de sparadrap. Dans leur partie inférieure, ouverte, on donne deux ou trois coups de ciseaux, d'un demi-centimètre environ; la sangsue y est introduite la tête du côté ouvert; on l'applique au point désigné, on replie le sparadrap entaillé et on le colle sur la peau. Ce moyen est bon pour appliquer exactement les sangsues sur un point limité. A défaut de sparadrap, on creuse une pomme ou une pomme de terre, et l'on y enferme les sangsues, pour qu'elles ne piquent que le point indiqué (c'est un moyen populaire).

Les sangsues restent en place un temps très variable, puisque quelques-unes ont fini de sucer en quelques minutes, tandis que pour d'autres il faut une heure ou deux. Chaque sangsue absorbe environ 10 gr. de sang.

On ne doit pas les tracasser pendant qu'elles sont en place; on risquerait de leur faire lâcher prise avant d'avoir obtenu une action suffisante; mais si l'on veut les enlever avant qu'elles tombent d'elles-mêmes, on les saupoudre avec une pincée de tabac à priser, de la cendre de cigare ou du sel de cuisine.

On peut aussi leur pincer la queue; mais il faut bien se garder de les arracher, car la tête pourrait rester dans la piqûre et provoquer un inflammation fâcheuse.

Le sang s'écoule souvent en nappe après la chute de la sangsue, en quantité à peu près égale à celle tirée par la sangsue, mais souvent aussi il s'arrête spontanément.

Si l'on voulait le faire couler, il faudrait laver les piqûres à l'eau bouillie tiède, ou appliquer une ventouse. Si, au contraire, on veut arrêter l'écoulement du sang, on éprouve parfois de grandes difficultés, surtout chez les enfants, les femmes et les personnes affaiblies et les *hémophiles*. Chez ces derniers, l'hérédité et des circonstances particulières ont amené une disposition aux hémorragies spontanées. Pour arrêter le sang, le meilleur moyen est de placer sur les piqûres des sangsues des compresses aseptisées, par-dessus lesquelles on pose des cônes d'amadou aseptisé de plus en plus grands. On les maintient en les pressant fortement avec le [illegible]s doigts ou, selon la ré-[illegible]n y appliquant un bandage approprié.

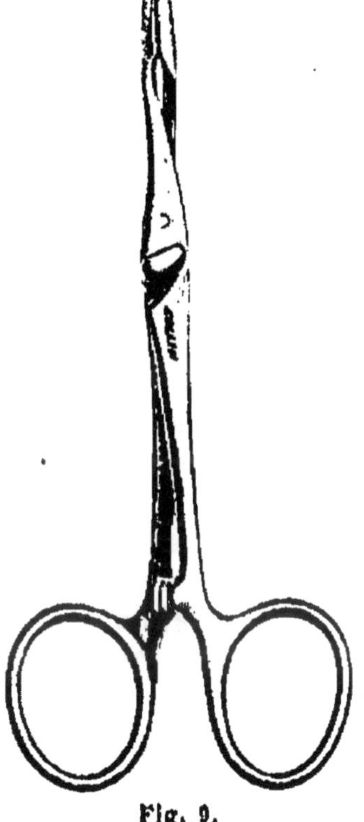

Fig. 9.
Pince à forcipressure.

On peut aussi serrer la piqûre au moyen d'une pince à *forcipressure*[1], d'une serre fine, ou cautériser avec le bout d'une aiguille à tricoter, rougie au feu ou à la lampe.

Dans les cas ordinaires, il suffit de laver la plaie à l'eau très chaude ou très froide, d'y appliquer un petit tampon d'ouate hydrophile ou d'amadou stérilisé, ou de les saupoudrer d'antipyrine.

Il peut arriver que le sang provenant de la piqûre de la sangsue ne s'écoule pas au dehors, mais s'épanche sous la peau, produisant une ecchymose ou une petite bosse sanguine. On y remédie par la compression de la plaie à l'aide de petits cônes d'amadou ou de petits tampons d'ouate stérilisée.

On doit toujours veiller à ne pas appliquer les sangsues sur le trajet d'une artère ou d'une veine superficielle, afin d'éviter une hémorragie.

1. Pinces à anneaux, à mors dentés, qui aplatissent brusquement le vaisseau.

Si l'on appliquait une sangsue près de l'anus ou de toute autre cavité naturelle, il serait bon de tamponner cette cavité, de peur que les sangsues ne s'y introduisent. Si on les posait dans la bouche, par exemple, on pourrait percer leur extrémité caudale d'un fil dont on fixerait les bouts, afin d'éviter qu'elles se déplacent ou s'échappent, ou que le malade les avale.

Enfin, si une sangsue entrait par accident dans l'anus, par exemple, on l'en ferait sortir par une injection d'eau salée; et si le malade l'avalait, on lui donnerait immédiatement un vomitif.

Les piqûres de sangsues gonflent un peu les jours suivants, et l'infiltration du sang sous la peau produit sur leur pourtour un cercle violet ou noir, dont il n'y a pas lieu de s'inquiéter.

Il faut, en tous cas, les panser antiseptiquement, sinon elles s'enflamment et suppurent.

La piqûre de la sangsue laisse toujours une cicatrice indélébile en forme d'étoile à trois branches, ou mieux d'un Y.

Les sangsues sont employées (dans le but de dégager un organe congestionné en obtenant une saignée locale et capillaire) dans les cas de congestion pulmonaire, de contusions graves, etc.

On y a recours bien moins souvent qu'autrefois.

9. **Saignée.** — La saignée est l'évacuation provoquée d'une certaine quantité de sang. On l'employait beaucoup autrefois; elle est bien délaissée aujourd'hui. On y a recours cependant dans les cas d'éclampsie, de congestion pulmonaire ou cérébrale, d'apoplexie, etc., où elle peut rendre de grands services et même sauver le malade.

On peut la faire sur toutes les veines superficielles, mais on ne saigne guère qu'au pli du coude, et généralement à la veine médiane céphalique, qui se trouve dans la partie externe, du même côté que le pouce.

Pour pratiquer une saignée du bras, on lave le pli du

coude à l'eau, au savon, puis à l'alcool, et enfin avec une solution antiseptique; puis on applique un bandage circulaire à la partie moyenne du bras, qu'on serre modérément pour empêcher le retour du sang au cœur et produire ainsi le gonflement de la veine que l'on veut ouvrir, ce qui facilite l'écoulement du sang. Ce bandage ne doit pas serrer assez pour arrêter les battements du pouls.

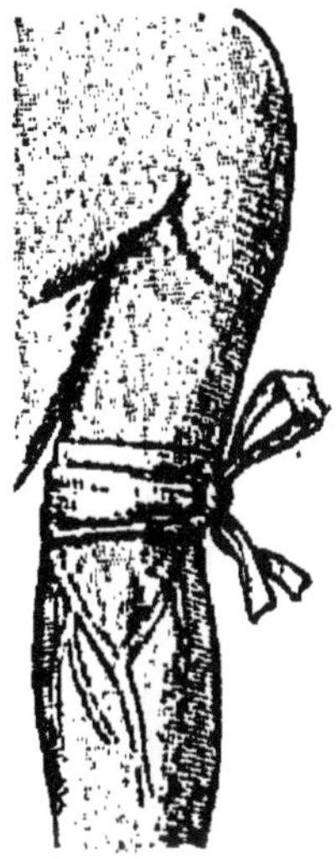

On place dans la main du patient une bande roulée ou une boule quelconque, que le malade une fois opéré remuera entre ses doigts, afin que les contractions musculaires activent l'écoulement du sang. On fait ensuite l'incision qui lui donne issue, et on le reçoit dans une cuvette ou dans une assiette à soupe.

Fig. 10. — Bandage avant la saignée.

L'incision se fait au moyen d'une lancette nommée, selon sa forme, lancette à grain d'orge, à grain d'avoine ou à langue de serpent. Un bistouri et même un grattoir, un canif ou un couteau de poche bien tranchant et préalablement flambé, peut remplacer la lancette dans un cas d'urgence.

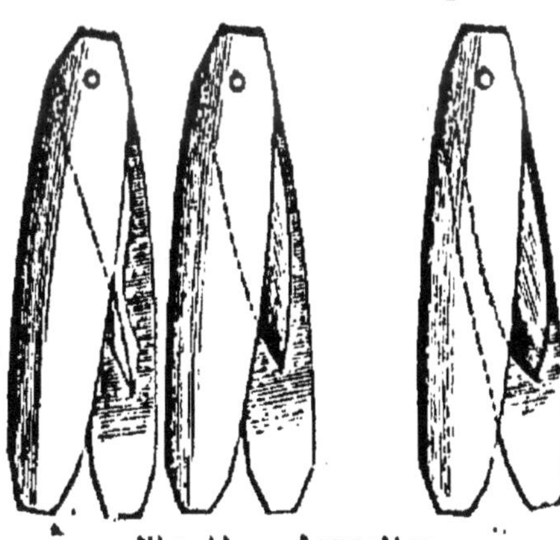

Fig. 11. — Lancettes.

Lorsque la saignée est jugée suffisante, on détache la ligature, on rapproche les lèvres de la plaie, on lave à l'eau bouillie simple ou additionnée d'un antiseptique, et on applique une compresse triangulaire et un petit bandage compressif.

C'est le docteur qui fait la saignée, mais il est bon que la personne chargée du malade connaisse tous les détails de cette petite opération pour préparer tout ce dont on peut avoir besoin. Elle doit aussi savoir donner les soins consécutifs. Elle ne laisse pas manger le malade pendant les heures qui précèdent la saignée, afin qu'il ne soit pas exposé à des vomissements vers la fin de l'opération.

Elle prépare des lancettes et les trempe dans de l'eau phéniquée ou dans une solution au cyanure; elle se procure une bande d'un mètre cinquante environ, assez résistante et un peu large; elle la plie en deux et la place au-dessus du point où la saignée doit être pratiquée, pour arrêter la circulation veineuse.

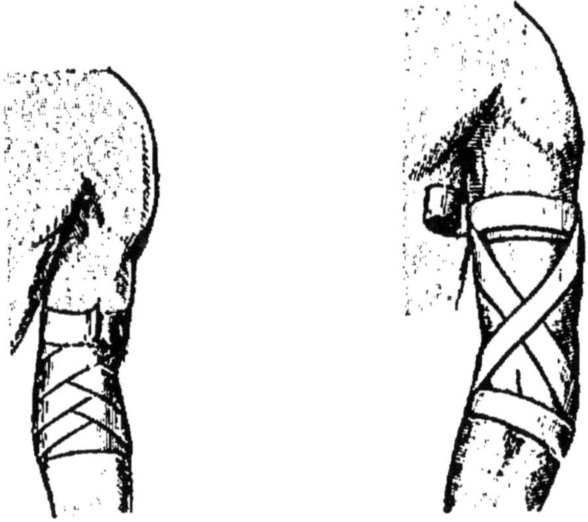

Fig. 12 et 13. — Bandages après la saignée.

Une autre bande souple, plus étroite, de deux mètres environ, et une compresse triangulaire pliée en quatre doubles lui serviront pour le pansement définitif; quelques compresses ou de l'ouate hydrophile pour laver la plaie, des cuvettes contenant une solution antiseptique froide ou chaude, quelques bandes de rechange en cas d'accident, enfin une alèze pour recouvrir le malade et préserver le lit pendant l'opération, lui sont nécessaires;

elle aseptise la région opérée à l'aide de savon, d'alcool et de solutions antiseptiques.

Après l'opération elle surveille le bandage. Si le sang continue à couler, elle change le pansement avec beaucoup de précautions, en serrant assez fortement les tours de bande du bas, *au-dessous* de la plaie, et très faiblement *au-dessus* de la saignée.

Si le bandage était trop serré, le malade souffrirait et la main et l'avant-bras seraient un peu gonflés. Il faudrait alors desserrer le bandage sans enlever la compresse qui couvre la plaie.

Pour éviter la syncope, le malade est le plus souvent opéré au lit, et reste couché pendant quelques heures, après l'opération, pour le même motif. Le bras doit être complètement immobilisé jusqu'à la cicatrisation de la blessure.

La saignée se complique rarement d'accidents. Il peut cependant s'en produire; si l'on remarque du côté de la plaie des phénomènes particuliers, il faudra en prévenir le médecin.

10. **Vaccination.** — Il se développe parfois, sur le pis ou sur les trayons des vaches, des pustules ombiliquées, c'est-à-dire déprimées au centre. Cette éruption est appelée *cow-pox*.

Depuis longtemps on avait remarqué, dans le midi de la France, que les personnes ayant contracté le cow-pox en trayant les vaches n'étaient jamais atteintes de petite vérole. Un Français nommé Rabault fit connaître indirectement ce fait au médecin anglais Jenner, qui, mettant à profit ces observations, eut l'idée d'inoculer le liquide des pustules de cow-pox à des personnes saines, c'est-à-dire de les vacciner, pour les préserver de la variole. Le succès couronna pleinement ses expériences. Il vit que, lors des épidémies de variole, toutes les personnes qu'il avait inoculées étaient indemnes, et, dès l'année 1776, il eut l'honneur de propager la vaccine. Elle est complètement vulgarisée aujourd'hui.

Les pustules de cow-pox contiennent un liquide qui constitue le *virus-vaccin*. C'est ce virus-vaccin qu'on inocule aux enfants et aux adultes pour leur donner la *vaccine*, affection bénigne qui préserve de la *variole*, maladie redoutable, puisqu'elle défigure le plus souvent ceux qu'elle ne tue pas. Cette opération s'appelle *vaccination*. La *vaccine* est la maladie, la *vaccination* l'opération, et le *vaccin* le virus qu'on inocule; le sujet sur lequel on

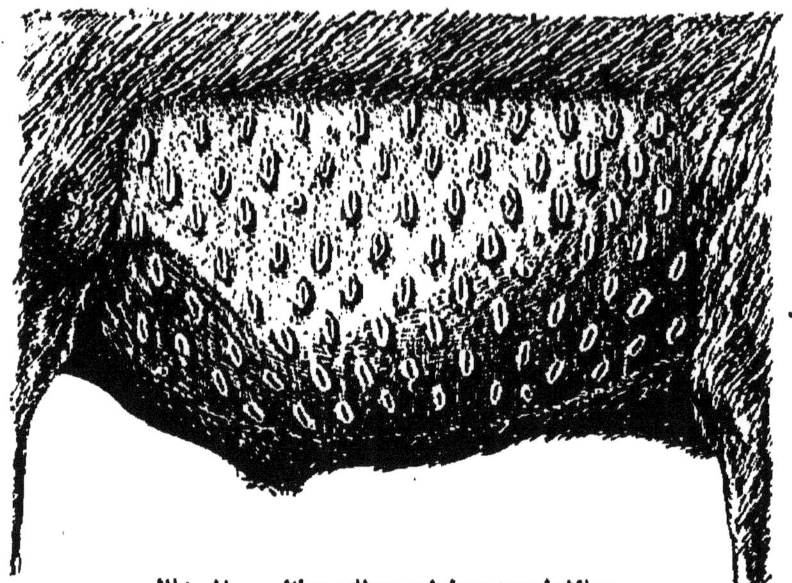

Fig. 14. — Flanc d'une génisse vaccinifère.

prend le vaccin s'appelle *vaccinifère*. Tous ces noms viennent du mot latin *vacca*, vache.

Le vaccin se transmet avec efficacité de vacciné à vacciné, sans s'affaiblir.

Le vaccinifère peut être un enfant, un adulte ou un animal (veau, génisse, etc.).

Il y a donc deux sortes de vaccins : le *vaccin animal* et le *vaccin humain, jennérien* ou *humanisé*.

Le vaccin s'emploie frais, pris directement sur le vaccinifère, ou conservé entre deux plaques ou dans des tubes de verre stérilisés.

Pour éviter les accidents qui pourraient résulter du mauvais choix du vaccinifère on a généralement renoncé, surtout dans les grandes villes, à recueillir le vaccin sur des sujets inoculés, et l'on n'emploie guère aujourd'hui que le vaccin animal. Ce vaccin a le grand avantage de pouvoir être cultivé comme on veut et en abondance.

On a fondé des instituts vaccinogènes où l'on inocule constamment des génisses pour avoir toujours sous la main du bon vaccin, car, sans cela, on manquerait constamment de vaccin frais, le cow-pox développé sur le pis des vaches étant assez rare; de temps en temps la découverte de nouvelles pustules de cow-pox permet de régénérer la source du vaccin.

Le plus souvent on conserve le vaccin dans des tubes. Lorsque l'on veut l'employer, on casse les extrémités du tube, on applique un de ses bouts sur la pointe d'une lancette, et l'on souffle légèrement par l'autre côté du tube pour en faire sortir le vaccin.

En prenant du vaccin sur un enfant on ne peut jamais lui nuire, à la condition de ne pas le contaminer avec un instrument malpropre.

On peut vacciner en toute saison et à tous les âges. Il n'y a aucun inconvénient à vacciner un bébé les premiers jours de sa vie; en cas d'épidémie, il sera même prudent de le faire dès sa naissance; en temps ordinaire, on attend souvent le troisième ou le quatrième mois.

Dans aucun cas la vaccination ne peut donner lieu à la petite vérole. Si l'on a vu quelquefois se produire la variole chez un sujet vacciné depuis peu de jours, c'est qu'au moment où on l'avait vacciné il avait déjà contracté la maladie et se trouvait, sans le savoir, dans la période d'incubation.

On peut vacciner sur toutes les parties du corps, mais on le fait habituellement au bras, un peu au-dessous du moignon de l'épaule.

La vaccine laisse des cicatrices qui sont le plus souvent indélébiles; aussi dans les familles aisées, depuis quelques années, on demande aux médecins de vacciner les petites filles à la cuisse, pour qu'elles puissent présenter plus tard, dans les soirées mondaines, des bras tout à fait indemnes de cicatrices. Si l'on ne peut pas se soustraire à ce désir de coquetterie, on devra vivement recommander les soins de propreté les plus minutieux, pour que l'urine et les matières fécales, dont les bébés sont toujours souillés dans leurs langes, ne deviennent pas une cause d'irritation et d'infection pour les pustules vaccinales (Truffier et Desfosses).

Une seule piqûre suffit, si elle réussit, pour préserver de la petite vérole; mais généralement on en fait trois à chaque bras, à trois ou quatre centimètres de distance, afin d'éviter que les pustules ne se touchent une fois développées.

On introduit sous l'épiderme, à la profondeur de 2 millimètres environ, la pointe d'une aiguille à vaccin, d'un bistouri, ou d'une lancette taillée en grain d'avoine ou terminée en fer de lance et présentant une rainure sur une de ses faces. On trempe l'instrument stérilisé dans du vaccin, puis avec la main gauche on tend la peau et l'on enfonce obliquement, sous l'épiderme, la pointe chargée de vaccin, en faisant un ou deux tours pour écarter les lèvres de la petite plaie ainsi produite, et sur lesquelles on essuie les deux faces de la lancette.

La vaccination se fait quelquefois par scarification. Après avoir déposé sur le bras un peu de matière vaccinale, on y fait deux ou trois scarifications superficielles, qu'on frictionne ensuite avec la lancette chargée de vaccin.

Avant de vacciner on lave à l'eau phéniquée les pustules vaccinifères et leur pourtour; on nettoie au savon, à l'alcool, puis à l'eau bouillie ou phéniquée le point que l'on doit inoculer, et l'on flambe la lancette avant chaque opération. Après s'en être servi on l'essuie avec le plus grand soin, on la trempe dans de l'alcool pur, de l'eau bouillante ou phéniquée à 3 p. 100, puis on la flambe avant de l'employer pour un autre individu.

Lorsque l'on vient d'être inoculé on ne doit pas remettre son vêtement avant d'avoir laissé sécher un instant les piqûres, pour éviter d'essuyer ainsi le liquide vaccinal, ce qui rendrait le résultat de l'opération nul. Si le vaccin est mélangé à la glycérine, il ne sèche pas; on peut alors le laisser quelques instants en contact avec le point inoculé et remettre ensuite son vêtement.

Les petites plaies faites en vaccinant n'exigent aucun pansement; il faut cependant les envelopper avec de l'ouate hydrophile pendant plusieurs jours, pour éviter tous les accidents consécutifs qui pourraient se produire. On peut continuer les promenades, les bains quotidiens, en un mot ne rien changer de l'hygiène habituelle.

Pendant les deux ou trois premiers jours qui suivent la vaccination et qui constituent la période d'incubation de la vaccine, on remarque un petit cercle rougeâtre, une petite élévation au point inoculé; peu à peu il se forme un petit bouton rougeâtre, puis une vésicule aplatie, circulaire, ombiliquée. A ce moment-là, la fièvre s'allume. La pustule arrive à maturité le huitième jour; elle suppure et se dessèche peu à peu, formant une croûte de plus en plus saillante jusqu'au 24e, 25e, 26e ou 27e jour, époque à laquelle elle tombe, laissant une cicatrice *ronde*, blanche, le plus souvent indélébile. La cicatrice laissée par la saignée étant *linéaire* et celle produite par la sangsue étant *étoilée*, il est facile de les distinguer l'une de l'autre.

Quelquefois, le lendemain ou le surlendemain de la vaccination on voit la piqûre rougir. Le bouton se montre et suppure du troisième au quatrième jour, mais sans s'ombiliquer, se crève très facilement et ne présente ni cercle rouge ni bourrelet. Les croûtes se forment dès le cinquième jour, sont molles, jaunâtres, humides, et tombent lentement, sans laisser de cicatrices. C'est la fausse vaccine, qui n'est nullement préservatrice et s'observe surtout chez les sujets qui ont déjà eu la variole, ou ayant été vaccinés, et chez lesquels le premier vaccin exerce encore une action préservatrice.

Si les ganglions de l'aisselle s'engorgent, c'est-à-dire si le vaccin produit une inflammation trop forte ou trop douloureuse, on calme celle-ci par des pansements boriqués humides ou des cataplasmes de fécule.

On atténue la démangeaison par des applications de poudre d'amidon. Si l'on remarquait quelque chose d'insolite dans la marche du vaccin, on en préviendrait le médecin.

La variole a été apportée d'Asie en Afrique par les Sarrasins, et en Europe par les croisés.

La *variolisation*, pratiquée dès le xe siècle en Chine, en Afrique et en Turquie, a été importée en France par les Anglais au commencement du siècle dernier.

Elle consiste à inoculer une variole bénigne, appelée *varioloïde*, pour préserver de la variole grave.

Cette opération a des inconvénients très sérieux. Sur cent individus variolisés il en meurt un en moyenne de la variole; puis, l'individu inoculé n'eût-il qu'une seule pustule, il peut communiquer la variole à ceux qui l'approchent, tandis que la vaccination n'offre de danger ni pour le malade lui-même ni pour ceux qui l'entourent; aussi la vaccination a-t-elle détrôné bien vite la variolisation.

La *varioloïde*, variole atténuée, préserve de la variole, mais pas de la varicelle, car cette dernière est une maladie absolument différente de la variole et de la varioloïde, quoiqu'il soit parfois très difficile de l'en distinguer.

Une seule vaccination ne suffit pas toujours. L'action préservatrice du vaccin est épuisée quelquefois au bout de quelques années. (La préservation pour une période exacte de sept ans est un préjugé.) Il est donc nécessaire de se faire revacciner, et même plusieurs fois.

C'est une précaution que tout le monde devrait prendre en cas d'épidémie, et surtout les personnes qui approchent les malades, parce qu'elles sont plus exposées que les autres à contracter la maladie.

Si le vaccin prend, c'est qu'on aurait pu contracter

la variole; s'il ne prend pas, c'est que le vaccin était mauvais ou qu'on était encore préservé de la maladie.

En France, la revaccination est obligatoire pour l'armée depuis le 21 novembre 1888. A la même époque, les arrêtés du Ministère de l'instruction publique, approuvés par le Conseil supérieur, ont prescrit non seulement un certificat de vaccine pour entrer dans les écoles primaires, mais encore la revaccination des élèves à l'âge de dix ans; un certificat de revaccination est exigé également pour l'entrée dans les écoles normales primaires (20 décembre 1888) (Mangin, *Éléments d'hygiène*).

Ces dernières années on a beaucoup fait en France contre la variole; aussi a-t-elle diminué à ce point qu'elle a presque complètement disparu.

11. Respiration artificielle. — La *respiration artificielle* est employée pour ramener à la vie les malades dont les syncopes se prolongent, qu'elles arrivent par le fait même de la maladie ou par l'anesthésie au cours d'une opération. On en use aussi pour ranimer les noyés frappés de mort apparente, et l'on peut y réussir, même après un séjour de plusieurs heures sous l'eau, si les manœuvres sont continuées pendant plusieurs heures avec calme, persistance, patience et énergie.

Elle consiste à dilater et comprimer alternativement la cage thoracique, afin de permettre à une certaine quantité d'air frais de pénétrer dans les poumons, puis d'en être chassé.

On peut exécuter ces mouvements de dilatation et de compression de différentes manières.

Méthode de Sylvester. — La meilleure est la méthode de Sylvester.

Voici la manière de procéder :

On met le malade à plat, sur le dos, la tête et les épaules un peu plus élevées que le reste du corps, en le posant sur un oreiller, un traversin, des couvertures, ou des vêtements roulés ou pliés en plusieurs doubles.

On ouvre la bouche du patient, on la nettoie, ainsi que

le nez, au moyen de tampons montés ou d'un mouchoir, des impuretés ou des mucosités qui peuvent s'y trouver; on tire la langue au dehors avec la pince à langue si l'on en a une, à défaut avec une compresse ou un mouchoir, et on la maintient hors de la bouche à l'aide d'une bande élastique ou de tout autre lien noué autour de la pointe de la langue et du menton si l'on est seul; si l'on est assez heureux pour avoir un aide expérimenté, on le prie de faire les tractions rythmées de la langue en faisant con-

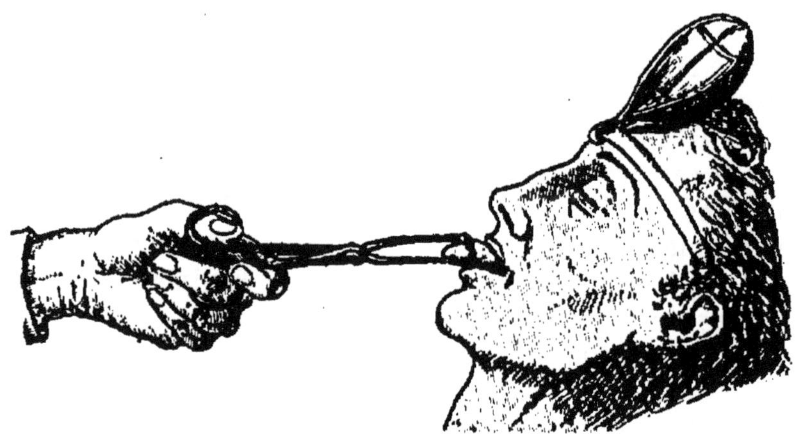

Fig. 15. — Tractions rythmées de la langue.

corder ses mouvements avec ceux que l'on fait soi-même. Ou bien on fait glisser en avant le maxillaire inférieur en appuyant les deux pouces sur les oreilles, et les quatre autres doigts sur la branche montante du maxillaire inférieur (qui va de l'oreille à l'angle de la mâchoire).

On se place ensuite derrière la tête du malade et on lui saisit les deux bras au niveau des coudes si c'est possible, au niveau de l'avant-bras si la région du coude est trop volumineuse pour permettre une bonne prise. On ramène alors les bras sur le thorax, qu'on presse avec vigueur, puis avec ampleur, avec force et sans précipitation, doucement et d'une façon rythmique; on écarte les bras et on les porte, en décrivant un arc de cercle, au-dessus de la tête; on les maintient fixement pendant deux secondes; de cette façon, on dilate la poitrine et l'on permet à l'air de

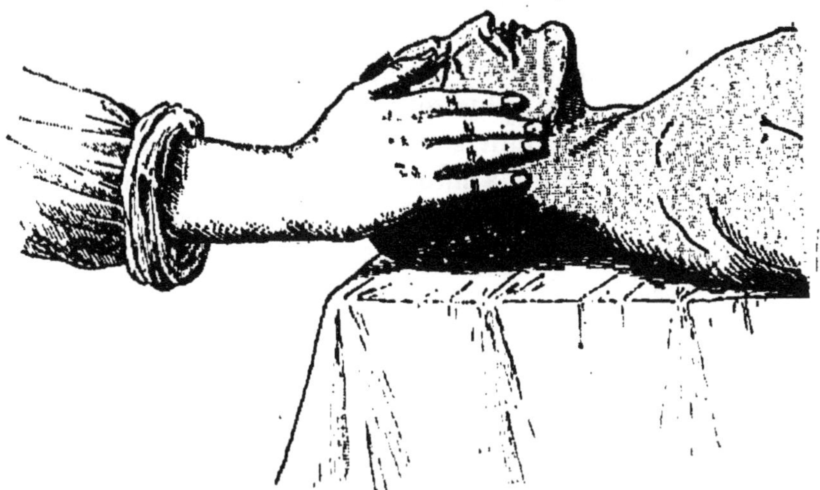

Fig. 16. — Propulsion en avant du maxillaire inférieur.

pénétrer dans les poumons. On abaisse alors les bras, en parcourant en sens inverse le même chemin qu'on a suivi

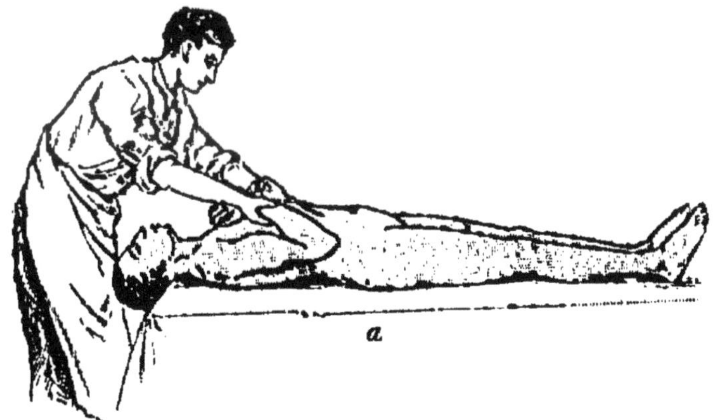

Fig. 17. — Procédé de Sylvester (1er temps).

pour les élever, et on presse doucement, mais avec une certaine force, pendant deux secondes, contre les parois de la poitrine. On chasse ainsi de nouveau l'air des poumons.

« On continue lentement, vigoureusement, posément, de manière à effectuer une vingtaine de mouvements d'inspiration et d'expiration par minute.

« On ne saurait trop recommander de ne pas perdre son sang-froid; ici, plus qu'en toute autre chose, la précipitation, l'effarement sont dangereux; perdre quelques secondes ou quelques minutes à faire des mouvements précipités, et par suite inefficaces, c'est vouer à la mort certaine le malade en état de syncope. » (TUFFIER ET DESFOSSES.)

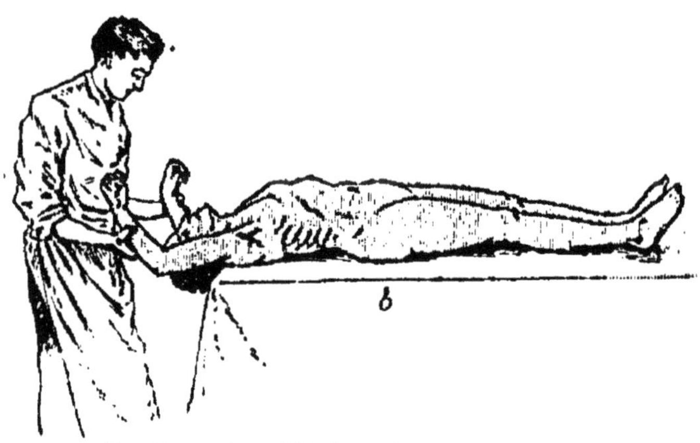

Fig. 18. — Procédé de Sylvester (2e temps).

S'il y a deux aides, il s'en place un de chaque côté de l'asphyxié; ils saisissent tous les deux un des bras et font les mêmes mouvements, sur le commandement un, deux, trois, quatre. Ces mouvements s'exécutent environ de seize à vingt fois à la minute, et se répètent avec prudence et persistance jusqu'à ce qu'on aperçoive un commencement de mouvements respiratoires spontanés.

D'ordinaire, ce premier mouvement s'annonce par un changement brusque de coloration du visage (de pâle, il devient plus ou moins rouge, et *vice versa*).

Méthode de Howard. — Une autre manœuvre, également très efficace, est celle de Howard, qui consiste à comprimer et à relâcher alternativement le thorax.

On couche le malade sur le dos, on lui passe au-dessous des reins un coussin fait d'habillements enroulés, de couvertures, etc., et on lui croise les bras derrière le dos. Un aide, s'agenouillant derrière la tête, maintient

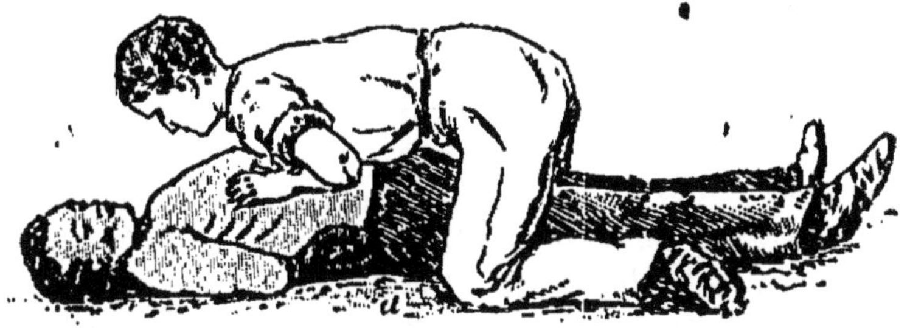

Fig. 19. — Procédé de Howard (1er temps).

au moyen d'un linge sec, dans la commissure droite des lèvres, la langue tirée hors de la bouche, on pousse en avant la mâchoire inférieure en pressant des deux mains l'angle de cette mâchoire.

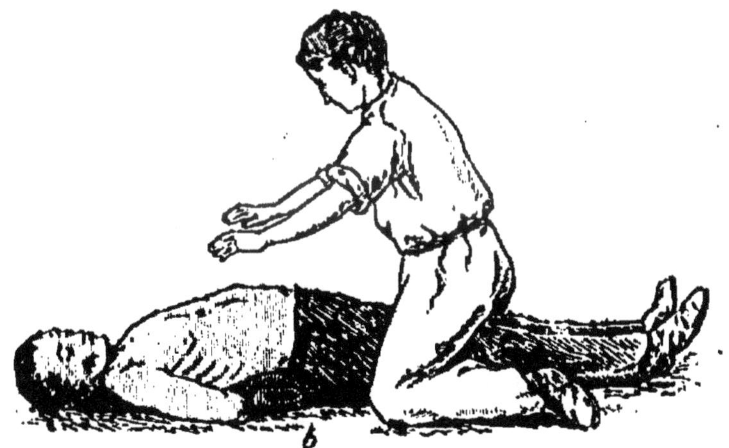

Fig. 20. — Procédé de Howard (2e temps).

L'opérateur s'agenouille à califourchon au-dessus des hanches de l'asphyxié, pose les deux mains à plat sur la partie inférieure du thorax, en pressant les coudes contre les flancs, et se baisse lentement en avant de tout le poids de son corps, jusqu'à ce que, de sa bouche, il vienne presque toucher la tête du patient. Cette pression chasse l'air de la cage thoracique.

Après ce premier mouvement, il se relève brusquement et lâche les mains, de sorte que le thorax reprend ses dimensions normales.

Ces manœuvres doivent également se poursuivre d'une manière alternative régulière (en comptant un, deux, trois, quatre) et ne pas s'exécuter trop violemment.

Méthode de Schüller. — On peut aussi, d'après les indications de Schüller, surtout chez les personnes maigres et chez les enfants, élargir et rétrécir tour à tour le thorax au moyen des doigts que l'on implante courbés sur les côtes, de chaque côté, en pressant et en lâchant ainsi successivement la paroi inférieure de la poitrine.

Méthode de Laborde. — Un nouveau procédé de respiration artificielle a été communiqué à l'Académie de médecine de Paris, au mois de juillet 1892, par le professeur Laborde. Il a été appliqué avec succès dans les asphyxies par submersion, par inhalation de gaz des égouts, et surtout dans celles des nouveau-nés en état de mort apparente. Ce sont les *tractions rythmées de la langue.*

Pour les exercer, il faut saisir d'une façon solide l'extrémité de la langue.

Cette prise, en l'absence d'instruments appropriés, peut être faite simplement avec les doigts munis d'une compresse ou d'un mouchoir.

Pour ce qui est de la technique des tractions rythmées de la langue, nous citerons les paroles de M. Laborde :

« Saisir solidement le corps de la langue (tiers antérieur) entre le pouce et l'index, avec un linge quelconque, ou le mouchoir qu'on a dans sa poche, ou même avec les doigts nus, et exercer sur elle, de quinze à vingt fois par minute, de fortes tractions réitérées, successives, rythmées, suivies de relâchement, en imitant les mouvements rythmiques de la respiration elle-même.

« Pendant les tractions, il importe de sentir que l'on

tire bien sur la racine de la langue qui s'y prête, par son élasticité et sa passivité, surtout dans le cas de mort apparente.

« Lorsqu'on commence à sentir une certaine résistance, c'est que la fonction respiratoire se rétablit et que la vie revient; il se fait alors, habituellement, un ou plusieurs mouvements de déglutition, bientôt suivis d'une inspiration bruyante, que j'appelle le *hoquet inspirateur*, premier signe de la reviviscence.

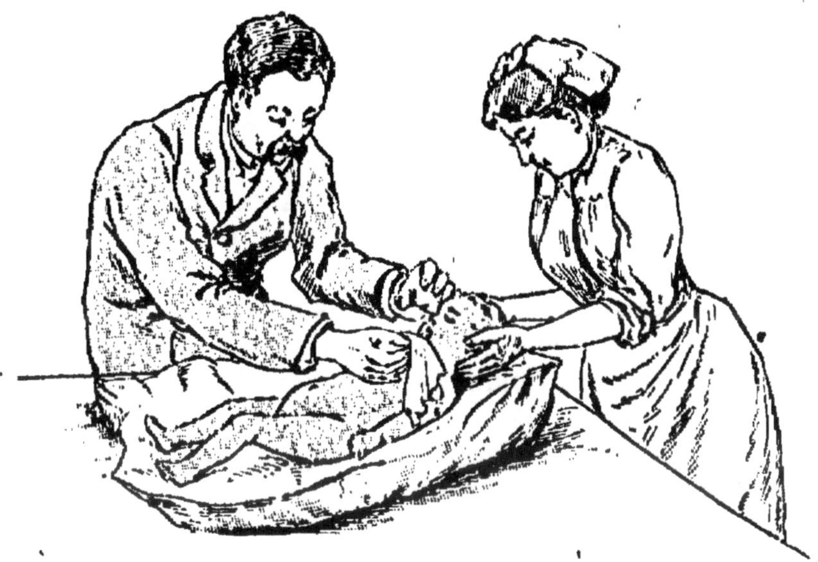

Fig. 21. — Tractions rythmées de la langue.

« Si, au moment de saisir la langue, les mâchoires sont encore contractées et les dents serrées, les écarter, en forçant avec les doigts, si c'est possible, ou avec un corps résistant quelconque : morceau de bois, manche de couteau, bouchon, dos de cuillère ou de fourchette, extrémité d'une canne.

« Il est d'une importance capitale de continuer les tractions avec persistance, sans se lasser et se décourager, durant un temps assez long, le résultat pouvant encore être obtenu après une demi-heure, une heure et plus de l'emploi ininterrompu du procédé; l'on peut, en ce cas, se relayer, si l'on est plusieurs auprès du cadavre. » (J.-V. LABORDE, *les Tractions rythmées de la langue, moyen rationnel et le plus puissant de ranimer la fonction respiratoire et la vie;* Paris, 1897.)

On peut appliquer en même temps sur les régions précordiale et antérieure de la poitrine une serviette imbibée d'eau presque bouillante.

Ce procédé de Laborde diffère des méthodes communément usitées jusqu'ici, en ce qu'il agit tout d'abord, et essentiellement, sur l'innervation réflexe des voies respiratoires.

« Les efforts qu'on fait pour rappeler la vie doivent être continués avec persistance, dit Esmarch, jusqu'à l'arrivée du médecin, ou jusqu'à ce que des heures se soient écoulées depuis la cessation de la respiration et des battements du cœur. »

12. Bains. — Le séjour plus ou moins prolongé dans un milieu liquide, solide ou gazeux se nomme *bain*.

1° Les *bains liquides* se prennent dans la mer, les lacs, les rivières, ou dans des piscines ou dans des baignoires.

Leurs effets diffèrent selon qu'ils sont pris en pleine eau ou dans des baignoires.

Les bains liquides se composent d'eau naturelle pure (ce sont les bains simples), d'eau de mer, ou d'eau douce ordinaire dans laquelle on a fait dissoudre certains médicaments.

2° Les *bains solides* et mi-fluides sont les bains de boue, de sable, de marc de raisin, etc.

3° Les *bains gazeux* sont les bains de vapeur que l'on donne dans une caisse, une étuve, etc.

Le *bain entier, grand bain* ou *bain général* est celui dans lequel est plongée la totalité du corps, sauf la tête.

Le *bain partiel* ou *local* est celui d'une partie du corps seulement; c'est ainsi qu'il y a les demi-bains, les bains de siège, les pédiluves ou bains de pieds, les manuluves ou bains de mains, etc.

En général on ne doit prendre des bains que trois heures après le repas, et deux heures au moins après une collation légère.

L'utilité des bains au point de vue hygiénique et physiologique est très grande (respiration par la peau, fonctions de sécrétion de la peau). En outre, ils répondent souvent à des indications thérapeutiques.

La température a une très grande influence sur leur action. Elle se compare à celle du corps humain : aussi un bain est-il tempéré quand il a à peu près les mêmes degrés que notre peau, c'est-à-dire 32° ou 33° environ, degrés beaucoup moins élevés que ceux de l'aisselle. Si la température du bain dépasse 33°, on le sent chaud; si, au contraire, elle ne les atteint pas, le bain est froid; mais ces impressions sont toutes individuelles, et telle personne grelotte dans un bain à 35° tandis qu'une autre le trouve chaud. Il faut donc tenir compte de la sensibilité particulière de chaque individu, et la division en bains très froids, froids, frais, tempérés, chauds, très chauds, etc., est approximative.

La température des bains varie entre 12° et 41°. Les bains très froids et froids tonifient certains sujets nerveux; ils sont sédatifs, calmants ou stimulants, selon leur durée. Il faut y entrer brusquement et, si possible, la tête la première. Ils doivent être suivis d'une réaction. Plus celle-ci est rapide et intense, plus le bain est efficace; aussi la favorise-t-on, si elle tarde trop à se produire, par des frictions, du massage, de l'exercice physique, des cordiaux, etc.

Si l'impression produite par un bain froid est trop brusque, elle peut provoquer une syncope par congestion interne.

La durée d'un bain froid ne doit pas dépasser dix minutes.

Le *bain frais* agit comme tonique en excitant les fonctions générales.

Le *bain tempéré* assouplit la peau, calme le système

nerveux, modère la circulation et la respiration; il est sédatif et repose, s'il ne dure pas plus de trente minutes; mais, prolongé au delà, il peut affaiblir et provoquer, créer le besoin de sommeil.

Quand un bain doit avoir une certaine durée, il faut veiller scrupuleusement à maintenir la température ordonnée, en y ajoutant de temps en temps de l'eau chaude.

Après une chute ou une contusion sérieuse, les bains tièdes ou un peu chauds peuvent être très salutaires.

Dans les brûlures généralisées on soulage beaucoup le malade en le faisant séjourner nuit et jour, pendant un temps qui varie selon le cas, dans un bain tempéré.

Dans les bronchites, surtout chez les enfants, on obtient de bons effets d'un bain à 38° pris pendant cinq minutes. Dès le deuxième ou le troisième bain la respiration est plus facile, et les crachats, plus muqueux, sont expulsés plus facilement.

Dans les convulsions ils rendent de grands services.

Le *bain chaud* accélère le pouls et la respiration. Il provoque une excitation générale suivie d'une dépression. Prolongé, il risque d'être débilitant et de déprimer extrêmement les forces. Il dilate les vaisseaux périphériques et décongestionne ainsi les organes profonds.

On a quelquefois recours aux bains chauds pour faciliter l'éruption des fièvres éruptives et pour réchauffer les cholériques dans la période algide.

Un bain très chaud fatigue et excite. Il peut provoquer des congestions. Sa durée ne dépassera pas cinq minutes, et il ne sera jamais pris sans l'autorisation du médecin.

Dans la fièvre typhoïde on emploie en Allemagne la *méthode de Brandt,* qui consiste en l'usage de bains à 20°. En France, dans ce cas, on les donne à 25°. Ces bains non seulement abaissent la température, mais favorisent la sécrétion urinaire, ce qui permet l'élimination d'un certain nombre des poisons contenus dans le sang. La respiration devient alors plus ample et plus profonde, la nutrition est meilleure et les digestions sont plus faciles. Mais ces bains demandent beaucoup de précautions, car ils risquent parfois de provoquer des syncopes. D'ailleurs les malades, en perdant connaissance, peuvent, si l'on n'y prend garde, se noyer dans leur bain.

Avant de mettre les typhiques dans un bain froid, il faut leur faire boire un cordial ou du thé chaud et, au moment où ils entrent dans l'eau, leur placer une compresse humide sur la tête, pour éviter qu'ils se congestionnent.

Au bout de cinq à dix minutes ils pâlissent, leur teint devient terreux, puis ils ont un grand frisson.

Il faut alors les sortir immédiatement de l'eau, leur donner une infusion chaude, et, si des frictions ne provoquent pas la réaction, les entourer de bouillottes, en un mot les réchauffer par tous les moyens possibles. On les remet au lit, où on ne les abandonne pas avant qu'ils se soient réchauffés.

Dans certains cas, lorsque l'on veut absolument abaisser la température d'un malade et qu'on n'ose pas lui donner un bain froid, on le place dans un bain à la température de son corps et on en abaisse graduellement la température. C'est ce qu'on appelle un *bain refroidi*.

Les *bains de rivière* ou *de mer* sont utiles aux personnes robustes et en bonne santé; mais les vieillards et les adultes faibles ou très nerveux feront bien de n'en prendre qu'avec la permission de leur médecin. Le moment le plus favorable à choisir pour ces bains est de neuf heures à midi et de trois à cinq heures.

Le bain de mer ordinaire a une action énergique. Ceux qui ne peuvent pas la supporter se trouvent souvent très bien de bains de mer chauds pris en baignoire.

Les principaux *bains médicamenteux* sont :

Les bains de son (1 kilogr. de son), d'amidon (500 gr. délayés dans 6 litres d'eau ajoutés à l'eau du bain), de mauves, de guimauves, qui sont émollients et adoucissants;

Les bains de tilleul (500 gr.), de pavots, de morelle, qui sont calmants;

Les bains alcalins, au carbonate de sodium (250 gr.);

Les bains de sel marin (1 à 5 kil. de sel et 500 gr. de carbonade de soude);

Les bains aromatiques;

Les bains sinapisés;

Les bains alcalino-bromurés, aromatiques;

Les bains iodés ou iodurés, à l'iode et à l'iodure de potassium, contre la scrofule;

Les bains sulfureux, avec 100 gr. de trisulfure de potassium, contre les maladies de peau et les rhumatismes;

Les bains minéraux de Barèges, de Bourbonne, de Salies, de Vichy, de Plombières, etc.;

Les bains de boues minérales, qui agissent par les principes salins qu'elles renferment (Dax);

Les bains de sable chauffé au soleil au bord de la mer, qui agissent par l'humidité saline qu'ils conservent et leur température de 43° environ. Ils sont efficaces dans les vieux rhumatismes, dans les douleurs articulaires, et conseillés parfois aux enfants rachitiques, aux scrofuleux et aux convalescents. On les prend de 20 minutes sur les plages normandes, d'une heure à Arcachon.

Enfin les bains savonneux antiseptiques au naphtol, au sublimé, etc.

Tous ces bains sont prescrits par le médecin, ainsi que les bains de vapeur, en caisse, etc.

Les bains locaux des membres atteints de plaies septiques se donnent à 35° environ et ont une durée variable de 1 à 4 heures, ou sont renouvelés plusieurs fois dans la même journée. Ils se composent d'eau phéniquée faible, de sublimé à 1 p. 1000 ou d'hydrate de chloral à 1 p. 1000.

S'ils sont prolongés, il faut entretenir leur température soit en ajoutant à propos de l'eau chaude, soit en plaçant sous le récipient qui renferme le bain une lampe ou un réchaud quelconque. Ces bains calment la douleur, et nettoient la plaie et la peau du membre malade. Ils sont très utiles dans les panaris, les phlegmons, etc.

Un bain froid à l'eau de Seltz ou à l'acide picrique soulage beaucoup dans les brûlures des membres.

Les *manuluves* ou bains de mains sont révulsifs s'ils sont chauds, et calmants s'ils sont froids.

Les *pédiluves* ou bains de pieds se prennent d'abord à la température du corps; puis on élève graduellement leur degré, autant que le malade peut le supporter. On ne doit pas y rester plus de dix à quinze minutes, et il faut éviter de se refroidir après en être sorti. On y ajoute quelquefois de la cendre, du gros sel de cuisine, du vinaigre, des cristaux de soude, une décoction de plantes aromatiques, etc.

Bottes d'ouate. — On enveloppe aussi les membres inférieurs d'ouate recouverte d'un imperméable, et l'on maintient le tout au moyen de bandes ou de serviettes. Quelquefois on saupoudre préalablement avec de la farine de moutarde. Ces *bottes d'ouate* peuvent rendre de grands services dans certains maux de gorge, certaines bronchites, etc. On les emploie principalement pour les enfants.

13. **Enveloppement dans le drap mouillé.** — *Maillot.* — Quelquefois on trempe dans l'eau froide un drap, une nappe, etc.; on l'étreint jusqu'à ce que l'eau ne coule plus, puis on en enveloppe tout le corps du malade, l'enroulant ensuite dans une couverture de laine. C'est un bon moyen, en cas de fièvre élevée (41° et au-dessus), pour abaisser la température.

Demi-maillot. — D'autres fois, le médecin prescrit d'appliquer sur le thorax ou l'abdomen une serviette ou un mouchoir mouillés d'eau froide, recouverts d'un imperméable et fixés par un bandage de corps. Il indique la durée de l'application.

14. **Douches.** — Lorsqu'on dirige sur tout le corps ou sur une partie seulement un jet d'eau ou de vapeur, on donne une *douche*.

Le jet ne doit pas être trop fort, il faut le briser. On

ne le dirigera jamais sur le ventre et l'estomac, où la douche pourrait produire des phénomènes réflexes dangereux; une douche reçue sur la nuque peut provoquer une syncope.

On peut se doucher après le petit déjeuner du matin ou après une collation légère, mais pas après un grand repas, surtout s'il s'agit d'une douche froide, car la congestion de l'estomac est augmentée par le froid.

15. **Tub.** — Le tub est aussi une pratique que l'on ne saurait trop répandre. Tout le monde ne peut avoir une de ces installations si commodes que l'on devrait trouver dans toutes les familles aisées, mais le plus pauvre a toujours à sa disposition un peu d'eau qu'il peut se répandre sur le corps au moins une fois par jour en s'installant pour cela dans une baille, un bain de pieds. Même s'il ne possède aucun de ces ustensiles, il peut toujours se passer sur le corps un linge mouillé et exprimé. Selon la saison et le tempérament on emploie l'eau froide ou tiède. Ce n'est pas plus long que de se laver, et le bon résultat obtenu par ces ablutions quotidiennes vaut bien les quelques instants qu'on leur consacre. C'est ce qu'on nomme une *lotion*.

16. **Application de glace.** — La glace s'applique cassée en morceaux très petits, enfermés dans un ballon en caoutchouc pourvu d'embouchure, une vessie, ou, à défaut, une compresse. On ne la place jamais directement sur la peau; on interpose toujours une flanelle, afin que le froid prolongé ne mortifie pas les tissus.

Lorsque la glace est fondue, il faut la renouveler et la remplacer immédiatement par une autre application glacée préparée à l'avance. Si l'on n'a à sa disposition qu'une vessie ou qu'un ballon, on le remplace, pendant qu'on en renouvelle la glace, par une compresse imbibée d'eau froide, afin d'éviter la réaction dangereuse qui surviendrait sans cela.

On casse la glace très facilement avec une épingle sur laquelle on frappe de petits coups secs.

Si l'on veut obtenir de la glace en très petits morceaux pour la mettre dans des vessies, on l'enveloppe dans une serviette ou un torchon, sur lesquels on frappe avec un marteau pour piler la glace.

Pour conserver la glace on l'enfouit dans de la sciure de bois, après l'avoir enveloppée complètement dans de la flanelle, pour l'isoler de l'air ambiant. On la dispose de telle façon que l'eau de fusion s'écoule d'elle-même. On la place dans le lieu le plus frais, à la cave ou au fond du puits. On obtient une réfrigération plus intense en mélangeant du sel marin à la glace dans la proportion d'une partie de sel pour deux parties de glace pilée. On peut obtenir un froid intense avec les mélanges suivants :

1°	Chlorure de sodium ou sel de cuisine ...	2 parties.
	Glace ou neige	1 —
2°	Acide sulfurique	1 partie.
	Glace	4 —

Ce dernier donne 0° à —20°.

La simple solution dans l'eau d'azotate d'ammoniaque à parties égales suffit à la refroidir de 26 degrés au-dessous de 0.

Après s'en être servi, on peut faire évaporer l'eau, et le résidu peut être employé de nouveau. Ce procédé est précieux dans une localité où il est impossible de se procurer de la glace.

On peut en obtenir en plaçant de l'eau dans un vase plongé dans un récipient où l'on fait un mélange de :

Sulfate de soude	8 parties.
Acide chlorhydrique	5 —

Le mélange suivant donne un abaissement de 33° :

Sulfate de soude	3 parties.
Chlorhydrate d'ammoniaque	2 —
Azotate de potasse	1 —
Acide azotique	2 —

Il est bien entendu qu'aucun de ces mélanges ne doit être absorbé. Ils servent à rafraîchir ou à glacer les boissons ou les liquides par simple contact.

17. **Lavements.** — Les *lavements* sont des injections

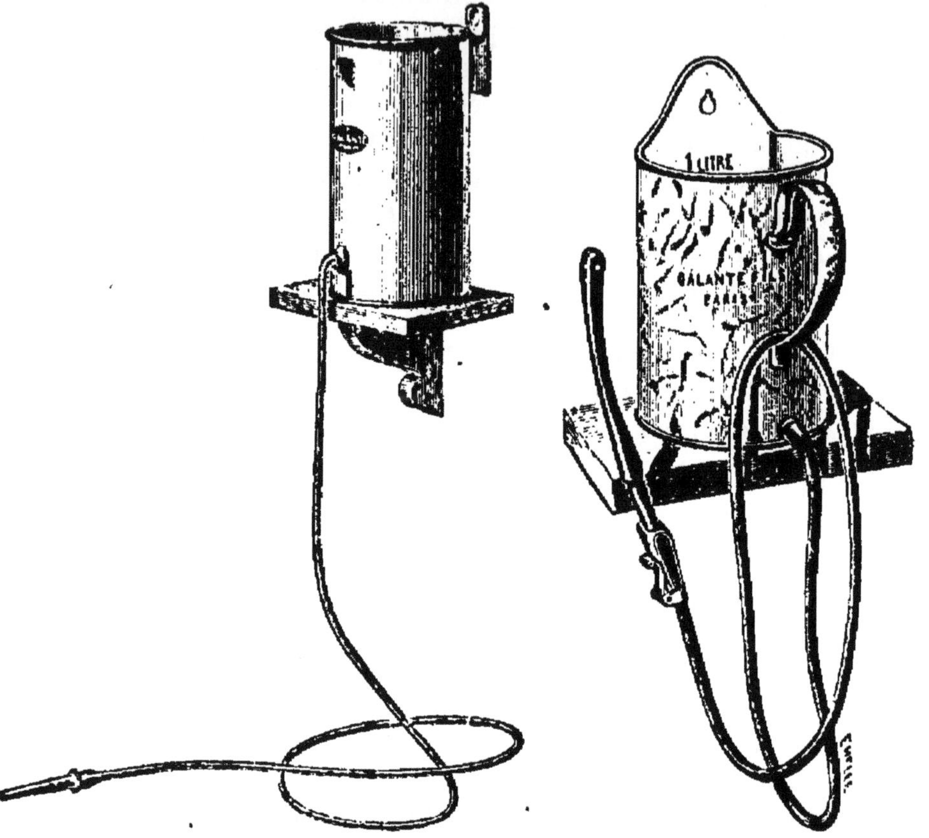

Fig. 22 et 23. — Bocks laveurs.

faites par l'anus et destinées à pénétrer dans l'intestin. Leur action est subordonnée à la quantité du liquide employé, et à la durée de leur séjour dans l'intestin.

Le lavement entier se compose de 500 gr. de liquide; le demi-lavement, de 250 gr.; le quart de lavement, de 125 grammes. On le donne tiède, chaud ou froid, au moyen du bock laveur.

En élevant plus ou moins le bock on varie la force

du jet. A défaut de robinet, une pince (serait-ce la vulgaire pince avec laquelle les blanchisseuses fixent le linge sur la corde) peut serrer le tuyau et le fermer ou l'ouvrir à volonté. Ces bocks laveurs permettent de donner les injections ou les lavements aux malades couchés sans les remuer, et même sans les découvrir[1].

Les lavements servent à débarrasser l'intestin, à le laver, à calmer certaines douleurs, à décongestionner les organes voisins de l'intestin, à nourrir, à introduire dans l'organisme des médicaments qu'on ne veut pas faire passer par l'estomac; enfin, ils permettent d'employer les médicaments à plus fortes doses que si on les donnait par la voie buccale.

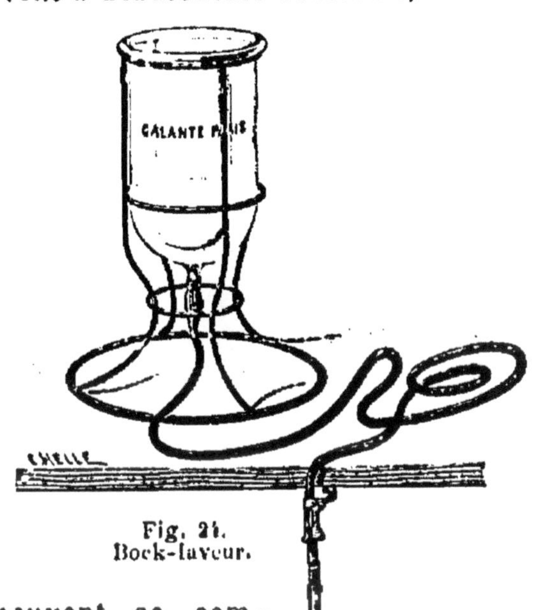

Fig. 24.
Bock-laveur.

Les lavements peuvent se composer seulement d'eau ordinaire. S'ils doivent être :

Émollients, on les fait avec de l'eau de son, de mauves, de guimauve, de graine de lin, etc.;

Laxatifs, on ajoute à l'eau une ou plusieurs cuillerées de glycérine, ou de l'huile d'olive émulsionnée avec un jaune d'œuf;

Purgatifs, on y joint de l'huile de ricin, émulsionnée avec un jaune d'œuf et dosée suivant l'âge du malade et l'effet que l'on veut obtenir; ou bien un mélange de :

Feuilles de séné.....	15 à 20	grammes.
Eau bouillante......	500	—

1. On peut aussi les donner avec un ennéma (fig. 25).

On laisse refroidir, on passe et on ajoute :

Sulfate de soude....	15 à 20 grammes.

Un autre lavement purgatif se compose de :

Sel de cuisine.......	30 grammes.
Eau................	300 à 500 —

Ce lavement provoque quelquefois des coliques, que l'on peut atténuer en y joignant un jaune d'œuf mélangé à une ou deux cuillerées d'huile d'olive.

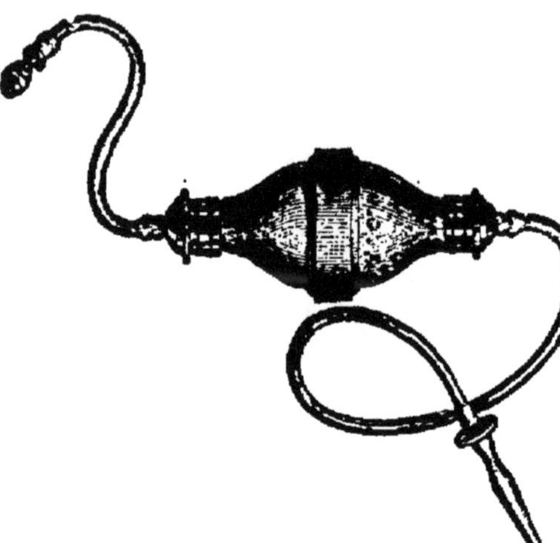

Fig. 25. — Ennéma.

Les *lavements médicamenteux* ou *nutritifs* sont précédés d'un lavement ordinaire d'eau bouillie qui dégage l'intestin si le malade n'a pas été récemment à la garde-robe; puis on donne le lavement médicamenteux ou nutritif, qui doit être gardé.

Les médicaments principaux ordonnés en lavements sont : le chloral, la créosote, la quinine, l'antipyrine, le laudanum, etc.; dans les lavements nutritifs on ajoute souvent des peptones qui sont très assimilables.

Voici la formule du lavement nutritif de Dujardin-Beaumetz :

Lait..................	1 bol.
Peptone liquide......	2 ou 3 cuillerées à bouche.
Peptones sèches......	2 ou 3 cuillerées à café.
Jaune d'œuf..........	1.
Laudanum...........	5 gouttes.
Bicarbonate de soude.	50 centigr., si les peptones sont acides.

Pour être absorbé, un lavement nutritif doit toujours avoir une faible réaction alcaline.

Quand on administre un lavement, il est bon d'enfoncer la canule (qui doit être assez longue) en suivant la direction du rectum, c'est-à-dire d'abord horizontalement, puis en relevant légèrement la canule, pour ne pas s'exposer à blesser l'intestin si l'on emploie une canule rigide. Quand on se sert d'une seringue, il ne faut pas oublier de la *purger,* c'est-à-dire de chasser un peu de liquide par la canule avant de l'enfoncer, afin de chasser tout l'air que peut renfermer le lavement.

18. **Cataplasmes.** — Les cataplasmes se composent d'une masse molle et liquide, de la consistance d'une bouillie épaisse. On les étend sur un linge ou entre deux linges et on les applique sur un point douloureux de la peau, ou à la surface des plaies. Ce sont de véritables bains locaux permanents. On les fait avec des farines ou des fécules, telles que farine de lin, fécule de pomme de terre, de riz, d'amidon, de moutarde, diluées dans de l'eau pure ou dans des décoctions de plantes, de feuilles fraîches, de fleurs, de racines pilées, de poudre de tan ou de quinquina, de bulbe de lis ou d'oignons bouillis et écrasés, etc. On y ajoute souvent des substances médicamenteuses. Les cataplasmes, en général, agissent surtout par leur chaleur et leur humidité. A température un peu plus élevée que celle de la peau ils ramollissent les tissus et facilitent l'absorption des médicaments.

Les cataplasmes de mauves, de guimauve, de graines de lin, sont employés pour combattre les inflammations aiguës; les cataplasmes imbibés d'eau blanche ou d'eau-de-vie camphrée, contre les contusions, les foulures, etc.; arrosés avec une solution de sulfate de fer, de sulfate de zinc, d'alun, ou une décoction de roses de Provins, de feuilles de noyer, de tan, de quinquina, etc., ils servent à déterger les ulcères atoniques et à favoriser la chute des eschares gangreneuses.

Veut-on calmer certaines douleurs, on se sert, pour préparer le cataplasme, d'une infusion de tilleul ou d'une décoction de pavots. On arrose un cataplasme ordinaire avec 20 à 25 gouttes de laudanum (c'est le cataplasme laudanisé) ou avec du baume tranquille, ou de l'huile de camomille camphrée; enfin on peut l'appliquer sur la peau préalablement enduite de pommades opiacées ou belladonées, etc. Veut-on le rendre antiseptique, on le fait avec une solution d'acide borique ou d'acide phénique faible.

Pour préparer un cataplasme de farine de lin on délaye la farine dans de l'eau chaude, on lui donne la consistance d'une pâte très molle et on la fait épaissir en la laissant sur le feu le temps voulu en remuant constamment, afin que la pâte ne brûle pas au fond du vase.

Pour faire un *cataplasme de fécule*, on prend une cuillerée de fécule pour dix cuillerées d'eau; on délaye la fécule avec un peu d'eau froide, tandis que l'on a mis le reste de l'eau sur le feu; quand le liquide est chaud, on y vide la fécule bien délayée, sans grumeaux, et on la laisse cuire en remuant constamment, jusqu'à ce que l'ébullition lui ait donné la consistance d'une gelée molle.

Sur un linge ayant des dimensions dépassant celles à donner au cataplasme on étend une couche (de un à deux centimètres d'épaisseur) de pâte obtenue avec la farine ou la fécule; on l'unit avec une spatule ou le dos d'une cuillère mouillée d'eau chaude, puis on en retourne les bords sur un ou deux centimètres, enfin on applique pardessus une grosse mousseline ou une tarlatane. Si l'on a soin de coudre cette mousseline aux bords de l'étoffe sur laquelle repose le cataplasme, on évite qu'il se répande hors de ce fourreau, ce qui serait sale et désagréable pour le malade. On imbibe la mousseline d'un peu d'eau chaude et on l'applique sur la peau.

Le cataplasme doit toujours être recouvert d'un imperméable qui, en empêchant l'évaporation, lui conserve sa chaleur et son humidité. On le fixe avec un bandage approprié à la région. Après avoir enlevé le cataplasme, on lave toujours l'endroit où il a été appliqué.

Il faut surveiller un cataplasme, surtout l'été, pour l'enlever avant qu'il aigrisse, ce qui le rendrait nuisible.

Il est très important aussi de n'employer pour le *cataplasme de farine de lin* que de la farine d'une fraîcheur et d'une qualité irréprochables. Pour s'en assurer, on sent la farine, et on la rejette si elle a la moindre odeur de rance et si elle est sèche; elle doit s'agglomérer si on la presse dans la main et faire une tache d'huile sur le papier lorsqu'on l'y écrase. La farine sèche ne possède plus ses propriétés bienfaisantes, et la vieille farine est irritante et peut provoquer une éruption parfois assez intense.

Les inconvénients et les dangers de la vieille farine joints à son odeur désagréable ont fait presque abandonner les cataplasmes de farine de lin; on n'emploie guère aujourd'hui que ceux de fécule et les cataplasmes instantanés. Ces derniers sont très commodes. Il y a ceux de Hamilton et de Lelièvre; mais l'*ouataplasme de Langlebert* leur est bien supérieur. Il est propre, facile à employer, absolument aseptique, et peut rester en place 24 heures et plus sans subir aucune altération, d'où une véritable économie d'argent et de temps. Voici comment on l'emploie : on taille dans l'épaisseur de l'ouataplasme un morceau de la dimension voulue, et on le place, la mousseline en dessus, sur le fond d'un plat ou d'une assiette. On y verse de l'eau ayant bouilli, encore très chaude. Dès qu'il est suffisamment imbibé, ce qui a lieu en quelques secondes, on rejette le liquide et on presse légèrement l'ouataplasme, à l'aide d'une fourchette ou d'une spatule, pour en exprimer l'eau qui reste en excès.

On l'applique, soit à chaud, soit refroidi, en plaçant la mousseline directement contre la peau; on le recouvre de baudruche ou d'un imperméable quelconque, et on le fixe avec un bandage approprié.

L'ouataplasme peut être recouvert de poudres de farine

de moutarde ou arrosé de liquides médicamenteux, huile de camomille camphrée, laudanum, solution au sublimé, etc. Pour faire avec un ouataplasme un cataplasme sinapisé il suffit, une fois l'ouataplasme préparé, de soulever la mousseline seule, de saupoudrer le coton de farine de moutarde et de remettre en place la mousseline. De cette façon la moutarde n'est pas décomposée par la chaleur, et, la mousseline protégeant la peau contre toute action irritante, aucune inflammation consécutive n'est à craindre.

Lorsqu'on applique un cataplasme sur une plaie, il faut qu'il soit absolument aseptique, et plus que jamais une antisepsie rigoureuse de la région doit être faite.

CHAPITRE III

Préparation de certains aliments destinés aux malades et administration de certains médicaments.

§ 1er. — ALIMENTS.

1. *Moyens pratiques pour purifier l'eau.* — 2. *Bouillons.* — 3. *Potages.* — 4. *Consommés.* — 5. *Lait de poule.* — 6. *Différentes manières de donner des œufs aux malades.* — 7. *Viande hachée.* — 8. *Jus de viande.* — 9. *Pulpes.* — 10. *Sucs.* — 11. *Racahout.* — 12. *Grog.* — 13. *Thé punché.* — 14. *Vin chaud.* — 15. *Eau de riz.* — 16. *Limonades.*

S'il est bon de connaître l'administration des médicaments, il est de première nécessité de savoir faire toutes les préparations qui peuvent servir à l'alimentation du malade. Quelques-unes d'entre elles tiennent d'ailleurs le milieu entre la cuisine et la pharmacie.

1. Moyens pratiques pour purifier l'eau. — L'eau est souvent malsaine à boire.

Il y a plusieurs manières de la purifier. Nous ne décrirons pas les bougies de Chamberlan et les filtres si nombreux et si compliqués qui sont encore en faveur. Ce sont des moyens fort onéreux et qui donnent le plus souvent une fausse sécurité, quand ils sont maniés par des mains inhabiles ou des personnes peu consciencieuses. Nous nous bornerons à indiquer quelques moyens pratiques et à la portée de tous.

On peut faire bouillir l'eau, mais, si elle doit être bue, cela la rend désagréable et difficile à digérer. On y remédie en partie en l'agitant fortement avec une louche par exemple, pour l'aérer avant de s'en servir; c'est encore le procédé le plus sûr, à condition que l'ébullition soit prolongée pendant dix minutes ou un quart d'heure, temps nécessaire pour détruire tous les germes nocifs. L'eau bouillie exige un certain temps pour se refroidir, mais cet inconvénient est bien mince en comparaison de la sécurité que donne ce procédé. Il suffira, d'ailleurs, de la préparer à l'avance pour lui laisser le temps de se refroidir et de s'aérer, ou de la consommer sous forme d'infusion de thé, de tilleul, etc.

L'ébullition est, somme toute, un moyen à la portée de tout le monde qu'on ne saurait trop conseiller en tous temps, et surtout pendant les périodes d'épidémies.

Un très bon moyen consiste à prendre quatre récipients d'égale grandeur. Les trois premiers sont percés en dessous, et celui d'en bas est pourvu d'un tube en bois ou en verre, dans sa partie la plus déclive. On remplit ces récipients aux trois quarts environ par des couches de sable fin alternées avec des couches de charbon de chêne coupé à petits morceaux et de mâchefer. On verse l'eau sur le récipient supérieur, et, lorsqu'elle sort par le tube, elle est parfaitement claire et a perdu sa mauvaise odeur ainsi que son goût désagréable. Il faut rejeter la première eau et renouveler de temps en temps le sable, le charbon et le mâchefer.

On peut aussi avoir un tonnelet, une demi-barrique ou une barrique, selon la quantité d'eau dont on a besoin. On défonce ce fût, on place un robinet dans la partie inférieure et on le munit d'une grille. On remplit ensuite le fût un tiers avec du mâchefer concassé, un tiers avec du charbon de chêne coupé en petits morceaux et un tiers avec du sable de plus en plus grossier. Il ne reste qu'à remplir d'eau cet appareil et à ouvrir le robinet. On jette la première eau, et celle qui en coule ensuite est excellente. Plus les couches de charbon, de mâchefer et de sable sont épaisses, meilleur est le filtre.

On peut nettoyer ce filtre en y faisant passer de l'eau additionnée d'acide chlorhydrique pur pris dans une pharmacie (celui du commerce contient souvent de l'arsenic, ce qui le rend dangereux). On filtre ensuite une certaine quantité d'eau pure pour rincer le filtre avant d'en boire l'eau. Il vaut mieux nettoyer les ingrédients du filtre en les sortant du tonneau et en les immergeant dans de l'eau acidulée avec de l'acide chlorhydrique pur. On lave ensuite avec de l'eau préalablement filtrée jusqu'à ce que toute acidité ait disparu, ce dont on s'assure avec le papier de tournesol.

On obtient aussi de l'eau saine en la versant dans un entonnoir garni de papier à filtrer ordinaire, saupoudré de colcotar; on jette la première eau, qui a goût de papier et de fer.

Les filtres au charbon ne sont pas mauvais, mais au bout de quelque temps ils fonctionnent mal, parce qu'ils s'obstruent.

2. **Bouillons.** — Les *bouillons* peuvent être considérés comme des tisanes nutritives ayant pour base la chair des animaux associée à des substances végétales.

Le bouillon est un aliment indigeste s'il est gras et si l'on en prend une grande quantité; il est beaucoup moins nourrissant qu'on ne le croit généralement. Un litre de bouillon bien préparé renferme 20 grammes de matières solides, dont 17 grammes de matières organiques, et le reste de sels minéraux : un litre de lait contient en moyenne 126 grammes de matières organiques; le lait est donc environ sept fois et demie plus nourrissant que le bouillon; mais le bouillon est peptogène, c'est-à-dire qu'il favorise la production de pepsine dans le suc gastrique sécrété par l'estomac; il facilite par conséquent la digestion des matières albuminoïdes absorbées après son ingestion.

Le bouillon doit être fait avec la meilleure eau possible, que l'on filtre au besoin. Comme il aigrit facilement, surtout en été, il ne faut pas en préparer trop à l'avance;

on le place dans un endroit frais; on le conserve en y mettant un peu de bicarbonate de soude, une pincée par litre environ.

Bouillon de bœuf. — On choisit un morceau de bœuf dont le gras a été enlevé, dans la proportion d'une livre de viande par litre d'eau et quatre à cinq grammes de sel. Si l'on emploie des os, surtout s'ils sont concassés, on peut diminuer la quantité de viande.

Si l'on met le bouilli dans l'eau froide, tous les principes solubles, et en particulier l'albumine, passent dans l'eau; mais si l'on met la viande à l'eau bouillante, l'albumine se coagule à l'extérieur du bouilli, y forme une *croûte* qui empêche les sucs de sortir de la viande et ne lui permet pas, par conséquent, de se dissoudre dans le bouillon. Le bouilli est excellent, mais le bouillon très médiocre; aussi doit-on mettre la viande à l'eau froide (dans un vase de terre vernissée ou de fonte émaillée) si le bouillon est destiné au malade. Pendant les trois premiers quarts d'heure, on entretient un feu vif, pour que l'eau entre rapidement en ébullition et que la viande rejette son écume, qu'on enlève. On ajoute le sel, de belles carottes rouges et ce que les cuisinières appellent un *bouquet garni,* composé de quelques poireaux et de quelques brins de céleri, de persil et de cerfeuil. Il ne faut jamais mettre de choux, de navets ou d'oignons dans le bouillon destiné aux malades; cela le rendrait indigeste. On fait cuire sur un feu doux, pendant cinq à six heures, en plaçant le couvercle de façon à laisser une ouverture, car le bouillon serait trouble dans une marmite hermétiquement fermée. On lui communique un goût agréable en ajoutant un petit morceau de foie et un cou de dinde farci. Les os de viande rôtie ne bonifient en rien le pot-au-feu et lui communiquent un goût de graisse brûlée très désagréable. Les meilleurs os sont ceux des articulations de l'épaule et du genou. Les os à moelle rendent la soupe très grasse et indigeste sans la fortifier.

Lorsque le bouillon est cuit, on le colore (mais ce n'est

nullement indispensable) avec de la poudre de cosses de pois rôties. Celle-ci se prépare de la façon suivante : à la saison des pois on grille au four des cosses, que l'on pulvérise et que l'on conserve à l'abri de la poussière et de l'humidité. Ce procédé, peu connu, est très recommandable et doit être préféré aux boules, pastilles, grains, etc., employés pour cela.

Lorsque le bouillon est prêt, il faut le laisser refroidir à découvert et le passer au tamis pour séparer le plus vite possible les légumes et les herbes d'assaisonnement. On ne le couvre que lorsqu'il est complètement froid. Si, cependant, on craint la poussière et les mouches, on place un carré de mousseline sur le récipient qui renferme le bouillon. On doit le conserver dans un endroit frais et aéré. Lorsqu'il est complètement froid, on enlève la graisse qui est figée au-dessus.

Si l'on n'a pas le temps de le laisser refroidir, après l'avoir passé à travers un tamis on lui fait traverser un linge de toile imbibé d'eau froide, ou bien on se sert d'un saucier spécial qui permet de verser uniquement le bouillon sans les graisses qui surnagent.

Bouillon de veau. — On fait bouillir en écumant, comme pour le pot-au-feu, un jarret de veau et un kilogramme d'os de veau dans trois litres d'eau ; on écume, et, quand le liquide bout, on ajoute une carotte, un poireau, un petit bouquet de persil et quelques feuilles de laitue, d'épinards, d'oseille et de bette vulgairement appelée *joute*. Au bout de deux heures de cuisson on retire du feu, on passe le bouillon et l'on sale légèrement.

Bouillon de poulet. — Ce bouillon se fait de la même manière que le précédent ; on met un litre d'eau pour la moitié d'un poulet, qu'on peut préalablement farcir d'orge ou de riz. Il est bon d'y ajouter en terminant quelques feuilles d'oseille et de laitue fraîche, et de faire cuire encore un quart d'heure.

Infusion de viande. — Si l'on n'a pas le temps d'attendre que le pot-au-feu soit prêt, sa préparation demandant six heures, on prépare un *bouillon de malade,* qui est beaucoup plus vite prêt. C'est une véritable infusion de viande. Après avoir fait griller pendant une ou deux minutes une tranche mince de viande rouge, maigre, on la coupe en petits morceaux, on la hache, on la sale légèrement, et on jette de l'eau bouillante dessus. On couvre hermétiquement et on laisse infuser un quart d'heure à une demi-heure. On passe au tamis et on donne au malade.

On peut aussi hacher la viande, la *faire revenir* à la poêle sans beurre, ni graisse, ni huile, avec quelques rondelles de carottes, et l'infuser comme précédemment.

Thé de bœuf. — Le thé de bœuf se fait en prenant poids égal d'eau froide et de bœuf extrêmement maigre et haché très mince. On chauffe jusqu'à l'ébullition, on y ajoute une petite carotte, le quart d'un poireau, deux feuilles de céleri et une pincée de sel. On laisse bouillir vivement pendant quinze minutes environ, on passe à travers une serviette de forte toile mouillée, et on peut y ajouter un peu de caramel. On sert ce thé de bœuf dans certains cas aux malades qui ne peuvent absorber d'autres aliments.

Bouillon au lait. — Le bouillon est excellent mélangé avec du lait.

Bouillon à l'œuf. — Si l'on ajoute, après les avoir délayés, un ou plusieurs jaunes d'œufs crus à du bouillon, on obtient une boisson nourrissante, facile à digérer, très agréable et qui peut être très utile dans les cas où l'on interdit les aliments solides.

Bouillon au jus de viande. — On coupe en petits morceaux, puis on pile finement au mortier 100 grammes de viande crue complètement dégraissée; on mélange à une tasse de bouillon et on passe à travers une passoire très fine, en exprimant le résidu. On chauffe au bain-marie, en évitant une trop forte chaleur, qui ferait coaguler l'albumine et diminuerait la valeur nutritive de cette préparation. Le bouillon contient très peu de matières albuminoïdes, car elles se sont coagulées et ont été enlevées sous forme d'écume. Le jus de viande, au contraire, contient toutes les matières solubles de la viande, et principalement l'albumine.

Bouillon aux herbes. — Le bouillon d'herbes s'obtient en prenant :

Feuilles fraîches d'oseille.....	40	grammes.
— de laitue....	20	—
— de poirée....	10	—
— de cerfeuil ..	10	—

On les lave, on les hache, et l'on fait bouillir pendant une demi-heure dans un litre d'eau. On passe à la passoire et on ajoute cinq grammes de beurre frais et 2 grammes de sel. Ce bouillon est pris tiède ou chaud, par petites tasses, pour aider à l'action des purgatifs. On peut en boire plusieurs tasses de demi-heure en demi-heure, en commençant trois quarts d'heure environ après l'administration du purgatif.

3. **Potages.** — *Potage au gruau d'avoine.* — On fait un excellent potage en délayant dans l'eau une cuillerée par personne de farine de gruau d'avoine, en la versant dans le bouillon en ébullition et en laissant cuire deux heures à petit feu. On n'a plus qu'à passer et à donner au malade. C'est léger, nourrissant et rafraîchissant.

Potage au maïzena. — On prépare ce potage comme le précédent; vingt minutes seulement d'ébullition suffisent. Il est réconfortant et convient surtout aux personnes atteintes d'affections de l'estomac.

Potage au velours. — On délaye de la farine de froment dans un peu d'eau et on l'ajoute, en tournant, au bouillon en ébullition. On laisse bouillir doucement pendant une vingtaine de minutes, on verse le potage, qui doit avoir la consistance d'une crème, dans une soupière où l'on a placé préalablement un jaune d'œuf battu (un jaune par personne).

4. **Consommés.** — On nomme *consommés* des bouillons concentrés obtenus soit par une cuisson beaucoup

plus longue que celle du pot-au-feu, soit par l'addition d'os concassés ou de viandes blanches, telles que jarrets ou pieds de veau, poulets, etc., ou en augmentant notablement la proportion de viande employée. Pour que le consommé soit terminé, il faut qu'une cuillerée de ce liquide se gélatinise en refroidissant. On peut préparer ces consommés en vue de les conserver un certain temps et d'en avoir toujours sous la main en cas de besoin. Voici comment on procède : on fait réduire du bouillon ou du consommé jusqu'à ce qu'il prenne la consistance d'une liqueur épaisse, et, lorsqu'il est froid, on le met en bouteilles.

Une cuillerée à bouche de ce consommé délayée dans un bol d'eau bouillante suffit pour faire un bouillon.

Cette préparation se conserve quinze jours en hiver, moins longtemps en été. Si l'on craignait une altération, il suffirait de faire bouillir de nouveau et de remettre en bouteilles. C'est une grande ressource quand on voyage avec un malade, parce que l'on ne trouve pas partout de bon bouillon.

5. **Lait de poule.** — On nomme ainsi un verre d'eau ou de lait tiède, auquel on mélange un ou deux jaunes d'œufs sucrés à volonté et aromatisés avec un peu de rhum ou d'eau de fleurs d'oranger.

6. **Différentes manières de donner des œufs aux malades.** — *Œuf au bouillon.* — On bat un jaune d'œuf, on vide dessus goutte à goutte du bouillon *chaud,* mais non *bouillant,* ou bien on casse un œuf, on en met le jaune entier au fond d'une tasse, le long des parois de laquelle on laisse couler du bouillon, doucement, pour ne pas briser le jaune, qui surnage et a un aspect très appétissant.

Œuf au thé au lait. — On verse du lait bouillant sur une cuillerée de thé noir; après dix minutes d'infusion on y ajoute un jaune d'œuf battu avec du sucre.

Œuf au thé à l'eau. — On prépare aussi de la même manière un jaune d'œuf avec du thé infusé à l'eau, auquel on a ajouté un peu de rhum.

Œuf au café. — On peut remplacer le thé par du café pour cette préparation.

Œuf cru. — Un œuf frais pondu, dont la coquille est percée aux deux bouts, peut être sucé par un malade (ou plutôt aspiré).

Œuf au vin cuit. — On fait bouillir un tiers de vin avec deux tiers d'eau, un morceau de cannelle, et on sucre à volonté; puis on verse ce mélange, lorsqu'il est un peu refroidi, sur un œuf battu. On ajoute à volonté des biscuits ou du pain grillé.

Œuf au vin cru. — On bat fortement un œuf, on ajoute une ou deux cuillerées de sucre, une, deux ou trois cuillerées à café de kirsch, de rhum, de cognac, de curaçao, ou une, deux ou trois cuillerées à soupe de bordeaux, de malaga, de madère, de tokay, de porto, de champagne, etc.

Œuf au maïzena. — Dans un demi-litre de lait bouillant on verse une bonne cuillerée de farine de maïzena délayée à froid dans un peu de lait. On y ajoute un œuf entier battu, une pincée de sel, quatre morceaux de sucre et un peu de vanille, ou bien on frotte le sucre sur du zeste de citron. Après dix à quinze minutes d'ébullition (on remue le mélange tout le temps), on vide dans un moule préalablement passé à l'eau froide. Lorsque le mélange est tiède ou froid, on sert avec du sirop de cerises, de framboises ou de groseilles. Cette préparation est légère et nourrissante.

7. **Viande hachée.** — On hache du maigre de viande, on le met dans une casserole en l'arrosant de quelques gouttes de bouillon, et l'on y ajoute une cuillerée à café de consommé ou du jus de viande bien dégraissé. On laisse quelques minutes sur un feu doux et l'on sert.

8. **Jus de viande.** — Il y a plusieurs manières de préparer le jus de viande.

On peut employer la marmite américaine, sorte de vase en étain, de dimensions diverses, dans lequel on place un morceau de belle viande de bœuf, coupée en dés, avec un blanc de poireau, quelques ronds de carottes et, si l'on veut, un peu de céleri ou de cerfeuil.

On n'ajoute ni eau ni sel. Le récipient doit être deux fois plus grand que son contenu pour que la vapeur puisse se développer. On ferme hermétiquement et on cuit au bain-marie pendant trois ou quatre heures. On retire alors le jus, qui forme une espèce de consommé. Pris seul, il n'est agréable ni au goût ni à l'estomac, qu'il oblige à un trop grand travail; aussi le mélange-t-on ordinairement au bouillon ou au potage des malades, dont il relève les forces, ou à des purées de haricots, de lentilles, de pommes de terre, etc.

Une bouteille à conserve de fruits, bien bouchée, peut remplacer la marmite américaine.

On peut faire aussi du jus de viande en plaçant dans une presse spéciale (en bois ou en fer, qui ressemble aux presses à copier les lettres) une tranche mince de bœuf légèrement grillée. La cuisse de bœuf est le morceau qui donne le plus de jus. A défaut de cette presse, on peut employer le presse-purée, seulement par ce moyen on n'extrait qu'en partie le jus de la viande. Le jus obtenu à la presse est plus agréable au goût et plus facile à digérer que celui de la marmite américaine. On peut le prendre de la même manière, ou tel quel, si on le préfère.

9. **Pulpes.** — Les pulpes s'obtiennent en passant au travers d'un tamis des substances végétales ou animales dont on sépare les parties grossières. On les a préalablement divisées au moyen d'une râpe, ou pilées, triturées, dans un mortier ou un vase résistant. On pulpe les fruits, les légumes et les viandes. Les pulpes, ne se conservant pas, doivent toujours être préparées au moment du besoin.

Selon qu'on les emploie crues ou cuites, leurs propriétés ne sont plus les mêmes; ainsi, tandis que la pulpe d'oignons cuits est émolliente et peut remplacer la graine de lin, la pulpe d'oignons crus est rubéfiante et peut être employée à défaut de sinapismes.

Pour préparer la pulpe de viande crue, on prend ordinairement de la viande maigre, on la coupe en petits morceaux, on la hache, puis on la pile énergiquement dans un mortier en marbre ou en bois jusqu'à ce que toute trace de fibres ait disparu; puis on passe à travers une passoire à très petits trous, en pressant fortement avec le pilon, tout en tournant comme pour la pulpe de pommes de terre. On recueille alors avec un couteau, sous la passoire, une espèce de gelée rose qui est la pulpe.

On la donne au malade soit en l'étendant sur des tranches de pain ou sur des biscuits, soit en la roulant en petites boulettes; on la fait avaler avec un peu d'eau, ou mélangée avec du sucre ou de la confiture, ou aromatisée avec un peu de rhum. En général, les enfants la mangent pure sans difficulté.

S'il faut la dissimuler, on peut la délayer dans du chocolat à l'eau, du potage ou du bouillon gras. On fait chauffer au bain-marie en remuant, et, dès que le mélange est tiède, on retire du feu, sans quoi le bouillon se prendrait en masse, comme du blanc d'œuf. On peut aussi mélanger la pulpe de viande crue avec le bouillon chaud dans un mortier, et non sur le feu.

La pulpe de viande s'emploie surtout dans la diarrhée chronique. On la donne aux enfants à la dose de 10 grammes le premier jour, 20 grammes le second jour, 30 grammes le troisième jour, etc., en quatre fois. On peut aller ainsi jusqu'à 400 grammes. Pendant la durée de ce traitement, l'unique boisson doit être l'eau albumineuse.

On peut encore faire de la pulpe en râpant la viande sur une râpe ordinaire.

La viande de cheval peut remplacer avantageusement le bœuf, dans tous ses usages. Elle est tout aussi nourrissante et fortifiante, coûte beaucoup moins et ne risque jamais de donner le tænia, ce qui peut arriver avec le bœuf.

10. Sucs. — Si l'on soumet une pulpe à une pression suffisante, il s'en écoule un liquide qui constitue le suc.

Les sucs sont surtout employés à la préparation des gelées et des sirops. On ne donne guère aux malades que le suc de viande, qui n'est autre que le jus de viande (dont nous avons indiqué la préparation), et le suc d'herbes.

Pour préparer le suc d'herbes, on pile dans un mortier des feuilles de cresson, de laitue, de chicorée et de fumeterre, en égale quantité; on exprime fortement et on filtre, ce qui demande beaucoup de temps; aussi, si l'on veut donner le suc d'herbes le matin, est-il prudent de le préparer le soir, et si l'on doit l'administrer le soir, on le presse le matin. Il est nécessaire de le filtrer pour le clarifier, mais il ne faut jamais le chauffer, si l'on ne veut pas le voir se coaguler comme du blanc d'œuf.

Le suc d'herbes est un dépuratif; on en donne ordinairement un verre.

11. **Racahout.** — Pour faire du racahout on prend :

Cacao torréfié	300	grammes.
Sucre	1,200	—
Fécule de riz	500	—
Fécule de pommes de terre.	500	—
Sucre vanillé au dixième ..	50	—

On pile et on tamise le cacao et le sucre, on mélange le tout.

On délaye à froid une cuillerée à soupe de ce mélange dans un bol d'eau ou de lait, on porte peu à peu à l'ébullition; on laisse bouillir dix à quinze minutes, et on obtient un aliment nourrissant très agréable et qui n'est ni aussi échauffant ni aussi indigeste que le chocolat.

12. **Grog.** — On prépare un grog en ajoutant à un verre d'eau bouillante bien sucrée deux ou trois cuillerées de rhum, de kirsch ou de cognac. On le donne après un refroidissement et pour faciliter les digestions difficiles.

13. **Thé punché.** — Le thé punché se fait en additionnant du thé noir, très fort, à du rhum, du jus de citron et du sucre. On prend deux cuillerées à café de thé noir,

on y jette un tiers de litre d'eau bouillante ; après dix minutes d'infusion on verse le thé dans une tasse, un bol ou un verre, sur trois ou quatre morceaux de sucre ; on ajoute quatre cuillerées à café de rhum, une rondelle de citron ou quelques gouttes de jus de citron, et l'on fait prendre aussitôt que possible.

L'usage du punch est recommandé dans les cas de diarrhée cholériforme (cholérine) et dans les forts refroidissements.

14. **Vin chaud.** — On peut remplacer le punch par du vin chaud. Pour cela, on fait bouillir un verre de bon vin rouge, avec trois ou quatre morceaux de sucre et un morceau d'écorce de cannelle ; quelques secondes d'ébullition suffisent. On retire du feu et on sert aussi chaud que possible.

15. **Eau de riz.** — Deux cuillerées de riz trié et lavé, quelques grammes de gomme arabique bouillis pendant une demi-heure à trois quarts d'heure, donnent une eau de riz à laquelle on ajoute quelques morceaux de cannelle, cinq minutes avant de la retirer du feu. On passe au tamis et on fait prendre chaud, tiède ou froid, à volonté. On peut griller le riz avant de le faire bouillir, *la tisane n'en est que plus active*. Elle doit être renouvelée chaque jour.

16. **Limonades.** — Avec le suc des citrons, des oranges ou d'autres fruits on fait des boissons rafraîchissantes appelées *limonades*.

On prépare les limonades soit à chaud, soit à froid.

Pour faire les limonades à froid, on coupe le fruit en rondelles, après en avoir enlevé le zeste, et on laisse macérer dans l'eau froide. Sauf indication contraire du médecin, on doit ôter les graines des citrons et des oranges, car elles donneraient un goût amer à la limonade. On laisse le zeste du fruit dans certains cas.

Pour faire la *limonade à chaud*, on procède de la même manière, seulement on place la limonade sur le feu jusqu'à ébullition. On extrait ainsi le principe mucilagineux des fruits, et l'on obtient une limonade cuite plus mucilagineuse et moins acide que la limonade crue.

On emploie ordinairement deux citrons ou deux oranges pour un litre d'eau, et l'on édulcore avec 50 à 60 grammes de sucre. On frotte le zeste du fruit *avec le sucre pour en retirer la partie aromatique.*

Limonade citrique et limonade tartrique. — Cent grammes de sirop d'acide tartrique ou d'acide citrique aromatisés au citron ou à l'orange, et mêlés à 900 grammes d'eau, donnent la limonade tartrique ou la limonade citrique au citron ou à l'orange. A défaut de sirop, on emploie par litre 4 grammes d'acide tartrique ou citrique et l'on sucre à volonté.

On ajoute souvent à la limonade tartrique et citrique 100 grammes de vin par litre : on a ainsi la *limonade vineuse.*

Limonades diverses. — En ajoutant à 900 grammes d'eau 100 grammes de sirop de groseilles, de cerises, de framboises, etc., on obtient une limonade à la groseille, à la cerise, à la framboise, etc. On remplace, dans ce cas, l'eau ordinaire par de l'*eau de Seltz.*

Limonade pouvant se conserver indéfiniment. — On prend deux kilogrammes de sucre qu'on casse en gros morceaux; on en frotte huit belles oranges, jusqu'à ce qu'on ait ainsi râpé tout le reste, puis on verse sur le sucre un litre et demi d'eau; on laisse fondre pendant deux ou trois jours, on ajoute 30 grammes d'acide citrique fondu dans un verre d'eau, on filtre et l'on met en bouteille. Un travers de doigt de cette préparation, versé dans un verre d'eau, donne une délicieuse limonade. On peut y ajouter un peu de rhum, et l'été un peu de glace, tandis que l'hiver on peut la préparer à l'eau chaude.

Limonade russe. — Cette limonade se prépare comme la limonade au citron, seulement, au lieu d'employer de l'eau, on se sert de thé léger.

§ 2. — MÉDICAMENTS.

1. *Tisanes.* — 2. *Poudres, paquets, cachets.* — 3. *Pilules.* — 4. *Capsules, perles.* — 5. *Comprimés.* — 6. *Potions, juleps, loochs.* — 7. *Vins médicamenteux.* — 8. *Gouttes.* — 9. *Sirops.* — 10. *Huiles.* — 11. *Purgatifs.* — 12. *Vomitifs.*

1. Tisanes. — On nomme tisanes des médicaments liquides ayant pour base l'eau, et contenant en général peu de principes médicamenteux; ce sont les boissons habituelles des malades.

On les donne parfois pour faire avaler une certaine quantité de liquide, afin de faciliter l'élimination par les urines des déchets accumulés dans l'organisme. Elles sont plus agréables et plus facilement digérées que l'eau pure.

Si elles doivent servir de véhicule à certains principes médicamenteux, il faut se renseigner exactement sur la quantité d'eau à employer.

On les donne froides parfois, mais le plus souvent tièdes ou chaudes, additionnées de sucre, de sirop ou de miel. La dose habituelle est une tasse à thé ou à café, répétée plus ou moins souvent, selon le cas ou les besoins du malade.

Il faut les renouveler tous les jours en hiver, et souvent deux fois par jour en été, surtout lorsque le temps est orageux, car elles deviennent nuisibles dès qu'elles commencent à se décomposer.

Elles doivent être, autant que possible, agréables au goût et à la vue, et faites avec beaucoup de soin.

On prépare les tisanes avec des substances variées que l'on se procure chez le pharmacien ou l'herboriste lorsqu'on ne les a pas recueillies soi-même. Ce sont des fleurs, des feuilles, des fruits, des graines, des bois, des écorces, des racines, etc. On les prépare de différentes manières, selon leur nature et l'effet que l'on veut obtenir, soit par solution, par macération, par digestion, par infusion et par décoction.

Choix du récipient. — Les solutions, les macérations et les infusions peuvent être faites dans des vases de porcelaine, de verre, de faïence ou de terre cuite; mais lorsqu'il s'agit de décoctions, on doit employer des vases de terre vernissée ou de métal émaillé allant au feu.

Les substances renfermant du tanin ne peuvent être préparées dans des vases de fer, car le tanin formerait du tannate de fer (encre) avec les sels de fer; la tisane ne serait pas dangereuse, mais elle contracterait un goût désagréable; c'est pourquoi les tisanes de ratanhia, de grande consoude, de quinquina, doivent être faites dans des vases émaillés ou vernissés; elles ont alors un goût relativement agréable avec une belle couleur rouge. Au besoin, on emploiera les vases de fer s'ils viennent d'être étamés à neuf.

Les limonades en contact avec le fer contractent un goût désagréable, mais ne sont pas dangereuses. Il n'en est pas de même si elles séjournent quelque temps dans des ustensiles de cuivre ou de plomb. L'acide citrique du citron ou de l'orange attaque ces métaux et forme avec eux des sels de cuivre ou de plomb très toxiques; beaucoup de coliques de plomb n'ont pas d'autre origine.

L'étain n'est pas attaqué par l'acide citrique, mais il faut être sûr qu'il n'est pas fraudé. Souvent, pour en diminuer le prix et réaliser un gain frauduleux, certains industriels y mélangent du plomb, ce qui le rend dangereux; enfin on n'emploie pas de vases en fer pour le thé, la pulpe de tamarin, les pétales de roses, les racines de ratanhia, les oranges, les feuilles de noyer, les racines de fraisiers, celles de consoude, le citron et le café vert ou torréfié.

Solutions. — Si l'on dissout dans l'eau une substance médicamenteuse, on fait une solution. La quantité de liquide doit être suffisante pour que la dissolution de la substance employée soit complète; on agite souvent l'eau pour renouveler le contact du liquide avec la substance, et l'on fragmente celle-ci afin d'accélérer la dissolution; dans certains cas, on peut se servir d'eau chaude.

La *solution* s'emploie pour les tisanes acides et pour celles que l'on obtient en mélangeant avec l'eau des sirops médicamenteux. On prépare de même l'eau gommeuse et l'eau albumineuse.

Tisane de gomme. — La *tisane de gomme* ou l'*eau gommeuse* se fait en mettant dans un peu d'eau chaude ou froide 20 à 30 grammes de gomme, coupée en morceaux aussi petits que possible, et en agitant le tout fréquemment. Quand la gomme est fondue, on ajoute un litre d'eau fraîche, du sucre à volonté et quelques cuillerées à café d'eau de fleurs d'oranger ou de rhum.

Eau albumineuse. — L'eau albumineuse est souvent employée contre la diarrhée, contre certaines coliques et contre certains empoisonnements métalliques, en général, et contre l'empoisonnement par le mercure en particulier. Pour la préparer, on bat 3 ou 4 blancs d'œufs en les délayant dans un peu d'eau froide; on ajoute un litre d'eau tiède (pas chaude, pour ne pas cuire les blancs d'œufs); on passe à travers un tamis de soie ou une étamine, on sucre à volonté et l'on ajoute un peu de rhum ou d'eau de fleurs d'oranger, selon le cas ou selon le goût du malade.

Macérations. — La macération consiste à laisser certains médicaments en contact avec l'eau froide pendant six à douze heures, en remuant de temps en temps. On filtre ensuite à travers un linge.

On traite par *macération* les substances dont les principes sont solubles dans l'eau; tous ne le sont pas également, car, tandis que certains principes se laissent facilement dissoudre dans l'eau froide, d'autres, tels que l'amidon, ne sont attaqués que par l'eau bouillante. La racine de réglisse, appelée vulgairement *bois doux* ou bois de *réglisse,* renferme un principe sucré, de bon goût, qu'elle abandonne facilement dans l'eau froide. Elle donne une macération d'une saveur agréable, dont il se fait en été une grande consommation sous le nom de *coco;* mais si on la traite par l'eau chaude, les matières âcres qu'elle renferme et qui sont insolubles dans l'eau froide communiquent à la tisane un goût désagréable. Aujourd'hui, pour faire la tisane de réglisse, on se sert de la glyzine ou glycyrrhizine, principe sucré du bois de réglisse. On en dissout 40 centigr. dans un litre d'eau. On peut ajouter au mélange 5 grammes de teinture de quinquina ou de colombo, de quassia amara, etc.

On traite par macération la gentiane, le quassia amara, la rhubarbe; 5 à 20 grammes sont la dose ordinairement employée pour un litre; cette macération doit durer quatre heures. La réglisse et la graine de lin ne demandent que deux heures de macération à la dose de 10 à 20 grammes par litre.

Une très légère macération de quinquina est quelquefois recommandée; on la mêle au vin pendant le repas et on la prend telle quelle.

Les tisanes obtenues par macération s'altèrent facilement, aussi ne doit-on pas en préparer une trop grande quantité à l'avance.

Digestion. — La digestion consiste à maintenir pendant quelque temps certaines substances en contact avec de l'eau *chaude,* mais non bouillante.

La salsepareille, à la dose de 60 grammes par litre, est à peu près la seule digestion employée.

Infusion. — Lorsque, pour extraire les parties solubles d'une matière, on y verse de l'eau bouillante avec laquelle on la laisse en contact pendant un temps plus ou moins long, on fait une *infusion.*

On traite par infusion des fleurs, des feuilles et des racines qui se laissent facilement pénétrer par l'eau chaude et qui lui cèdent promptement tous leurs principes. Une demi-heure d'infusion et quelquefois moins suffit. La dose des fleurs est de 5 à 10 grammes, ou une bonne pincée pour une tasse. Celle du thé est d'une cuillerée à café par tasse.

Avec les feuilles les plus délicates des framboisiers, séchées à l'ombre, on prépare un thé très agréable, comme le thé de Chine.

Quant aux racines, aux écorces, aux bois, aux graines, on les fait infuser pendant quatre heures, car elles se laissent difficilement pénétrer par l'eau. On emploie généralement 20 grammes pour un litre.

La tisane de racine de valériane demande des soins minutieux. On doit la préparer dans des vases hermétiquement fermés, pour éviter que l'acide particulier, très volatil, qu'elle renferme, ne s'évapore, car elle perdrait ainsi toute son efficacité.

Décoctions. — La décoction est une préparation par laquelle on soumet une substance à l'action continue de l'eau bouillante pendant un certain temps.

Pour faire une décoction on met sur le feu, en même temps que l'eau, la substance que l'on doit employer. L'eau s'évaporant et se réduisant beaucoup pendant l'ébullition, pour obtenir un litre de tisane par décoction il faut mettre environ un litre et demi d'eau.

Si l'on veut que la tisane reste claire, on la passe à travers une étoffe, mais seulement lorsqu'elle est froide. Si on la coulait encore chaude, elle deviendrait trouble en se refroidissant.

On emploie ordinairement 20 grammes de substance pour un litre de décoction à obtenir.

S'il s'agit de gruau, d'orge ou de riz, on laisse bouillir dans une quantité d'eau suffisante jusqu'à ce que ces graines soient bien crevées et que le liquide soit réduit à un litre. On passe ensuite à travers une étamine claire.

C'est seulement lorsque l'enveloppe coriace et imperméable à l'eau qui entoure ces graines est déchirée que l'eau peut attaquer et dissoudre leurs parties mucilagineuses.

Tisanes composées. — On prépare quelquefois des tisanes composées pour lesquelles on associe les divers modes de traitement. Ainsi, pour les tisanes d'orge, de chiendent et de réglisse, on fait une décoction d'orge et de chiendent jusqu'à ce que l'orge soit *crevée* et le chiendent très ramolli; on retire alors du feu et l'on y ajoute la réglisse, qui ne doit être qu'infusée.

Tisane de céréales. — Faire bouillir pendant une heure, dans un litre d'eau, une cueillerée à soupe de farine de blé, d'orge, d'avoine, de seigle et de maïs délayée préalablement à l'eau froide. On filtre sur étamine et on ajoute de l'eau en quantité suffisante pour compléter le litre. Cette tisane est très nourrissante et très fortifiante, à cause de la quantité de phosphates assimilables qu'elle contient. On la recommande surtout aux enfants, aux nourrices et aux personnes qui ne peuvent absorber que des liquides et ont cependant besoin d'être nourries.

Eau de goudron. — On mélange au mortier 5 grammes de goudron de bois avec 15 grammes de sable siliceux, légèrement calciné, puis on délaye dans un litre d'eau et l'on filtre après 24 heures de contact (Codex).

Eau térébenthinée. — On prépare cette eau en vidant un litre d'eau bouillante sur 170 grammes de térébenthine au citron, ou, à défaut, de térébenthine pure. On agite, on laisse refroidir et on filtre. Cette eau s'emploie à l'intérieur dans certaines maladies des voies urinaires et dans la bronchite chronique. On en use aussi à l'usage externe comme hémostatique.

Tænifuge aux graines de citrouille. — On emploie parfois avec succès les graines de citrouille contre le tænia ou ver solitaire, en opérant comme suit : on enlève la première enveloppe, qui est dure et blanchâtre, mais on laisse la seconde enveloppe verte qui recouvre la partie charnue du pépin. On pile très fortement 60 grammes de ces graines, en y incorporant une ou deux cueillerées de sucre en poudre, pour obtenir une pâte aussi fine que possible.

Le malade n'ayant rien mangé depuis la veille à midi,

on lui fait prendre cette pâte vers trois heures du matin, en alternant avec un peu d'eau pure ou sucrée; puis, une heure après au moins, une heure et demie au plus, on lui donne 30 grammes d'huile de ricin.

Lorsque le besoin de l'expulsion se fait sentir, on met de l'eau chaude dans un vase, que l'on place de préférence dans une chaise percée. L'expulsion du ver peut être longue, provoquer de violentes coliques, et il est bon d'installer le malade le plus commodément possible; il faut avoir sous la main de l'eau des Carmes, de l'éther, du vinaigre, car l'expulsion provoque souvent des spasmes nerveux qui peuvent être très violents. On ne tire jamais sur le ver, pour aider à sa sortie, de peur de le casser. Lorsqu'il a été expulsé, on le lave, mais on n'essaye jamais de le dérouler : le médecin seul s'assure que la tête a été rendue.

2. **Poudres, paquets, cachets.** — Les poudres sont très employées en pharmacie. Elles représentent le médicament dans sa pureté naturelle et avec toute son énergie d'action.

Acceptées sans difficulté par les malades, auxquels on peut les dissimuler en les mélangeant à d'autres substances, elles ont de plus l'avantage de se dissoudre plus facilement dans l'estomac et d'être ainsi rapidement absorbées. Le dosage en est toujours rigoureux; on les fait avaler au moment prescrit par le médecin.

Poudres solubles. — Si la poudre est soluble, on la dissout dans une cuillère d'eau, ou dans un verre contenant une cuillerée d'eau au moins, un demi-verre au plus. Cette eau peut être sucrée ou aromatisée, selon le goût du malade. Si la poudre a une saveur désagréable, la dissolution doit se faire dans très peu d'eau, pour que le malade puisse l'avaler en une seule gorgée. Immédiatement après on donne à boire un peu d'eau sucrée aromatisée.

Poudres non solubles. — Toutes les poudres ne sont pas solubles. Les poudres non solubles se prennent de plusieurs manières : si elles n'ont pas d'odeur répugnante, on les délaye dans un peu d'eau, de façon à en former une bouillie claire qu'on fait avaler immédiatement au malade, avant que la poudre ait eu le temps de se déposer; on peut ajouter un peu de gomme à l'eau pour y maintenir la poudre en suspension; puis, pour nettoyer la bouche et entraîner les parcelles de poudre qui s'y arrêtent, on avale quelques gorgées d'eau pure ou sucrée, ou l'on s'en rince la bouche.

Paquet. — On prépare aussi ce qu'on appelle un *paquet.* Pour cela, on met dans une cuillère une hostie ou un pain azyme, qu'on humecte avec un peu d'eau, pour le ramollir et lui permettre de se mouler à volonté. On y verse alors la poudre et l'on rabat par-dessus les bords du pain azyme; on confectionne ainsi un *paquet* que l'on fait avaler au malade. En remplissant d'eau la cuillère, le paquet se détache facilement et glisse au moindre mouvement de déglutition, surtout si on a soin de le placer un peu profondément dans la bouche.

Cachet. — A l'aide d'un outillage spécial, très simple et très pratique, les pharmaciens préparent des cachets très commodes pour administrer les poudres. Ce sont des rondelles de pain azyme creusées au centre en forme de calotte ou de godet pour recevoir les substances médicamenteuses. On enferme celles-ci entre deux godets, ce qui constitue un cachet complètement fermé.

Quand on veut l'avaler, on le pose à la surface d'un verre d'eau; il s'imbibe, se ramollit, devient plus lourd, et, au moment où il va plonger, on le retire de l'eau à l'aide d'une cuillère, et on le fait avaler au malade sans difficulté.

Procédés divers. — *Observation.* — Un moyen vulgaire consiste à placer la poudre entre deux couches de confiture, ou entre deux couches de pain trempé dans du lait ou de la soupe. On peut aussi, dans un pruneau bien cuit, substituer la poudre au noyau.

Si le médecin ordonne de prendre du calomel en pou

dre, il faut se rappeler de ne jamais le mélanger aux confitures ou gelées; on doit également s'abstenir de toute boisson ou de tout aliment acide ou aux amandes amères, qui formeraient avec le calomel des composés toxiques.

Eau de Seltz. — On emploie des poudres pour fabriquer l'eau de Seltz. Si l'on n'a pas d'appareil spécial, on peut se servir d'une bouteille forte, comme les bouteilles à limonade, à bière ou à champagne. On y met de l'eau jusqu'à la naissance du goulot, puis on y verse un paquet bleu, alcalin (bicarbonate de soude) et un blanc, acide, (acide tartrique). On ferme vite, on ficelle solidement le bouchon et l'on couche la bouteille pendant que le gaz se dégage et se dissout dans l'eau.

Les bouteilles à bière ou à limonade pourvues de bouchons en caoutchouc et porcelaine, maintenus par une fermeture métallique, sont très commodes. Elles ne renferment pas un litre, aussi l'eau de Seltz ainsi obtenue est-elle un peu forte. On peut la diminuer en la coupant avec de l'eau ordinaire ou en ne vidant qu'une partie du paquet de chaque sorte de poudre.

La dose de chaque paquet est calculée pour un litre d'eau. Elle est de 7 grammes et demi par paquet de bicarbonate de soude et de 5 grammes par paquet d'acide tartrique pulvérisé.

3. **Pilules.** — Les pilules sont de petites boules de pâte ferme que le malade doit avaler sans les mâcher; grâce à leur consistance, elles ne s'écrasent pas.

Certaines personnes les absorbent difficilement. Il faut leur venir en aide en mettant les pilules dans une cuillère remplie d'eau, qu'on porte au fond de la bouche et qu'on relève pour faire tomber l'eau et la pilule dans le pharynx ou arrière-bouche. On peut aussi enrober les pilules dans une tranche de pain trempé, les introduire dans une cuillerée de confiture ou dans un pruneau cuit dont on a enlevé le noyau.

Les pilules ont l'avantage de se transporter facilement et de présenter le médicament à avaler sous un petit volume, mais elles ont le grand inconvénient de se dissoudre parfois difficilement et, par conséquent, d'être mal absorbées, ou de ne pas l'être du tout. Si elles sont vieilles ou faites avec des résines, leur grande dureté ne leur permet pas d'être attaquées par les divers sucs de l'appareil digestif; elles traversent alors l'économie sans rien lui abandonner, et on les retrouve intactes dans les selles quand elles ne restent pas collées aux parois de l'intestin, qu'elles irritent alors. En tout cas, l'absorption d'un médicament pris sous forme de pilule est, en général, assez lente.

Les pilules pèsent de 5 à 30 centigrammes. Ce poids dépassé, ce sont des *bols;* le poids de ceux-ci peut aller même au delà de 60 grammes. Les bols sont plus mous que les pilules, afin qu'on puisse les diviser, si, à cause de leur grosseur, on ne parvenait pas à les avaler. On les prend de la même façon que les pilules ; au besoin on en fait un paquet, comme s'il s'agissait de poudres.

Si le poids des pilules n'atteint pas 5 centigrammes, on les nomme *granules;* mais le plus souvent les granules proprement dits ne renferment qu'un milligramme ou un demi-milligramme de médicament actif sur dix centigrammes de sucre. Ils servent à l'ingestion des médicaments très actifs, c'est pourquoi leur volume est si petit; ils sont mieux dosés que les pilules. On les emploie généralement pour les traitements de longue durée.

4. **Capsules, perles.** — Tandis que les pilules, les granules et les bols sont formés de médicaments solides, les capsules et les perles renferment des médicaments liquides.

Les capsules sont de petites enveloppes molles, en gélatine, remplies de liquide médicamenteux et fermées ensuite. Elles sont en général un peu grosses.

Les perles sont rondes, peu élastiques et plus petites que les capsules. On les prend comme les pilules, mais il faut les avaler assez vite, sinon la gélatine se dissout au contact de la salive et le médicament se répand dans la bouche.

Les capsules et les perles offrent un excellent moyen d'administrer les liquides volatils ou ceux dont l'odeur et la saveur sont désagréables.

5. **Comprimés.** — Les comprimés ont l'apparence de pastilles plus ou moins grosses. Ils se composent de substances médicamenteuses préparées de manière à tenir le moins de place possible; ils se conservent longtemps si on les met à l'abri de l'air et de l'humidité. Les principaux sont les comprimés au sublimé et au cyanure de mercure, qui permettent de préparer instantanément des solutions antiseptiques bien dosées (un comprimé suffit pour un litre d'eau). Il faut citer aussi les comprimés de Vichy, dont la dose est de 12 pour un litre d'eau ou de lait, et dont on peut varier la quantité (de 1 à 4) pour un verre, un bol ou une tasse; les comprimés de quinine, de rhubarbe, etc., sont aussi fort commodes.

6. **Potions, juleps, loochs.** — Les potions constituent une des formes pharmaceutiques les plus employées, parce que c'est une des plus commodes. On peut les approprier à tous les goûts; leur administration est facile et leur dosage exact. On s'informe auprès du médecin du nombre et de la grandeur des cuillerées de potion à donner et de l'intervalle à laisser entre les prises. On doit savoir combien de temps avant et après le repas on en suspendra l'usage, s'il faut réveiller le malade pour lui donner la potion ou respecter son sommeil; enfin, si une certaine dose a été prescrite dans les 24 heures et si le sommeil du malade en a ralenti l'administration, on s'informera s'il est nécessaire de rapprocher les prises pour regagner le temps perdu.

Lorsque la potion renferme des substances insolubles telles que l'oxyde blanc d'antimoine, le kermès, le sous-nitrate de bismuth, etc., la fiole qui les contient est munie d'une étiquette avec l'indication : « Agiter avant de s'en servir. » Il faut ne pas négliger de le faire et s'assurer que toute la substance est bien en suspension dans le flacon, sans cela les premières cuillerées renfermeraient peu ou point de substances médicamenteuses, et les dernières en contiendraient trop; le meilleur moyen est de renverser et de redresser plusieurs fois alternativement le flacon bien bouché.

Si des substances volatiles entraient dans la composition de la potion, il faudrait la boucher avec soin et coucher la bouteille pour que le liquide reste en contact avec le bouchon, qui alors ne s'assèche pas. Si ces substances étaient inflammables, on éviterait de les approcher d'une lumière (l'éther, par exemple, s'enflamme même à distance). Il est indispensable de laver et d'essuyer la cuillère chaque fois qu'elle a servi.

7. **Vins médicamenteux.** — Les vins, bières et vinaigres médicamenteux sont obtenus par *macération* ou *dissolution :* par *macération* s'il s'agit de plantes, par *dissolution* s'ils renferment des substances chimiques. Ce sont de bons véhicules médicamenteux, car ils contiennent à la fois les principes solubles dans l'eau, dans l'alcool ou dans le vinaigre. On les boit par cuillerées ou par petits verres, selon la dose fixée par le médecin, avant, pendant ou après le repas.

Le vin de quinquina est le plus répandu. Il est indiqué dans certains cas, mais, dans d'autres, il irrite et fatigue les voies digestives. On le prend par petits verres et par cuillerées à soupe; il n'est pas bon de le boire avant le repas; il vaut mieux le prendre après le potage, au milieu du repas ou au dessert, car, mêlé aux aliments, il est moins irritant. Voici comment on le prépare :

Quinquina calisaya.........	30	grammes.
Alcool à 60°.................	60	—
Vin rouge ou de Malaga.....	1,000	—

Concassez le quinquina, versez l'alcool dessus, laissez en contact, dans un vase fermé, pendant vingt-quatre heures; ajoutez le vin. Faites macérer pendant dix jours en agitant de temps en temps, passez avec expression et filtrez (Codex).

La préparation suivante est aussi très employée comme tonique pour relever les forces.

Extrait mou de quinquina..........	10 grammes.
Vin de Malaga ou eau distillée.....	300 —

A prendre après le repas, une ou deux cuillerées par jour.

8. **Gouttes.** — Certains médicaments se prennent par gouttes. Pour compter les gouttes, il faut se servir soit d'un compte-gouttes dont le tube est calibré, c'est-à-dire dont le diamètre extérieur est de trois millimètres, soit d'un flacon compte-gouttes. Le poids des gouttes diffère suivant l'adhérence des différents liquides; plus le liquide est adhérent, plus la goutte est lourde; ainsi la goutte de chloroforme pèse moins que la goutte d'eau, bien que la densité du chloroforme soit plus grande. Si on incline le compte-gouttes, la surface adhérente augmente beaucoup, et par suite la goutte est plus pesante et plus grosse; aussi faut-il tenir le tube verticalement. A défaut de compte-gouttes, on peut employer soit une paille, soit un petit tuyau de plume du même diamètre que les compte-gouttes. On le trempe dans le liquide et, quand il est en partie plein, on bouche l'extrémité supérieure avec le doigt, et l'on fait couler les gouttes en soulevant légèrement le doigt. On peut aussi les compter directement avec le goulot de la bouteille, en retirant un peu le bouchon et en tenant la bouteille à pleine main; la chaleur fait dilater l'air, qui chasse devant lui le liquide. L'écoulement est assez régulier.

Un autre bon procédé est de tracer avec le bouchon mouillé une ligne humide sur le rebord du goulot et d'incliner la bouteille de ce côté; le liquide suit cette ligne mouillée, et l'on peut régler assez facilement l'écoulement des gouttes, tandis que, sans cela, le liquide vient tout à coup, et il tombe plusieurs gouttes à la fois.

On peut aussi entailler légèrement un bouchon en y,

faisant tout le long deux petites encoches longitudinales. On bouche fortement la bouteille et on l'incline; une petite rainure laisse passer les gouttes, tandis que l'air arrive par l'autre.

Il est bon de compter les gouttes dans une petite cuillère; on les mélange ensuite avec le liquide dans lequel on doit les faire prendre. Si l'on a laissé s'écouler un trop grand nombre de gouttes, ce qui peut arriver facilement, il faudra remettre le liquide dans la bouteille et recommencer à compter les gouttes.

9. **Sirops.** — On fait un grand usage des sirops. On les emploie soit en nature, soit pour sucrer des tisanes ou du lait, soit pour servir de véhicule à certains médicaments. Si l'on prend le sirop en nature, on boit premièrement la cuillerée de sirop, puis une cuillerée ou deux d'eau pour laver la bouche; on peut aussi verser dans un petit verre ou une petite tasse la dose de sirop à prendre et y ajouter quelques cuillerées d'eau, de tisane ou de lait, suivant le sirop employé. On s'informe exactement du nombre, de la grandeur des cuillerées, de l'intervalle à mettre et à conserver entre elles et avant et après le repas. S'il s'agit simplement d'édulcorer la tisane, il est important de savoir si l'on peut se conformer au goût du malade, ou s'il y a une dose qu'il ne faut pas dépasser. On lave chaque fois la cuillère, le verre ou la tasse. Les vins médicamenteux, potions, sirops, etc., s'altèrent facilement à la chaleur, fermentent ou aigrissent, aussi ne doit-on jamais les poser sur des cheminées où il y a du feu. On les bouche hermétiquement et on les conserve l'hiver dans une pièce sans feu, l'été dans l'endroit le plus frais possible, et baignant dans un récipient d'eau froide fréquemment renouvelée.

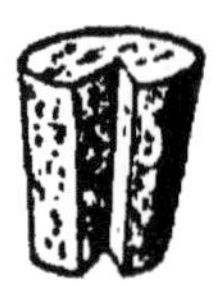
Fig. 26.

Les sirops se conservent beaucoup mieux que les potions; cependant, malgré ces précautions, il arrive parfois que le sirop fermente. Il n'est pas perdu pour cela et peut servir encore, à condition d'être recuit.

La lumière décompose certains sirops, aussi livre-t-on ordinairement ceux-ci dans des bouteilles de verre de couleur; on les bouche avec soin et on les met à l'abri de la lumière.

10. Huiles. — *Huile de foie de morue.* — L'huile de foie de morue est souvent ordonnée, surtout aux enfants. Elle a deux inconvénients sérieux : elle est parfois difficile à digérer, et son goût est très désagréable.

On la prend ordinairement au début du repas. Pour y habituer l'estomac et éviter les indigestions, on commence par une très faible dose, qu'on augmente graduellement. On prend d'abord une cuillerée à café d'huile au repas du matin, puis une le matin et l'autre le soir; on essaye ensuite une cuillère à dessert, puis une cuillère à soupe, et les personnes qui n'auraient pas pu supporter d'emblée cette dose de deux cuillerées à soupe par jour arrivent très bien à la tolérer.

Voici différents moyens de masquer l'odeur et le goût de l'huile de foie de morue.

On mélange 8 parties d'eau-de-vie à 2 parties d'eau, on aromatise au besoin avec un peu de menthe; on y plonge la cuillère qui contiendra l'huile, tandis que celui qui doit l'avaler se rince plusieurs fois la bouche avec ce mélange, afin de la débarrasser de la salive et des mucosités qu'elle contient. On enfonce alors dans la bouche aussi profondément que possible la cuillère remplie d'huile et on fait avaler le contenu, en penchant la tête en arrière; il serait bon de pincer le nez au moment de la déglutition pour éviter de sentir l'odeur de l'huile. Le malade absorbe immédiatement après une ou deux gorgées d'eau mêlée à l'eau-de-vie, qui entraînent l'huile et la font glisser dans l'arrière-bouche et sur la base de la langue, de sorte que le malade n'a pas le temps d'en sentir le goût. Il peut croquer ensuite une pastille de menthe anglaise.

Voici un autre procédé : on badigeonne l'intérieur d'un verre et ses bords avec du vin d'orange, du curaçao, du vin de quinquina au malaga, etc.; on en verse ensuite un peu dans le verre ou dans la tasse, et l'on vide par-dessus l'huile, qui surnage et n'adhère pas aux parois du verre. Les lèvres de celui qui boit appuient sur la liqueur sucrée et aromatique; l'huile est d'abord avalée, puis vient la liqueur, qui fait disparaître la saveur nauséeuse de l'huile. On évite l'odeur en se serrant le nez.

On peut encore, avant et après l'ingestion de l'huile, mâcher un morceau d'écorce d'orange sèche, employer la cuillère anglaise, qui est couverte et percée aux deux bouts seulement; la cuillère Caron, munie dans ses deux tiers postérieurs d'un couvercle mobile empêchant de voir et de sentir le médicament, ou la cuillère de Gaillard, qui permet de verser l'huile au milieu et du sirop à la circonférence.

On évite les vomissements en prenant de suite après l'huile 50 à 60 centigrammes de magnésie calcinée délayée dans un peu d'eau sucrée.

Le professeur Fonssagrives a constaté que l'huile de foie de morue additionnée d'essence d'anis perd en grande partie son odeur rebutante.

Un moyen pratique consiste à ajouter un peu de sel de table fin à l'huile vidée dans la cuillère; le goût rappelle alors celui des sardines à l'huile.

Huile de ricin. — L'huile de ricin est employée comme purgatif à la dose de 15 à 20 grammes pour les enfants et de 30 à 45 grammes pour les adultes. Elle est d'autant plus énergique qu'elle est plus vieille et qu'elle a une couleur plus foncée, mais aussi elle est d'autant plus irritante. Lorsque l'huile de ricin est fraîche, son action se rapproche de celle de l'huile d'olive. On la prend à jeun, pure, dans du lait, du bouillon, du café, du jus de citron, de la bière, etc.; le goût en est très répugnant, aussi le masque-t-on le plus possible.

On peut la donner aux enfants en la saupoudrant de sucre ou en mélangeant 1 partie d'huile avec 3 parties de sucre en poudre additionné de cannelle ou de jus de citron. L'huile de ricin émulsionnée dans du lait n'a plus le goût répugnant qui révolte l'estomac de bien des malades. Dans du lait bien chaud, on verse l'huile lentement, comme s'il s'agissait de faire une mayonnaise. Il faut à peu près égale quantité de lait et d'huile.

On peut la prendre aussi dans un lait de poule, qui l'émulsionne encore mieux. Après avoir bien battu l'huile dans un bol avec un jaune d'œuf et un peu de sucre, on y verse peu à peu de l'eau ou du lait chaud aromatisé avec un peu d'eau de fleurs d'oranger, ou de préférence un peu de rhum ou quelques gouttes de teinture de citron ou d'orange; l'arome masque le goût, et l'huile émulsionnée n'a plus cet aspect gluant, épais, qui la rend si désagréable.

On peut aussi passer au travers d'un linge mouillé du bouillon froid dont on enlève ainsi complètement la graisse. On fait chauffer jusqu'à ébullition ce bouillon, que l'on sale bien, que l'on peut aussi poivrer et auquel on ajoute des clous de girofle. Lorsqu'il bout, on y mélange l'huile de ricin en remuant jusqu'à ce que le bouillon soit assez refroidi pour être bu; l'huile y est alors parfaitement mélangée et remplace la graisse qu'on a enlevée.

On peut encore mélanger l'huile à du café noir très fort et non sucré, ou la mettre entre deux couches de jus de citron. On verse quelquefois au fond d'une tasse du jus de citron passé à travers un linge; on ajoute l'huile, qui surnage; après s'être rincé la bouche avec un peu d'eau mêlée de jus de citron, on avale l'huile, puis le jus qui se trouve au fond de la tasse. Par ce moyen, le goût de l'huile est masqué et les nausées ne se produisent pas.

On peut boire aussi quelques gorgées de bière, avaler l'huile, et immédiatement prendre de nouveau de la bière dans un verre propre, l'huile passe inaperçue. C'est le meilleur procédé.

11. **Purgatifs.** — On fait prendre les purgatifs le matin à jeun, en une ou plusieurs fois, suivant la quantité de liquide à avaler, mais en tous cas en demi-heure ou

trois quarts d'heure, en espaçant chaque prise de dix à quinze minutes.

Leur effet se produit, en moyenne, de deux à quatre heures après leur administration, quelquefois moins, d'autres fois bien davantage : cela dépend non seulement du purgatif, mais de l'individu et des dispositions dans lesquelles il se trouve. Au bout d'une heure environ on peut commencer à donner, de demi-heure en demi-heure, une tasse de bouillon aux herbes, du bouillon de veau, du tilleul ou du thé léger.

En général, le malade ne doit pas prendre d'aliments avant que la première selle ait eu lieu ; si, cependant, elle se faisait trop attendre, on pourrait donner un léger bouillon. De toutes manières, le repas qui suit doit être très léger.

S'il se produisait de violentes coliques, ce qui est rare, on les calmerait en appliquant un large cataplasme de farine de lin. S'il n'y avait pas d'évacuations, on les provoquerait en administrant un lavement d'eau ordinaire, à la glycérine, ou à l'eau de savon.

En hiver les limonades et les eaux purgatives se font tiédir au bain-marie ; prises froides, elles seraient très indigestes. Les purgatifs sont dangereux dans les cas d'appendicite aiguë et d'obstruction intestinale. En général on ne doit donner que de faibles doses de purgatif.

Certains purgatifs agissent en stimulant les contractions de l'intestin (l'huile de ricin, le séné) ; d'autres augmentent la sécrétion des glandes de l'intestin : ce sont les purgatifs minéraux ; d'autres provoquent les contractions de l'intestin, mais en même temps activent considérablement la sécrétion de la bile ; tels sont le calomel, la rhubarbe, l'aloès, la podophylline. Les purgatifs drastiques sont des purgatifs énergiques, qui agissent avec violence ; tels sont l'eau-de-vie allemande, le jalap, le nerprun, la coloquinte, la scammonée, divers sels métalliques ; ils sont prescrits lorsqu'il s'agit d'obtenir une dérivation prompte. Ce qui précède prouve qu'il n'est pas indifférent de prendre tel ou tel purgatif; le médecin seul doit être juge de celui qui convient au malade.

Les purgatifs sont ordonnés comme évacuants, pour débarrasser les intestins dans les embarras gastriques et intestinaux, les constipations opiniâtres, pour préparer à subir certaines opérations chirurgicales, pour décongestionner, en cas d'apoplexie, etc.

12. **Vomitifs.** — Les vomitifs se prennent à jeun, le matin, et, s'il est nécessaire, à n'importe quel moment. Ils sont peu variés : on ne se sert pour ainsi dire que de l'*ipéca*, et plus rarement du *tartre stibié* ou *émétique*.

En cas d'empoisonnement le médecin prescrit parfois de l'apomorphine en injections sous-cutanées, médicament qui fait vomir les malades sans avoir besoin d'être introduit dans l'estomac.

L'émétique n'est guère employé que pour les adultes, à la dose de 5 à 10 centigrammes dissous dans environ un verre d'eau pure, à prendre en trois fois à une demi-heure d'intervalle; le plus souvent on l'adjoint à l'ipéca, qui devrait toujours lui être préféré. Si, après la seconde prise, il survient des vomissements, on ne fait pas prendre la troisième. Dès que les nausées commencent, on donne beaucoup d'eau tiède et l'on continue dans l'intervalle des vomissements.

Il faut se garder de prendre du thé après un vomitif; il agit sur l'estomac en sens inverse. On donne au contraire une tasse de thé ou du café noir pour arrêter les vomissements si l'on a dépassé le but, et l'on fait des fomentations sur le creux de l'estomac, avec de l'eau de Cologne, de l'eau des Carmes, du vin chaud, etc.

L'ipéca est en général le vomitif choisi pour les jeunes enfants. L'émétique serait dangereux pour eux; il pourrait provoquer des vomissements incoercibles (que l'on ne peut arrêter), des ulcérations de l'estomac, ou des diarrhées persistantes. Jusqu'à un an, on donne le sirop d'ipéca pur, par cuillerées à café, de 5 minutes en 5 minutes, jusqu'à ce que les vomissements se produisent. A partir d'un an, on ajoute au sirop de la poudre d'ipéca afin de le rendre plus actif; car plus un vomitif agit promptement, moins il fatigue. On donne aussi la poudre seule, à la dose de 50 centigrammes à 1 gramme et demi, selon l'âge de l'enfant. La dose est prescrite par le médecin. Lorsque l'ipéca est en poudre on le délaye complètement avec environ dix cuillerées d'eau. On donne en une seule fois deux cuillerées, puis une cuillerée toutes les cinq minutes; on agite chaque fois le flacon qui contient le mélange. Si le malade ne peut pas avaler la poudre en suspension dans l'eau, on la lui donne enveloppée dans du pain azyme.

Les nausées commencent quelquefois avant cinq minutes. On administre quand même la seconde prise; mais si les vomissements sont abondants, on ne donne pas la troisième. Il est très important, pour faciliter les vomissements et mieux débarrasser l'estomac, de faire boire quelques gorgées d'eau tiède au malade (surtout s'il s'agit d'un adulte) deux ou trois minutes après l'administration de l'ipéca. On se garde bien de lui en donner par verres avant que les nausées aient commencé; cette quantité d'eau, diluant le vomitif, changerait son action et le transformerait en purgatif.

Dès les premières nausées il faut absorber beaucoup d'eau tiède ou une légère infusion de tilleul; les efforts de vomissement sont ainsi moins pénibles que si l'estomac se contractait à vide. On oblige le malade à prendre l'eau tiède à pleins verres, après chaque vomissement. On s'arrête quand le liquide rejeté est clair.

Les vomissements terminés, on fera rincer la bouche avec un peu d'eau fraîche ou d'eau aromatisée au goût du malade. Une heure ou deux après le dernier vomissement on pourra donner un peu à boire au malade s'il le désire.

Si les vomissements devenaient par trop répétés, on en préviendrait sans retard le médecin, et, en attendant sa venue, on ferait coucher le malade dans une immobilité absolue, ne lui permettant même pas de causer. On lui appliquerait des compresses froides sur la poitrine, on lui ferait boire de l'eau de Seltz pure par petites gorgées, sucer de la glace, etc. Les vomitifs affaiblissent, aussi les médecins ne les prescrivent-ils qu'avec beaucoup de prudence aux enfants déjà fatigués.

On évite aussi d'en donner aux vieillards, aux convalescents, aux personnes d'un tempérament très sanguin, ou à celles qui ont des hernies. Par suite des efforts de vomissement, la pression du sang augmente dans les vaisseaux, et ceux-ci risquent de se rompre; ces efforts peuvent faire ressortir une hernie; ils font affluer le sang au cerveau, et peuvent y provoquer des hémorragies.

Par les vomitifs on se propose de débarrasser l'estomac de glaires, de matières non digérées ou toxiques. Par la secousse qu'ils déterminent, ils font sortir des bronches du mucus ou des fausses membranes; enfin ils ont une action manifeste sur le système nerveux, qu'ils peuvent modifier d'une manière rapide.

Lorsqu'on assiste une personne qui a des vomissements, on desserre tous les liens qui pourraient gêner les efforts; si le malade avait une hernie, on appuierait sur elle, ou on y mettrait un bandage approprié.

On doit avoir sous la main des ustensiles destinés à recevoir les matières rejetées, des coussins à mettre derrière : tête du malade, s'il est alité, des linges pour essuyer la bouche, etc. Si l'on avait besoin de provoquer ou d'aider les vomissements et qu'il fût impossible de donner un vomitif, on chatouillerait le fond de la gorge avec une barbe de plume ou on y enfoncerait le doigt profondément, en évitant de blesser le pharynx avec l'ongle. Cela provoque presque toujours le vomissement et peut faire gagner un temps précieux, surtout dans les empoisonnements. Pendant les vomissements on soulage beaucoup le malade en lui maintenant fortement la nuque et le front avec les mains.

CHAPITRE IV

Prophylaxie des maladies.

§ 1er. — NOTIONS SUR LES MICROBES, L'INFECTION ET LA CONTAGION.

1. *Microbes.* — 2. *Infection.* — 3. *Contagion.*

1. Microbes. — Les microbes sont des êtres infiniment petits : les plus gros ont à peine quelques millièmes de millimètre de longueur, et leur largeur n'atteint pas toujours un millième de millimètre. On ne peut les voir qu'à l'aide du microscope, et quelques-uns échappent même à ce moyen d'examen.

Ils sont ronds, ou ovales, ou en forme de bâtonnets courts, de filaments courts et arqués, ou contournés en spirales.

Ils vivent dans l'air, dans l'eau, dans la terre, dans l'organisme des animaux ou de l'homme.

Ils se multiplient de différentes façons :

1° Par bourgeonnement : leur contenu se renfle; il se forme une petite sphère qui se détache et devient un nouvel individu;

2° Par scissiparité : les bâtonnets s'étranglent dans leur milieu et se séparent, formant ainsi deux bâtonnets qui croissent jusqu'à ce qu'ils aient atteint les dimensions du bâtonnet primitif; chacun donne naissance à son tour à deux bâtonnets nouveaux, et ainsi de suite. Ils se reproduisent avec une effrayante rapidité, puisqu'un seul individu peut, en quelques heures, être le point de départ de plusieurs millions d'individus semblables à lui.

Ils prennent quelquefois une forme dans laquelle leur vie est ralentie; ils deviennent ce que l'on appelle des *spores*. Les spores sont des graines ou des œufs de microbes.

Sous cette forme ils sont très résistants. Ils restent ainsi jusqu'à ce qu'ils rencontrent un milieu favorable à leur développement; ils se transforment alors de nouveau en microbes et reprennent leur vie active.

Les microbes sont détruits par une température élevée, par la lumière solaire et par certains agents chimiques dits *antiseptiques*.

On les groupe suivant leur forme, leur manière d'agir, etc. Quelques-uns vivent dans les substances organiques, où ils produisent des transformations connues sous le nom de *fermentations;* ces microbes sont alors appelés *ferments* et peuvent nous être très utiles, tel le *Micrococcus aceti* qui produit le vinaigre; mais d'autres vivent dans les substances alimentaires et les détériorent; d'autres enfin s'introduisent en nous pour y vivre en parasites, et, chose curieuse, la plupart restent inoffensifs. D'après certains auteurs, à l'état de santé nous en rejetterions par jour, dans nos matières fécales, une quantité qui varie de 12 milliards (Gilbert et Dominici) à 40 milliards (Vignal).

D'autres microbes sont tolérés par l'organisme jusqu'à ce qu'une cause quelconque, diminuant leur résistance, leur permette de déterminer une maladie.

Quelques-uns occasionnent une lésion légère, circonscrite, parfois latente et souvent curable, mais, à la moindre occasion, le microbe peut reprendre l'offensive; la lésion locale devient alors le point de départ d'une infection plus ou moins grave.

Certains microbes agissent immédiatement, et leur introduction dans les organes est suivie, à brève échéance, de l'apparition de manifestations morbides.

Les microbes qui produisent des troubles dans l'organisme sont appelés *microbes pathogènes*.

2. Infection. — On a donné le nom d'*infection* à l'altération qui survient sous l'influence de ces microbes pathogènes (du grec *pathos,* maladie, et *genesis,* génération, qui engendre).

Ces agents infectieux sont divisés en *agents spécifiques* qui déterminent toujours des maladies semblables à elles-mêmes (tels sont les microbes de la fièvre typhoïde, de la tuberculose, du tétanos, de la diphtérie), et en *agents non spécifiques,* provoquant des maladies très diverses suivant les individus qu'ils atteignent et le point sur lequel ils se localisent.

Les maladies infectieuses, qu'on appelle aussi virulentes, peuvent naître par *hétéro-infection* ou par *auto-infection.*

Dans le premier cas le germe qui donne la maladie provient directement de l'extérieur.

Dans le second cas il existait en nous inoffensif, à l'état normal, mais il a profité d'une diminution de la résistance vitale pour revêtir des propriétés dangereuses, devenir pathogène.

L'hétéro-infection peut, à son tour, revêtir deux formes : la *contagion* et l'*inoculation.*

Lorsque les microbes venus du dehors pénètrent en nous par les voies naturelles, on dit qu'il y a *contagion.*

S'ils y entrent par une plaie, en quelque sorte par effraction, on dit qu'il y a *inoculation;* c'est ainsi que la gangrène gazeuse, le tétanos, le charbon, la rage, etc., peuvent pénétrer en nous par une simple écorchure.

Les microbes s'introduisent aussi en nous par le tube digestif avec les boissons et les aliments; par les voies respiratoires avec l'air; enfin par une déchirure des téguments (peau ou muqueuse) qui leur donne accès dans le sang ou dans les tissus.

Lorsqu'ils ont franchi la première barrière, ils pénètrent plus avant par nos vaisseaux capables de les transporter dans nos divers organes; là, ils peuvent pulluler et troubler l'économie, non seulement par leur présence, mais par les poisons qu'ils sécrètent. Ceux-ci sont appelés toxines et provoquent des accidents ou des complications redoutables, comme il en arrive dans la diphtérie et le tétanos, par exemple.

Quand des microbes pénètrent dans nos tissus, les globules blancs du sang (les leucocytes), véritables soldats chargés de la défense organique, accourent au-devant d'eux, les englobent, les avalent en quelque sorte et les digèrent; les microbes sont détruits, et l'organisme est, par conséquent, à l'abri de leurs atteintes. Cette lutte se passe au niveau des vaisseaux capillaires ou en dehors; mais plus les microbes sont virulents, c'est-à-dire toxiques, plus il y a de globules blancs tués : ce sont ces globules morts qui forment le pus.

Quand les microbes pénètrent dans les ganglions lymphatiques, leur présence y provoque de la tuméfaction, les cellules s'y multiplient et arrivent à fabriquer des substances capables de combattre les effets des poisons microbiens. On appelle ces substances *antitoxines*.

Les ganglions lymphatiques, surtout dans les régions où ils sont échelonnés, représentent de véritables forteresses qui arrêtent, d'une façon définitive ou temporaire, les agents pathogènes.

Si les microbes sont trop virulents ou trop nombreux, ils ont le dessus, et l'infection tend à se généraliser. Avec l'âge nos globules se défendent moins bien. D'ailleurs, ils résistent plus ou moins selon les individus et les circonstances.

Par des études approfondies, des recherches minutieuses et des expériences fréquemment renouvelées, on est arrivé à trouver :

1° Des antitoxines ou sérums qui, injectés sous la peau, neutralisent à l'avance les toxines de certains microbes (dans la diphtérie et le tétanos, par exemple); ils les combattent même lorsque la maladie s'est déjà manifestée (diphtérie);

2° Des vaccins, humeurs virulentes, servant à inoculer

une maladie légère pour éviter une maladie plus grave (la vaccine, par exemple, préservant de la variole).

3° Enfin, des virus atténués qui, introduits dans l'économie, à des doses faibles d'abord, puis progressivement croissantes, préserveront le sujet inoculé des manifestations plus graves qui se seraient produites sans cela (rage, morsures d'animaux venimeux, etc.).

L'immunité ou pouvoir de résister à certains microbes peut être acquise lentement et insensiblement.

Les médecins et les infirmières, constamment en contact avec les malades, sont en général beaucoup moins sensibles que les autres à la contagion de beaucoup de maladies.

Les cellules de leur corps, habituées peu à peu à lutter contre les microbes, sont beaucoup plus fortes pour leur résister. Ils ont ce qu'on appelle une *immunité acquise,* une accoutumance progressive.

Dans toute culture, il y a deux facteurs : la semence et le terrain.

Dans l'infection, la semence est le microbe, le terrain est notre organisme.

Si le microbe rencontre un bon terrain, il envahit l'organisme; si l'individu est en état d'immunité, il est un mauvais terrain pour le microbe et se trouve à l'abri de la maladie que celui-ci détermine, il est *réfractaire.*

L'immunité peut être due à la race, aux régions et aux saisons.

Pour éviter l'intoxication ou l'infection il faut donc :

1° Chercher à supprimer le microbe;

2° Faire de notre organisme un mauvais terrain de culture microbienne.

Nous devons donc, par tous les moyens possibles, nous efforcer de fortifier nos enfants, et les engager à fuir toutes les causes qui les dépriment et les rendent accessibles aux maladies.

Ces causes sont d'ordre physique et d'ordre moral.

Les causes physiques sont : la *fatigue,* le *surmenage,*

les *excès de toute nature,* qui forment en nous des toxines, véritables poisons analogues à ceux que produisent les microbes pathogènes; la *misère,* qui affaiblit, anémie et déprime quelquefois autant le moral que le physique; l'*encombrement,* qui vicie l'air, produit l'asphyxie lente ou aiguë et fait, en tous cas, respirer à chaque individu les microbes et les poisons volatils qui s'exhalent des individus voisins. Tout cela, en diminuant la résistance de l'organisme, prédispose à contracter toutes les maladies.

Les causes morales sont : les *chagrins,* les *soucis,* la *frayeur de la contagion,* qui dépriment aussi fatalement l'individu, l'affaiblissent, et par conséquent diminuent sa résistance.

Beaucoup de maladies ont une cause bien définie aujourd'hui, et le plus souvent extérieure, ce qui permet de formuler des préceptes à suivre pour les éviter.

Ces causes peuvent être l'humidité, le froid, la chaleur, l'ingestion de substances minérales ou organiques qui modifient l'action des organes avec lesquels elles sont en contact; des troubles de l'élimination, accumulant dans nos tissus des substances qui devraient en être éliminées et qui produisent de graves désordres; enfin, des parasites qui envahissent notre organisme, agissent comme corps étrangers et sécrètent des toxines parfois très dangereuses. Ils déterminent donc des troubles mécaniques et surtout chimiques analogues aux phénomènes de fermentation, lesquels se traduisent par ce qu'on nomme les symptômes des maladies.

Un habile praticien l'a dit avec raison : « Faisons de l'hygiène pour éviter de faire de la médecine. »

3. Contagion. — Le cinquième des décès est dû aux maladies transmissibles et par conséquent évitables. Par une bonne hygiène nous pourrions conserver chaque année, en France, 160,000 personnes que nous laissons mourir par notre faute.

Une maladie est transmissible quand elle est provoquée par le développement d'un microbe dans un individu; il suffit que quelques-uns de ces microbes passent dans un individu sain pour qu'il y ait ensemencement du microbe; l'inoculation ainsi réalisée détermine la même maladie chez l'individu nouvellement atteint.

Une maladie peut être transmissible (le charbon et la rage, par exemple) sans être contagieuse.

Une maladie est *contagieuse* quand elle se transmet soit par le *contact direct* ou *immédiat* (c'est-à-dire par l'attouchement d'un malade atteint d'une affection contagieuse), soit par le *contact indirect* ou *médiat* (c'est-à-dire par l'attouchement, non du malade lui-même, mais des objets qui l'ont touché, le séjour dans les lieux qu'il a occupés, le contact avec les personnes qui l'ont approché et qui n'ont pas pris, en le quittant, les précautions antiseptiques d'usage).

Les germes virulents, les microbes, peuvent être transportés par l'air (la tuberculose, par exemple), mais le plus souvent ils se trouvent dans l'eau (fièvre typhoïde, choléra, dysenterie) ou dans le sol (tétanos, charbon, gangrène gazeuse, peste, etc.).

Ils peuvent être transmis par les mouches (charbon), par les moustiques (fièvre jaune et malaria), par les puces (peste, fièvre paludéenne et fièvre typhoïde), ou inoculés par morsure ou piqûre (animaux venimeux et rage).

On dit qu'une maladie est *épidémique* quand elle attaque un grand nombre ou, en tous cas, un certain nombre de personnes à la fois. Elle dépend alors d'une *cause commune ou générale,* survenue accidentellement, telle que l'altération de l'air, de l'eau, des aliments, etc., ou le surmenage d'une partie de la population.

Une maladie est *endémique* quand elle dépend d'une *cause commune habituelle,* soit *constante,* soit *périodique,* telle que la fièvre paludéenne dans les contrées marécageuses.

§ 2. — PROPHYLAXIE GÉNÉRALE. DÉSINFECTION.

1. *Isolement.* — 2. *Désinfection.*

On a donné le nom de *prophylaxie* aux précautions prises pour empêcher le développement d'une maladie pouvant survenir, à l'étude et à la détermination des préceptes qui permettent de les éviter.

La loi oblige à déclarer aux commissariats de police les affections contagieuses, sous peine de 50 fr. d'amende pour le médecin, le malade ou sa famille, et le propriétaire de la maison occupée par le malade.

L'administration assure le transport du malade, s'il y a lieu, ainsi que la désinfection du logement et des objets contaminés.

Toutes les maladies contagieuses n'exigent pas l'emploi des mêmes moyens de désinfection, mais dans toutes ces maladies on cherche à obtenir le même résultat : empêcher le premier malade de transmettre sa maladie et de devenir ainsi le foyer d'une épidémie ; en un mot, empêcher une étincelle d'allumer un incendie.

Pour cela, il faut obtenir le plus rapidement possible :

1° L'isolement du malade ;

2° La désinfection de ses déjections, de ses produits de sécrétion, de son linge, des objets qui l'entourent et de son logement.

Dès qu'un cas est signalé, le médecin des épidémies ou un médecin spécial délégué constate la nature de l'affection.

1. Isolement. — On nomme *contagieux* tout individu atteint d'affection contagieuse, et *douteux* ou *suspects* tous ceux qui ont été en rapport avec un malade ou qui se sont trouvés, d'une façon ou d'une autre, dans la possibilité de contracter la maladie.

La première mesure à prendre vis-à-vis d'eux est de les isoler.

Tout d'abord, une alternative se pose : le malade peut ou ne peut pas être isolé chez lui.

Isolement dans un établissement spécial. — Si le malade ne peut pas recevoir à domicile les soins qui lui sont nécessaires, s'il ne peut être isolé, si plusieurs personnes sont obligées de partager sa chambre, ce qui arrive souvent dans les familles peu aisées, le malade doit être transporté le plus vite possible dans un établissement spécial, par un service d'ambulance spéciale, et son logement immédiatement désinfecté. On augmente ainsi ses chances de guérison, et l'on évite qu'il transmette la maladie à tout son entourage.

Isolement à domicile. — Si le malade reste dans son domicile, on le met dans une chambre séparée, où les personnes appelées à lui donner des soins doivent seules pénétrer. Le lit est placé au milieu de la chambre, la tête au mur ; les tapis, les tentures et les grands rideaux sont enlevés. Cette chambre est aérée plusieurs fois par jour. Le malade est tenu dans un état constant de propreté.

On ne laissera entrer dans la chambre que les personnes absolument indispensables; elles se désinfecteront avant de sortir.

2. **Désinfection.** — La désinfection a pour but d'empêcher l'extension des maladies contagieuses en détruisant les germes infectieux ou en les rendant inoffensifs, et de détruire, neutraliser ou rendre inoffensifs les gaz qui non seulement ont une odeur désagréable, mais sont toxiques et capables d'asphyxier ceux qui les respirent; tels sont ceux qui s'échappent des fosses d'aisances, et qui contiennent en plus des germes infectieux, puisqu'ils proviennent d'une accumulation de résidus humains.

Une instruction spéciale indiquera pour chaque maladie le procédé de désinfection à employer.

La désinfection peut se faire mécaniquement, en supprimant la cause de l'infection par l'enlèvement rapide des objets contaminés, par la propreté la plus méticuleuse et le lavage du malade, de son entourage et du milieu dans lequel il est placé; enfin, par la ventilation, qui porte au dehors les germes infectieux. Un hygiéniste a dit avec raison : « Le meilleur désinfectant est celui qui sent le plus mauvais, car il oblige à ouvrir immédiatement toutes les fenêtres.. »

Le chlore est un désodorisant rapide et puissant; il en faut 1 kgr. pour 20 mètres cubes, et cela revient environ à 0 fr. 50; mais il a une odeur très désagréable et provoque la toux, aussi ne s'en sert-on que pour les locaux inhabités.

Les lampes thermo-hygiéniques en platine, incandescentes et non lumineuses, purifient l'air et enlèvent les mauvaises odeurs des appartements. Quand ces lampes fonctionnent, tous les miasmes en circulation dans l'air viennent se brûler à la surface de leur petit bonnet en platine, porté à l'incandescence. Celui-ci absorbe même la fumée et l'odeur du tabac, celles des cuisines, etc. Ces lampes sont donc très désinfectantes et très hygiéniques. Un médicament ou un parfum quelconque, ajouté à l'alcool qui entretient l'incandescence, se répand rapidement en vapeurs médicinales ou odorantes.

Les absorbants agissent en s'emparant des germes infectieux. Un morceau de charbon de chêne, grossièrement pulvérisé, absorbe dans ses pores 90 fois son volume de gaz ammoniac, 55 fois son volume d'acide sulfhydrique, et 35 fois son volume d'acide carbonique.

Il est précieux pour désinfecter l'eau et les liquides corrompus. C'est le moyen employé pour conserver l'eau potable dans les navires. Le sulfate de fer (cristaux verts), le sulfate de cuivre (cristaux bleus) et le sulfate de zinc (cristaux blancs) s'emploient en solution à 10 p. 100 (c'est-à-dire 100 grammes de ces substances dissoutes dans un litre d'eau), ou mieux en solutions saturées. (Une solution saturée est une solution dont le liquide ne peut pas dissoudre davantage du solide que l'on y incorpore. Elle laisse déposer l'excédent du corps qu'elle avait à dissoudre, d'où un dépôt au fond du vase.) Ces solutions se substituent aux corps odorants ou se combinent avec eux pour faire disparaître leur odeur et donner naissance à des compositions non dangereuses. C'est ainsi qu'ils absorbent l'acide sulfhydrique et le sulfhydrate d'ammoniaque.

D'après une ordonnance de police, le sulfate de zinc doit être mélangé aux bains sulfureux avant de les vider, afin de les rendre inodores.

La chaux vive détruit la matière organique en absorbant toute l'eau qu'elle contient. La chaux éteinte est seulement absorbante; elle fait disparaître rapidement l'acide carbonique contenu dans l'air. Les germes morbides sont aussi détruits : 1° par l'exposition des objets dans une étuve à vapeur sous pression; 2° par une immersion d'une demi-heure au moins dans l'eau bouillante; 3° par l'action des solutions désinfectantes.

Les désinfectants ne sont pas employés, comme on le croit généralement, pour faire disparaître les mauvaises odeurs; ce sont des substances qui arrêtent la fermentation putride et tuent les germes infectieux.

Les antiseptiques agissent en tarissant la source de l'infection. Ils retardent, suspendent ou empêchent la décomposition des matières susceptibles de se putréfier par la chaleur et l'humidité, détruisent les organismes inférieurs provenant de la décomposition, ou se combinent avec eux pour former un composé imputrescible.

Désinfection des cadavres. — On lave le cadavre avec une solution de 5 à 10 p. 100 de chlorure de zinc et l'on enveloppe le corps dans un drap mouillé avec cette solution, puis on le recouvre dans le cercueil de son de bois imbibé de solution phéniquée forte. Les pompes funèbres se chargent de ce soin si on le désire. On placera dans l'appartement où restera le cercueil 50 gr. de chlore par mètre cube d'air.

Désinfection de ceux qui approchent le malade. — Les personnes qui approchent le contagieux doivent se laver les mains avec une solution antiseptique plusieurs fois par jour, et toutes les fois qu'elles auront touché les linges ou ustensiles souillés par le malade. Cette solution sera soit du sublimé au millième, soit du cyanure de mercure au millième, soit du permanganate de potasse aux deux ou trois millièmes, soit du sulfate de cuivre ou de fer à 12 p. 1000. Leur alimentation sera saine et abondante. Ces personnes ne mangeront jamais dans la chambre du malade, ne goûteront pas des aliments ou boissons qui pourraient y avoir séjourné, se laveront les mains avec de l'eau et du savon avant de manger, puis avec une solution antiseptique. Elles se laveront fréquemment la figure avec une solution boriquée :

Acide borique........	40 grammes.
Eau chaude	1 litre.

Elles se rinceront la bouche de temps en temps, et plus particulièrement avant les repas, avec la solution boriquée indiquée ci-dessus, ou mieux encore avec une solution de 4 grammes d'acide chlorhydrique dans un litre d'eau, et changeront de vêtements toutes les fois qu'elles sortiront de la chambre du malade.

Elles seront vêtues d'une blouse de coton, montante jusqu'au cou, et qui les recouvrira entièrement; cette blouse sera blanche, pour obliger à une propreté méticuleuse, et à manches pouvant se relever jusqu'au-dessus du coude, lorsque les bras devront être nus.

Elles quitteront la blouse toutes les fois qu'elles sortiront de la chambre, et la remettront pour y rentrer. Tous les effets, vêtements, etc., qui leur auront servi pendant qu'elles étaient auprès du contagieux seront désinfectés comme ceux du malade. Elles prendront un ou plusieurs bains savonneux ou antiseptiques et nettoieront leurs cheveux et leur barbe, comme le malade, avant de reprendre le cours de leur vie habituelle.

Désinfection du malade. — Le malade *contagieux,* une fois guéri, ne sortira de sa chambre et ne reprendra la vie commune qu'après avoir pris deux ou trois bains savonneux avec 250 gr. de savon noir par bain, ou un bain au sublimé formulé par le médecin.

Sa barbe et sa chevelure seront enduites d'huile phéniquée ou lavées avec une solution antiseptique.

S'il s'agit d'un varioleux, on badigeonnera ses pustules avec un mélange ainsi composé :

Acide phénique	5 grammes.
Huile	100 —

Après la diphtérie on nettoie les yeux, les fosses nasales et la gorge au moyen d'une solution antiseptique.

Après l'érysipèle de la tête il ne faut pas oublier d'aseptiser le conduit auditif externe et les fosses nasales.

Désinfection des déjections des malades. — Les déjections des malades, surtout dans le choléra et la fièvre typhoïde, seront reçues dans des vases contenant préalablement des solutions désinfectantes (un verre de lait de chaux, de préférence). La garde maniera avec précaution les vases et les bassins pour que, en les glissant sous les malades ou en les retirant, ces solutions ne soient pas projetées hors du vase.

On plongera les vases et les bassins, après les avoir vidés, dans des solutions renfermant du sulfate de fer, de zinc ou de cuivre, du chlorure de chaux ou de zinc, ou dans une solution à 5 p. 100 d'acide sulfurique ou chlorhydrique. Ces solutions saturées pourront être conservées à cet effet dans des baquets, bassins, terrines, etc.

Désinfection des cabinets, fosses d'aisances, etc. — On jette dans les tuyaux de chute, selon la grandeur de la fosse, de 5 à 25 litres d'huile lourde de houille, ou 50 litres de solution saturée de sulfate de cuivre ou de fer. Ce dernier est le plus économique. Il agit moins vite que le chlorure de chaux, mais plus longtemps, parce qu'il ne décompose pas spontanément. Il n'a pas d'odeur.

Désinfection des linges, ustensiles, etc. — Les linges ayant servi à un malade atteint d'une affection contagieuse, qu'ils soient souillés ou non, ne doivent pas être lavés dans un cours d'eau. Ils seront emportés de la chambre dans des linges imbibés d'une solution antiseptique. On évitera de trop les remuer, puis on les plongera dans de l'eau chaude renfermant en dissolution des cristaux de soude, en élevant peu à peu la température jusqu'à l'ébullition, qu'on maintiendra pendant une demi-heure au moins avant de retirer et de livrer les linges aux blanchisseuses. Si on les plongeait directement dans l'eau bouillante, ils seraient *échaudés,* comme disent les ménagères, et les taches dont ils sont souillés (le sang, par exemple) ne pourraient plus s'enlever. Il faut agir de même, et pour la même raison, avant de les envoyer à l'étuve ou de les tremper dans une solution de sublimé.

L'ébullition à l'eau pure ne suffit pas à détruire les germes; mais si l'on ajoute 10 grammes par litre de carbonate de soude ou de potasse, au bout d'une heure d'ébullition la désinfection est faite, et l'on n'a pas besoin de recourir à l'étuve. Malheureusement on ne peut traiter ainsi que le linge blanc de coton, de toile ou de ramie.

L'ébullition détériore moins le linge que les solutions antiseptiques; ces dernières sont pourtant très utiles. On se sert le plus souvent d'une solution de chlorure de zinc à 10 p. 1000 additionnée de quelques grammes d'acide phénique, ou d'une solution de sulfate de cuivre à 5 p. 1000.

On traite de même les tasses, les bols, les cuillères, les assiettes, les cuvettes, en un mot tous les ustensiles ou instruments ayant servi au contagieux.

Les *lainages* doivent se désinfecter à froid. Pour cela, on les fait macérer pendant douze heures dans une solution de chlorure de zinc au dixième, après quoi on les lave à grande eau d'abord, puis à l'eau savonneuse; enfin on les *rince*. Les souliers pourront être lavés au sublimé à 1 p. 1000. Les objets qui ne supportent pas les lavages, comme les gants, les fourrures, les vêtements, les objets de literie, etc., seront désinfectés à l'étuve ou au soufre. Pour les emporter, on les enveloppera d'un drap trempé dans une solution antiseptique et tordu de façon à rester humide.

Étuve. — La température de l'étuve doit être de 150° s'il s'agit de chaleur sèche, et de 115° si la chaleur est humide. Cette dernière vaut mieux que la chaleur sèche; elle détériore moins les objets qui y sont exposés.

Désinfection au soufre. — Si l'on n'a pas à sa disposition un établissement de désinfection, on peut y suppléer en faisant usage d'un four de boulangerie ou de cuisine, ou bien d'un placard, d'une armoire, d'un cabinet, etc., que l'on calfeutre hermétiquement en collant des bandes de papier sur toutes les fissures, pour empêcher les vapeurs de s'échapper; on prend les précautions voulues pour éviter un incendie. On peut y installer des étagères à claire-voie pour déposer les effets à désinfecter, et on les dispose comme il est indiqué plus loin à propos de la désinfection d'un local par le soufre; puis on allume le soufre (20 gr. par mètre cube) ou le formol (comme il va être indiqué un peu plus loin, dans un récipient où l'on met quatre pastilles de formaline par mètre cube). On laisse le local clos pendant au moins 12 heures, et mieux pendant 24 heures. La désinfection à l'acide sulfureux et au formol est encore mieux assurée si dans la pièce on produit en même temps de la vapeur d'eau.

Désinfection des planchers, parois, etc. — En cas de maladies contagieuses les planchers seront nettoyés avec du savon, de la potasse, puis avec une solution antiseptique forte; on ne doit jamais les balayer à sec, pour ne pas soulever les poussières et les germes, mais faire usage de balais préalablement trempés dans une solution antiseptique forte. On répand sur le sol, avant le balayage, de la sciure de bois ou du sable, humectés d'une solution antiseptique : du chlorure de zinc au dixième ou une solution de chloral Marye, composée de sublimé et de sulfate de cuivre. On les brûlera ensuite.

On *prend* aussi la poussière avec des linges imbibés de solutions antiseptiques et qui sont ensuite brûlés ou bouillis. Une ou deux fois par semaine on nettoie ainsi les murs. Si ceux-ci sont peints, on les lave avec une solution antiseptique. Les murailles des locaux peuvent également être badigeonnées avec un lait de chaux préparé de la manière suivante :

Hypochlorite de chaux	4 kilogr.
Eau	100 litres.

Dans les salles spécialement destinées aux malades on passe les planchers à l'huile de lin bouillante ; on peut y étendre une couche de goudron de houille, et, une fois sec, on cire. Le plancher est noir, ce qui n'est ni gai ni joli, mais c'est aseptique et imperméable, ce qui est hygiénique et salutaire.

Désinfection des locaux non habités. — On désinfecte les locaux non habités par la ventilation et le lavage ; on gratte les murailles et les plafonds, puis on les lave à la potasse. On arrache et on renouvelle les papiers de tenture, on enlève les peintures des boiseries et on les repeint ; enfin, on brosse à la potasse et au savon les planchers, qu'on humecte ensuite d'une solution phéniquée, ou de chlorure de zinc à 5 ou 10 p. 100, ou de liqueur de Van Swieten. On peut se contenter de désinfecter les appartements par les moyens que nous allons indiquer.

Désinfection d'un local par le sublimé. — On pulvérise la solution forte en commençant à la partie supérieure de la paroi en suivant une ligne horizontale, et l'on descend successivement de telle sorte que toute la surface de la paroi soit couverte d'une couche de liquide pulvérisé en fines gouttelettes. Les planchers, les carrelages et les boiseries, etc., sont lavés à l'eau bouillante, balayés, essuyés et arrosés avec la même solution. La chambre n'est réhabitée qu'après avoir subi une ventilation d'au moins vingt-quatre heures, et même de quarante-huit heures.

On peut employer de la même façon une solution forte d'acide phénique.

Ces pulvérisations ont l'inconvénient de décoller et de détériorer les papiers de tenture, d'altérer la couleur des planchers; de plus, une fois le liquide évaporé, il reste sur les parois une couche d'antiseptique qui se détache peu à peu et qui, pour être mince et très légère, n'en a pas moins certains inconvénients. Les gouttelettes de la solution de sublimé, desséchées sur les murs, y laisseront des parcelles de ce poison qui, détachées par l'époussetage et le balayage, se mêleront aux poussières de la pièce, passeront dans les voies respiratoires des nouveaux occupants du local ainsi désinfecté, et pourront provoquer de véritables empoisonnements mercuriels chroniques, car quelques milligrammes de bichlorure de mercure sont déjà une dose toxique.

Désinfection d'un local par le pain. — La désinfection par la mie de pain doit être préférée pour les papiers et tentures de valeur; elle est très efficace et bon marché, mais elle demande du temps et de la patience. On pétrit dans les doigts de la mie de pain et on en frotte les objets à désinfecter. On enlève ainsi les germes, comme le dessinateur enlève le crayon ou le fusain des dessins sur papier ou sur toile.

Désinfection d'un local par le soufre. — On bouche hermétiquement toutes les issues, pour empêcher l'air extérieur de pénétrer dans l'appartement, on colle des bandes de papier sur les trous des serrures, sur les fentes et les jointures des portes, des fenêtres, du tablier de la cheminée, etc., en n'oubliant aucune fissure.

Afin que tout le contenu de la chambre soit bien désinfecté, on a soin, avant d'allumer le soufre, d'ouvrir largement les meubles, les armoires, les placards, les tiroirs, d'écarter le lit du mur, d'étaler les matelas.

On dispose sur des cordes, des rayons, des tables, et à terre, les couvertures, les duvets, ainsi que les oreillers ou édredons, et les matelas, qu'on aura au préalable décousus, afin de pouvoir en étaler la plume, le crin et la laine; on ouvre les livres et on les étale, ainsi que les

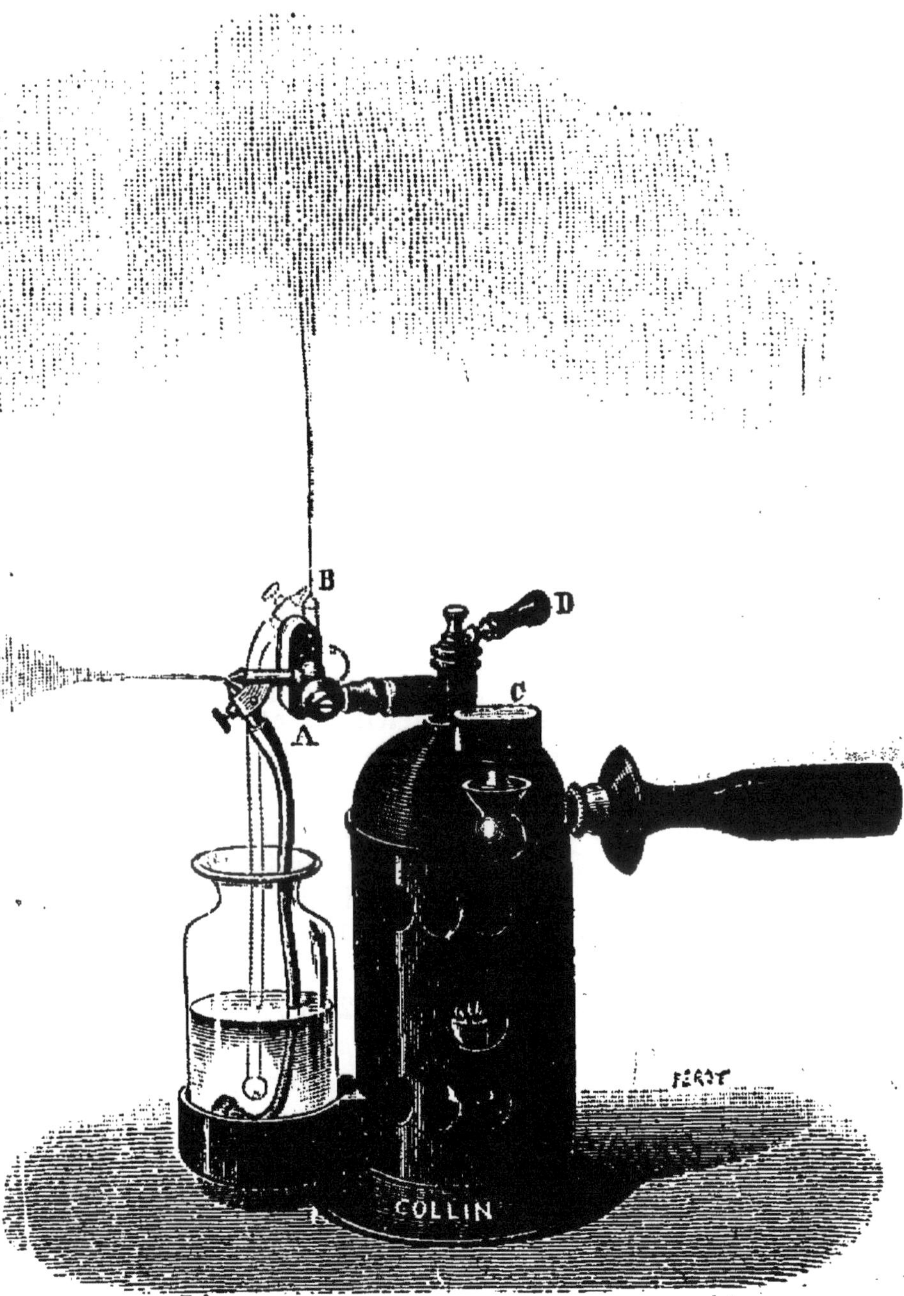

Fig. 27. — Pulvérisateur à vapeur.

jouets. On suspend à des cordes tendues les petits tapis, les vêtements dont les poches et les manches sont retournés et les cols relevés, en évitant que ces objets se touchent ou forment des plis, pour que le gaz antiseptique les atteigne dans toutes leurs parties.

Afin de remplir la chambre de vapeurs, on fait bouillir dans un réchaud, pendant une demi-heure, une certaine quantité d'eau; dans le même but, on prend des briques fortement chauffées, on les place dans un seau et on y verse lentement de l'eau bouillante; cela produit une buée intense. Puis on dispose, sur différents points de l'appartement, des récipients (bassins en fer, baquets, terrines, gardales, etc.) renfermant au moins dix centimètres d'eau, de cendres ou de sable. Ils sont destinés à recevoir les ustensiles dans lesquels on fera brûler le soufre. Ceux-ci, placés directement sur le plancher, risqueraient d'y mettre le feu.

On doit multiplier ces récipients pour que le soufre se répande mieux dans l'appartement, et les élever à hauteur d'homme, si possible; l'acide sulfureux, étant plus lourd que l'air, reste au niveau du sol, sans cette précaution. On enfouit en partie dans le sable ou dans l'eau des vases peu profonds, en terre ou en fer, d'une seule pièce ou rivés sans soudure (de vieilles boîtes à conserves vont très bien pour cela) dans lesquels on a mis de petits morceaux de soufre, ou de préférence de la fleur de soufre (soufre en poudre) à raison de 20 à 50 grammes par mètre cube d'air. Avant d'allumer le soufre on a soin de se ménager un passage libre pour arriver rapidement et sans encombre de la porte à la fenêtre.

Pour que le soufre s'allume plus facilement on l'arrose d'un peu d'alcool, ou on le recouvre d'un peu de coton imbibé de ce liquide et auquel on met le feu. Dès que le soufre est enflammé, on sort par l'issue que l'on a laissée libre, on la ferme, et l'on colle alors du côté extérieur des bandes de papier sur les joints. On laisse les choses ainsi pendant vingt-quatre heures, puis, si l'état des lieux le permet, on ouvre la pièce de l'extérieur. Mais cela n'est pas toujours possible, et le plus souvent on est obligé de pénétrer dans la chambre pour ouvrir la ou les

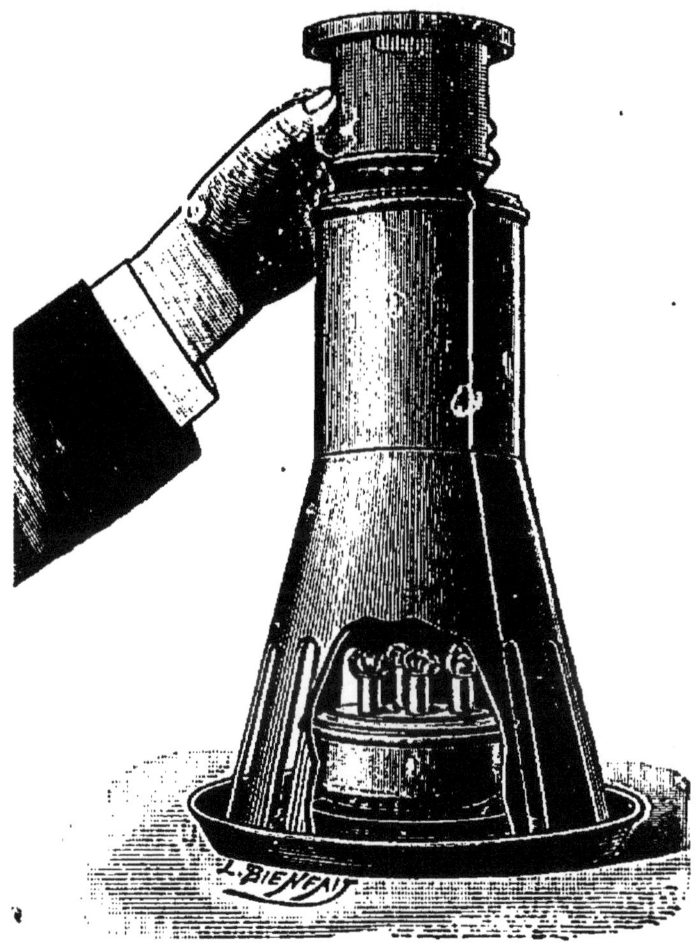

Fig. 28. — Formolateur Hélios.

fenêtres. Comme cette pièce contient des gaz dangereux (vapeurs nitreuses, chlore, acide chlorhydrique, acide sulfureux), les plus grandes précautions sont nécessaires pour ne pas s'y asphyxier.

Avant de pénétrer dans la pièce on fait une inspiration profonde, puis on retient sa respiration et l'on se met sur le nez et sur la bouche un mouchoir mouillé, pour ne pas inspirer les gaz contenus dans la chambre.

On va ensuite ouvrir largement la fenêtre et l'on ressort de la pièce le plus vite possible, car on a besoin de respirer.

Il faudra laisser les fenêtres ouvertes nuit et jour pendant quatre jours au moins avant d'occuper de nouveau l'appartement; il sera prudent même de n'y coucher qu'au bout de huit jours, car, la nuit, tout étant fermé, l'odeur pourrait encore être incommode.

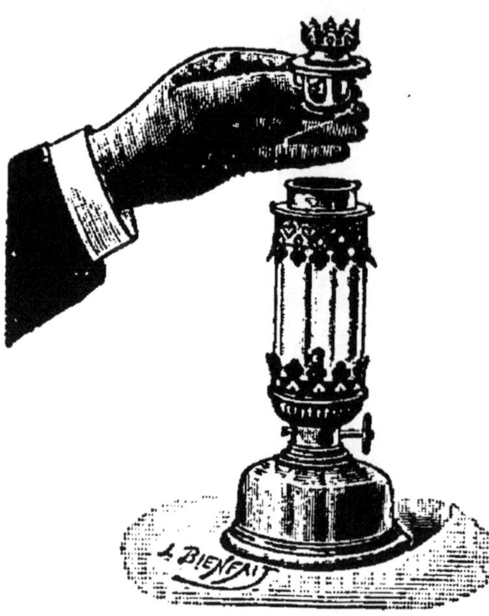

Fig. 29. — Formolateur Hélios.

Le soufre est un puissant moyen de désinfection. Il peut servir aussi à détruire les parasites qui infestent parfois les maisons; mais il a l'inconvénient de laisser après lui une odeur persistante et très désagréable à la literie, aux vêtements, etc., de détériorer la couleur de certaines tentures, étoffes, etc., ainsi que les cuivres et les dorures. Les cuivres peuvent être vaselinés ou graissés, on les fourbit ensuite, tandis qu'on lave avec une solution phéniquée les dorures préservées du soufre.

Désinfection par le formol. — Le formol ou formaline est aussi employé pour la désinfection des locaux. Cette désinfection a l'avantage d'être rapide et de ne pas détériorer les objets sur lesquels elle agit. Pour qu'elle soit efficace il faut qu'elle soit bien faite. Il est indispensable pour cela de se servir des appareils spéciaux inventés dans ce but. Ils sont accompagnés d'une instruction indiquant la manière de procéder. La dose est de 2 à 4 pastilles par mètre cube; l'ammoniaque évaporé enlève l'odeur laissée par le formol.

Désinfection des locaux dans les grandes villes. — Dans une grande ville, quand on a des locaux à désinfecter, on peut s'adresser à la mairie, à la division de l'Assistance et de l'Hygiène publiques, qui envoie une brigade spéciale de désinfecteurs. Un médecin du service sanitaire est chargé de constater si les mesures de désinfection ont été bien prises.

§ 3. — PROPHYLAXIE DANS LES MALADIES CONTAGIEUSES DONT LE MICROBE PARASITAIRE EST CONNU.

1. *Charbon.* — 2. *Morve.* — 3. *Diphtérie.* — 4. *Fièvre typhoïde.* — 5. *Oreillons.* — 6. *Tuberculose.* — 7. *Psittacose.*

1. Charbon. — Le charbon est resté le type des maladies parasitaires transmissibles, parce qu'il a été le premier étudié expérimentalement. Le *bacille du charbon* se propage par les spores formées dans le sol autour des cadavres des animaux charbonneux. Ces cadavres ont beau être enterrés à 2 mètres de profondeur et plus, les vers de terre pénètrent dans les couches profondes, se nourrissent des matières organiques qui souillent la terre autour du corps des animaux enfouis, et viennent rejeter à la surface du sol ces petits cylindres contournés sur eux-mêmes que l'on aperçoit fréquemment après la pluie. En recueillant ces cylindres ou en extrayant la terre de l'intestin des vers, Pasteur y a retrouvé les spores de la bactéridie charbonneuse et a pu inoculer avec elle des animaux sains.

Les animaux, en broutant les plantes poussées sur cette terre, s'inoculent les spores charbonneuses, qui s'introduisent par une écorchure de leurs premières voies digestives. Si les animaux, en paissant, rencontrent des objets piquants, tels que des barbes d'épis d'orge, des épines, etc., ils se blessent la bouche ou l'arrière-gorge et sont fatalement inoculés. C'est ce qui explique l'existence des champs maudits signalés par les éleveurs et les bergers de la Beauce, de la Sologne et de la Brie. Ceux-ci ne pouvaient y amener paître les troupeaux sans observer une épidémie de charbon plus ou moins meurtrière.

Il est possible de faire disparaître ou de diminuer les dangers de la contamination des troupeaux. Au lieu d'enfouir les cadavres dans un endroit quelconque, il faut les envoyer à l'équarrissage ou les enfouir dans des endroits clos de barrières élevées ou de murs; le mieux serait de brûler les cadavres ou de les faire bouillir. Il faut éviter, pendant le transport, de souiller la terre avec les liquides ou le sang que l'animal laisse échapper, et détruire les germes sur tous les points où se trouvent ces liquides, soit en y brûlant les herbes, soit en les arrosant avec une solution de sulfate de cuivre à 1 p. 100.

Le charbon peut s'introduire dans l'organisme par les voies respiratoires ou par l'appareil digestif, mais presque toujours c'est par inoculation, grâce à une déchirure de la muqueuse ou de la peau, une piqûre, une éraflure, etc.

Pasteur remarqua que si un animal atteint ne meurt pas, il est en quelque sorte vacciné, car le charbon ne récidive pas chez lui. Il eut alors l'idée de préparer expérimentalement des virus atténués par une culture de 42° à 55°, et il est arrivé à trouver un vaccin qui préserve le bétail de cette maladie.

L'immunité acquise est de 2 à 4 ans, selon les individus, mais il est plus prudent de revacciner les troupeaux chaque année.

Davaine a démontré que les mouches jouent un rôle dans la propagation de la maladie.

Les hommes sont souvent piqués ainsi ou inoculés de différentes façons, ce qui détermine chez eux la *pustule maligne*. On voit alors survenir une pustule au point inoculé. La peau qui l'entoure est rouge, luisante, tendue; elle devient noirâtre (d'où le nom de charbon donné à la maladie).

Le malade ressent des démangeaisons et comme une brûlure; puis une tumeur brune apparaît, le pourtour est surmonté de quelques pustules noires remplies de sérosité rousse.

Comme symptômes généraux on remarque de la lourdeur de tête, de l'abattement; la peau est sèche et brûlante, le pouls petit, le regard fixe, et la faiblesse progressive jusqu'à la mort.

Dès le début de ces accidents, il ne faut pas hésiter à faire deux incisions en croix et à cautériser avec un fer rouge, puis avec de la potasse caustique. Pour relever les forces du malade on lui donne des toniques, du vin chaud, du punch, des grogs, du quinquina, etc., en attendant l'arrivée du médecin. On prévient ce dernier dès que l'on peut soupçonner que la piqûre a été faite par une mouche charbonneuse, puisque la pustule maligne est mortelle si elle n'est pas combattue à temps.

2. Morve. — La *morve* est une maladie parasitaire que l'on rencontre chez les jumentés (cheval, âne, mulet) et qui peut être transmise à l'homme et à certains rongeurs.

Son bacille spécifique a été découvert en 1883. Dès 1837, Rayer avait découvert que la maladie peut être transmise à l'homme. Ce bacille se trouve dans le poumon, le foie, la rate des sujets morveux et pullule dans les muqueuses des fosses nasales et du pharynx, y produisant des abcès et des ulcères dont les matières virulentes sont entraînées avec le produit de la sécrétion des muqueuses, d'où son nom de *morve*. On l'appelle aussi *jetage* quand elle se localise dans les voies respiratoires, et *farcin* lorsqu'elle est constituée par des tumeurs et des ulcères de la peau.

Elle est transmissible à l'homme par l'animal, par son cadavre, et par tous les objets souillés par les sécrétions de l'animal malade (couvertures, harnais, abreuvoirs, mangeoires, fourrages, etc.). La transmission peut aussi se faire, mais plus rarement, par les voies digestives, quand on porte à la bouche, par inadvertance, les doigts souillés par ces sécrétions.

Dans les campagnes elle fait souvent des victimes chez les palefreniers, les équarrisseurs, les maquignons, les cavaliers, les écuyers, etc., car, là surtout, on ignore le plus souvent la transmissibilité à l'homme, on la méconnaît et l'on ne prend pas de précautions contre l'inoculation de la maladie.

En raison de la gravité de la morve, on doit isoler les animaux ou les individus suspects et observer les règles de police sanitaire concernant l'abatage des animaux malades. On devra désinfecter les écuries et passer à l'étuve les harnais, les couvertures, etc., de l'animal morveux.

« En 1891, un vétérinaire russe, Kalning, appliquant les procédés de Koch[1] aux cultures du bacille morveux, a préparé la *malléine,* substance qui, injectée chez un animal, révèle par une augmentation de température la morve latente; chez un animal sain, l'inoculation n'est pas suivie d'augmentation de la température. M. Nocard, essayant la malléine sur 227 chevaux, reconnut que 120 d'entre eux étaient morveux, ce que l'autopsie confirma. » (E. AUBERT et A. LAPRESTÉ.)

3. **Diphtérie.** — La diphtérie est caractérisée par la formation de fausses membranes molles, grisâtres, fibrineuses, dans lesquelles se trouvent emprisonnés des microbes pathogènes, et en particulier la bactérie qui cause la maladie. Cette bactérie a été découverte en 1883 par Klebs et cultivée par Loeffler en 1884. Ce dernier lui a donné son nom. Elle siège sur les muqueuses et sur la peau excoriée, principalement sur les muqueuses du nez, de la bouche, du pharynx et du larynx.

Si elle se développe dans la gorge, elle produit la *diph-*

1. Voir plus loin la tuberculose.

térie pharyngée, l'*angine diphtérique* ou l'*angine couenneuse;* dans le larynx elle provoque la *diphtérie laryngée* ou *croup*.

Les chats, les lapins, les cobayes, les perruches, les pigeons, les poules, peuvent en être atteints et devenir des sources de contagion. Le bacille de la diphtérie est cantonné dans les fausses membranes quand il y en a : car il y a des cas de diphtérie sans fausses membranes, et des fausses membranes sans diphtérie.

Dans les cas bénins, les fausses membranes sont isolées. Le mal est d'abord local, et s'il est énergiquement combattu il s'arrête et disparaît; mais, s'il est abandonné à lui-même, surtout sur un sujet affaibli, il ne tarde pas à exercer son influence sur toute l'économie; les fausses membranes s'étendent et grandissent, couvrent les amygdales et le voile du palais, envahissent le pharynx, les fosses nasales, et souvent les voies aériennes; elles deviennent confluentes, les ganglions du cou s'engorgent, l'albumine apparaît dans les urines, car le microbe sécrète des poisons, des toxines, qui, plus ou moins rapidement diffusées dans l'organisme, y produisent des phénomènes d'intoxication générale.

Le médecin, dans les cas douteux, peut avoir recours à l'examen microscopique pour savoir si la fausse membrane renferme ou non le bacille de Loeffler. Si l'angine est franchement diphtéritique, on voit d'abord des taches blanchâtres analogues à celles du muguet; puis, si le cas s'aggrave, la muqueuse est pointillée de noir. Bientôt les amygdales se couvrent d'ulcérations profondes et saignantes, à bords taillés à pic, et dont le fond présente des aspérités grisâtres, semblables jusqu'à un certain point à de la couenne de porc déchiquetée. Ce sont les fausses membranes. La voix devient voilée, éteinte, ainsi que la toux; l'enfant a de la fièvre, il est agité, dort mal; il y a du gonflement au-dessous des mâchoires. Cette tuméfaction des glandes est généralement considérable; c'est un symptôme très important. Cependant, il ne faut pas trop s'en effrayer, car il peut n'être dû qu'à des amygdales volumineuses faisant saillie. Si l'enfant est porteur d'énormes amygdales, l'angine couenneuse peut présenter les mêmes accidents asphyxiques que le croup.

Le croup est souvent sporadique, c'est-à-dire qu'il peut ne frapper qu'un seul individu; mais il est plus souvent encore épidémique, et sa malignité varie à l'infini. Le croup se rencontre exceptionnellement chez les adultes, jamais chez les vieillards, parce que, lorsque la croissance est terminée, le larynx est assez développé pour laisser passer l'air, malgré les fausses membranes; mais la glotte des enfants est très petite, les fausses membranes l'oblitèrent facilement; de là la fréquence du croup dans le jeune âge.

La diphtérie, plus fréquente de deux à six ans, est plus grave chez les sujets très jeunes ou très vieux. Assez faible chez les individus sains, la réceptivité devient très grande chez les débilités; les enfants tuberculeux succombent presque tous. C'est surtout à la suite de fièvres éruptives, en particulier de la scarlatine et de la rougeole, que la diphtérie survient et revêt une forme grave. Avant 1894, elle causait en moyenne 18,000 décès par an, en France; 60 à 70 cas sur 100 étaient suivis de mort. Aujourd'hui la proportion est réduite à 10 p. 100; elle le sera davantage encore dans l'avenir.

Le savant allemand Behring a montré que le *sérum d'animaux immunisés, s'il ne tue pas le bacille diphtérique, détruit sa toxine.* Ce sérum permet en outre à l'organisme envahi de lutter plus vigoureusement contre le microbe. Le docteur français Roux a institué en 1894 un traitement antidiphtérique chez l'homme, à l'aide de sérum de chevaux vaccinés contre la diphtérie. Cette même année il a démontré au congrès de Budapest la supériorité de ce traitement sérothérapique sur tous ceux essayés jusqu'alors.

L'essentiel est de faire ces injections à temps. Le sérum arrête l'action du poison diphtérique, mais ne guérit point les lésions déjà établies. Si elles sont trop étendues, surtout dans le bulbe, le malade peut mourir, malgré les injections de sérum.

Le sérum antidiphtérique est non seulement curatif, mais préventif.

La durée de l'action préservatrice du sérum est d'environ quatre semaines. Ces injections sont inoffensives. Netter, sur 2,500 injections, n'a pas eu un seul accident imputable au sérum.

La propagation de la diphtérie se fait toujours par contagion, soit par le contact direct avec le malade, soit par l'intermédiaire des objets ayant servi à ce dernier, soit enfin par des parcelles de membranes expulsées lors des quintes de toux. Elles se retrouvent dans les matières vomies et expectorées, dans l'urine et dans le mucus nasal. Il faut à tout prix éviter la propagation et la dispersion de ces fausses membranes : leurs fragments desséchés, transportés par l'air et fixés dans les tapis, les couvertures, le linge, les tentures, les tapisseries, les fentes des planchers, etc., conservent très longtemps leur pouvoir infectieux.

L'isolement et la désinfection sont les mesures rigoureusement nécessaires à prendre en cas de diphtérie. Les personnes qui soignent les malades seront d'une rigoureuse propreté; elles éviteront de se tenir en face des malades, surtout pendant les quintes de toux; de respirer leur haleine, de les embrasser, car elles risqueraient ainsi d'avaler les germes infectieux qu'ils laissent échapper. Elles recouvriront de collodion toute plaie ou excoriation, toute coupure ou éraflure de la peau, soit sur elles-mêmes, soit sur le malade, car la peau ou les muqueuses dépourvues de leur épiderme ou de leur épithélium sont une porte ouverte à l'infection. C'est pourquoi on n'applique jamais de vésicatoires sur un diphtérique : la plaie qu'ils provoquent serait bien vite envahie par les fausses membranes.

Il faut désinfecter immédiatement toutes les matières

vomies ou expectorées et tous les objets souillés par elles, par des lavages à la solution phéniquée forte; faire bouillir les cuillères, tasses, verres, etc., qui auront servi au malade. On recueille les poussières de la chambre avec un linge humecté d'une solution antiseptique, et l'on répand sur le plancher, pour le balayer sans soulever de poussières, de la sciure de bois imprégnée de cette même solution. On fera brûler le linge et la sciure après les avoir employés; enfin on brûlera impitoyablement tous les jouets ayant servi aux petits malades. On cite une poupée non désinfectée qui a occasionné la mort de cinq enfants. Les animaux domestiques ne seront pas admis dans la chambre; on raconte qu'un chat avec lequel avait joué un diphtérique a contaminé plusieurs personnes.

En temps d'épidémie tout mal de gorge doit être suspect; on devra donc, dès le début des angines simples, surtout des angines de la scarlatine et de la rougeole, pratiquer des lavages antiseptiques de la gorge.

La durée de l'incubation de la diphtérie est très variable et peut quelquefois être extrêmement courte.

La contagion s'exerce depuis le début de la maladie jusqu'à la fin de la convalescence. On sait que le bacille diphtérique persiste dans le nez et dans la gorge souvent pendant de longues semaines. Dans les écoles, on a fixé à 40 jours la durée pendant laquelle un enfant atteint de diphtérie devait être isolé de ses camarades. Ce délai doit quelquefois être prolongé.

Cette persistance des germes dans le nez et la gorge des diphtériques nécessite leur désinfection la plus rigoureuse, pour ne pas contaminer les autres enfants.

4. **Fièvre typhoïde.** — La *fièvre typhoïde* est une affection spéciale à l'homme. Elle est très grave et très répandue, puisque l'on compte en France une moyenne de 100,000 cas par an; 10,000 à 20,000 sont suivis de mort, dit Brouardel. Comme les fièvres éruptives, elle récidive rarement. Elle atteint exceptionnellement les enfants dans leur première année, et revêt alors des formes spé-

ciales. Elle est très rare les années suivantes, mais de sept ans jusqu'à l'âge adulte elle est assez fréquente. Le plus grand nombre de typhiques se compose de jeunes gens de vingt à vingt-cinq ans. C'est le moment de la vie où la réceptivité pour cette maladie est le plus grande. Si l'on joint à cette cause prédisposante l'encombrement et l'installation défectueuse des casernes, on comprend pourquoi la fièvre typhoïde est beaucoup plus meurtrière dans l'armée que dans la population civile.

Les habitudes alcooliques, les excès de tous genres et surtout les excès de fatigue, prédisposent à la maladie, ainsi que la viciation de l'air, l'alimentation insuffisante ou malsaine, la malpropreté, les chagrins, etc., en un mot, toutes les causes qui diminuent la résistance de l'organisme.

La fièvre typhoïde est due à une bactérie, le *bacille typhique* ou *bacille d'Eberth,* en forme de bâtonnets courts, à extrémité arrondie. On en trouve dans la rate, dans les ganglions lymphatiques, dans le sang, et principalement dans l'intestin et dans les déjections des typhiques. Il peut vivre plus de quinze jours dans les urines, d'où la nécessité de leur désinfection.

La fièvre typhoïde, transmise quelquefois par le contact direct, l'est surtout par l'eau et les déjections; en effet, le bacille typhique se rencontre dans les excréments des malades et peut être ingéré avec les substances souillées par les déjections. L'eau, l'air, les linges des malades, les mains des personnes qui les soignent, sont les véhicules des parasites.

Les déjections d'un malade sont-elles jetées sur le fumier ou dans les fosses d'aisances dont le contenu est incomplètement isolé du sol; le linge de corps du malade est-il lavé sans précautions préalables, alors le microbe de la fièvre typhoïde, entraîné par les eaux de pluie, d'infiltration ou de lavage, envahit la nappe d'eau souterraine qui alimente les puits, ainsi que les cours d'eau où le linge a été nettoyé. Le bacille de la fièvre typhoïde, ainsi diffusé, s'introduira dans le tube digestif de toutes les personnes qui puiseront de l'eau à la source contaminée, et la maladie, préalablement localisée dans une chambre, s'étendra à toute une localité; 90 pour 100 des cas de fièvre typhoïde sont dus à l'absorption d'eau que l'on croyait potable, mais qui était infectée de bacilles typhiques.

En temps d'épidémie de fièvre typhoïde l'eau potable doit être l'objet d'une attention toute particulière. L'eau récemment et longuement bouillie, puis aérée, donne seule une sécurité absolue. Elle servira aussi au lavage minutieux des légumes. La chambre sera aérée aussi largement que possible; les ustensiles, les vases, les fosses d'aisances, seront désinfectés plusieurs fois par jour; les déjections des malades et tous les objets souillés par elles seront immédiatement désinfectés, comme il a déjà été dit.

« La désinfection des selles des typhiques s'impose non seulement au cours de la maladie, mais encore pendant la convalescence, le bacille producteur de cette affection ayant été rencontré dans les excréments un mois après la guérison. » (A. Kermorgant.)

5. **Oreillons.** — Cette maladie est due à un microbe qui a été peu étudié, mais que Laveran et Catrin ont décrit; elle est caractérisée par le gonflement des parotides, glandes situées en avant et un peu au-dessous de l'oreille. On l'observe particulièrement dans la seconde enfance et plus fréquemment chez les garçons que chez les petites filles; elle est infectieuse et transmissible. C'est, de toutes les maladies contagieuses, celle dont la période d'incubation est le plus longue, puisqu'elle peut durer de 15 à 20 jours.

Cette maladie est contagieuse, surtout au début; la transmission a lieu dans les 12 premiers jours; elle est possible au plus fort de la maladie et dans la période d'incubation, exceptionnelle dans la convalescence.

La salive provenant de la glande parotide enflammée venant se déverser dans la bouche, il est bon de faire rincer très souvent la bouche du malade avec une solution antiseptique (du phénosalyl, par exemple); le malade se gargarise et se fait des pulvérisations dans la gorge plusieurs fois par jour avec la même solution. Il évite ainsi de s'intoxiquer lui-même, se préserve des complications qui aggravent souvent les oreillons et risque moins de contaminer ceux qui l'approchent. Les glandes salivaires sublinguales peuvent être atteintes des oreillons.

Pour les oreillons, il est utile, mais souvent impossible, d'isoler les suspects.

6. **Tuberculose.** — La tuberculose est la plus redoutable des maladies contagieuses; elle exerce ses ravages dans les milieux les plus divers. Presque aucune famille n'est épargnée par ce terrible fléau, qui cause en France, en moyenne, 160,000 décès par an, soit environ 1/6 de la mortalité générale et 1/5 ou 1/4 de la mortalité des grandes villes.

La tuberculose est caractérisée par la formation de tubercules ayant ordinairement la grosseur d'une tête d'épingle et qui, le plus souvent, s'ulcèrent et se résolvent en un liquide purulent. Le malade crache alors abondamment, et il se forme des cavités appelées cavernes à la place que les tubercules occupaient.

Quelquefois les tubercules sont envahis par un dépôt calcaire qui les isole complètement, et le malade peut guérir. La tuberculose se développe dans tous les tissus, mais son siège de prédilection est l'appareil respiratoire : elle devient alors la *phtisie pulmonaire,* dont sont atteintes les personnes désignées sous le nom de *poitrinaires.*

Le bacille de la tuberculose a été découvert en 1882 par Koch. Il se trouve dans les tubercules, dans les liquides provenant de leur ulcération et dans les crachats des phtisiques.

Le microbe de la tuberculose pénètre dans l'organisme par les voies aériennes avec l'air inspiré, par le canal digestif avec les aliments, par la peau et les muqueuses à la suite d'écorchures, de piqûres, de plaies et d'ulcérations diverses.

La source contagieuse la plus fréquente et la plus redoutable réside dans les crachats des phtisiques; encore humides, ils souillent les mains des personnes qui touchent les linges tachés par les tuberculeux; en l'absence de soins suffisants, les mains transportent sur les aliments les germes de la tuberculose. C'est surtout lorsqu'ils sont réduits en poussière qu'ils deviennent dangereux. Ils revêtent promptement cette forme lorsqu'ils sont projetés sur le sol, les planchers, les carreaux, les murs; lorsqu'ils souillent les vêtements, les couvertures, les objets de literie, les rideaux, etc.; lorsqu'ils sont reçus dans des mouchoirs, des serviettes, etc.

« Des faits analogues au suivant doivent se produire très souvent. A Paris, dans une administration et dans un bureau qui comptait 22 employés, il entra deux phtisiques en 1878; ils vécurent plusieurs années, toussant et crachant sur le plancher, dans ce local exigu et mal aéré. Les employés arrivaient au bureau de bonne heure, au milieu d'un air chargé de poussières du balayage du matin. Treize d'entre eux, plus les deux phtisiques, ont succombé à la phtisie de 1884 à 1889. Total, 15 morts sur 22 personnes vivant dans cette atmosphère confinée et chargée de microbes tuberculeux, provenant des crachats desséchés des deux premiers phtisiques. » (Cornil, *Académie de médecine*, 3 novembre 1889.)

Le principe contagieux de la tuberculose se trouve aussi dans les déjections des phtisiques, soit qu'il provienne de lésions intestinales, soit qu'il vienne des crachats avalés par les malades. Très fréquemment ceux-ci sont atteints de diarrhée, souillent leurs draps de lit et leur linge, et créent ainsi une source d'infection contre laquelle il importe de se mettre en garde.

En parlant, le phtisique peut émettre des particules de salive contenant le bacille de Koch; son voisinage est donc dangereux.

Dans un peu plus de la moitié des cas la tuberculose s'attaque à des sujets originaires d'ascendants tuberculeux (hérédité); mais la transmission héréditaire directe est heureusement un fait très rare. Les dernières recherches ont montré que l'enfant qui naît d'une mère ou d'un père tuberculeux n'apporte presque jamais en naissant le microbe de la tuberculose. Ce que les parents transmettent à leurs enfants, c'est une constitution débile, un milieu organique favorable au développement du microbe, et, quand les enfants vivent sous le même toit que leurs parents, ils sont dans les conditions les plus favorables pour recevoir le germe de la maladie. C'est là le danger; nous en devons chercher le remède.

Prophylaxie. — La tuberculose, étant due à l'invasion d'un microbe, est une maladie *évitable*, comme le charbon; c'est aussi une maladie *guérissable*, quand elle est soignée à temps.

Des moyens propres à enrayer la contagion ont été adoptés à l'unanimité par le congrès contre la tuberculose (1888) et par l'Académie de médecine (1891). On ne saurait trop insister sur leur importance et sur la nécessité de les mettre en pratique; c'est une question de vie ou de mort pour des milliers d'individus.

1° Il importe surtout de recueillir les crachats des malades et de ne pas attendre, pour les détruire, qu'ils se soient desséchés et répandus en poussière dans l'atmosphère.

Les phtisiques doivent toujours expectorer dans un crachoir de poche ou d'appartement contenant une certaine quantité d'eau ou de liquide antiseptique (eau phéniquée à 5 p. 100), et non des matières pulvérulentes comme le sable, le son, les cendres, qui, sous l'influence d'un courant d'air, contribueraient à répandre le microbe dans l'appartement[1].

1. Le sublimé doit être additionné de 10 p. 1000 de carbonate de soude, sans quoi il coagulerait l'albumine des crachats, ce qui l'empêcherait d'atteindre le microbe.

Les crachoirs doivent être chaque jour vidés dans le feu, nettoyés à l'eau bouillante additionnée de cristaux des laveuses (carbonate de soude). Jamais on ne doit en jeter le contenu sur les fumiers, ni dans les cours, où ils peuvent tuberculiser les volailles, être dilués par les eaux de pluie, qui disperseraient ainsi le bacille, risquant d'infecter les eaux de boisson.

2° On ne doit pas laisser sécher le linge maculé par les déjections des tuberculeux, mais le tremper et le faire séjourner quelque temps dans l'eau bouillante avant de le livrer au blanchissage, ou bien le brûler; éviter de coucher dans le lit d'un tuberculeux; habiter sa chambre le moins possible, si de minutieuses précautions n'ont été prises contre les crachats et contre les souillures de son linge; obtenir que les chambres d'hôtel, les maisons garnies, les chalets, les villas, etc., occupés par les phtisiques dans les villes d'eaux et les stations hivernales soient meublés et tapissés de telle manière que la désinfection y soit facile et complètement réalisée après le départ de chaque malade.

3° Ne se servir des objets contaminés par les tuberculeux (linge, literie, vêtements, objets de toilette, tentures, meubles, jouets) qu'après désinfection (étuve sous pression, ébullition, vapeurs soufrées, peinture à la chaux).

4° Si les crachats des phtisiques ainsi que leurs excrétions sont l'origine la plus commune des tuberculoses acquises, ils n'en sont pas la seule.

Le parasite de la maladie peut se rencontrer dans le lait, la viande et le sang des animaux malades qui servent à l'alimentation de l'homme, bœuf, vache surtout, lapin, volailles.

a) Le lait, dont la provenance est le plus généralement inconnue par ceux qui en font usage, doit attirer spécialement l'attention des mères et des nourrices, en raison de l'aptitude des jeunes enfants à contracter la tuberculose. (Il meurt annuellement à Paris plus de deux mille tuberculeux âgés de moins de deux ans.)

La mère tuberculeuse ne doit pas, si possible, nourrir son enfant; elle le confiera à une autre nourrice, bien portante, vivant à la campagne, dans une maison non habitée par des phtisiques, où, avec les meilleures conditions hygiéniques, les risques de contagion tuberculeuse sont beaucoup moindres que dans les villes.

Quand l'allaitement au sein est impossible, on le remplace par l'allaitement avec le lait de vache. Celui-ci doit toujours être bouilli.

b) La viande des animaux tuberculeux doit être prohibée. Le public a tout intérêt à s'assurer si l'inspection des viandes exigée par la loi est régulièrement et sévèrement exercée.

Une rigoureuse surveillance dans les abattoirs s'impose absolument à ce sujet. Loin de se taire sur le danger de la contagion de la tuberculose, il faut le proclamer bien haut; on ne prendra jamais assez de précautions pour l'éviter; quoi que nous fassions, nous ne ferons jamais trop.

c) L'usage d'aller boire du sang dans les abattoirs est dangereux. Il est, du reste, sans efficacité.

5° Sont particulièrement aptes à contracter la tuberculose :

a) Les personnes nées de parents tuberculeux ou appartenant à des familles qui comptent plusieurs membres frappés par la tuberculose.

b) Celles qui sont débilitées par les privations et les excès. *L'abus des boissons alcooliques est particulièrement néfaste.*

c) Sont aussi prédisposés à la tuberculose les individus atteints ou en convalescence de rougeole, de coqueluche, de variole, et surtout les diabétiques.

Toutes les prescriptions qui précèdent ont seulement pour but d'empêcher la propagation de la tuberculose. Est-il possible de combattre efficacement la tuberculose déclarée?

On ne connaît jusqu'ici, pour combattre la tuberculose

déclarée, que des mesures d'hygiène qui, dans un certain nombre de cas et dans des conditions climatériques particulières, ont une efficacité incontestable. Le séjour prolongé sur le bord de la mer, à l'abri des vents froids, dans un climat doux comme celui de la France, de l'air pur à profusion, de l'espace, du mouvement, de la lumière, de la chaleur et une bonne alimentation : telles sont les conditions propres à assurer la guérison de la phtisie pulmonaire chez les personnes sérieusement atteintes, ou à préserver les sujets prédisposés.

La guérison de la tuberculose a été entreprise dans des sanatoria et des hôpitaux créés dans ce but. Les résultats y sont excellents et font souhaiter que des secours pécuniaires plus abondants permettent l'extension de ces œuvres essentiellement humanitaires.

Le meilleur moyen de combattre la tuberculose serait la lutte contre la misère. Tant qu'il y aura des milliers d'individus manquant d'air, de pain et de lumière, devant se surmener par un travail au-dessus de leurs forces, avec le souci de la lutte pour la vie, qui déprime leur moral, tandis que les privations de toutes sortes dépriment leur physique, il y aura fatalement des candidats à la tuberculose. La charité publique et la charité privée feront plus que toutes les ordonnances.

Tuberculine. — En 1890, Koch, ayant découvert la *tuberculine* ou *lymphe de Koch,* remarqua que l'injection de cette substance sous la peau de l'homme ou d'un animal atteint de la tuberculose déterminait, chez le malade, une élévation de température de 1° à 2° que ne présentait pas un individu sain. Il vit dans cette augmentation de température le moyen de reconnaître si un individu est atteint ou non de tuberculose. De nombreuses vaches, préalablement inoculées avec la tuberculine et qui avaient subi cette élévation de température ont été abattues, et toujours on a reconnu chez elles les signes plus ou moins accentués de la maladie.

Le danger que présentent les animaux tuberculeux au

point de vue de la contagion par leur nombre, leur chair, leur lait et ses dérivés (beurre et fromage), justifie l'importance de cette épreuve.

D'après M. Nocard (congrès de Budapest, 1894), le nombre des vaches tuberculeuses atteint parfois 25 p. 100. En France, si certaines régions sont à peu près épargnées (Auvergne, Limousin, Normandie), il en est d'autres où la maladie sévit avec intensité (Champagne, Bretagne, Nivernais, Béarn). La Beauce et la Brie sont si gravement infectées que, d'après l'avis des vétérinaires expérimentés, 25 à 30 p. 100 des vaches y sont tuberculeuses.

Même à l'école de Grignan, M. Nocard, par l'épreuve de la tuberculine, trouva que, sur 23 bêtes magnifiques occupant une étable, 12 étaient tuberculeuses. Toutes étaient en bonne graisse; un examen clinique attentif ne les pouvait faire suspecter; le vacher n'en signalait qu'une toussant fréquemment; à l'autopsie, les lésions étaient si graves et si étendues pour deux vaches, qu'en dépit de l'aspect de leur belle viande on dut les livrer à l'équarrisseur; pour trois autres les lésions n'eussent pas échappé à l'inspection réglementaire; pour les sept autres les lésions eussent passé inaperçues si la tuberculine ne les avait révélées.

Quelque temps après, d'ailleurs, M. Nocard eut l'occasion d'éprouver 8 vaches de la plus belle apparence, destinées à repeupler l'étable; l'une d'elles ne résista pas à l'épreuve; sans cela cette bête, qui paraissait superbe, eût été introduite dans l'étable de Grignan et l'eût infectée à nouveau.

7. **Psittacose.** — Il est aujourd'hui établi que le perroquet, quand il tombe malade, peut donner à l'homme une espèce de pneumonie qu'on désigne sous le nom de *psittacose*. Le microbe de la psittacose, comme le docteur Nocard a pu le montrer, se trouve dans les plumes et dans la bouche des perruches malades. Il suffit donc de caresser l'oiseau malade pour s'infecter de ces microbes.

La contagion se fait d'une façon particulièrement facile quand on a la mauvaise habitude de donner à manger aux perruches de bouche à bec.

A Bernay, deux familles composées de huit personnes habitaient la même maison; on achète une perruche qu'on place, sur un perchoir superbe, à la salle à manger. La bête, au moment où on l'a achetée, paraissait triste et souffrante. On n'y fit pas attention, d'autant qu'au bout de quelques jours l'animal redevint gai et paraissait se porter comme un charme. Mais, quinze jours plus tard, les huit personnes, qui ne se faisaient pas faute de caresser la perruche, furent successivement prises de psittacose : trois d'entre elles sont mortes. (D'après Ed. et Et. Sergent.)

§ 4. — PROPHYLAXIE DANS LES MALADIES PARASITAIRES DONT LE MICROBE EST CONNU, MAIS QUI SONT D'ORIGINE ÉTRANGÈRE.

1. *Peste.* — 2. *Paludisme.* — 3. *Fièvre jaune.*
4. *Choléra asiatique.*

1. Peste. — La peste est une maladie contagieuse connue depuis fort longtemps. Au sixième siècle les historiens décrivent une épidémie appelée *peste de Justinien* et dans laquelle ils signalent les *bubons* (inflammation de ganglions lymphatiques) et les *adénites,* qui sont la caractéristique de la peste. En 1345-1355, la peste noire enlève 25 millions d'hommes en Europe, 23 millions en Asie, et s'éteint graduellement; enfin, en 1721, elle fait de grands ravages à Marseille. Aujourd'hui elle est cantonnée dans la Mésopotamie, entre le Tigre et l'Euphrate, et dans l'Hindoustan, où elle est endémique. Elle a cependant pénétré en Europe par Astrakan et les bouches du Volga en 1876-1877, et il est nécessaire de prendre contre sa propagation les mesures les plus énergiques.

En 1894 le Français Yersin et le Japonais Kitasato ont

découvert le bacille spécifique de la peste; ils ont observé que les agents de propagation les plus dangereux sont les puces des rats morts dans les rues ou dans les cales des navires, les moustiques, les mouches, etc. La contamination a lieu aussi par les effets, les étoffes, les marchandises, etc. La misère, la malpropreté, la famine, les grandes agglomérations d'individus favorisent le développement de la maladie.

La prophylaxie la plus rigoureuse est recommandée dans ce cas; les précautions à prendre sont : l'isolement des pestiférés dans des endroits aérés, loin des villes, et la destruction par le feu de tout ce qu'ils ont pu infecter, ainsi que la guerre aux rats.

En effet, c'est parmi les rats que la peste fait ses premières victimes, et ce sont les rats qui transmettent ensuite la maladie à l'homme.

Quand, en 1894, la peste se déclara à Canton et à Hong-Kong, on fut frappé du nombre considérable de rats morts qu'on trouvait dans les rues, avant que la peste ne se déclarât chez les habitants. Dans certains quartiers on compta jusqu'à 20,000 cadavres de rats. Un mandarin ayant offert 10 sapèques pour chaque rat mort, on lui apporta, en deux jours, 3,000 cadavres de rats.

A Bombay, la peste fit son apparition dans les maisons infestées de rats, aussi les gardiens des dépôts de grains et de riz furent-ils les premières victimes de la maladie. Le docteur Bell, de Hong-Kong, a raconté l'histoire d'un Chinois qui, ayant voulu attraper un rat, fut mordu au pouce. Au bout de trois jours, il mourait de la peste.

Comment le rat transmet-il la peste à l'homme? Exactement de la même façon que l'homme pestiféré qui contamine son semblable. Chez les pestiférés ce bacille se trouve partout : dans le sang, dans les humeurs, dans la salive, dans le mucus nasal, dans les poumons; le rat sème le bacille partout, exactement de la même façon que le tuberculeux qui crache et tousse. La contagion de l'homme par le rat se fait aussi d'une façon encore plus curieuse. Le docteur Simon a eu l'idée d'examiner sous le microscope les puces provenant des rats pestiférés. Cet examen lui a montré que le corps et les organes de ces puces étaient remplis de bacilles pesteux. On admet donc qu'il suffit d'être piqué par ces parasites pour contracter la peste, comme on prend la malaria quand on est piqué par un moustique. Le rat qui n'a pas de puces est moins dangereux. A l'état de santé il s'en débarrasse facilement; mais elles l'envahissent dès qu'il est malade, et restent sur son corps quelque temps après sa mort; aussi n'y a-t-il rien de plus dangereux, au point de vue de la contamination, que de toucher au cadavre d'un rat mort de la peste, parce qu'immédiatement les puces sautent de toutes parts et piquent ceux qui ont commis cette imprudence. On a constaté plusieurs cas de peste contractés de cette façon; aussi faut-il toujours recommander de ne toucher à un rat mort qu'après l'avoir inondé d'eau bouillante, afin de détruire les parasites qu'il porte sur lui.

La destruction des rats s'impose, aussi fait-on de grands efforts pour y arriver; il est urgent, pour lutter efficacement contre la peste, de détruire les rats; lorsqu'un navire part d'un pays où la peste existe à l'état endémique, on inonde la cale d'acide sulfureux ou d'acide carbonique, qui pénètre dans les moindres recoins et tue les bêtes malfaisantes qui s'y trouvent.

Les mouches, les fourmis, si nombreuses dans les pays chauds, les poux et les punaises sont susceptibles de transporter le bacille pesteux.

Le docteur Yersin a préparé, par la méthode de Berhing, un sérum antipesteux; ce sérum ne renferme aucune substance toxique et est par lui-même inoffensif; on peut, par conséquent, l'injecter d'emblée, à hautes doses, sans inconvénients.

Le sérum peut être employé de deux manières :

1° Pour prévenir la peste (action préventive);

2° Pour la guérir (action curative) (A. KERMORGANT, inspecteur général du service de santé des colonies).

2. Paludisme. — Cette affection, connue depuis longtemps sous différents noms (*fièvre intermittente, fièvre palustre, malaria,* etc.), suivant qu'on l'attribuait à telle ou telle cause, a été mise pendant de longues années sur le compte des émanations des marais ou des sols humides, d'où son nom de *malaria* (mauvais air). Aussi conseillait-on, pour s'en préserver, de construire les habitations loin ou tout au moins à l'abri du vent des marais. On supposait, en outre, que ces vapeurs n'étaient pas susceptibles de s'élever très haut dans l'atmosphère, et c'est à cette circonstance que l'on attribuait l'immunité dont jouissent en général, à l'égard de cette endémie, les endroits élevés.

En Afrique il existe des régions où plus de la moitié de la population est atteinte de malaria. En Catalogne, dans le village de Cetraro, qui compte 3,000 habitants, plus de 2,000 ont des hématozoaires dans le sang. Le nord de l'Espagne, le sud-ouest de la France, ne sont pas épargnés non plus.

Laveran démontra que le sang des paludéens contient un parasite auquel on a donné son nom (hématozoaire de Laveran), et des médecins anglais et italiens nous apprirent que les moustiques pouvaient le transmettre à un homme sain, après s'être infectés au préalable en suçant le sang d'un paludéen.

En examinant des moustiques *anophèles* au microscope on a retrouvé dans les organes de beaucoup d'entre eux le microbe de la malaria. L'étude de milliers de moustiques, les uns à jeun, les autres gorgés de sang, montrait presque toujours la présence des hématozoaires dans la salive qui baigne l'aiguillon de l'insecte.

N'était-il pas dès lors évident que, lorsqu'un moustique pique un homme, il dépose dans la piqûre des milliers et des milliers d'hématozoaires? Ceux-ci pénètrent alors dans le sang, s'installent dans les globules rouges, qu'ils détruisent, et provoquent la fièvre, les abcès du foie, la tuméfaction de la rate et tous les autres symptômes des fièvres intermittentes.

Les moustiques avalent aussi dans les marais et dans les eaux stagnantes des hématozoaires qu'ils inoculent en piquant.

Les moustiques piquent le soir. Beaucoup sont inoffensifs. Ceux qui sont dangereux ont chacun leur spécialité, et les maladies capables d'être propagées par eux le sont chacune par une espèce différente : le *paludisme* par les *anophèles,* la fièvre jaune par le *stegomya,* la *filariose* par le *culex*. On distingue par leur attitude ceux qui sont inoffensifs de ceux dont la piqûre inocule la fièvre paludéenne; les premiers se posent horizontalement et piquent en étant à plat, tandis que les seconds se posent

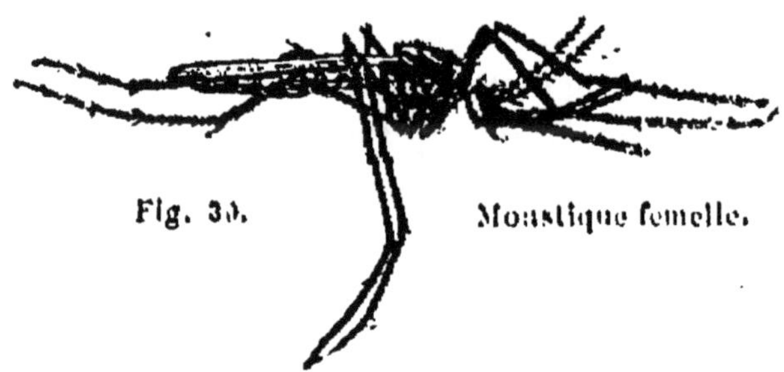

Fig. 35. Moustique femelle.

verticalement et piquent la tête en bas, l'abdomen en l'air. On a cru longtemps que les moustiques n'avaient qu'une vie éphémère; il n'en est rien, ils peuvent vivre des mois et même une année. Les mâles et les femelles se nourrissent de fruits et de végétaux aquatiques; les femelles seules sucent le sang des hommes et des animaux, car elles ont besoin d'un repas de sang pour faire évoluer leurs œufs.

Les moustiques vivent le plus souvent près des habitations et ne peuvent se passer d'eau; c'est dans ce liquide que les femelles déposent leurs œufs et que ceux-ci éclosent pour se transformer en larves d'abord, en nymphes ensuite, avant de devenir insectes parfaits. C'est à cette dernière phase de leur existence qu'ils abandonnent l'eau pour voler dans l'air, mais ils retournent à l'eau pour déposer leurs œufs à la surface.

« Dans nos climats les larves mettent un mois pour devenir insectes parfaits; elles se nourrissent de végétaux aquatiques. Pour respirer elles sont obligées de venir à la surface du liquide et sont munies à cet effet de trachées diversement placées sur le corps, suivant les espèces. La larve de l'*Anopheles* (moustique qui transmet le paludisme) flotte horizontalement sur l'eau, comme un bâtonnet, parce que ses tubes aérifères sont placés horizontalement près de sa queue. Vient-on à remuer le liquide dans lequel elle flotte, elle s'agite à la surface en imprimant à la partie arrière de son corps un mouvement de serpent. Le plus souvent la larve de l'Anophèle est très ténue, difficile à voir, et échapperait aux recherches, si l'on ne prenait soin de recueillir une petite quantité d'eau dans un vase, ou mieux dans une assiette lorsqu'elle est au repos dans l'eau. La larve du *Culex* (moustique qui transmet la filariose) a la tête en bas, dirigée vers le fond du liquide, tandis que la queue est à la surface, parce que c'est à cet endroit que débouche son tube aérifère. Vient-on à agiter le liquide, elle disparaît immédiatement vers la profondeur.

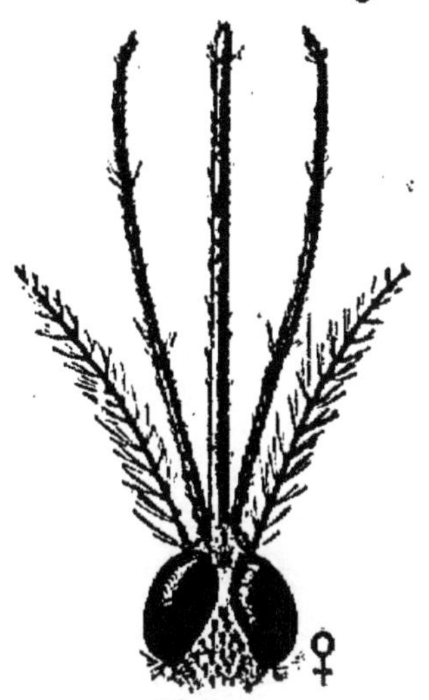

Fig. 31.
Tête d'Anophèle femelle.

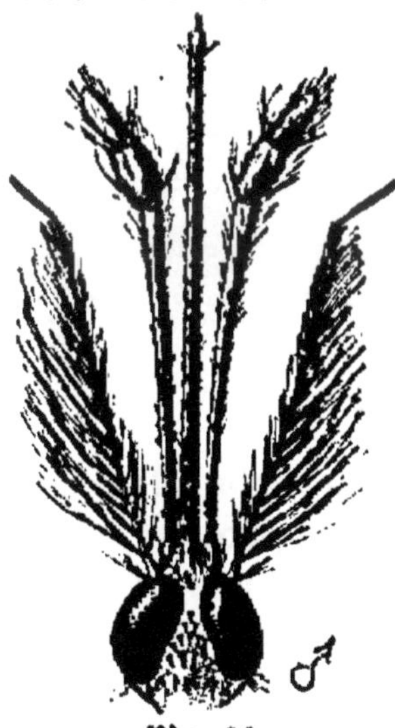

Fig. 32.
Tête d'Anophèle mâle.

« Le moustique vivant difficilement sans eau, le plus sûr moyen de le détruire serait de supprimer les étangs, mares, marigots, flaques d'eau, etc., qui se trouvent au voisinage des habitations, car cet insecte, dans son vol, ne s'en éloigne pas beaucoup, à moins d'être entraîné par les vents; mais ce n'est pas toujours facile. On peut combattre directement le moustique, lui faire la chasse; mais il vaut mieux s'attaquer à ses larves, qui sont plus faciles à atteindre que les insectes ailés, et qu'on a l'avantage de pouvoir détruire en masse. Les larves ne peuvent vivre qu'en venant à la surface de l'eau aspirer l'air exté-

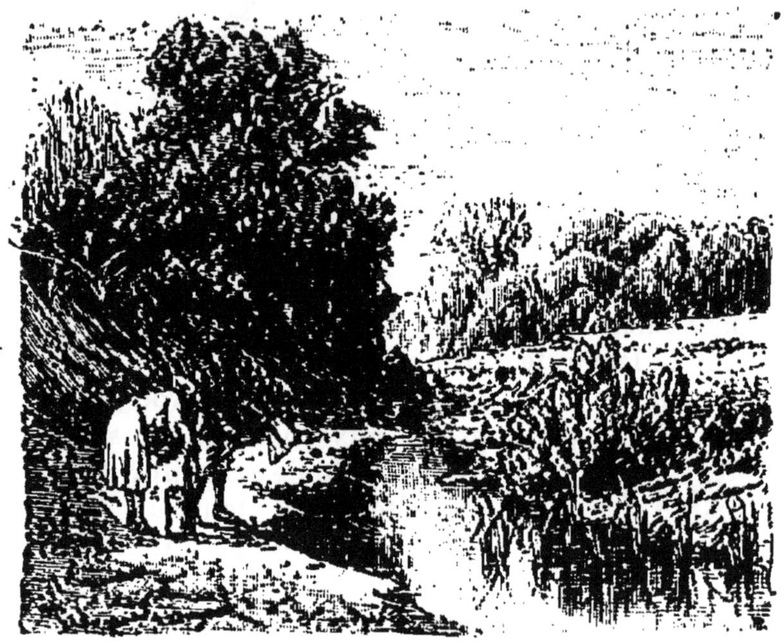

Fig. 31. — Pétrolage d'une mare.

rieur par leurs trachées; il suffira donc, pour les faire périr, de les empêcher, par un moyen approprié, de se servir de leurs tubes aérifères. Pour atteindre ce résultat il n'y aura qu'à projeter à la surface des mares de l'huile de pétrole, de l'huile lourde de pétrole, ou un mélange d'huile de pétrole et de goudron à raison de dix centimètres cubes par mètre carré de la pièce d'eau. Un long tuyau adapté à une voiture à pétrole peut amener le liquide dans un appareil où des tubes percés de trou sont disposés sous un flotteur. Le pétrole s'étale ainsi couche mince d'un bout à l'autre de l'étang. Il est important que toute la masse du liquide soit entièrement recouverte; aussi est-il préférable de projeter le mélange de distance en distance, au lieu de le verser en totalité au même endroit. Ce n'est qu'à cette condition que les larves pourront être détruites, la mince pellicule qui recouvre ainsi le liquide agissant mécaniquement en bouchant leurs tubes aérifères et en les empêchant de respirer

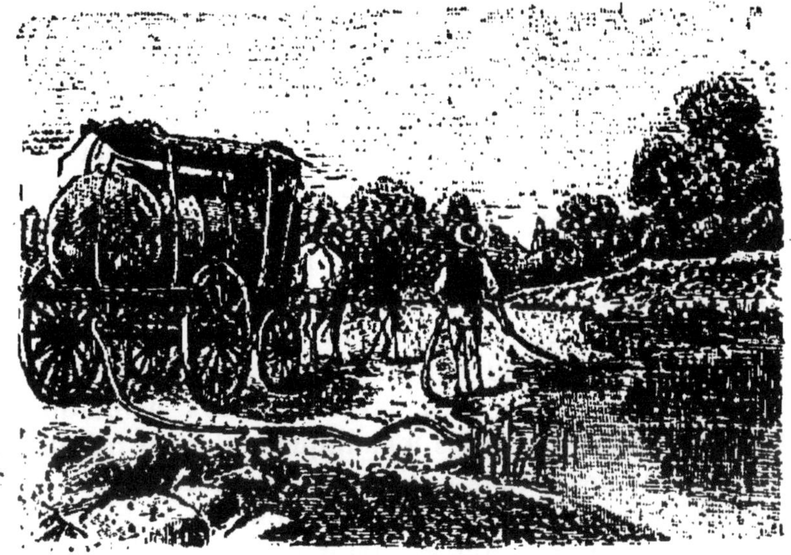

Fig. 34. — Arrosage au pétrole d'un étang.

lorsqu'elles viennent chercher à la surface l'air extérieur indispensable à leur existence. Le mélange, quel qu'il soit, déposé à la surface, a besoin d'être souvent renouvelé, au moins tous les huit jours, parce qu'il s'évapore; aussi vaut-il mieux recourir à un autre procédé, qui consiste à placer dans la mare un vieux baril de goudron. L'eau reste alors revêtue, pendant des semaines entières, d'une couche huileuse de goudron, qui non seulement tue plus sûrement les larves, mais empêche aussi l'insecte adulte d'y déposer ses œufs. On emploie les huiles lourdes de pétrole ou le goudron à cause de leur bas prix et parce qu'ils peuvent l'un et l'autre être versés sans inconvénient dans les mares; mais pour détruire les larves dans une eau destinée à des usages domestiques, telle que celles des citernes ou des réservoirs, on aura recours à des huiles légères, en ayant soin de soutirer le liquide par en bas.

« Enfin, pour les eaux destinées à l'alimentation, on peut recourir à l'huile d'eucalyptus, qui s'évapore après avoir tué les larves sans laisser aucun goût au liquide. » (A. KERMORGANT.)

Malgré les efforts faits pour les détruire, les moustiques sont si nombreux dans les villages d'Algérie qu'on ne peut sortir sans gants et sans une voilette couvrant le visage; malheur à qui, dans cette région, n'a pas la précaution de tendre une moustiquaire devant les fenêtres et les ouvertures! C'est par légions que les insupportables et dangereux insectes auront bientôt envahi sa demeure.

L'Institut Pasteur de Paris a installé à la gare de l'Alma, en Algérie, une station d'essai pour lutter contre le paludisme, les employés de chemin de fer, dans cette localité, devant être souvent remplacés, parce qu'ils devenaient tous paludéens. Les ouvertures des habitations ont été munies de grillages métalliques; il n'est pas jusqu'au guichet des billets qui, dans la gare de l'Alma, ne soit fermé par une fine toile métallique. On a obligé les hommes en service la nuit à porter des voiles de mousseline bien fixés autour du cou et de la coiffure; les mares voisines ont été couvertes de pétrole. Toutes ces mesures ont donné d'excellents résultats. (D'après A. KERMORGANT et ÉD. et ÉT. SERGENT.)

3. **Fièvre jaune.** — La *fièvre jaune,* ainsi nommée à cause de la couleur de la peau des malades, et appelée aussi *vomito negro,* à cause de leurs vomissements, est originaire du golfe du Mexique.

« Deux conditions caractérisent les pays où elle est endémique : une température moyenne de 20° à 25° et des moustiques capables de propager la maladie.

« C'est aux Antilles, au Mexique, au Brésil, au Sénégal,

que la fièvre jaune exerce ses ravages, frappant de préférence les Européens. De ces régions, la fièvre jaune est importée, par les navires, dans les divers ports de l'Europe; elle y détermine des épidémies très courtes, mais plus ou moins meurtrières; signalons, en France, les villes de Marseille, de Brest, de Saint-Nazaire, plusieurs fois visitées par le fléau. Il est important de remarquer que la fièvre jaune ne pénètre pas dans l'intérieur des terres. » (MANGIN.)

Sanarelli prétend avoir trouvé le microbe de la fièvre jaune, mais sa découverte est contestée.

On a cru longtemps que la fièvre jaune se communiquait par les effets, les marchandises et l'air, mais il semble bien démontré que la propagation se fait par l'intermédiaire d'une espèce particulière de moustiques (le *Stegomya fasciata*). Le seul moyen prophylactique sérieux est donc de combattre les moustiques propagateurs de la maladie et de se défendre de leurs piqûres. C'est ce qu'ont fait les Américains à Cuba, où la fièvre jaune était endémique, et ils ont réussi à déloger complètement cette terrible maladie de cette île, où chaque année elle faisait des centaines de victimes.

« Les rues n'y servent plus d'égoût, et toute personne qui viole les règlements est condamnée au travail des rues pendant trente jours...

« Le travail d'assainissement n'a pas été limité aux rues; il s'est étendu également aux habitations et aux intérieurs. Dans nombre de cas, les individus qui n'hésitaient pas à faire de la rue leur cabinet d'aisances ont été fouettés publiquement. Plusieurs des notables citoyens ont été cités devant le gouverneur général et ont été condamnés à aider au nettoyage des rues qu'ils avaient plutôt l'habitude de salir...

« D'autre part, on comblait et on drainait les terrains marécageux et les mares des faubourgs qui pouvaient l'être; dans le cas contraire, on versait à leur surface du pétrole, que l'on renouvelait tous les huit jours.

« Pour empêcher les *Stegomya* de piquer les malades atteints de fièvre jaune, toutes les ouvertures des hôpitaux spéciaux (portes et fenêtres) ont été garnies de toiles métalliques et leurs lits garnis de moustiquaires. » (A. KERMORGANT.) — On ne transporte les malades que dans des voitures spéciales, grillagées aussi.

« Pendant le mois d'avril, on a nettoyé 20,000 maisons. Les mesures prises contre les moustiques ont été efficaces, car on a remarqué que les égouts collecteurs déversaient une grande quantité de larves mortes.

« Le résultat a été, en tout cas, des plus satisfaisants. En effet, du 1er avril au 1er octobre 1901, il n'y a eu, à la Havane, que cinq décès par suite de fièvre jaune.

« L'excellence de cet état sanitaire ressort encore plus nettement d'une comparaison avec celui des années précédentes, pendant lesquelles il y avait eu des cas de fièvre jaune *d'une manière continue,* à partir du 7 mai au plus tard.

« La moyenne de la mortalité par fièvre jaune, au cours des dix dernières années, avait été, pour le mois de septembre, de 70 (maximum 100; minimum, en 1890, 30); en 1901, il n'y avait eu que 5 décès.

« Dans les cinquante dernières années, on n'avait jamais observé un pareil état sanitaire à la Havane, au point de vue de la fièvre jaune. » (A. KERMORGANT.)

Une mission française pour l'étude de la fièvre jaune à Rio-de-Janeiro a été instituée sur la proposition de M. le ministre des colonies; M. le docteur Roux, directeur de l'Institut Pasteur, a désigné MM. les docteurs Marchoux, Simon et Salimbéni pour en faire partie.

« Ces messieurs partirent de suite. Ils confirmèrent les travaux de la mission américaine à la Havane, montrèrent que les moustiques du genre *Stegomya* sont les véhicules de la fièvre jaune, que sans eux cette maladie n'existe pas, et qu'eux seuls la transmettent du malade au bien portant. Ils démontrèrent que la fièvre jaune ne peut être transmise sans ces intermédiaires et qu'elle est toujours inoculée par eux, ne pouvant être transportée par une autre voie. »

La mission Pasteur a établi son laboratoire à l'hôpital Saint-Sébastien, à Rio-de-Janeiro; on y élève des moustiques et on y étudie leurs mœurs. On fait usage, dans l'hôpital, de ce que l'on appelle la chambre Marchoux : c'est une cage de 3 mètres de long sur 3 mètres de large et 2 m. 50 de hauteur, composée d'une solide armature en fer sur laquelle est tendue une toile métallique de 1 mm. et demi de mailles. Cette chambre est fermée par un tambour de 0m,80 de profondeur munie de deux portes de 0m,80 de large et de 2 mètres de hauteur, qui s'ouvrent l'une au dedans, l'autre au dehors. Un système de poids peut empêcher d'ouvrir simultanément les deux portes. Ces cages sont assez grandes pour contenir un lit, une table, et pour permettre de circuler autour du malade. Le constructeur les fait maintenant avec panneaux séparés, de sorte qu'on peut leur donner des dimensions variables. Quelle que soit leur taille, elles offrent aux insectes une barrière infranchissable derrière laquelle le malade n'est pas privé d'air. Elles présentent, sur le grillage des portes et des fenêtres, un gros avantage. Si, par une fausse manœuvre ou une erreur commise, il s'est introduit quelque moustique dans l'intérieur, la recherche et la destruction en sont très faciles, contrairement à ce qui se passe dans une salle plus vaste et forcément plus obscure. Grâce à cette chambre portative, il devient facile de transformer un hôpital quelconque, et même un simple baraquement, en un hôpital d'isolement modèle, puisqu'il permet l'isolement individuel, auquel on reconnaît aujourd'hui tant d'importance.

« Les découvertes de la science qui ont été mises en pratique à la Havane viennent de l'être à Rio-de-Janeiro.

« Le président de la République du Brésil a chargé, il y a dix-huit mois, des fonctions de directeur général de la santé publique un jeune homme de trente-deux ans, le docteur Oswaldo Cruz, qui venait de passer trois années à Paris, à l'Institut Pasteur. Sa principale mission était d'organiser la lutte contre les moustiques, et il avait pour cela à sa disposition un budget d'un million de francs. Immédiatement, il se mit à l'œuvre; le 20 avril 1903 il mit en marche une armée de désinfecteurs, au nombre de 1,200 personnes, qu'il avait éduquées lui-même, pour faire la chasse aux moustiques dans toutes les parties de la ville et dans les maisons.

« Depuis dix ans, la moyenne de la mortalité par la fièvre jaune avait été à Rio-de-Janeiro de :

129 morts en janvier; 272 morts en février.

Mortalité en 1903.			*Mortalité en 1904.*		
Janvier	133	morts.	Janvier	3	morts.
Février	142	—	Février	7	—
Mars.........	151	—	Mars...........	7	—
Avril.........	19	—	Avril	8	—
Mai..........	24	—	Mai............	10	—
Juin	10	—	Juin	4	—
Total	479	—	Total	39	—
dans les six premiers mois de 1903.			dans les six premiers mois de 1904.		

« Ces chiffres se passent de commentaires. » (Docteur Adrien Loir, professeur d'hygiène à l'École supérieure d'agriculture coloniale.)

4. Choléra asiatique. — Le choléra est une maladie infectieuse endémique dans l'Inde, surtout autour du Gange, et épidémique en Europe, où il est apparu pour la première fois en 1832. De 1849 à 1850, il a fait en France 250,000 victimes. Il est apporté en Russie par les caravanes qui reviennent du golfe Persique; à Hambourg et à Londres, et de là à Paris, par les navires.

Cette maladie est due au *bacille virgule* de Koch, découvert en 1883.

Pour le voir, il faut se servir du microscope grossissant de douze à quinze cents fois. Il peut vivre sept jours dans l'eau de boisson. Une température élevée aide à son développement, et il se propage rapidement dans les eaux riches en matières organiques. On le trouve en abondance dans les déjections des cholériques. Il pullule dans la cavité intestinale, mettant à vif sa paroi congestionnée pour pénétrer dans les glandes intestinales, mais il n'a aucune tendance à quitter l'intestin; aussi les accidents qu'il provoque doivent-ils être attribués à l'absorption des toxines auxquelles il donne naissance. Elles sont si actives, qu'elles amènent souvent une mort foudroyante. « Avant même que le bacille ait eu le temps d'attaquer sérieusement l'intestin, le poison qu'il fabrique a pénétré dans le sang et causé les crampes qui caractérisent cette maladie. » (E. AUBERT et A. LAPRESTÉ.)

Le choléra est spécial à l'homme; les animaux y sont réfractaires.

Par les bacilles qu'elles renferment, les déjections des cholériques souillent le linge, les vêtements, l'eau. « L'agent propagateur par excellence du choléra est l'eau des rivières qui a servi à laver le linge des cholériques chargé de déjections, ou l'eau de pluie qui a dilué les excréments des cholériques abandonnés sur la terre, le fumier, etc.

« Les bacilles virgules conservent toute leur virulence lorsqu'ils sont emprisonnés dans des vêtements empaquetés, des ballots de marchandises, dans la cale sombre et humide d'un navire. » (LAPRESTÉ.)

Le docteur Brown, de New-York, cite le cas suivant : une femme meurt du choléra; dix mois après, l'épidémie ayant disparu, le mari ouvre la malle pour donner les vêtements de sa femme à des parentes; il meurt du choléra le lendemain.

L'air peut transmettre cette épidémie lorsqu'il transporte des germes desséchés, mais seulement à de faibles distances, car l'air et le soleil atténuent et tuent bientôt le microbe; aussi les épidémies de choléra ne vont-elles jamais plus vite que les voyageurs déjà atteints, mais la rapidité de l'invasion s'est accrue avec la multiplicité et la vitesse des moyens de transport.

La meilleure manière de se préserver du choléra est de ne se servir que d'eau filtrée ou récemment bouillie. Voici un exemple frappant qui vient appuyer ce conseil : Hambourg et Altona sont deux villes voisines, alimentées toutes deux par l'eau de l'Elbe. Pendant l'épidémie de 1892, Altona, qui filtre son eau, demeure indemne, et Hambourg, qui ne la filtre pas, est décimée par la maladie.

On doit encore s'abstenir de manger des fruits et autres crudités susceptibles de provoquer la diarrhée, ainsi que l'usage des boissons glacées. En général, il faudra se soumettre à une hygiène alimentaire sévère, de manière à éviter les troubles digestifs qui peuvent prédisposer à la contagion. Toutes les causes de fatigue seront soigneusement écartées. (A. Kermorgant.) Il faudra laver avec soin les légumes verts avant de les faire cuire. Les matières vomies sont aussi dangereuses que les matières fécales et nécessitent les mêmes précautions : on les désinfectera comme il a été indiqué. Tous les excès, surtout ceux de boissons alcooliques, prédisposent au choléra. Le refroidissement est aussi dangereux, et l'usage des ceintures de flanelle préserve l'abdomen ; l'embarras gastrique, un état gastro-intestinal chronique, devront être aussi surveillés et soignés, surtout en temps d'épidémie.

Toute diarrhée, tout trouble intestinal, seront regardés comme suspects. Les personnes qui approchent les cholériques prendront, pour les malades, pour elles-mêmes et pour les personnes avec lesquelles elles sont en rapport, les précautions que nous avons déjà indiquées pour les autres maladies contagieuses.

Voici les premiers soins à donner aux cholériques : 1° les réchauffer ; 2° arrêter les vomissements et la diarrhée.

On les réchauffe avec des boissons chaudes alcooliques, du café, du thé, de l'eau-de-vie, du rhum, du cognac, des grogs, du punch, etc., en les entourant de couvertures, de bouillottes, en les frictionnant, ce qui n'empêche pas d'arrêter les vomissements avec de la glace, ou mieux avec des boissons gazeuses glacées. Si ces moyens sont insuffisants et que le médecin tarde à venir, on peut, en l'attendant, comme le recommande une instruction publiée par l'Assistance publique, arrêter les vomissements en mettant 20 gouttes d'élixir parégorique dans un peu d'eau glacée, à prendre par cuillerées, et combattre la diarrhée en donnant tous les quarts d'heure trois cuillerées à soupe d'une potion composée comme suit :

Acide lactique	10 grammes.
Sirop de sucre	90 —
Alcoolature d'orange ...	20 —
Eau	1 litre.

Le choléra est rare dans nos contrées, mais, l'été, l'usage des fruits mal mûrs amène de fréquentes diarrhées cholériformes et de nombreux cas de cholérine. On les soigne comme le choléra. Quelques tasses de tisane albumineuse auront souvent raison, au début, de cholérines légères.

§ 5. — PROPHYLAXIE DANS LES MALADIES CONTAGIEUSES ET TRANSMISSIBLES DONT LES MICROBES SONT INCONNUS OU INSUFFISAMMENT DÉTERMINÉS.

1. *Variole.* — 2. *Varioloïde.* — 3. *Varicelle.* — 4. *Rougeole.* 5. *Rubéole.* — 6. *Scarlatine.* — 7. *Coqueluche.* — 8. *Rage.*

1. Variole. — La variole, importée d'Asie en Europe et en Afrique par les Sarrasins, a envahi l'Amérique avec les Espagnols, au moment de la conquête.

Elle parait être connue depuis le sixième siècle.

Sa période d'incubation est de 14 à 15 jours, et sa durée de 15 à 30, quand elle guérit.

Tout ce qui touche ou entoure le varioleux et le malade lui-même seront désinfectés comme il a été dit.

En général il faut compter 45 jours pendant lesquels un varioleux peut contaminer son entourage.

Les seuls moyens véritablement efficaces et inoffensifs pour préserver de la variole sont la vaccination et la revaccination. La durée de l'immunité conférée par la vaccine étant variable, il faut se revacciner souvent. Si l'on prenait consciencieusement ces précautions, cette affreuse maladie cesserait complètement d'exister et ne resterait bientôt plus dans les populations qu'à l'état de souvenir.

Chaque fois que la variole frappe un enfant dans une famille, tous les autres enfants, ainsi que les parents, doivent être revaccinés.

Dans le traitement de la variole il ne faut pas oublier que la levure de bière, qui a d'excellents effets contre les furoncles, empêche de même la formation des pustules de la variole.

2. **Varioloïde.** — La varioloïde est une variole atténuée, dans laquelle la période de suppuration est supprimée. C'est elle qu'on inoculait dans la variolisation. Une personne atteinte de varioloïde peut être le point de départ d'une épidémie de variole grave; aussi cette maladie nécessite-t-elle les mêmes précautions prophylactiques que la variole elle-même.

3. **Varicelle** (noms populaires : variole volante ou picote volante). — Contrairement à ce que l'on croit généralement, cette maladie n'a rien de commun avec la variole et n'en préserve pas. Sa période d'incubation est de 14 à 17 jours. Elle est déjà contagieuse à ce moment-là, ainsi qu'au début de la maladie, et l'est encore tout le temps de sa durée; aussi, lorsqu'un enfant en est atteint dans une famille, est-il presque impossible d'en préserver les autres. Heureusement cette maladie n'est pas grave. La contagion est directe; quelquefois, mais très rarement, indirecte.

4. **Rougeole.** — La rougeole est une fièvre éruptive qui nous aurait été apportée d'Asie par les Sarrasins.

Elle est extrêmement répandue, puisqu'elle n'épargne pour ainsi dire personne, et peut même, bien que très rarement, récidiver plusieurs fois chez le même individu. C'est à tort que généralement on considère la rougeole comme une maladie bénigne : le chiffre des décès le démontre, puisqu'elle cause en moyenne 15,000 décès annuels en France.

Les nouveau-nés contractent très difficilement la rougeole; c'est entre cinq et sept ans qu'elle est le plus fréquente. Elle n'atteint pas seulement les enfants, on la contracte à tout âge, mais elle offre plus de gravité chez les enfants et chez les vieillards que chez les adultes. La réceptivité est très grande dans l'enfance. Il faut se rappeler que l'état de débilité qu'elle entraîne fait de l'organisme un excellent terrain de culture pour d'autres maladies contagieuses : la diphtérie, la tuberculose, etc. Elle nécessite donc un traitement sévère. C'est la plus contagieuse de toutes les maladies infectieuses infantiles et celle dont l'extension est la plus facile, puisqu'elle est contagieuse depuis le début jusqu'à la fin de l'éruption. Elle l'est surtout dans les quelques jours qui précèdent l'éruption, alors que l'enfant a les yeux rouges et larmoyants, qu'il tousse et est *enchifrené*, ce qui constitue la période catarrhale. Ce fait explique la facilité avec laquelle cette maladie se propage dans toutes les agglomérations d'enfants : asiles, écoles, pensions, églises, jardins publics, etc. La puissance de la contagion diminue lors de l'éruption, surtout lorsqu'elle est en voie de disparaître, si bien que Sevestre a pu dire qu'il n'y a jamais contagion cinq jours après le début de l'éruption; elle n'est donc plus à craindre pendant la convalescence. (MÉRY.) Il faut isoler les suspects de rougeole pendant 14 jours, durée admise pour l'incubation de cette maladie; il serait même bon de continuer cet isolement pendant 21 jours, l'incubation pouvant accidentellement atteindre cette durée; c'est ce que l'on fait dans les hôpitaux. La contagion peut être directe ou indirecte, mais le contage est extrêmement peu diffusible, très peu transportable, et meurt très rapidement. Il suffit qu'un quart d'heure se soit écoulé après le contact avec un rougeoleux pour que l'on n'ait aucune crainte de contaminer un autre enfant.

La rougeole diffère beaucoup, à cet égard, de la plupart des autres maladies infectieuses infantiles, comme la varicelle, la variole, la scarlatine et la diphtérie, dont le transport est très facile. (Méry.)

On ne connaît pas la nature de l'agent contagieux de la rougeole; son microbe spécifique n'est pas encore déterminé.

5. **Rubéole.** — Dans cette affection, qui n'est autre qu'une rougeole atténuée, les précautions à prendre sont les mêmes que dans la rougeole; la contagion a lieu de la même façon que dans cette maladie, c'est-à-dire avant ou pendant l'éruption.

6. **Scarlatine.** — La fièvre scarlatine est une maladie essentiellement contagieuse, d'origine européenne, qui récidive rarement, et dont le microbe spécifique est encore inconnu. Elle est beaucoup plus meurtrière chez les Anglais que chez les Français.

Plus grave en général que la rougeole, elle sévit plus fortement sur les enfants que sur les adultes. Elle est redoutable par l'angine, pendant la maladie, et surtout par les complications qui se produisent au cours de la convalescence, au moment de la desquamation, et qui sont surtout provoquées par le refroidissement et une mauvaise hygiène alimentaire.

En général la scarlatine n'incube pas plus de cinq à six jours; parfois elle éclate très peu de temps après la contagion. Trousseau cite dans ses cliniques l'exemple de deux jeunes Anglaises dont l'une fut atteinte de scarlatine 24 heures après que sa sœur eut été contaminée. On a cité d'autres cas où l'incubation ne fut que de 15 heures. Le plus souvent, elle est de 5 à 6 jours. (Méry.)

La contagion de la scarlatine peut avoir lieu dès le début de la maladie. C'est un peu avant l'éruption qu'elle est le plus fréquente, et elle l'est encore au moment de la desquamation, ce qui fait qu'en résumé on peut dire qu'elle est contagieuse tout le temps de sa durée (de 40 à 60 jours), tandis que la rougeole n'est contagieuse qu'une dizaine de jours.

Elle l'est par contact direct et par contact indirect. Tous les objets qui servent au malade, les livres qu'il touche, les lettres qu'il écrit et sur lesquelles il risque de déposer des parcelles de son épiderme au moment où il *pèle*, comme l'on dit vulgairement, peuvent transmettre la maladie. On raconte qu'une lettre écrite par une convalescente qui desquamait a causé la mort de deux personnes en leur communiquant la maladie.

Les germes conservent longtemps leur virulence. « Bénédicte rapporte que deux enfants eurent la scarlatine pour avoir couché dans une chambre où, deux mois auparavant, était mort un scarlatineux. Des vêtements enfermés dans une malle transmirent la maladie un an après. » (Méry.)

Les germes se transportent très facilement : on cite l'exemple de personnes saines qui, sans gagner la maladie, l'ont transmise à d'autres individus. Il faut donc, en outre de l'isolement, employer les mesures de désinfection les plus rigoureuses : désinfecter les matières fécales, les urines, les crachats, les matières vomies, ainsi que les cabinets où ils sont jetés; tous les objets ayant touché le malade ou ayant simplement séjourné dans sa chambre; son linge, ses vêtements, sa literie; les murs, les planchers et les plafonds des appartements qu'il aura occupés, etc.

Pour empêcher la dissémination des squames (peaux) qui constituent le contage de premier ordre, on enduit la peau du convalescent d'une couche légère de vaseline boriquée, et sa tête et ses cheveux d'huile phéniquée; enfin, l'isolement du scarlatineux ne doit cesser que lorsqu'il a pris plusieurs bains savonneux ou antiseptiques.

7. **Coqueluche.** — La coqueluche est une maladie épidémique et éminemment contagieuse, pouvant se transmettre sans contact direct, simplement par l'air; on n'a pu encore ni la reproduire ni l'inoculer. L'incubation dure de 8 à 9 jours.

Au point de vue de la contagiosité, il faut envisager trois phases dans la maladie :

1° Une phase catarrhale ;

2° Une phase de toux quinteuse;

3° Une troisième et dernière phase où la toux perd les caractères propres à la coqueluche.

La contagion ne paraît s'exercer que dans les deux premières périodes; les médecins sont à peu près d'accord pour admettre qu'elle est nulle ou très rare à la troisième. Bien des médecins pensent que la coqueluche n'est plus contagieuse après le premier mois.

Le germe de la coqueluche est dans les mucosités qui se trouvent dans l'appareil respiratoire des coquelucheux; il faut donc les détruire, et désinfecter tout ce qui aura été souillé par elles. Il est bon d'isoler les suspects, mais ce n'est pas toujours facile dans une famille nombreuse où il peut se trouver en même temps des enfants indemnes, des suspects et des contagieux.

La durée de l'isolement est extrêmement variable pour la coqueluche.

Certains hygiénistes prétendent qu'on ne doit autoriser la rentrée en classe que trente jours après la disparition absolue des quintes caractéristiques. Mais les enfants peuvent présenter des quintes pendant plus de six mois. Comment les isoler aussi longtemps? De plus, ils reprennent la toux quinteuse pour une simple bronchite pendant un an ou deux. Certains médecins croient qu'on peut faire cesser l'isolement au moment de la troisième période.

8. **Rage.** — La rage est une maladie transmissible qui

se développe chez le chien, le chat et le loup, et peut être contractée par le bœuf, le cheval, le porc, le mouton et le renard. « Les recherches récentes de MM. Nocard et Roux ont montré que la salive des chiens est virulente 1 à 3 jours avant l'apparition des premiers symptômes de la maladie. Un chien enragé peut donc présenter toutes les apparences extérieures de la santé et porter dans sa gueule le virus de la rage. Le début de la maladie est donc insidieux; on s'en méfie d'autant moins qu'à ce moment-là le chien atteint a aussi bon appétit, est aussi doux et plus affectueux que de coutume. Sa bave est alors aussi dangereuse que lorsqu'il est à la période de fureur. S'il lèche la peau et que celle-ci présente la plus petite écorchure, le virus est absorbé. Le chien atteint de rage devient triste et cherche la solitude, il ne sait où reposer, va et vient, rôde, flaire, fouille sans cesse la terre, déchire les tapis et les couvertures, ronge le bois, découvre la litière de sa niche, mange avidement les aliments et ses propres excréments. Il mord dans l'air, s'élance et hurle sans motifs avec un timbre de voix particulier : on dit qu'il *hurle à la lune*.

Le regard du chien malade, dans cette première phase, est sombre et farouche.

Jamais le chien enragé n'a horreur de l'eau; il en est avide, au contraire, et satisfait sa soif ardente jusqu'au moment où, ne pouvant plus avaler l'eau, il y plonge le museau tout entier. Chez l'homme enragé des crises d'angoisses terribles à la gorge et des suffocations surviennent avec des convulsions, chaque fois qu'il veut boire ou avaler.

Le besoin de mordre est d'ailleurs, chez l'animal malade, l'un des caractères essentiels de la rage à toutes les périodes de son développement. L'abondance ou la rareté de la bave chez le chien suspect n'a aucune importance pour le diagnostic; elle est toujours extrêmement dangereuse.

Au bout de quelques jours, au moment où il entre dans

la période furieuse, le chien quitte la maison de son maître pour courir par les chemins ou par les rues, mordant sur son passage les animaux, les passants, dans ses moments de fureur, qui alternent avec des moments d'abattement où sa gueule béante laisse voir sa langue bleuâtre, souillée de poussière; il marche en vacillant, les yeux hagards, la tête pendante. Au bout de quatre à six jours il est arrêté par une paralysie progressive, aboutissant à l'asphyxie et à la mort.

Quelquefois le chien est atteint de ce qu'on appelle la *rage mue* ou *muette*. Sa mâchoire inférieure étant paralysée, il ne peut ni mordre ni hurler; sa gueule, rouge brun, reste béante et sèche. Cette sorte de rage est moins dangereuse que la forme ordinaire, puisque le chien ne mord pas.

Dès que l'on soupçonne la rage chez un chien, il faut le séquestrer, l'attacher avec une chaîne et le faire examiner par un vétérinaire, qui l'abat sans retard quand l'existence de la maladie est confirmée.

On ne connaît pas le microbe spécifique de la rage; mais on a fait de nombreuses expériences avec le virus rabique, qui communique la rage quand il est inoculé, ou quand il se trouve en contact avec le derme dénudé.

Le virus rabique se localise dans les centres nerveux, et c'est là qu'il doit arriver pour produire son action nocive; aussi, suivant la partie du corps où l'inoculation est faite, la période d'incubation est-elle plus ou moins longue : elle peut varier de quinze jours à six mois; on cite même des périodes d'incubation de plusieurs années. Dans le cas de morsures à la tête, l'incubation est courte, parce que le virus rabique atteint en très peu de temps les centres nerveux. Dans les cas de morsures aux membres, sa durée peut être de plusieurs mois. (MANGIN.)

Il faut bien se pénétrer de cette idée que la vaccination antirabique due à Pasteur est essentiellement préventive et non curable, c'est-à-dire que, si une personne a attendu d'être prise d'accès de rage pour se faire inoculer, la vaccination lui sera sans doute inutile.

Les personnes mordues doivent se faire inoculer *dans le plus bref délai possible,* et accourir par les moyens de communication les plus rapides aux Instituts les plus proches, parce que plus tôt les injections antirabiques sont faites, plus le vaccin a de chance de se développer avant la substance virulente introduite par morsure et d'en annuler les effets. (Il existe un Institut Pasteur à Bordeaux, à la faculté de médecine.)

La loi oblige à abattre les animaux atteints de rage ou même suspects, et la police administrative a pris des mesures contre les chiens errants et non muselés. Voici les conseils qu'elle donne en cas de morsure.

« Lorsqu'une personne aura été mordue par un animal enragé ou suspect de rage, on devra *faire saigner la plaie, la laver* et *la cautériser*.

I. Il faut *immédiatement,* par des pressions suffisantes, *faire saigner* les morsures les plus profondes, comme les plus légères, et les laver à grande eau, avec un jet d'eau, si cela est possible, ou tout autre liquide, jusqu'au moment de la cautérisation. On placera immédiatement, toutes les fois que la situation de la morsure le permet, une ligature *au-dessus* de la plaie, au moyen du premier objet venu, un mouchoir bien serré par exemple, afin d'entraver l'absorption du virus.

II. La cautérisation peut être faite avec du caustique de Vienne, du beurre d'antimoine, du chlorure de zinc, et surtout avec le *fer rouge,* le meilleur des caustiques. Tout morceau de fer (bout de tringle, fer à plisser, clef, clou, etc.) *chauffé au rouge* peut servir à pratiquer ces cautérisations, qui devront *atteindre toutes les parties de la plaie.*

III. Le succès de la cautérisation dépendant de la rapidité avec laquelle elle est faite, chacun est apte à la pratiquer avant l'arrivée du médecin.

IV. Les cautérisations avec l'ammoniaque (alcali volatil) et avec les différents alcools *sont complètement insuffisantes.*

CHAPITRE V

Asepsie. — Antisepsie. — Pansements.

§ 1er. — ASEPSIE ET ANTISEPSIE.

1. *Microbes.* — 2. *Stérilisation.* — 3. *Antiseptiques.*

1. **Microbes.** — Avant les découvertes de Pasteur on ne connaissait pas les microbes. On avait bien remarqué que l'air est nuisible aux plaies, et on lui attribuait toutes les complications qui emportaient tant de malades, mais on ne savait pas pourquoi il les produisait.

On sait maintenant que toutes les complications sont dues à la pénétration des germes infectieux, autrement dit des microbes, dans notre organisme, et tous les efforts de la chirurgie moderne tendent à les empêcher d'y arriver, et à les détruire s'ils y ont déjà pénétré. La théorie microbienne a révolutionné la chirurgie actuelle et permis de pratiquer avec succès les opérations les plus hardies, tandis que les plus simples échouaient si souvent autrefois. On sait qu'une plaie propre, soignée avec des instruments propres, des mains propres, protégée par un pansement propre, des linges propres, dans une chambre propre, doit guérir rapidement, sans inflammation et sans suppuration, si ses bords peuvent être réunis, et, dans tous les cas, sans complications.

2. **Stérilisation.** — Cette propreté absolue se nomme *asepsie,* de *a* privatif et *sepsis,* putréfaction.

L'*antisepsie,* du grec *anti,* contre, et *sepsis,* putréfaction, a pour but de détruire les microbes ou tout au moins de les empêcher de pulluler et d'en annuler les effets. Loin d'être opposées, l'asepsie et l'antisepsie se complètent; l'une est le but poursuivi, l'autre est le moyen de l'atteindre.

Pour faire de l'asepsie il faut tuer les germes avant leur pénétration dans l'organisme, être sûr que tout ce qui doit toucher la plaie est aseptique, stériliser celle-ci et la mettre à l'abri de l'invasion microbienne, en l'enveloppant de substances absorbantes qui filtrent l'air en étant imperméables aux germes; en un mot, il faut *faire le pansement propre d'une plaie propre.*

L'infection peut venir des mains des chirurgiens et de leurs aides, de leurs vêtements, de leurs instruments, des solutions qu'ils emploient, des matériaux de pansement, des vêtements, du lit, de la chambre du blessé. Tout cela doit être aseptisé.

Richelot a dit : « Autrefois, on se lavait les mains après avoir touché les plaies, parce que les plaies les avaient salies; aujourd'hui, vous devez vous laver les mains avant, pour ne pas salir les plaies. »

Voici comment on procède pour cela :

Les ongles, coupés court, sont nettoyés à sec d'abord, puis au savon, à la brosse et à l'eau chaude, en passant dans toutes les rainures, tous les sillons, autour et sous les ongles. Les mains sont ensuite lavées au savon, à la brosse et à l'eau chaude, puis à l'alcool, et enfin trempées dans une solution antiseptique. Les instruments, brossés dans toutes leurs parties les plus délicates avec une solution antiseptique, sont ensuite soumis à la chaleur sous l'un de ses différents aspects : la vapeur d'eau dans l'autoclave, l'air sec dans une étuve, une demi-heure d'ébullition dans l'huile, ou dans l'eau additionnée de borate de soude à 1 p. 100; le flambage, par le passage dans la flamme d'une lampe à alcool, ou obtenu en plaçant les instruments dans un récipient et en les arrosant d'alcool que l'on enflamme et que l'on remue, pour que toutes les parties des instruments soient complètement flambées. Un autre procédé consiste à mouiller d'alcool un instrument et à l'enflammer. La chaleur sèche, au-dessus de 150°, enlève le tranchant des instruments.

L'eau doit être filtrée au filtre Chamberland ou de préférence bouillie pendant une demi-heure. Les linges, l'ouate, la gaze, les bandes, etc., sont stérilisés et conservés dans une enveloppe imperméable que l'on ouvre juste au moment de s'en servir pour la refermer aussitôt. Le pourtour de la plaie est lavé, brossé, savonné, etc., comme les mains des opérateurs, et la plaie est stérilisée ensuite d'une façon toute spéciale, selon le cas et d'après l'ordre du chirurgien. On se sert pour cela d'antiseptiques en solutions, en pommades et en poudres.

3. **Antiseptiques.** — Les solutions dont l'usage est le plus courant sont : l'acide phénique à 25 p. 1000 ; le sublimé ou liqueur de Van Swieten à 1 p. 1000 ; le cyanure de mercure à 1 p. 1000 ; le permanganate de potasse à 1 p. 1000 ; pour que l'acide phénique se dissolve plus facilement dans l'eau, on le mêle à son poids égal d'alcool ou de glycérine.

Le sublimé, pour éviter sa dissociation, est additionné d'égale partie de sel de cuisine, ou bien d'acide tartrique dans les mêmes proportions, dissous dans 10 grammes d'alcool.

On ne peut faire dissoudre plus de 40 grammes d'acide borique dans un litre d'eau chaude : c'est la solution saturée. L'eau bouillante en dissout une plus grande quantité, mais celle-ci, au refroidissement, laisse un précipité au fond du récipient. On augmente la solubilité de l'acide borique en y mêlant 1gr,25 de magnésie calcinée par 10 grammes d'acide borique que l'on veut faire dissoudre en plus de la solution saturée.

Le permanganate de potasse a l'inconvénient de colorer la peau en violet. On enlève ces taches en les lavant avec une solution de bisulfite de soude à 1 p. 100.

Pour ne pas confondre ces différentes solutions, on a l'habitude, dans les hôpitaux, de colorer celle d'acide phénique avec un peu de carmin, celle de sublimé avec quelques gouttes de bleu d'aniline, et celle de cyanure avec 5 centigr. de chromate de potasse. En y joignant 2 grammes de borate de soude on peut employer la solution au cyanure pour les instruments sans craindre de les abimer. La solution boriquée est incolore. Ces solutions seront peu concentrées, de crainte d'intoxication.

On se sert beaucoup aujourd'hui comme antiseptique de l'eau oxygénée. Elle n'est pas toxique, ce qui est précieux pour les enfants. Étendue de douze fois son poids, elle tue les champignons du muguet.

Un gramme d'acide borique mêlé à 10 grammes de vaseline constitue une pommade antiseptique ayant l'avantage de ne pas rancir.

L'acide borique, le salol, l'aristol, l'iodoforme, le sous-nitrate de bismuth, sont les poudres antiseptiques les plus employées.

Celles de tanin, de charbon et de quinquina sont absorbantes; elles font croûte par leur mélange avec les liquides exsudés.

Un simple coup d'œil sur les statistiques montre la nécessité absolue de l'asepsie et de l'antisepsie.

« Maintenant que nous connaissons la cause des complications des plaies et la manière de les prévenir, ce serait un crime de laisser se renouveler les hécatombes de 1870-1871. Aussi l'instruction technique de toutes les personnes qui peuvent se trouver un jour en contact avec les blessés s'impose-t-elle comme une nécessité absolue. » (GANGOLPHE.)

§ 2. — PANSEMENTS.

1. *Définition.* — 2. *Pansements divers.* — 3. *Pansements provisoires ou improvisés.*

1. Définition. — On nomme *pansement* l' « application méthodique, sur une partie malade, d'un appareil destiné à le maintenir dans une situation déterminée, nécessaire à la guérison, comme dans le cas de fracture, de luxation, d'amputation; le pansement sert aussi à immobiliser la partie affectée, à la mettre à l'abri de l'air et des chocs ou frottements, à recevoir les liquides qui s'en écoulent, et à préserver les parties voisines de leur contact. » (LITTRÉ.)

Les pansements se font au moyen de linges stérilisés de différentes formes : compresses, bandes, écharpes, gaze, tarlatane, coton cardé, ouate hydrophile, lint, étoupe hydrophile, etc.

On rend l'ouate hydrophile en la faisant bouillir pendant 15 minutes environ dans une solution de soude à 25 ou 30 p. 100. On laisse macérer une heure, on lave à grande eau, on fait sécher, puis on carde.

Il ne faut jamais faire saigner une plaie que l'on panse; aussi touche-t-on toujours au pansement avec de grandes précautions. S'il est adhérent dans un ou plusieurs de ses points, loin de l'arracher, on le détache à l'aide d'un bain local, si cela est possible, sinon on décolle le point adhérent en y envoyant le jet d'un bock laveur[1], ou en exprimant au-dessus une compresse ou un tampon trempé dans une solution antiseptique, ou, à défaut, dans de l'eau bouillie. Lorsque le pansement en est assez imprégné, il se détache tout seul et sans effort.

On fait le pansement en imprimant le moins de secousses possible au point que l'on panse; on enlève la bande sans la faire traîner, en la touchant le moins possible avec les doigts, et on l'emporte de suite hors de la chambre.

Lorsque le pansement est appliqué, on maintient la plaie dans une position élevée pour faciliter la circulation veineuse et favoriser l'écoulement du pus, puis on l'immobilise en mettant les muscles dans le relâchement et de façon à ne pas tirailler les bords de la plaie, ce qui en retarderait la cicatrisation. Pour le membre inférieur,

1. Voir fig. 22 à 25 et fig. 33.

on place un coussin sous le talon, dans le but d'élever la jambe un peu plus haut que la cuisse; on immobilise le membre supérieur au moyen d'une écharpe maintenant la main plus élevée que le coude, si le malade est levé; s'il est couché on obtient la même position par des coussins posés sous le bras et sous l'avant-bras.

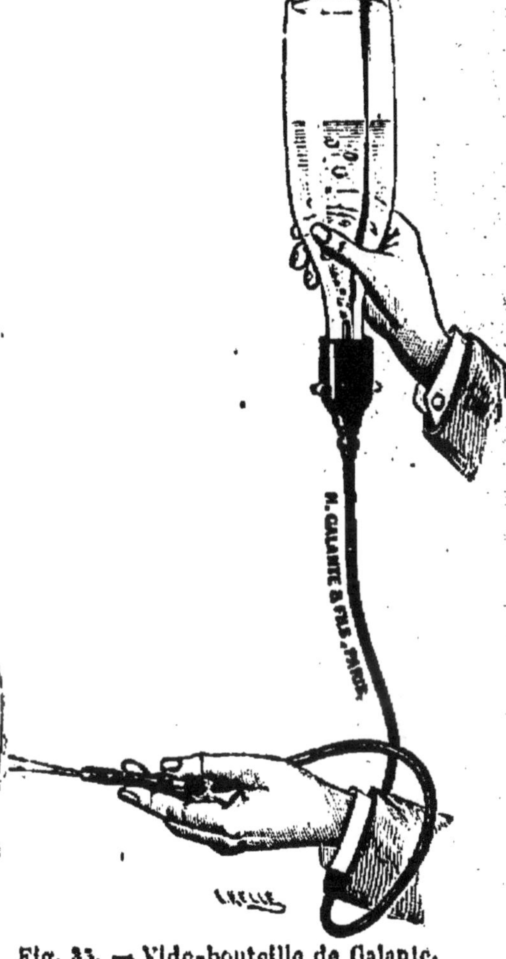

Fig. 35. — Vide-bouteille de Galante.

2. Pansements divers. — Les principaux pansements usités aujourd'hui sont :

1° Le pansement ouaté d'Alphonse Guérin ;

2° Le pansement sec ;

3° Le pansement humide ;

4° Le pansement par occlusion de Chassaignac.

Pansement ouaté de Guérin. — Le coton a la propriété de retenir dans ses mailles toutes les poussières et tous les microbes. Il isole donc complètement la plaie, qu'il protège contre les chocs extérieurs, tout en exerçant une compression élastique et en y maintenant une température douce et égale. Après avoir complètement nettoyé la plaie et son pourtour, comme nous l'avons déjà expliqué, on la recouvre de quelques doubles de gaze stérilisée pour empêcher l'adhérence de l'ouate, et l'on recouvre la partie malade d'une épaisse couche d'ouate souple, douce, de bonne qualité, dépassant de beaucoup les dimensions de la plaie. Un bandage approprié à la région maintient le tout.

Ce pansement a l'avantage de pouvoir être conservé pendant 20 à 30 jours sans être ouvert, si le blessé ne souffre pas, s'il n'a pas de fièvre, et si le pansement n'est traversé ni par du sang ni par du pus. La plaie laissée tranquille guérit d'autant plus vite et d'autant plus sûrement.

On emploie surtout ce pansement pour les plaies par écrasement.

Pansement sec. — Quand on doit faire un pansement sec, on nettoie la plaie antiseptiquement; on exprime au-dessus une compresse ou un tampon imprégnés d'un liquide antiseptique pour faire couler celui-ci sur la plaie et son pourtour, puis, avec un tampon sec (ouate hydrophile), on l'éponge, la saupoudrant ensuite avec l'antiseptique prescrit par le chirurgien. On recouvre plusieurs épaisseurs de compresses de gaze antiseptique sèche ou de gaze stérilisée destinée à absorber, s'il y a lieu, les liquides pouvant couler de la plaie, puis on place par-dessus une couche d'ouate ordinaire, également stérilisée et maintenue par un bandage approprié à la région. Si l'on veut obtenir un pansement rigide, on se sert de tarlatane ou de singalette humide qui, en séchant, prend la consistance du carton. Pour enlever ce pansement tout d'une pièce, comme une carapace, il suffit de l'ouvrir avec des ciseaux, du côté opposé à la plaie, afin de ne pas s'exposer à toucher celle-ci.

Le pansement sec est ordinairement un pansement rare; on n'y touche qu'après plusieurs jours, suivant les prescriptions du médecin.

Pansement humide. — Le pansement humide s'applique après avoir aseptisé aussi complètement que possible la plaie que l'on veut soigner. On la recouvre de compresses en six ou huit doubles, dépassant de beaucoup le point malade et recouvrant tout ce qui paraît enflammé. S'il s'agit d'un membre, elles doivent en faire le tour. Au pied et à la main les compresses seront glissées entre les orteils ou les doigts, elles seront imbibées de la solution antiseptique prescrite par le chirurgien, puis complètement enveloppées d'un imperméable destiné à s'opposer à l'évaporation (taffetas gommé, mackintosh, gutta-percha laminée, etc.). Une couche de coton cardé, hydrophile, maintenue par un bandage, termine ce pansement, qui constitue un bain permanent antiseptique. On renouvelle le pansement humide tous les jours, et même plusieurs fois par jour.

Pansement par occlusion de Chassaignac. — Le pansement par occlusion de Chassaignac se fait en imbriquant des bandelettes de sparadrap que l'on croise régulièrement. Il donne de bons résultats pour les ulcères et pour les plaies des membres. Il est bon de mettre un pansement antiseptique ou au moins aseptique entre les bandelettes et les plaies, le sparadrap n'étant pas aseptique.

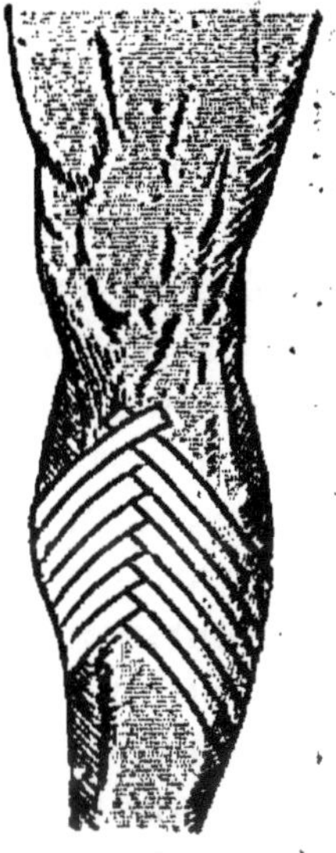

Fig. 36. — Pansement de Chassaignac.

Le chirurgien choisit le pansement qu'il juge le mieux approprié au cas dont il s'occupe, et donne toutes les indications voulues à ceux qui doivent soigner le blessé; au besoin, ces indications seraient demandées au chirurgien.

On peut recouvrir les pansements de petites dimensions avec de la gutta-percha laminée : on la fixe sur son pourtour en y appliquant une lame de couteau juste assez chaude pour faire fondre la gutta, qui se colle à la peau. On a alors un pansement absolument fermé, qui ne se salit pas comme s'il était recouvert de linge, et qui peut supporter le contact de l'eau. Pour une plaie des doigts, par exemple, ce pansement rend de grands services.

Il sera parlé des appareils plâtrés et silicatés à propos des appareils de fractures.

3. Pansements provisoires ou improvisés. — Il est bon de savoir comment on doit faire un bon pansement, mais encore faut-il se trouver dans des conditions matérielles où il soit réalisable; on peut n'avoir sous la main aucun des matériaux nécessaires; d'ailleurs, eussent-ils tout ce qu'il faut pour cela, ceux qui, n'en ayant jamais appliqué, ne le connaissent qu'en théorie, seraient peut-être bien embarrassés pour le faire. Eh bien, cette théorie, inutile en apparence, est cependant indispensable. Si l'on sait pourquoi et comment on doit appliquer un bon pansement définitif, on fera bien mieux un pansement provisoire, et surtout on ne fera rien de nuisible.

On peut d'ailleurs se trouver dans des conditions où une antisepsie est matériellement impossible à tenter. On n'a pas toujours sous la main des solutions antiseptiques, de la gaze stérilisée, de l'ouate hydrophile; il faut improviser un pansement d'urgence, mais il ne faut y recourir que là où il peut être appliqué dans de bonnes conditions. Il est permis de ne rien faire, mais il est défendu d'être nuisible.

Avant tout, il faut éviter de souiller la plaie. La laisser à l'air est beaucoup moins dangereux que de la toucher avec des doigts malpropres, de la laver avec des liquides suspects, des éponges sales, et de la couvrir avec de la toile ou du sparadrap, de l'ouate, de la gaze d'une propreté douteuse; d'y mettre (sous prétexte d'arrêter l'hémorragie) du perchlorure de fer, qui mortifie les tissus et retarde la cicatrisation de la plaie, ou des solutions antiseptiques trop fortes qui provoquent des inflammations et quelquefois même la gangrène. En voulant neutraliser les germes infectieux, on peut nuire gravement à l'activité cellulaire des tissus infectés, et le professeur Tavel, de Berne, a eu raison de dire que dans ce cas *moins on fait, mieux on fait.*

Cependant, si l'on a bien compris pourquoi et comment on panse une plaie, on peut être très utile en donnant avec intelligence les premiers soins d'urgence à un blessé, car le premier pansement décide souvent du sort du malade.

Si la plaie est souillée par du sable, de la terre, de la boue, etc., on peut la laver et la lotionner ainsi que son pourtour avec de l'eau pure, bouillie s'il est possible, et du linge propre (mouchoir de poche, essuie-mains, serviettes, fraîchement lessivés); si la plaie est étendue, on fera une injection de sérum antitétanique.

Dans chaque famille il devrait y avoir des comprimés de sublimé ou de cyanure de mercure boraté. Un seul de ces comprimés, dissous instantanément dans un litre d'eau froide bouillie, fournit une très bonne solution antiseptique. Cela rendrait faciles tous les pansements d'urgence que l'on peut être appelé à faire. On peut mettre sur la plaie, en guise de pansement, une compresse de toile bien propre, du linge que l'on fait bouillir préalablement, ou un tampon d'ouate ou de gaze imprégné d'une des solutions ainsi obtenues. On soulagerait le blessé, au lieu de lui nuire, en attendant l'arrivée du médecin. À défaut de solution antiseptique, on peut employer l'alcool ordinaire, mais pas l'alcool dénaturé.

Lorsque la plaie occupe une région du corps où elle est recouverte par les vêtements, on déshabille le blessé avec beaucoup de précautions; au besoin même, pour ne pas lui imprimer de mouvements pouvant être dangereux, et qui sont en tous cas douloureux on découd ou l'on coupe les vêtements.

Si du sang caillé couvre la blessure, on se garde de l'enlever par le lavage ou de quelque autre façon, car on s'exposerait à renouveler l'hémorragie.

En attendant l'arrivée du chirurgien ou en transportant le blessé chez lui il est nécessaire de fixer sur la blessure un bandage provisoire fait avec du linge fraîchement lessivé, et de soutenir convenablement le membre lésé.

En résumé, le meilleur pansement est celui qui empêche l'infection, qui n'apporte aucun mauvais germe et n'en laisse pénétrer aucun.

CHAPITRE VI

Traumatismes et affections diverses.

Notre corps peut être blessé par des agents très divers, qui occasionnent des lésions plus ou moins graves selon leur forme, leur dureté, leur poids, leur vitesse, leur volume, leur nature, etc., et selon le plus ou moins d'importance de l'organe qu'ils frappent.

Ils produisent des *traumatismes* (du grec *trauma*, blessure), et leur choc provoque des lésions variant à l'infini, depuis les plus insignifiantes, les plus superficielles (où seulement la peau et même une seule des parties qui composent la peau est atteinte), jusqu'aux plus graves, dans lesquelles tous les organes profonds peuvent être écrasés, déchirés, et cela quelquefois sans que rien le révèle à l'extérieur, sauf l'état de faiblesse extrême du blessé.

§ 1er. — CONTUSIONS, RUPTURES, HERNIES.

1. *Contusions.* — 2. *Rupture musculaire, tour de reins, coup de fouet.* — 3. *Hernie.*

1. Contusions. — Un coup, un choc, une compression plus ou moins énergique qui lèsent nos tissus, tout en laissant la peau intacte, provoquent des *contusions*. Celles-ci peuvent atteindre tous les degrés et toutes les gravités, être insignifiantes ou mortelles.

Lorsqu'un agent traumatique frappe notre corps, il rencontre d'abord la peau, membrane souple, élastique, qui se laisse facilement distendre et fuit sous le choc, aidée, en cela, par la couche de graisse sous-jacente qui lui donne une certaine laxité, puisqu'elle nous permet de plisser, de pincer la peau sous les doigts. Mais presque toujours les petits filets de nerfs sensitifs qui se terminent dans les papilles de la peau ont été meurtris ou déchirés; de là la douleur. De plus, quelques vaisseaux capillaires superficiels sont le plus souvent rompus; le sang s'en échappe sans pouvoir se faire jour au dehors (puisque la peau est intacte) et reste dans le tissu cellulaire sous-cutané, y formant ce que l'on nomme vulgairement *un bleu,* autrement dit une *ecchymose.* Ce sang, s'il est répandu en petite quantité, forme seulement ces taches bien connues de chacun de nous et qui passent du noir au violet, au bleu, au vert, au jaune, etc., à mesure que le sang est résorbé, c'est-à-dire repris peu à peu par les tissus. (Si l'ecchymose siège sur une muqueuse, par exemple sur la conjonctive, la tache reste d'un rouge vif.) Si la contusion porte sur un point où la peau est très rapprochée des os, comme le crâne, où elle recouvre des vaisseaux plus nombreux et plus volumineux et où les tissus sont plus denses, le sang, ne pouvant s'épancher dans les tissus sous-jacents, distend la peau et forme une *bosse sanguine* plus ou moins volumineuse qui, en général, se résorbe peu à peu. Rarement (mais cela arrive quelquefois) elle devient le siège d'une inflammation qui aboutit à de la suppuration et à un abcès. Si un vaisseau volumineux est rompu, l'ecchymose est très étendue; si le vaisseau lésé est profondément situé, l'ecchymose ne se montre que plusieurs jours après, et dans les parties les plus déclives, où le sang s'infiltre en suivant les lois de la pesanteur.

Parfois la partie atteinte est si fortement contuse qu'elle devient froide, inerte et perd toute vie. L'intégrité de la peau n'a pas une bien grande importance dans ces contusions, car, n'étant plus nourrie, la peau se gangrène et forme une eschare, éliminée peu à peu par la suppuration des tissus voisins, ce qui transforme la contusion en *plaie contuse.*

La contusion du poumon provoque des crachements de sang; celle du ventre, de vives douleurs abdominales, des vomissements quelquefois mêlés de sang, des selles sanglantes, la défaillance, la pâleur mortelle et parfois la mort subite. Si le foie et la rate sont déchirés, une hémorragie interne des plus graves peut en être la conséquence. Si l'intestin est perforé, le blessé peut n'avoir aucune lésion apparente et ne ressentir aucune douleur; mais, dès que le contenu de l'intestin se répand dans la cavité abdominale, une péritonite en résulte; elle peut devenir foudroyante et enlever le blessé en quelques heures.

Si les nerfs spéciaux à certains muscles sont atteints, ces muscles peuvent être paralysés momentanément, et même quelquefois définitivement.

Enfin, après un tamponnement entre deux wagons, une chute de vélocipède ou d'automobile, le passage d'une roue de voiture ou de charrette, etc., certains organes internes peuvent être déchirés, dilacérés, sans que rien le révèle à l'extérieur, la peau pouvant être intacte; le blessé souffre horriblement et peut succomber en quelques heures.

Traitement des contusions. — Les contusions légères guérissent toutes seules. Quand elles nécessitent un traitement, le meilleur consiste à appliquer un pansement humide, froid, composé de plusieurs doubles de compresses trempées dans un liquide résolutif et enveloppées d'un tissu imperméable, tel que toile caoutchoutée, taffetas gommé, gutta-percha laminée, etc., qui empêche l'évaporation et permet à la compresse de conserver son humidité pendant dix à douze heures sans que l'on soit obligé de la renouveler. Le liquide résolutif se compose d'une partie d'alcool ou d'eau-de-vie camphrée, d'arnica ou d'eau blanche, pour deux ou trois parties d'eau.

L'eau blanche s'obtient en mélangeant une cuillerée à soupe d'extrait de Saturne à un litre d'eau. Il faut y apposer une étiquette *rouge* et la renfermer dans un endroit où elle ne risque pas d'être confondue avec du lait.

Il ne faut jamais dépasser ces proportions, car on s'exposerait à produire des accidents graves.

Un léger massage approprié à la région et renouvelé plusieurs fois par jour est très efficace. On peut traiter les bosses sanguines de la même manière, mais en y joignant le procédé populaire qui consiste à appliquer sur la bosse une pièce de monnaie maintenue par un bandage serré; cependant, si la bosse sanguine remonte à plus de vingt-quatre heures, on ne fait ni compression ni massage, de peur de provoquer de l'inflammation et de la suppuration.

On immobilise, si possible, la région blessée dans une position élevée; pour faciliter la circulation veineuse on met, par exemple, les membres supérieurs dans la demi-flexion, car c'est dans cette situation qu'ils se reposent le mieux.

A la suite d'une chute, un grand bain donne beaucoup de soulagement. Rien n'empêche de le renouveler les jours suivants. Les applications chaudes, la compression ouatée, l'immobilisation en bonne position de la partie blessée sont aussi indiquées.

Si la contusion provoque une syncope, on étend le blessé à plat, la tête plus basse que le reste du corps, afin que le sang afflue au cerveau; on défait tous les liens qui pourraient gêner la poitrine et l'abdomen, on flagelle à l'aide de serviettes ou de mouchoirs mouillés dans de l'eau froide, on fait respirer des sels, du vinaigre, de l'eau de Cologne; et si ces moyens échouent, on a recours à la respiration artificielle.

Si le blessé est en état de *schok* ou stupeur, c'est-à-dire étourdi, hébété, inconscient de ses actes, s'il a des sueurs froides, s'il défaille, on cherche à le ranimer et à le réchauffer en l'enveloppant de couvertures, de bouillottes, en lui donnant des stimulants tels que thé, grog, eau de mélisse, etc. On lui prodigue le plus possible de l'air pur, et l'on exige de l'entourage le silence le plus absolu.

Avant l'arrivée du médecin, on cherche à procurer au malade le plus de calme et de repos possible.

Les contusions graves de la tête (surtout chez les enfants) peuvent provoquer de l'agitation, de la gêne de la parole, la contraction des pupilles et la perte de connaissance. Il faut envoyer chercher de suite le médecin et, en attendant, coucher le blessé, lui mettre des compresses froides ou de la glace sur la tête, tout en faisant des frictions stimulantes sur les membres inférieurs.

Il est bon de savoir que, faites sur un cadavre, les contusions ne produisent pas d'ecchymoses.

2. **Rupture musculaire, tour de reins, coup de fouet.** — Lorsqu'un muscle se contracte violemment et brusquement, quelques-unes de ses fibres peuvent se rompre et donner lieu à ce qu'on appelle un *coup de fouet*. Cet accident est ainsi nommé parce que, au moment où il survient, le blessé éprouve la sensation d'une déchirure produisant une douleur semblable à celle que provoquerait un coup de fouet. En franchissant un obstacle, on se rompt un muscle du mollet : on a un *coup de fouet au mollet*. Si, pour éviter une chute, on se redresse par un violent effort et que les fibres des muscles du dos se déchirent, le coup de fouet s'appelle alors vulgairement *tour de reins*.

La douleur est brusque, intense, et le muscle ne peut plus agir, ou bien la douleur rend ses mouvements impossibles.

Ces ruptures musculaires s'accompagnent de bosses sanguines ou d'ecchymoses comme les contusions. Il y a aussi parfois de l'empâtement de la région.

La rupture peut être complète ; le muscle est alors séparé en deux tronçons, et la cicatrisation en est longue et difficile. Mais la rupture est le plus souvent incomplète, n'intéressant que quelques fibres. Parfois aussi, au lieu du muscle, c'est le tendon qui est rompu. Le blessé doit garder un repos absolu dans une position telle que le muscle malade se trouve dans le relâchement. Des compresses résolutives, un bandage compressif et le massage constituent le traitement de cet accident, parfois très pénible et très long à guérir. Un simple massage, quand quelques fibres musculaires sont brisées, peut quelquefois en avoir raison en quelques heures. Les bains chauds sont aussi efficaces.

3. **Hernie.** — La paroi fibro-musculaire qui enveloppe les intestins et les maintient dans l'abdomen présente parfois, surtout à l'aine et autour de l'ombilic, des points faibles. Ces derniers peuvent livrer passage à une portion de l'intestin lorsque, par suite d'un effort violent, celui-ci est pressé énergiquement par les muscles de l'abdomen. On voit alors sous la peau une grosseur molle, élastique, non douloureuse, qui augmente au moindre effort et qui diminue au repos. En pressant avec la main, on fait rentrer l'anse intestinale qui forme cette hernie : c'est ce qu'on appelle la *réduire*. Parfois cette réduction se fait d'elle-même, lorsque le malade se couche sur le dos; mais, dès qu'il se relève ou qu'il fait un effort, la hernie ressort de nouveau. Il faut la maintenir par un bandage compressif bien fait et bien appliqué qui empêche la hernie de sortir, quels que soient les efforts accomplis. On ne le quitte qu'au lit, pour le remettre au lit, avant de se lever, tant que la hernie se trouve réduite naturellement. C'est le seul moyen d'éviter les accidents; si la hernie n'est pas maintenue réduite, il se forme des adhérences, et la hernie devient irréductible.

Les matières fécales, avant d'être expulsées, doivent traverser l'anse intestinale de la hernie. Si l'orifice devient trop petit, ne pouvant plus circuler, elles s'y arrêtent, la hernie *s'étrangle*, et il y a *obstruction intestinale*, accident redoutable et très souvent mortel; un bandage herniaire mal appliqué peut en être la cause.

Une hernie étranglée devient dure, irréductible et douloureuse; les douleurs intestinales sont atroces parfois. Le malade a des nausées, puis des vomissements alimentaires et bilieux; les traits du visage se décomposent, les yeux se creusent, le nez s'effile et s'amincit; un hoquet persistant survient, tandis que le corps se couvre de sueurs froides. L'angoisse est extrême; le ventre, d'abord rétracté, se gonfle outre mesure, le malade ne peut plus uriner. Il rejette tout ce qu'il avale, car rien ne peut franchir l'étranglement herniaire, pas même les gaz; et les matières fécales, ne pouvant cheminer vers l'anus, remontent et sont rejetées dans des vomissements infects, dits *fécaloïdes*. Le malade a des crampes dans les jambes, respire difficilement et tombe dans une prostration complète. La hernie s'enflamme, se gangrène, et l'intestin perforé laisse passer dans l'abdomen les matières qu'il contient, provoquant ainsi une péritonite suraiguë presque foudroyante.

Avant tout, pour prévenir la formation d'une hernie, il faut éviter les trop grands efforts; si la hernie existe, il faut se résigner à porter un bandage approprié, et, si elle devient irréductible, on doit la faire opérer le plus vite possible. Cette *cure radicale,* comme disent les chirurgiens, n'offre presque plus de dangers avec la nouvelle chirurgie.

Dès que l'on soupçonne l'étranglement de la hernie, on appelle un chirurgien pour qu'il le débride au plus tôt, sans quoi le malade est perdu à bref délai, la gangrène se déclarant très vite.

En attendant son arrivée, on applique des compresses froides, de la glace, et l'on donne des calmants (quelques gouttes de laudanum pour les adultes, jamais pour les enfants); mais qu'on se garde d'administrer un purgatif, il serait dangereux dans ce cas. Les lavements électriques ont sauvé bien des malades atteints d'obstruction intestinale; aussi, avant de tenter une opération toujours sérieuse, le médecin essaye-t-il ce moyen si simple, si rapide et presque toujours efficace.

L'occlusion intestinale peut être confondue avec un empoisonnement accidentel, avec de violentes attaques de coliques ou avec une péritonite aiguë; aussi est-il indispensable d'observer attentivement le malade pour renseigner le médecin et l'aider à poser son diagnostic.

L'occlusion intestinale peut avoir d'autres causes qu'une hernie étranglée.

§ 2. — PLAIES.

1. *Plaies en général.* — 2. *Plaie par instruments tranchants.* — 3. *Plaie par instruments piquants.* — 4. *Plaies contuses.* — 5. *Plaies par écrasement.* — 6. *Plaies par arrachement.* — 7. *Plaies empoisonnées ou envenimées.* — 8. *Piqûres d'animaux.* — 9. *Morsures.* — 10. *Plaies par armes à feu.* — 11. *Excoriations.* — 12. *Ulcères.* — 13. *Abcès.* — 14. *Phlegmons.* — 15. *Panaris.* — 16. *Furoncles.* — 17. *Anthrax.* — 18. *Complications des plaies.*

1. Plaies en général. — On donne le nom de *plaie* à un traumatisme dans lequel la peau est intéressée et offre, par conséquent, une solution de continuité.

Les plaies sont dites *superficielles,* si elles intéressent seulement la peau ; *profondes,* si les couches musculaires sous-jacentes sont divisées ; *pénétrantes,* si elles atteignent l'intérieur des cavités naturelles (crâne, thorax, abdomen, articulations).

La gravité des plaies est très variable ; cependant, comme l'a dit Velpeau, *toute plaie est une porte ouverte à la mort;* une simple piqûre d'aiguille ou d'épingle, si cette aiguille ou cette épingle est septique, peut provoquer l'infection du sang et devenir mortelle ; des étudiants et des médecins sont victimes de piqûres anatomiques, et la plus petite plaie, même si elle a été faite avec des instruments propres, peut devenir le point de départ des complications les plus graves, si elle est mise en contact avec des matières septiques.

Le danger des plaies est aussi proportionné à leur dimension, à leur profondeur, à l'importance des parties lésées. Lorsqu'elles atteignent une articulation, elles sont plus graves que si elles n'intéressent que les muscles ; il faut les traiter d'après les règles de l'antisepsie la plus rigoureuse.

Celles qui siègent au cerveau, au poumon, au cœur, sont souvent mortelles.

L'alcoolisme, le diabète sucré, la goutte, aggravent beaucoup le pronostic des plaies.

On classe les plaies d'après les instruments qui les produisent, et l'on a :

1° Les coupures ou plaies par instruments tranchants;

2° Les piqûres ou plaies par instruments piquants;

3° Les plaies contuses ou par instruments contondants.

On a mis aussi à part les plaies par écrasement, par arrachement, celles dues à des armes à feu, enfin les plaies empoisonnées.

2. **Plaies par instruments tranchants.** — Comme leur nom l'indique, les plaies par instruments tranchants sont celles qui sont produites par un canif, un couteau, un sabre, une faux, un morceau de verre, etc. Elles comprennent aussi les incisions faites volontairement par un chirurgien, avec le bistouri; mais celles-ci ont plus souvent désignées sous le nom de *plaies chirurgicales*.

Les plaies par instruments tranchants ont des bords nets, d'un seul trait; leur surface est lisse et polie; elles présentent trois phénomènes : la douleur, l'hémorragie, l'écartement des bords.

La *douleur* est plus ou moins vive, selon la gravité de la blessure, le point lésé et la sensibilité du sujet atteint. On la calme par des compresses, des applications émollientes, opiacées, et, dans les cas graves, par des injections hypodermiques de morphine. Les compresses seules seront employées sans l'avis du médecin, à la condition toutefois qu'elles soient absolument aseptiques.

On peut dire qu'il n'y a pas de plaie sans écoulement de sang, car il n'y a pas un seul point de notre corps où l'on ne rencontre des vaisseaux capillaires; mais les instruments tranchants peuvent diviser aussi des veinules et des artérioles, voire même des veines et des artères, et s'accompagner des plus graves hémorragies. C'est une complication si importante et qui réclame de si prompts secours, que nous les étudierons à part et en détail.

Dans une plaie par instrument tranchant les bords s'écartent, en vertu de l'élasticité de la peau; les muscles jouissant moins de cette propriété, les blessures sont plus étroites dans les parties profondes qu'à la superficie; l'écartement varie d'ailleurs suivant la forme et la direction de la blessure. Si la section se trouve être dans le sens des fibres musculaires, celles-ci s'écartent moins que si elles sont tranchées perpendiculairement.

Lorsqu'on se trouve en présence d'une plaie par instrument tranchant, on doit s'efforcer de la fermer le plus vite et le mieux possible, afin d'éviter la suppuration et d'obtenir une cicatrice linéaire. C'est ce qu'on appelle en chirurgie la *réunion immédiate* ou par *première intention*. Quand il n'y a pas eu de perte de substance, que les tissus, simplement divisés, n'ont pas été enlevés et que les bords, non meurtris, non mortifiés, sont bien vivants, ceux-ci laissent suinter un liquide transparent, d'un jaune citrin, de consistance sirupeuse : la lymphe plastique. Etant agglutinative, cette substance colle l'une à l'autre les lèvres de la plaie, qui guérit en trois ou quatre jours ou même moins. Pour cela, il faut la nettoyer parfaitement, selon les règles de l'asepsie la plus rigoureuse, en rapprocher les bords et les maintenir en contact. Ce nettoyage complet doit être fait à l'eau bouillie ou avec une solution antiseptique faible, maniée avec des mains chirurgicales propres.

Si des corps étrangers tels que sable, cailloux, parcelles de vêtement, etc., adhéraient trop fortement à la plaie et s'y trouvaient en quelque sorte incrustés, on les détacherait au moyen d'eau bouillie très froide ou très chaude s'il y avait hémorragie; les poils et les cheveux non seulement apporteraient, par leur présence, un obstacle mécanique à la réunion par première intention, mais ils pourraient, par l'irritation qu'ils causent, enflammer la plaie et amener des érysipèles (l'érysipèle de la face est souvent mortel). Pour obvier à cet inconvénient, il faut toujours raser la partie blessée. Il faut aussi agir le plus vite possible après l'accident, car, au bout de douze heures environ, la lymphe plastique, déposée entre les bords, empêcherait leur rapprochement.

Lorsque les lèvres de la plaie sont en contact, on les y maintient par des bandelettes de taffetas d'Angleterre, ou de sparadrap, si l'on est sûr de leur asepsie, ou de taffetas marinier, qui est mince et souple et se modèle parfaitement sur le corps, ou de taffetas collodion. Ce dernier est un tissu de soie imbibé de colle de poisson. On en coupe des bandelettes qui doivent partir d'une assez grande distance de la plaie, la recouvrir et s'étendre encore de l'autre côté de la blessure, pour que celle-ci ne puisse s'ouvrir. On en met un nombre suffisant pour recouvrir complètement la plaie. Avant d'employer ces bandelettes, on recherche quel en est le côté collant, et l'on se garde de le mouiller, ce qui le ferait recroqueviller et le rendrait inutilisable. On se contente d'humecter le point où l'on veut le fixer, et l'on y applique le côté collant, en appuyant légèrement pendant quelques instants, jusqu'à ce que l'adhérence soit complète.

Ces agglutinatifs ont l'inconvénient de ne pas tenir à l'eau; il vaut mieux recouvrir la peau de bandelettes de gaze ou de toile, ou d'une couche d'ouate aseptique que l'on fixe en la badigeonnant avec du collodion, qui ne se détache pas au contact de l'eau, puisqu'il y est insoluble. C'est le meilleur procédé.

Si la plaie était trop grande ou trop profonde, ou les bords par trop écartés, on serait obligé de faire suturer la plaie par un chirurgien. Celui-ci fait des sutures de différentes sortes, selon les cas, avec des aiguilles et des fils spéciaux, tels que le crin de Florence et le catgut, ou avec des agrafes spéciales (les agrafes Michel).

Lorsqu'il s'agit des paupières, des oreilles, des lèvres

ou des ailes du nez, on se sert quelquefois de petites pinces d'argent appelées *serres-fines*, par-dessus lesquelles on ne met pas de pansement; on laisse alors la plaie guérir à l'air libre. Dans tous les autres cas, on applique par-dessus les sutures un pansement sec ou humide, selon l'indication du chirurgien. On enlève les sutures lorsque la plaie est fermée, elles guérissent généralement très vite.

3. Plaies par instruments piquants. — Les plaies par instruments piquants sont faites avec des aiguilles, des épingles, des stylets, des poignards, des fleurets, des lances, des flèches, des baïonnettes; ou des poinçons, des compas, des clous, des fragments d'os, de bois, de verre, des arêtes de poissons, etc., en un mot, par tout objet muni d'une pointe assez résistante pour pouvoir pénétrer dans nos tissus.

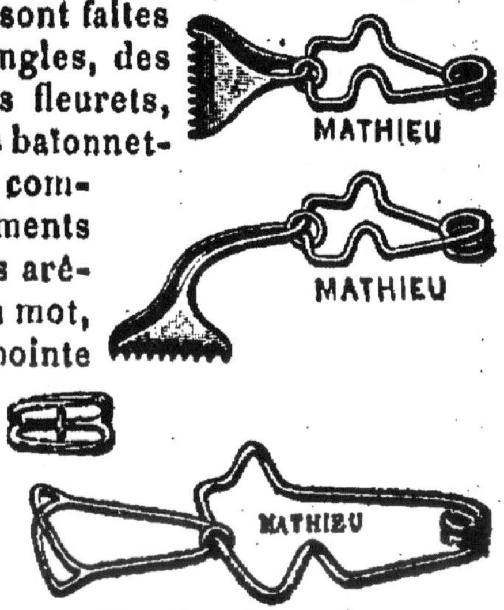

Fig. 37. — Serres-fines.

Leur orifice est arrondi, ovale, carré ou triangulaire, selon la forme de l'instrument qui les a produites. Leurs bords ne s'écartent pas, car elles ont peu de surface; mais, vu leur profondeur et la petitesse de leur orifice, elles sont beaucoup plus difficiles à nettoyer que les plaies par instruments tranchants, et par conséquent peuvent être plus facilement infectées. La pointe des instruments a pu léser des organes internes importants, ou se briser, rester dans la plaie et former corps étranger; la pointe vulnérante a pu introduire des microbes dans la plaie, ce qui provoque dans la suite une inflammation suivie d'un abcès, d'un phlegmon, d'un panaris, etc. Les plaies par instruments piquants sont très douloureuses, surtout à la pulpe des doigts et sous les ongles; elles saignent peu ou point et parfois sont à peine visibles; et cependant, en certaines régions, elles peuvent avoir lésé un vaisseau important et donner lieu à une hémorragie qui, pour n'être pas apparente, n'en est pas moins grave; aussi quand, à la suite d'une blessure faite par un instrument piquant, on voit un blessé pâlir, se refroidir et tomber en syncope, il faut craindre une hémorragie interne, mettre de la glace ou des compresses d'eau fraîche sur la partie blessée et l'immobiliser complètement en attendant le chirurgien. Le pansemet humide est généralement le pansement que l'on préfère pour les plaies par instruments piquants.

Les aiguilles, en pénétrant dans nos tissus, sont rarement dangereuses; on a vu des aliénés en avaler des quantités; elles circulaient dans tout leur corps; elles traversaient les organes les plus délicats et les plus essentiels, le cœur, les artères, les parois de l'intestin, etc. Ces aiguilles finissaient par ressortir toutes seules. Si, dans leurs pérégrinations, elles arrivent à fleur de peau, on les enlève; sinon, on ne s'en inquiète pas, à moins qu'elles ne se logent dans des points où elles deviennent gênantes et ne peuvent être tolérées, une articulation par exemple. Il n'en est pas de même des épingles, dont la circulation est arrêtée par la tête. Elles peuvent être la source de désordres sérieux.

Aujourd'hui, grâce à la radiographie, on est renseigné sur la situation du corps étranger.

4. **Plaies contuses.** — Les plaies contuses sont dues à des violences exercées par des corps mousses et durs, tels qu'un bâton, une pierre, un marteau, un coup de pied ou de corne d'animal, la chute d'un objet lourd écrasant les tissus, etc. On y retrouve les mêmes désordres que dans les contusions, aggravées par la destruction de la peau, qui facilite l'infection; la déchirure et la désorganisation des muscles, la gangrène, les fractures, et même le broiement des os; elles se compliquent souvent de la présence de corps étrangers : sable, terre,

fumier, charbon, écharde, éclat de verre, etc. Elles demandent des soins minutieux; leurs bords ne sont pas nets et sains comme ceux des plaies par instruments tranchants; s'ils sont déchiquetés, meurtris, dépourvus de vie, ils ne peuvent se souder et se cicatriser par première intention. Cette plaie suppurera forcément pour éliminer ces tissus délabrés, qui ne peuvent reprendre vie. Si on la suture, on ne la ferme pas complètement; on y glisse un drain, chargé de faire écouler au dehors le pus qui peut se former dans les parties profondes et provoquer des inflammations s'il est retenu dans les tissus. On doit cependant traiter les plaies contuses de la face et de la tête comme les plaies produites par instruments tranchants, car, dans ces parties-là, il importe que la cicatrisation soit rapide et complète, et l'extrême vitalité de ces régions amène souvent le succès.

Pour soigner une plaie contuse, on la nettoie aussi parfaitement que possible; si la plaie est anfractueuse, on est obligé, pour la nettoyer, d'y envoyer un jet d'une certaine force, que l'on obtient en le graduant à volonté avec le bock laveur. Si l'on est en présence d'une plaie trop sensible ou qu'il y ait des inconvénients à trop la mouiller, on remplace le jet par des pulvérisations. On recouvre ensuite ces plaies d'un pansement ouaté de Guérin, sous lequel elles guérissent souvent toutes seules et assez rapidement; ou d'un pansement humide, que l'on renouvelle toutes les fois qu'il faut enlever le pus qui le souille.

Ces plaies guérissent par *réunion médiate*, ou par *seconde intention;* c'est-à-dire qu'elles suppurent et laissent une cicatrice plus ou moins visible et défectueuse.

La plaie se comble par bourgeonnement. Si ces bourgeons deviennent exubérants, on les cautérise en y appuyant fortement un crayon de nitrate d'argent. Si, au contraire, ils sont dépourvus de vie, on les touche légèrement avec le crayon de nitrate, qui y laisse une empreinte blanche, avive la plaie et accélère le bourgeonnement. La cicatrice est constituée par un tissu fibreux d'un blanc nacré, car il ne possède ni pigments ni vaisseaux; quelquefois il se rétracte et s'enfonce, attire à lui les tissus voisins et donne à la région une forme disgracieuse; il peut même empêcher le fonctionnement des organes voisins.

5. **Plaies par écrasement.** — Les plaies par écrasement sont une variété des plaies contuses; elles sont produites par le passage ou la chute d'un corps dur et lourd. Les tissus désorganisés, broyés, réduits parfois en une masse informe, devront être éliminés par l'organisme et restaurés ensuite si cela est possible.

En attendant le chirurgien, il faut arroser abondamment d'eau froide propre, pour calmer la douleur et nettoyer la plaie, puis rapprocher et contenir toutes les parties écrasées avec des linges propres imbibés d'eau bouillie pure et froide, qui les mettent à l'abri du contact de l'air. C'est tout ce que l'on peut faire dans ce cas en attendant l'arrivée du médecin.

6. **Plaies par arrachement.** — Les plaies par arrachement présentent un caractère singulier : elles ne saignent pas. Lorsqu'un membre se trouve pris dans l'engrenage d'une machine, par exemple, il est étiré si fortement qu'il finit par être arraché. Les artères et les veines s'effilent avant de se rompre, et cet effilement oblitère les vaisseaux et empêche le sang d'en sortir. Toutefois, si l'arrachement se fait brusquement sur une artère volumineuse, il peut s'ensuivre une grande hémorragie.

Les tissus, n'ayant ni la même résistance ni la même élasticité, ne se rompent pas au même niveau; la peau, les muscles, les aponévroses qui les entourent, offrent une résistance inégale, et il se produit des déchirures irrégulières, à des hauteurs différentes; la plaie est hideuse parfois. Les muscles en contraction se déchirent; les tendons qui leur servent d'attache, très résistants dans tout leur parcours, le sont encore plus à leurs insertions osseuses; aussi le muscle est arraché, tandis que les tendons, d'un blanc nacré, pendent de la plaie comme des cordons. Les nerfs se laissent allonger sans se rompre, mais deviennent ainsi incapables de transmettre la douleur. C'est pourquoi les plaies par arrachement ne sont pas toujours très douloureuses; le membre peut être dans la stupeur. Lorsque, les vaisseaux étant détruits, la nutrition ne se fait pas, la plaie s'accompagne bientôt de gangrène; enfin, une artère peut ne plus être recroquevillée au bout de quelque temps et devenir la source d'une hémorragie retardée.

En présence de ces plaies il n'y a pas grand'chose à faire en attendant l'arrivée du praticien, qui, seul, peut les régulariser en enlevant tout ce qui mettrait obstacle à la cicatrisation. Il ne faut pas les toucher, de peur de les infecter, puisqu'elles ne sont pas infectées par elles-mêmes, n'ayant pas été, comme les autres plaies, en contact avec des instruments.

7. **Plaies empoisonnées ou envenimées.** — Les plaies empoisonnées sont produites par différents animaux: des insectes tels qu'abeilles, guêpes, frelons, scorpions, moustiques; des serpents (vipères, aspics, crotales), etc.; par des animaux enragés (chiens, chats, loups, etc.) ou bien par des instruments empoisonnés tels que les flèches, les lances ou les javelots dont se servent certaines peuplades qui vivent sous les tropiques; enfin, par des mouches charbonneuses et par des piqûres anatomiques qui introduisent dans le corps des toxines cadavériques et des microbes virulents.

Dans les plaies empoisonnées la blessure n'est rien, le poison est tout; une fois en contact avec le sang et la lymphe, il est charrié par eux dans tout l'organisme, où il détermine des accidents locaux ou généraux d'empoisonnement qui peuvent être très graves. Cette absorption est très rapide. Une partie du poison est portée en quelques secondes dans tout l'organisme; cependant, au bout d'une heure, il en reste une grande quantité dans la plaie.

On y en retrouve encore deux ou trois heures après. La vitesse d'absorption dépend beaucoup de la région atteinte.

Si la piqûre ou la morsure envenimée est faite à découvert, elle est plus grave que si elle a traversé des vêtements pour arriver à la peau, car ceux-ci ont absorbé une partie du poison ou du venin.

Il faut donc essayer par tous les moyens possibles d'empêcher cette absorption. A cet effet, si la blessure siège sur un membre, on doit au plus vite comprimer le membre au-dessus de la blessure, entre le cœur et la plaie. Cette compression circulaire se fait avec une bande élastique de préférence (jarretière, bretelle, etc.) ou un mouchoir plié en cravate, dont on entoure le membre, et que l'on serre en passant entre lui et le membre un bâton, une grosse clef, une règle, que l'on tourne jusqu'à ce que le sang du membre atteint ne puisse plus circuler et revenir au cœur; dès que l'on a arrêté la circulation, on cherche à enlever le poison de la plaie. On exprime les bords pour faire saigner le plus possible, en pressant avec les doigts; la succion est un excellent moyen, à la condition toutefois de n'avoir aucune plaie à la bouche, aux lèvres ou aux gencives, par lesquelles on s'inoculerait le poison ou le venin.

On peut remplacer la succion par une ventouse et agrandir au besoin la plaie si elle ne saignait pas, car le virus sort avec le sang; puis on cautérise la blessure au fer rouge. Une tige en fer (clou, aiguille à tricoter, tringle de rideau, brochette, etc.) convient très bien pour cela. On enfonce la pointe dans un bouchon ou un morceau de bois en guise de manche, et l'autre côté est chauffé à blanc, puis introduit jusqu'au fond de la plaie; si celle-ci est trop petite, on l'agrandit, s'il le faut, pour y pénétrer. Ces cautérisations profondes doivent être énergiques pour être efficaces. On peut cautériser aussi avec un caustique chimique; le meilleur est la potasse caustique délayée dans un peu d'eau. L'acide phénique pur, le beurre d'antimoine, peuvent aussi être employés. L'ammoniaque ne suffit pas et donne une fausse sécurité.

Pour les morsures de chien enragé, comme nous l'avons dit en parlant de la prophylaxie des maladies, il ne faut pas retarder d'une heure le départ pour l'Institut Pasteur le plus rapproché, où les inoculations de virus antirabiques seront faites le plus vite possible.

Les morsures de couleuvres et d'orvet sont douloureuses, provoquant quelquefois de l'enflure, mais ne sont pas suivies d'autres complications et n'occasionnent pas d'accidents sérieux. Il n'en est pas de même de celle de la vipère; elle est rarement mortelle, mais elle peut l'être cependant pour un sujet affaibli ou pour un enfant, ou si la piqûre siège au cou ou dans les régions voisines. L'enflure peut être alors assez forte pour causer la mort par asphyxie.

La morsure des autres serpents se reconnait à deux lignes courbes contuses rapprochées, faites par leur bouche; celle de la vipère se distingue par deux petits trous dus à ses crochets. Lorsque la vipère veut mordre, elle se déroule, se redresse et lance sa tête en avant. Ce mouvement permet à ses crochets obliques de venir s'enfoncer perpendiculairement dans les tissus. Ces crochets sont creux et communiquent avec le sac à venin. A la suite de la piqûre de la vipère on ressent une douleur intense d'abord, qui disparait presque complètement au moment où se produisent les accidents généraux. Le blessé a envie de s'étendre, mais il se relève bientôt, anxieux; il est déprimé ensuite, croit qu'il va mourir et se plaint de maux de tête très douloureux; la fièvre s'allume, la respiration devient difficile; une ecchymose se montre autour de la blessure, et dure de 3 à 4 jours; puis peu à peu tous les phénomènes s'amendent, et le malade revient à la santé.

Le traitement consiste à arrêter la circulation dans les vaisseaux sanguins et lymphatiques autour de la blessure, à faire saigner la plaie le plus possible, à la cautériser;

puis on fait des lavages avec une solution de 20 centigrammes de potasse dans 10 grammes d'eau distillée.

Un moyen plus sûr consiste à faire des lavages avec une solution à 1 p. 1000 de permanganate de potasse.

Il existe un moyen certain de guérir les morsures de serpents, même les plus venimeux : c'est le sérum antivenimeux préparé par Calmette, de l'Institut Pasteur de Lille. Ce sérum empêche les effets des venins provenant de toutes les espèces de serpents de tous les pays. Il s'emploie en injections hypodermiques qui se font de la même manière et dans les mêmes conditions d'asepsie que les injections de sérum antidiphtérique. On agit le plus tôt possible après la morsure. Quatre heures après, ce sérum peut encore empêcher la mort.

Il se conserve indéfiniment si le flacon qui le contient est bien bouché et maintenu à l'abri de la lumière. M. Calmette prépare aussi un sérum desséché dont la conservation est beaucoup plus facile.

8. **Piqûres d'animaux.** — Les piqûres sont des blessures légères en apparence, mais qui, par leurs complications, peuvent être très graves, en produisant des inflammations. Il peut en résulter des panaris, des phlegmons, l'infection purulente et la mort.

En France, nous n'avons guère à redouter des piqûres mortelles faites par des animaux.

Cet accident ne peut guère arriver que par les mouches charbonneuses, comme nous l'avons déjà expliqué ; cependant la peste, la fièvre jaune, la fièvre paludéenne, peuvent nous être inoculées par des mouches, des moustiques, des puces et des punaises ; enfin, les abeilles, les guêpes, les frelons, les scorpions, certaines araignées, renferment un venin plus ou moins violent, qu'ils inoculent avec leurs piqûres. Les piqûres d'abeilles ne sont dangereuses que par leur quantité et par la région qu'elles occupent : on a vu des personnes mourir pour avoir été assaillies par tout un essaim d'abeilles, ou pour avoir reçu de nombreuses piqûres de guêpes ou de frelons, en mettant par mégarde le pied sur leur nid ou en cherchant à le détruire. Une seule piqûre de ces insectes peut devenir mortelle, si elle siège dans le pharynx; l'enflure qui en résulte peut amener l'œdème de la glotte, et cet œdème provoquer une asphyxie mortelle si l'on n'a pas recours à temps à la trachéotomie. On a vu des personnes, en mangeant des fruits, avaler des abeilles ou des guêpes qui y étaient cachées. Le même accident peut arriver en buvant à un tuyau de pompe : les abeilles, allant y boire, peuvent être entraînées par l'eau et ingurgitées avec elle.

Le scorpion est plus venimeux, mais on le rencontre rarement; il se meut lentement, ce qui permet de l'éviter; sa piqûre est exceptionnellement mortelle.

Celles des moustiques produisent une élevure rougeâtre, blanche au milieu, du gonflement et des démangeaisons. On soulage la douleur qu'elles occasionnent en les lavant avec du vinaigre, ou un mélange de deux parties d'eau de Cologne ou d'alcool à haut degré avec une partie d'ammoniaque ou alcali volatil; puis on calme la cuisson par des compresses d'eau fraîche, d'eau sédative ou d'eau-de-vie camphrée, ou de pétrole. On ne doit jamais y appliquer de boue d'évier, comme on le conseille souvent par suite d'un préjugé populaire. Cette boue est toujours très septique et par conséquent dangereuse; on doit, au contraire, dans certains cas, pour éviter les complications locales, appliquer un pansement humide antiseptique. Il ne faut jamais gratter ces piqûres.

Les abeilles, les guêpes, les frelons, les scorpions, ont un aiguillon acéré, communiquant par un canal très fin avec les glandes qui sécrètent le venin. Cet aiguillon occupe le centre de la plaie; la partie aiguë est dans la peau, la partie renflée est le sac à venin. Cet aiguillon, constituant un corps étranger, doit être enlevé. Pour cela, il ne faut pas comprimer la plaie avec les doigts, pour ne pas faire sortir du sac à venin le liquide, qui se répandrait dans la plaie et lui donnerait plus de gravité. On tâche d'insinuer une aiguille sous l'aiguillon pour le soulever, et l'extraire ensuite avec une petite pince; on y réussit rarement. Il vaut mieux, avec une lame de couteau légèrement inclinée, racler le point où se trouve la piqûre : on enlève ainsi beaucoup plus sûrement l'aiguillon.

Le traitement est le même que pour les piqûres de moustiques, mais les alcalins et l'ammoniaque en particulier donnent ici de meilleurs résultats.

Si les piqûres de frelons sont nombreuses, elles produisent des phénomènes généraux tels que des maux de tête, la fièvre, etc.

Les araignées de France ne sont guère venimeuses. Il n'en est pas de même en Italie : là se trouvent les *tarentules,* ainsi nommées parce qu'on les rencontre fréquemment près de Tarente. Leur piqûre est assez venimeuse. On a l'habitude, en Italie, de faire danser la tarentelle aux personnes qui en ont été victimes; elles dansent ainsi avec leurs parents et leurs voisins jusqu'à ce que, harassées de fatigue, elles tombent, couvertes d'une sueur qui entraîne avec elle la plus grande partie du venin. De là un préjugé populaire voulant que la piqûre de cette araignée donne envie de danser à la personne piquée et à son entourage : c'est ce qu'on appelle le *tarentisme.*

0. **Morsures.** — Les morsures peuvent être considérées comme des piqûres ou comme des plaies contuses, selon la forme des dents qui les ont produites, et même comme des plaies par arrachement, si la dent d'un cheval ou d'un âne arrache un doigt, la main, etc.

L'oiseau mord en pinçant les parties molles, ce qui produit des contusions doubles. Parfois il fait des mouvements de torsion, des déchirures, donnant lieu à des plaies contuses souvent très douloureuses. Ces morsures se cicatrisent lentement, laissant après elles des névralgies très tenaces. Telles sont les morsures de perroquets, de perruches, de cygnes, d'oies, de canards, de coqs, etc.

Les morsures de chats et de rats font une plaie composée d'une série de piqûres rapprochées les unes des autres. Elles s'enflamment facilement, car ces dents sont souvent septiques, ne fût-ce que par la salive dont elles sont humectées. Il en est de même des morsures de chien et d'homme. Les plaies contuses qui en résultent amènent parfois de graves inflammations, et même des phénomènes d'infection.

Les morsures d'ânes, de mulets, de chevaux, causent non seulement des plaies contuses graves, mais font des délabrements considérables, arrachant des membres entiers, nécessitant souvent de grandes opérations.

En lésant de nombreux vaisseaux, elles interrompent la circulation dans le point mordu, provoquant ainsi la gangrène. Faites dans une écurie ou une étable, elles peuvent introduire dans la plaie le microbe du tétanos. En tous cas, la salive qui les souille est septique, et un lavage d'eau aseptique ne suffit pas pour elles; il faut user d'une solution antiseptique.

S'il s'agit du membre supérieur, un bain antiseptique dans une poissonnière ou une cuvette aura les meilleurs résultats. Si le pied ou la jambe ont été atteints, un bain de pied antiseptique est indiqué. L'acide phénique à 1 ou 2 p. 100, le sublimé à un pour 2, 3 ou 4000 sont les antiseptiques à employer.

En présence d'une morsure sérieuse, en attendant l'arrivée du médecin, on n'a qu'à faire des irrigations d'eau froide propre pour empêcher le gonflement du membre, qu'on maintient dans un repos absolu. On peut appliquer sur la morsure des compresses imbibées d'une solution ainsi composée :

Potasse caustique....	0,75 centigrammes.
Eau..................	500 grammes.

10. Plaies par armes à feu. — Les plaies par armes à feu sont dues aux projectiles lancés par l'explosion de la poudre à canon; c'est une variété de plaies contuses graves, à différents degrés cependant. Elles varient d'aspect selon la forme et la vitesse du projectile. Tantôt c'est une simple contusion, le projectile ayant fait ricochet ou se trouvant au bout de sa course et n'ayant plus de force de pénétration. Tantôt c'est une plaie profonde, n'ayant qu'un orifice, celui d'entrée : le projectile est au fond du cul-de-sac formé par la plaie; cependant, si des vêtements ont pénétré en faisant doigt de gant, ils ont pu entraîner avec eux le projectile lorsqu'on les a sortis. Parfois c'est une plaie en séton avec un orifice d'entrée et de sortie. Les bords de l'orifice d'entrée sont noirs et projetés en dedans; ceux de l'orifice de sortie, au contraire, sont projetés au dehors, et l'orifice lui-même est plus grand que le trou d'entrée. D'autres fois, la balle étant en plomb s'aplatit, se brise et envoie par ricochet plusieurs fragments qui sont autant de balles nouvelles. Grâce à leur élasticité, les tissus s'écartent à l'entrée du projectile et se referment dès qu'il est passé, aussi le trou est-il ordinairement plus petit que le projectile qui l'a produit. Quelquefois la balle traverse le blessé de part en part : on en a vu traverser les deux jambes et faire par conséquent quatre trous; elles peuvent briser des os ou atteindre des viscères essentiels à la vie. Ces blessures sont donc beaucoup plus dangereuses que ne pourraient le faire supposer les petites dimensions de la plaie. Le trajet est souvent direct, mais quelquefois aussi le projectile rencontre un os et se réfléchit ou dévie; c'est ainsi qu'une balle peut, en frappant un des os du crâne, faire le tour de la tête; ou, si elle atteint une côte, faire le tour du thorax.

Un boulet lancé par une pièce d'artillerie peut enlever un membre entier en faisant une horrible plaie par arrachement; ou, atteignant le membre de côté, il enlève les parties molles, amenant ainsi une perte de substance considérable.

Mais les obus n'arrivent pas souvent dans leur intégrité; ils éclatent, et si un de leurs éclats frappe le tronc, tout l'intérieur de la partie atteinte est déchiré, écrasé, broyé à tel point que la mort s'ensuit rapidement.

Lorsque l'arme à feu n'envoie qu'une décharge de plomb, la plaie est large et profonde. Si le coup est tiré de près, la charge fait balle; si le coup est tiré de loin, le plomb s'écarte, et le blessé est criblé de plaies petites et peu profondes.

L'arme à feu est-elle simplement chargée de poudre, celle-ci, par sa déflagration, peut cependant amener des accidents graves.

Les plaies par armes à feu ont ordinairement un aspect noirâtre, dû à la contusion et à la coagulation du sang. Elles sont souvent compliquées par la présence de corps étrangers, tels que des grains de poudre ou de plomb, des balles, la bourre des armes qui les a lancées, des fragments de vêtements, des boutons d'habits, etc.

Elles sont peu douloureuses; elles produisent un engourdissement, une sorte de stupeur dans toute la région atteinte; le pouls est faible, le blessé se couvre de sueurs froides, ses sens sont émoussés, il a une soif ardente. Si ces symptômes se prolongent au delà de quelques heures, le pronostic est grave. Ces plaies saignent peu ou point, comme les plaies par arrachement et pour la même raison, à moins qu'une artère ne soit ouverte et comme coupée par le projectile. Mais ces plaies se compliquent souvent d'hémorragies secondaires; au bout de quelques jours, une eschare se détache, ouvrant la lumière d'un vaisseau qu'elle oblitérait, et une hémorragie survient. Il faut donc toujours surveiller ces plaies jusqu'à entière guérison.

Lorsqu'on se trouve en présence d'une plaie par arme à feu, il faut la laver à grande eau, la recouvrir de compresses trempées dans de l'eau fraîche propre et immobiliser le point blessé.

Si des grains de poudre ont pénétré dans l'épiderme, on lave celui-ci avec une solution de potasse caustique; s'ils sont plus profondément incrustés, il faut les enlever grain à grain avec une aiguille ordinaire, ou mieux avec une aiguille à cataracte. C'est très long, très douloureux, et les blessés préfèrent souvent rester tatoués que de supporter cette opération.

S'il s'agit de grains de plomb, de balles de revolvers ou de tout autre projectile, on essayera de les enlever, s'ils sont d'un accès possible, car il est bien moins douloureux de les extraire immédiatement après l'accident. Mais si leur extraction doit causer trop de délabrements, les chirurgiens ne les enlèvent pas.

Il est quelquefois difficile et même impossible de les retrouver, même à l'autopsie. Cela arrive lorsque le projectile a décrit des sinuosités. Quand on ne peut constater sa présence, un bon moyen pour y arriver est de faire remettre le blessé dans la position qu'il occupait au moment de l'accident.

On emploie aujourd'hui le stylet électrique de Trouvé. Il se compose de deux stylets jumeaux, assez rapprochés l'un de l'autre, mais ne se touchant pas et communiquant avec un trembleur. Dès que les pointes libres enfoncées dans les tissus rencontrent un projectile, le circuit est fermé, et le trembleur se met à fonctionner. Mieux vaut encore faire usage des rayons X.

Les blessures faites par les anciennes balles rondes étaient moins graves que celles produites par les balles coniques et de gros calibre des fusils Gras et Remington. Ces dernières occasionnent des destructions étendues des tissus, des fractures comminutives, et le trou de sortie a de grandes dimensions.

Les balles explosives dum-dum provoquent des dégâts considérables, de véritables délabrements, comme une bouillie d'os, de chair et de sang; aussi une convention internationale défend-elle de s'en servir.

Les balles nouvelles et à chemises métalliques des fusils actuels, Lebel, Vetterli-Vitali, etc., sont, à juste titre, nommées balles humanitaires. « Leurs orifices d'entrée et de sortie sont petits et réguliers, présentant tous deux les mêmes caractères : les fractures qu'elles font sont très peu comminutives; même à courte distance, les effets explosifs sont exceptionnels, et la blessure guérit avec une merveilleuse facilité (M. le médecin principal de 2e classe HASSLER, conférence faite aux manœuvres du service de santé du XVIIIe corps, le 6 octobre 1903).

Un médecin américain, qui sort des lignes japonaises, dit que la méthode des Japonais, consistant à ne pas traiter les blessures sur le champ de bataille et à se borner à les envelopper d'un bandage sommaire antiseptique, dans tous les cas où il n'y a pas hémorragie abondante, donne d'excellents résultats. Le traitement de la blessure se fait ensuite dans les hôpitaux au Japon. De nombreux blessés par les balles arrivent même au Japon presque guéris. Sur 2,000 blessés ramenés au Japon dans un seul bâtiment, il n'y a pas eu un seul décès. En fait, sur 100 blessés qui rentrent au Japon avec un pansement sommaire antiseptique, on compte en moyenne 3 décès.

La vitesse extraordinaire des petits projectiles modernes est cause d'une nouvelle complication dans les blessures : c'est l'anévrisme. Ce major a assisté à 27 opérations pour anévrisme traumatique.

11. Excoriations. — Les excoriations sont des blessures dans lesquelles l'épiderme seul est détruit. Elles sont très douloureuses, parce qu'elles mettent à nu les papilles nerveuses du derme, très sensible au contact de l'air.

On y remédie en couvrant les excoriations avec du taffetas marinier ou du taffetas collodion qui remplace l'épiderme enlevé. Il va sans dire qu'elles auront été préalablement nettoyées scrupuleusement et débarrassées des corps étrangers, sables, poussières, etc., qu'elles renferment le plus souvent. Une couche de collodion fait aussi un bon effet, à la condition de préserver le derme de son contact, par interposition d'une couche d'ouate. Le collodion employé directement sur la peau dénuée de son épiderme est très douloureux, à cause de l'éther qui entre dans sa composition.

12. Ulcères. — L'ulcère est une solution de continuité de la peau avec perte de substance; il est amené par une irritation locale ou une cause interne, telle qu'un vice de constitution, ou bien par une maladie, comme la morve, le scorbut, le cancer, le diabète, etc. Il a le plus souvent pour point de départ un traumatisme léger; la cause est disproportionnée avec l'effet. Tandis qu'une plaie ordinaire tend à se cicatriser, un ulcère reste stationnaire, et le plus souvent s'agrandit en surface et en profondeur, car il est entretenu par un travail de désorganisation des tissus, ou se perpétue, faute d'un travail réparateur suffisant. Les ulcères, parfois, ne peuvent être guéris par un traitement local; il faut alors s'attaquer à la cause dont ils ne sont que l'effet; il est de toute nécessité de les tenir propres et à l'abri du contact de l'air.

On rencontre, surtout aux membres inférieurs où la circulation sanguine de retour est gênée par la pesanteur, des veines plus ou moins dilatées, volumineuses, gonflées par places en bourrelets, en petites tumeurs molles qui disparaissent sous la pression et reparaissent dès que celle-ci cesse. Ce sont des *varices*. A leur niveau, la peau, chez certaines personnes, devient brune, puis livide, violacée; elle s'amincit. L'épiderme, détruit peu à peu, laisse voir une petite ulcération qui grandit et forme ainsi un ulcère variqueux. Plusieurs de ces petits ulcères peuvent devenir confluents, c'est-à-dire se réunir en un seul et former un grand ulcère.

Le repos dans la position allongée et des bandelettes de diachylon maintenant un pansement antiseptique constituent le traitement des ulcères variqueux. Ceux-ci sont aggravés toujours quand une jarretière gêne la circulation de la jambe. Ces ulcères variqueux sont souvent rebelles à tout traitement. Chez certaines personnes, l'ulcère variqueux s'accompagne d'une zone suintante rouge qui constitue l'eczéma variqueux.

13. Abcès. — Lorsque certains microbes envahissent la peau, il se manifeste au point lésé de la *rougeur*, de la *chaleur*, de la *douleur* et de la *tuméfaction*. Ce sont les signes qui caractérisent l'inflammation. On a longtemps considéré celle-ci comme une maladie déterminée. Il a fallu des découvertes de Pasteur pour que Metchnikoff pût établir la nature réelle de l'inflammation. On sait maintenant qu'elle est une preuve de la réaction des tissus qui se défendent contre les microbes; on la redoutait et on luttait contre elle, tandis que l'on aurait dû lutter contre l'infection dont elle est en général la manifestation. Les agents principaux de la défense organique sont les globules blancs venus du sang. Dès qu'un endroit est lésé, envahi par les microbes, les globules blancs accourent en foule et livrent bataille aux microbes. Ils les englobent et bientôt les digèrent, mais quelquefois ils sont tués par les poisons microbiens; les cadavres des globules blancs forment les globules de pus.

Le pus est, en effet, formé en partie par les cellules des tissus qui meurent faute d'aliment, mais surtout par les globules blancs qui ont succombé. Le pus est jaune le plus souvent, mais il peut être vert, orangé, bleu, suivant le microbe qu'il renferme. Crémeux d'abord, il devient *granuleux* s'il est de *mauvaise nature*, comme l'on dit vulgairement, et demi-solide s'il est *concret* ou *phlegmoneux*.

Le pus peut s'accumuler en un point et y former une collection occupant une cavité bien limitée; c'est ce qu'on nomme *abcès*.

Un *abcès chaud* est celui qui évolue rapidement et s'accompagne de phénomènes inflammatoires aigus. Un *abcès froid* évolue lentement et s'accompagne de phénomènes inflammatoires chroniques. Les *abcès par migration* sont ceux qui se forment à une certaine distance du point malade d'où ils émanent; aussi les appelle-t-on *abcès migrateurs*. Ils sont en général causés par une affection osseuse, la tuberculose de la colonne vertébrale, par exemple.

Selon leur situation, les abcès sont superficiels ou

profonds. On reconnait un abcès à l'inflammation d'abord, puis à la fluctuation. Celle-ci est perçue en pressant alternativement les deux mains ou les doigts sur la tumeur, aussi loin que possible l'une de l'autre. On perçoit un mouvement d'oscillation dû au déplacement du liquide. Lorsque la fluctuation est sensible à la palpation, l'inflammation se circonscrit; la douleur est moins vive, la fièvre diminue. Le centre de la tumeur, dont la peau s'est peu à peu amincie, devient blanc, tandis que tout le reste est rouge, tendu et luisant.

Au moindre mouvement, le pus rompt cette mince pellicule épidermique et se fait jour au dehors; mais il ne faut pas attendre cette ouverture spontanée, et, dès que l'abcès est formé, il faut recourir au chirurgien, qui en fait l'incision au bistouri. On abrège ainsi les souffrances, on guérit plus vite, et l'on prévient des décollements graves qui se font souvent lorsqu'un abcès *fuse* dans les tissus voisins. Des cataplasmes boriqués chauds fréquemment renouvelés, des compresses et des bains antiseptiques, une asepsie rigoureuse du pansement, telles sont les indications à suivre en présence d'un abcès chaud.

14. Phlegmons. — On nomme phlegmon une vaste inflammation du tissu cellulaire; celui-ci peut se mortifier et s'éliminer par lambeaux; le plus souvent le phlegmon se termine par suppuration, quelquefois par résolution.

Un phlegmon est *superficiel* ou *profond, circonscrit* ou *diffus,* selon qu'il envahit ou non les parties voisines, soit en s'insinuant entre les muscles, soit en suivant les gaines tendineuses; il n'a pas de limite nette. Il complique souvent les piqûres, principalement celles faites avec des clous rouillés, des arêtes de poissons, etc. Les frottements répétés, des durillons forcés, des contusions, des chutes, la présence de corps étrangers, des plaies, l'inoculation de matières septiques, peuvent en être la cause; la faiblesse de la constitution, le diabète, l'alcoolisme, y prédisposent. Ils présentent les mêmes symptômes que les abcès. Ils s'accompagnent d'un état général fébrile violent, avec une dépression extrême et tous les phénomènes d'une inflammation souvent intense. La peau qui entoure la plaie se couvre de plaques lie de vin, et l'on voit des traînées rouges le long des vaisseaux lymphatiques : le gonflement est énorme. Le phlegmon simple peut se terminer par résolution; le plus souvent il aboutit à un abcès qu'il faut inciser ou qui s'ouvre spontanément. Le phlegmon diffus est douloureux et si grave parfois, qu'il peut entraîner l'amputation pour sauver la vie du malade, quand, après avoir envahi tout un membre, il menace d'atteindre le tronc.

Il demande des soins éclairés, vigilants et rapides. Le traitement local, de même que le traitement général, est donc l'affaire exclusive du chirurgien (incision, drainage et pansements).

15. **Panaris.** — On appelle *panaris* une plaie septique ou l'inflammation phlegmoneuse des doigts. Ce nom seul effraye, mais à tort; s'il y a des panaris graves, il y en a aussi de bénins; et si les panaris sont souvent si sérieux et si douloureux c'est qu'ils sont mal soignés, ou soignés trop tard.

On les divise en :

1° Panaris superficiel;

2° Panaris sous-cutané;

3° Panaris profond.

Le panaris superficiel ou sous-épidermique est ainsi appelé parce qu'il a son siège entre l'épiderme et le derme, qu'il décolle l'un de l'autre par une phlyctène semblable à celles des brûlures ou des vésicatoires. Il siège à la pulpe des doigts ou fait le tour de l'ongle, dont il intéresse surtout la matrice. On l'appelle vulgairement *tourniole, mal blanc* ou *mal d'aventure*. Il peut être causé par une piqûre superficielle, ou l'arrachement d'une de ces pellicules épidermiques appelées vulgairement *envie*. Il débute par tous les signes de l'inflammation auxquels ne tarde pas à se joindre la formation d'une vésicule remplie d'une sérosité sanguinolente.

La *tourniole* entraîne souvent la chute de l'ongle. Le traitement consiste à faire une incision suffisante pour livrer passage au liquide louche et septique qu'elle renferme et à enlever toutes les parties d'épiderme atteintes, sans quoi la tourniole s'étend. On applique ensuite un pansement antiseptique.

Le panaris sous-cutané est ainsi nommé parce qu'il se développe dans le tissu cellulaire sous-cutané.

Le panaris profond est grave s'il est douloureux au point de faire crier le malade et de l'empêcher de dormir.

Nos doigts sont mus par des muscles qui s'insèrent aux os par des tendons. Muscles et tendons sont enveloppés, protégés par des gaines tapissées de synoviales. Ces gaines n'ont pas la même disposition pour tous les doigts; celles du pouce et du petit doigt se prolongent sur le poignet, l'avant-bras, et vont jusqu'au bras, tandis que celles des autres doigts s'arrêtent à leur racine. Le panaris de ces trois doigts s'arrête donc à la main, tandis que celui du pouce et du petit doigt peut intéresser tout le membre.

Le pus du panaris profond ne peut se faire jour à travers ces gaines tendineuses, non élastiques, très résistantes; au fur et à mesure qu'il augmente en quantité, la pression devient énorme, les nerfs sensibles sont fortement comprimés, d'où la douleur atroce que provoquent ces panaris, d'où aussi l'urgence et la nécessité de les inciser le plus tôt possible, la veille du jour où ils apparaissent, comme on l'a dit d'une façon humoristique.

Un panaris superficiel peut se transformer en panaris profond, l'inflammation se propageant de la périphérie à l'intérieur, si l'incision n'est pas faite à temps. Le périoste, la gaine synoviale, les aponévroses ne laissant pas passer le pus, celui-ci gagne en profondeur; il va détruire le tendon, et alors certains mouvements sont perdus ; ou il nécrose l'os, et l'on voit sortir un bout de phalange. Cela n'arriverait pas si l'on consultait le chirurgien

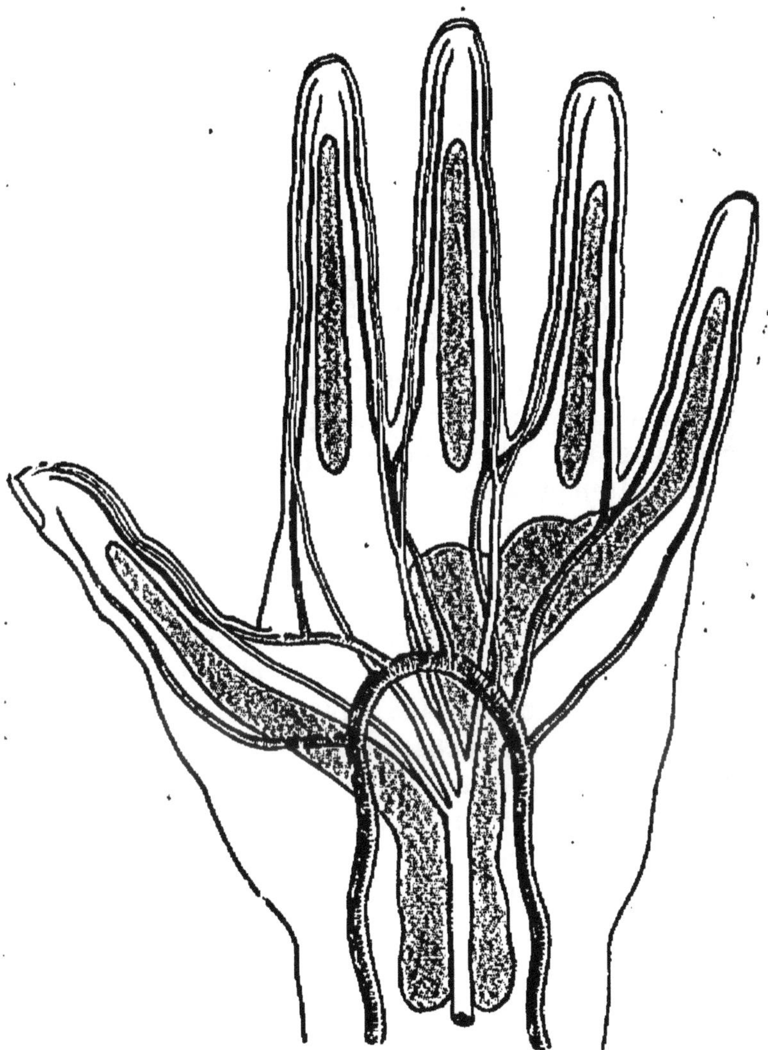

Fig. 31. — Gaines tendineuses de la main.

à temps ; mais on craint les coups de bistouri, on redoute la douleur ; il en résulte que l'on souffre bien plus longtemps et bien davantage. Il est donc absurde et extrêmement dangereux d'attendre d'être vaincu par la douleur pour demander le chirurgien; celui-ci doit être appelé dès que le doigt gonflé est assez douloureux pour amener de l'insomnie; il pratiquera l'incision et indiquera les soins ultérieurs.

10. **Furoncle.** — Les *glandes sébacées* sécrètent une matière huileuse chargée de lubrifier la peau. Si les follicules pilo-sébacés (petites glandes qui accompagnent les poils) s'enflamment, ils donnent naissance à un *furoncle*. Le *bourbillon* n'est autre que le follicule mortifié devenu corps étanger et éliminé par suppuration.

Les cols droits trop empesés, ceux des tuniques des militaires, etc., peuvent être la cause occasionnelle, par leurs frottements répétés, des furoncles de la nuque, si fréquents chez les hommes. La région fessière des cavaliers est aussi un lieu d'élection pour les furoncles, à cause des frottements de la selle.

Les pansements sales, les poussières, les cataplasmes de farine de lin rance, favorisent leur éclosion; mais si les causes locales sont effectives, déterminantes, l'état général a une grande influence; il constitue la cause prédisposante. L'arthritique voué aux rhumatismes, aux affections des muqueuses, aux névralgies, aux migraines, à la goutte, au diabète, échappe rarement aux furoncles. Ceux-ci sont provoqués aussi par une altération profonde de la nutrition, des fatigues excessives, une alimentation insuffisante ou de mauvaise qualité, des maladies aiguës, etc., ou une application de topiques irritants (vésicatoires, pommades), etc.

Lorsqu'un malade adulte est atteint de furoncles à répétition, ses urines doivent être analysées; on y trouvera souvent du sucre, qui décèlera un diabète ignoré jusque-là. Chez le diabétique le sucre accumulé dans le sang est éliminé en partie par la peau, ce qui la rend très fragile; les corps étrangers l'irritent par leurs frottements et provoquent des *clous*.

Le furoncle est dû à la pullulation d'un microbe (le staphylocoque doré) dans le follicule pileux. Le sucre favorise cette pullulation; c'est pourquoi les furoncles sont fréquents chez les diabétiques.

Il y a donc des furoncles produits par le diabète; mais, — fait singulier, — réciproquement il y a un diabète produit par les clous et qui disparaît avec eux.

Le furoncle s'annonce par un petit bouton rouge qui produit de la démangeaison; puis il grossit et prend une forme en pointe, d'où ce nom de *clou*.

Cette petite tumeur présente tous les signes de l'inflammation : rougeur, chaleur, douleur; puis l'extrémité s'ouvre, blanchit, et l'on voit sourdre une matière assez épaisse, grise, blanchâtre, qui est le bourbillon.

Celui-ci doit être éliminé complètement pour que la plaie se referme; mais la cicatrisation se fait parfois lentement, à cause de la profondeur de la plaie. Elle laisse une cicatrice très petite, qui ne paraît pas en rapport avec l'inflammation de la lésion dont elle est la conséquence. Le furoncle guéri, il peut en survenir un autre par inoculation de voisinage, et l'on voit ainsi des séries de furoncles se succédant des semaines et des mois.

On peut essayer un traitement abortif. Au moment où le furoncle s'annonce par de la cuisson, on le cautérise fortement avec le nitrate d'argent, ou à l'acide phénique, ou à la teinture d'iode. On *jugule* ainsi le furoncle à sa naissance; mais on ne réussit pas toujours, et l'objectif doit être alors de surveiller et de modérer la douleur.

Le traitement consiste à favoriser l'élimination du bourbillon par l'usage de cataplasmes chauds et par des bains antiseptiques. L'acide phénique, anesthésiant légèrement les tissus, sera préféré à tout autre antiseptique. On maintiendra sur le furoncle des compresses chaudes imbibées d'acide phénique à 5 p. 1000. Plusieurs chirurgiens font même injecter dans l'intérieur du furoncle quelques gouttes de cette solution. Des pulvérisations d'eau phéniquée chaude, faites plusieurs fois par jour, soulageront un peu la douleur, de même que des cataplasmes antiseptiques.

On se gardera bien d'appliquer des cataplasmes de farine de lin. Même bien faits, par leur atmosphère humide et chaude, par leur facilité à rancir et à aigrir, ils favorisent l'inoculation de voisinage. On les remplace par les cataplasmes antiseptiques.

On trempe sept ou huit doubles de tarlatane dans une solution boriquée à 4 p. 100 ou au sublimé aux deux, trois ou quatre millièmes (trop fort, il serait irritant). On les applique sur les furoncles et on recouvre d'un tissu imperméable (toile cirée, gutta-percha laminée, etc.). On renouvelle assez souvent pour conserver la chaleur et l'humidité.

Dans certains cas, cependant, il faut user d'incisions précoces ; à la face, surtout autour des lèvres et du nez, un furoncle en contact avec la veine ophtalmique peut amener l'inflammation des veines du cerveau et produire des caillots; des phénomènes nerveux graves, le délire, le coma et même la mort, peuvent en être la conséquence. Il faut donc prendre des précautions spéciales pour les furoncles de la face, leur éviter le contact de choses sales, ne pas les gratter, ne pas s'exposer aux refroidissements, et les faire surveiller par un médecin.

Les personnes qui sont sujettes aux furoncles se trouvent souvent très bien d'un traitement interne par la levure de bière au moment où elles ont de fortes poussées furonculeuses. L'eau de goudron prise à l'intérieur a également de bons effets. Les purgatifs sont aussi recommandés.

17. Anthrax. — Parfois, au lieu d'une pointe unique, il y en a deux, trois, quatre; ces furoncles réunis forment de véritables tumeurs, d'une évolution longue et douloureuse et tendant à envahir les tissus voisins : c'est l'*anthrax*. Il est quelquefois bénin, mais le plus souvent il est diffus, non limité, malin, et s'étend parfois à tout le dos; son siège de prédilection est le cou, les épaules et la face. Durs à la circonférence, mous vers le centre, les anthrax laissent voir bientôt plusieurs points perforés, et chacun de ces petits cratères renferme un bourbillon; en comprimant l'anthrax, on en fait sortir du pus concret, ce qui donne à la tumeur l'aspect d'une éponge ou d'une écumoire.

L'anthrax se complique souvent de phénomènes fébriles sérieux; il nécessite des cautérisations, des incisions larges, de véritables opérations chirurgicales parfois dangereuses.

L'anthrax a les mêmes causes et les mêmes effets que les furoncles, mais il est beaucoup plus grave et n'est justiciable que d'une intervention chirurgicale active et précoce.

18. **Complications des plaies.** — Les plaies peuvent s'accompagner de complications plus ou moins graves et même mortelles. Les unes se produisent immédiatement : telles sont les hémorragies, les fractures, la présence d'un corps étranger, ou d'un virus, d'un venin ou d'un poison, nous en avons déjà parlé. Les autres sont secondaires, locales ou généralisées. Elles ne se produisent que plusieurs jours après.

Douleur. — Elle est normale à la suite de toute blessure; mais, si elle est intense, si elle se prolonge, provoquant de l'agitation, du délire, de l'insomnie, des mouvements convulsifs, elle devient une complication. Elle peut être due à la présence d'un corps étranger, à un topique trop irritant (on nomme topique tout médicament appliqué à l'extérieur), à un pansement mal fait, à une trop grande inflammation. Le médecin doit en être averti.

Le *délire nerveux* survient quelquefois le soir ou le lendemain de l'accident. Il peut être furieux s'il s'agit d'un alcoolique, et est alors un accès de *delirium tremens,* plutôt qu'une complication de la plaie. Il faut donc surveiller particulièrement les alcooliques et ne diminuer que progressivement la dose d'alcool qu'on leur donne; la brusque suppression de l'alcool provoquerait une trop grande agitation.

La *fièvre traumatique* se produit aussi quelquefois; elle

n'est pas naturelle; il faut en avertir le médecin, qui la combattra tout en cherchant ce qui a pu la produire.

L'*inflammation* se manifeste, comme il a été dit, par de la rougeur, de la chaleur, de la douleur et du gonflement.

Normale si elle est modérée, elle devient une complication si elle s'accentue et s'accompagne de fièvre, d'agitation, de délire, de vomissements, etc. Si elle se localise sur les vaisseaux lymphatiques, c'est une lymphangite; si elle intéresse les veines, c'est une phlébite; si elle atteint le tissu cellulaire sous-cutané, c'est un abcès, un phlegmon, etc.; elle peut être provoquée par le microbe de l'érysipèle. Cette affection était très fréquente autrefois, d'autant plus qu'elle est très contagieuse; elle devenait épidémique et parfois très meurtrière dans les hôpitaux. L'érysipèle est rare aujourd'hui et ne devrait même jamais se produire lorsque les règles de l'asepsie ont été observées. Il complique surtout les plaies de la face, du cuir chevelu et des oreilles, ou se montre à la suite d'une opération.

Il s'annonce par un violent frisson, de la fièvre, une soif intense, des nausées, parfois des vomissements et la suppression de la suppuration. La plaie devient brûlante, sèche; un liquide aqueux remplace le pus; les lèvres de la plaie se gonflent, deviennent rouges, et cette rougeur est circonscrite par un bourrelet net, festonné, surélevé, très sensible sous le doigt, et qui s'étend, gagnant peu à peu les parties voisines. S'il est léger, il ne compromet pas la vie du blessé, mais retarde la cicatrisation de la blessure; s'il est grave, il peut amener la mort. Celui de la tête est particulièrement redoutable.

L'érysipèle se complique souvent de lymphangite (inflammation des vaisseaux lymphatiques) et d'adénite (inflammation des ganglions voisins).

Le traitement local consiste en des applications antiseptiques (compresses de sublimé, d'acide borique, etc.). Pour relever l'état général du blessé et lui permettre de lutter contre le microbe, on le fortifie et l'on stimule son organisme par du quinquina, du rhum, du cognac, etc.

La *pourriture d'hôpital*, complication si fréquente autrefois, est maintenant un souvenir. On ne la voit jamais dans une plaie bien soignée.

Le *tétanos* est une complication terrible, qui fait atrocement souffrir le blessé. Celui-ci a d'abord de la peine à ouvrir la bouche; les muscles masticateurs sont contractés, raides, durs au toucher : c'est ce qu'on nomme le *trismus*. La raideur gagne la nuque, les membres supérieurs, les membres inférieurs, puis le thorax; le malade, raide comme une barre de fer, tantôt droit, tantôt en arc de cercle, ne touchant parfois son lit que de la nuque et des talons, est agité de secousses violentes, et lorsque la contracture atteint le cœur et les poumons, la mort arrive après d'atroces souffrances.

C'est la maladie dans laquelle on observe la plus haute température : elle continue à monter même après la mort. Le pouls ne dépasse guère 90 à 92.

Le tétanos survient à la suite d'une opération ou d'une plaie des mains et des pieds, et surtout des plaies anfractueuses, par écrasement, lorsque les nerfs et les os sont atteints et que la plaie est souillée de terre ou de poussière. Le refroidissement semble y prédisposer les blessés, surtout s'il survient après une exposition à la chaleur ou au soleil; c'est pour cela peut-être qu'il est si commun dans les climats tropicaux et que les nègres y sont plus sujets que les blancs; peut-être aussi parce qu'ils marchent pieds nus.

Le tétanos est dû au microbe de Nicolaïer. Ce microbe se rencontrerait plus particulièrement dans la terre et dans les fumiers, d'où l'importance de nettoyer les plaies souillées par ces substances.

Le meilleur moyen d'éviter le tétanos est donc de faire l'asepsie et l'antisepsie les plus rigoureuses. On le combat par un traitement spécial que seul le chirurgien peut prescrire : chloroforme, chloral, morphine, purgatifs, enveloppement dans de l'ouate, pour éviter le contact des objets environnants; ceux qui entourent le malade n'ont qu'à l'isoler dans une demi-obscurité et dans un repos absolu; le bruit, la lumière, une simple conversation, le moindre mouvement, la moindre secousse imprimée, suffit à provoquer une nouvelle crise.

On a découvert depuis peu un sérum antitétanique qui, injecté à temps, prévient cette horrible maladie, mais la combat rarement si elle est déjà déclarée. Cette complication étant très souvent mortelle et ces injections préventives n'ayant aucun inconvénient, il est prudent d'en faire toutes les fois qu'il y a lieu de craindre l'apparition du tétanos, après les plaies par arrachement, écrasement, après les chutes sur routes, etc.

La *lymphangite* est, avons-nous dit, l'inflammation d'un vaisseau lymphatique. A la suite de la plus petite piqûre ou écorchure, de l'arrachement d'une *envie* soulevée autour d'un ongle, etc., on peut voir apparaître des taches ou des bandes rouges, comme dans l'érysipèle, mais sans bords surélevés; elles suivent le trajet des vaisseaux jusqu'aux ganglions, qui s'enflamment à leur tour, devenant ainsi le siège d'une adénite.

Cette affection, prise au début et soignée par le repos dans une position facilitant la circulation, par des compresses et des bains antiseptiques, guérit facilement; mais, si elle est négligée, elle peut provoquer des phlébites, des érysipèles et jusqu'à des phlegmons.

L'*adénite* ou inflammation d'un ou de plusieurs ganglions lymphatiques est une complication fréquente des plaies. Elle se résorbe souvent, c'est-à-dire qu'elle disparaît d'elle-même. Mais, virulente et mal soignée, cette *glande*, comme on l'appelle vulgairement, arrive à suppurer. Livrée à elle-même, elle s'ouvre spontanément, souvent après avoir produit des décollements plus ou moins considérables, et sa cicatrisation laisse des marques affreuses parfois. Un exemple frappant de ces sortes de cicatrisations est donné par ces personnes dont le cou est couturé à la suite d'*écrouelles*.

Ces cicatrices vicieuses peuvent être évitées si le chirurgien ouvre à temps l'adénite. Si la plaie opératoire est convenablement drainée et pansée, il ne reste qu'une cicatrice linéaire à peine visible.

La *phlébite* est l'inflammation des veines. Le sang s'y coagule et adhère aux parois du vaisseau; celui-ci est accompagné d'un cordon rouge sensible à la pression; les parties voisines sont dures, tendues, douloureuses. La circulation, étant interrompue dans les vaisseaux malades, se fait par les veines voisines.

Si une veine profonde est atteinte, il n'y a pas de cordon dur et résistant, mais une douleur profonde, de l'empâtement, de l'œdème, etc. Le malade doit garder au lit une immobilité absolue et prolongée. Non seulement il ne doit pas remuer, mais il faut éviter autant que possible tout mouvement brusque, soit du malade lui-même, soit du lit où il est couché. Toute secousse, en effet, est capable de détacher un caillot peu adhérent; celui-ci est entraîné par le torrent circulatoire, et son arrêt dans un organe important peut avoir pour conséquences des accidents graves, ou même la mort subite : c'est ce qu'on appelle une *embolie*.

Septicémie. — Gangrène gazeuse. — Infection purulente. — Quand les précautions antiseptiques n'ont pas été suffisamment prises et qu'une plaie est infectée, il arrive que le malade, après un frisson violent, se couvre de sueurs froides; puis la fièvre apparaît, accompagnée d'abattement, de prostration, d'une diarrhée abondante et fétide qui l'épuise rapidement. La langue est sèche, la température est très élevée tous les soirs et très basse tous les matins; la mort s'ensuit presque fatalement; c'est la *septicémie*.

D'autres fois, brusquement, il survient une tuméfaction considérable, provoquée par des gaz; il s'agit de septicémie gazeuse rapidement mortelle. Si cette tuméfaction s'accompagne d'eschare, c'est la *gangrène gazeuse.* Les fossoyeurs qui se blessent et dont les plaies sont souillées par la terre des cimetières en sont souvent atteints.

Il arrive qu'une suppuration longue et fétide s'arrête brusquement : le blessé est alors secoué d'un violent frisson et présente tous les symptômes de la septicémie. Des abcès se forment dans divers organes souvent très éloignés de la plaie, dans les viscères ou ailleurs : c'est l'*infection purulente* ou *pyohémie,* rapidement fatale. Nélaton disait à son sujet : « Il faudrait élever une statue d'or à celui qui l'empêcherait. »

Ces dernières complications, si graves, n'arrivent jamais si l'asepsie et l'antisepsie on été bien faites; aussi est-on bien coupable de les laisser se déclarer. L'encombrement, la misère, le manque d'hygiène, les souffrances morales et physiques, prédisposent les blessés à ces complications si fréquentes autrefois dans nos hôpitaux et dans nos ambulances, et qui ont presque complètement disparu, grâce aux découvertes de Pasteur et à la méthode antimicrobienne. Aussi peut-on dire que notre illustre Pasteur est un des plus grands bienfaiteurs de l'humanité.

Si un individu est sain, s'il n'est affaibli ni par le travail ni par aucun autre excès, il guérit vite; au contraire, s'il est misérable, épuisé par les privations, il est un terrain favorable à l'infection. On a remarqué que dans les concours d'étudiants, période pendant laquelle les candidats sont surmenés, les piqûres anatomiques qu'ils peuvent se faire sont beaucoup plus redoutables qu'en temps ordinaire.

Les morphinomanes, les goutteux, les rhumatisants, les alcooliques, les tuberculeux, sont plus sujets que les autres aux complications des plaies. Un traumatisme peut amener une crise de *delirium tremens* chez un alcoolique, un accès de fièvre chez un paludéen, une poussée de rhumatisme chez un rhumatisant, une crise de goutte chez un goutteux. Il est important dans ce cas de faire non seulement un traitement local, mais un traitement général.

L'état local de la région peut aussi entraver la guérison des plaies; c'est ainsi que sur un membre variqueux les plaies sont longues à guérir.

CHAPITRE VII

Hémorragies.

§ 1er. — GÉNÉRALITÉS.

1. Circulation du sang. — 2. Hémorragie. — 3. Hémorragie grave. — 4. Différentes sortes d'hémorragies.

1. Circulation du sang. — Le sang part d'un point central, le cœur, qui agit à la manière d'une pompe aspirante et refoulante : en se dilatant, il aspire le sang; en se contractant, il le chasse.

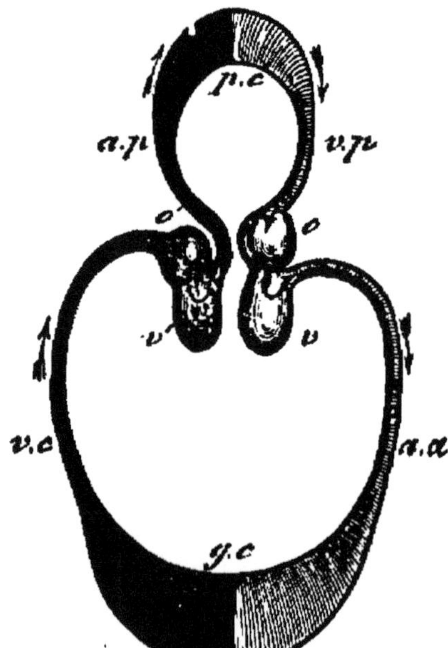

Fig. 39. — Schéma de la circulation.

A sa sortie du cœur, le sang traverse d'abord un système de canaux appelés *artères*, puis il passe dans des vaisseaux de plus en plus petits, les *artérioles*, pour arriver au réseau *capillaire* et revenir au cœur par les *veinules* et les *veines*.

Dans les capillaires la circulation est très ralentie, et, à travers les parois de ces petits vaisseaux, le sang, qui est sous pression à cause de l'ondée sanguine, laisse transsuder les éléments liquides nécessaires à la nutrition; il abandonne en outre son oxygène aux tissus et se charge des matériaux devenus inutiles ou dangereux, qu'il doit éliminer.

2. Hémorragie. — Tous ces vaisseaux, artères, artérioles, capillaires, veinules, veines, etc., communiquent entre eux et constituent un réseau complètement fermé dont le point central est le cœur, de telle sorte que le sang ne peut s'écouler au dehors qu'accidentellement, lorsqu'un de ces vaisseaux est ouvert. Dans certaines maladies graves il arrive cependant que le sang transsude à travers les parois des vaisseaux d'une façon complète (c'est-à-dire *plasma*, partie liquide, et *globules*, partie solide).

Si un écoulement de sang est léger et dure peu, il n'a pas d'importance; mais s'il est abondant et s'il persiste, il devient une complication et prend le nom d'*hémorragie*.

3. Hémorragie grave. — Le sujet en proie à une hémorragie grave pâlit brusquement; ses lèvres deviennent blanches; son pouls est de plus en plus faible, rapide et irrégulier, ses extrémités se refroidissent, son estomac se soulève, il a des vertiges, sa vue se trouble, sa respiration s'interrompt, son cœur s'affole, il défaille et tombe en syncope. A ce moment l'hémorragie s'arrête; mais dès que le malade revient à lui, elle recommence, jusqu'à ce qu'une nouvelle syncope l'interrompe à nouveau. La mort par hémorragie est précédée de convulsions; elle peut survenir bien avant que tout le sang ne soit sorti de l'organisme.

Après une hémorragie grave la mort peut n'être qu'apparente; on parvient quelquefois alors à ranimer le malade par des injections d'éther, des applications de sinapismes ou de marteau de Mayor, dans la région précardiale, des injections de sérum, des inhalations d'oxygène, ou par la transfusion du sang.

4. Différentes sortes d'hémorragies. — Une hémorragie est dite *interne* quand elle a lieu à l'intérieur de l'organisme, dans une cavité naturelle ou au sein des tissus. Elle est *externe* si le sang s'écoule au dehors.

L'hémorragie est ordinairement d'origine *traumatique*; elle est alors amenée par une violence extérieure, par l'action d'un instrument tranchant, piquant ou contondant; mais elle peut être due à une cause interne, inhérente au sujet; par exemple, à la fragilité excessive des vaisseaux, qui sont comme friables : elle est dite alors *spontanée*.

Une hémorragie est *primitive* si elle survient au moment même où un traumatisme se produit; elle est *consécutive* ou *secondaire* si elle apparaît dans un temps plus ou moins long après l'accident. Un caillot qui bouchait la lumière du vaisseau se détache; une portion mortifiée qui servait de barrière au sang est éliminée par suppuration, et le sang, ne trouvant plus d'obstacle pour l'arrêter, se fait jour au dehors. Cela se rencontre fréquemment dans les plaies par armes à feu. Ou bien une suppuration abondante arrive à détruire un point de la paroi d'un vaisseau, et le sang s'en échappe. Cela arrive parfois dans les brûlures graves, les cancers, etc. Si une hémorragie primitive, qui a été arrêtée pour quelque temps, vient à reparaître, on dit aussi qu'elle est *secondaire*.

Les hémorragies varient d'origine, de nature et d'abondance. Elles peuvent provenir de trois sortes de vaisseaux : 1° des capillaires; 2° des veines; 3° des artères.

1° *Hémorragies capillaires*. — Dans ces sortes d'hémorragies le sang s'écoule doucement, en nappe; il est rosé, ordinairement peu abondant, et se coagule facilement en formant des caillots mous, peu résistants. Les capillaires ne peuvent ni se contracter ni revenir sur eux-mêmes; mais le sang qui s'en écoule s'arrête quand même toujours spontanément, après un temps plus ou moins long; aussi ces hémorragies n'offrent en général aucune gravité. Cependant, dans certaines maladies (les affections du foie, par exemple), il y a des hémorragies capillaires extrêmement abondantes et difficiles à arrêter. Chez les hémophiles (du grec *haïma*, sang, et *philos*, ami), le sang, trop fluide, ne peut se coaguler. Ces hémophiles ont des hémorragies capillaires à la suite des plus petites blessures; une piqûre de sangsue, l'extraction d'une dent, etc., devient pour eux la source d'un écoulement de sang très difficile à arrêter. Cette disposition est héréditaire, surtout chez l'homme.

2° *Hémorragie veineuse.* — Le sang qui sort des veines s'échappe *en bavant* ou forme un jet continu, uniforme, non saccadé, de couleur rouge foncé. Toutefois, au contact de l'air, il s'oxygène et prend l'aspect du sang artériel.

Il s'arrête si on comprime au-dessous du point lésé, c'est-à-dire entre la plaie et l'extrémité du membre, tandis qu'il augmente si l'on serre au-dessus, entre la plaie et le cœur.

Les veines ne sont pas rigides comme les artères. Pendant une hémorragie, leurs parois minces s'affaissent d'elles-mêmes sous la pression des tissus voisins et s'accolent. L'écoulement de sang dont elles sont l'origine est moins abondant et parfois s'arrête spontanément, à moins qu'il ne s'agisse d'un trop gros vaisseau.

Les veines du cou et du thorax n'ont pas de valvules et, une fois sectionnées, ne s'affaissent pas, mais restent béantes comme les artères. L'air peut alors y pénétrer, être entraîné par le sang dans le torrent circulatoire et, arrivé au cœur, provoquer une mort immédiate. Dans les hémorragies veineuses il est important qu'aucun lien, aucun tour de bande, aucun vêtement ne serre les veines à la racine du membre; une hémorragie veineuse, venant d'un ulcère variqueux à la jambe, est parfois très violente et très difficile à arrêter, parce qu'on ne pense pas à desserrer les jarretières qui compriment le membre et empêchent le retour du sang au cœur.

3° *Hémorragies artérielles.* — Le sang qui coule d'une artère est rouge, rutilant et vermeil et sort en jet fort et saccadé, excepté dans les plaies anfractueuses ou lorsque le vaisseau est situé profondément; mais, lorsque le trajet est étroit ou sinueux, la blessure irrégulière ou la plaie oblique, comme cela arrive souvent dans les plaies par armes à feu, le sang se répand en nappe, et à chaque pulsation du cœur on y voit un flux plus abondant, une saccade isochrone aux battements du cœur (c'est-à-dire se produisant en même temps).

On l'arrête en comprimant au-dessus de la plaie, c'est-à-dire entre le cœur et la plaie. Les pulsations cessent au-dessous de la blessure quand l'artère est ouverte.

Les parois des artères sont extensibles, élastiques et contractiles, pour pouvoir chasser le sang dans tout l'organisme; mais, en même temps, épaisses et résistantes, elles ne s'affaissent jamais; aussi, lorsqu'elles sont sectionnées en travers, restent-elles béantes comme des tuyaux de caoutchouc.

L'hémorragie artérielle ne s'arrête pas spontanément; le caillot ne peut s'y former, car la poussée cardiaque vient à chaque pulsation entraîner le coagulum qui tend à se former. Il faut donc intervenir d'autant plus rapidement que le vaisseau est plus gros. La mort survient en trois minutes par une hémorragie de l'artère crurale, et en quelques secondes par celle de la crosse de l'aorte. Dans une large plaie le plus souvent les trois sortes de vaisseaux sont ouverts.

§ 2. — HÉMOSTASE.

1. *Hémostase, hémostatiques.* — 2. *Absorbants.* — 3. *Réfrigérants.* — 4. *Calorification.* — 5. *Styptiques ou astringents.* — 6. *Vaso-constricteurs.* — 7. *Position du membre.* — 8. *Agglutinatifs.* — 9. *Compression.* — 10. *Tamponnement.* — 11. *Compression indirecte.* — 12. *Compression digitale.* — 13. *Garrot.* — 14. *Tourniquet à baguettes.* — 15. *Bande d'Houzé de Laulnoy (de Lille).* — 16. *Ligature.*

1. Hémostase, hémostatiques. — On appelle *hémostase* l'ensemble des moyens employés pour arrêter une hémorragie. Les substances par lesquelles on obtient ce résultat se nomment *hémostatiques*.

Lorsque le chirurgien, avant une opération, empêche le sang d'affluer dans le membre, on dit qu'il fait de l'*hémostase préventive*.

Si, au moyen d'une pince ou d'une compression quelconque, on arrête le sang d'un vaisseau sectionné, on fait de l'*hémostase provisoire*.

Elle est *définitive* quand le chirurgien, soit par la ligature, soit par l'écrasement, arrête définitivement le sang dans le vaisseau lésé.

L'aspect d'une hémorragie, le danger qu'elle présente et le traitement qu'on doit lui appliquer, varient selon la nature et le calibre du vaisseau atteint, quelle que soit la cause et l'origine de l'hémorragie.

Les principaux moyens employés pour faire l'hémostase sont :

1° Les absorbants ;
2° Les réfrigérants ;
3° La chaleur ;
4° Les styptiques ou astringents ;
5° Les vaso-constricteurs ;
6° La position donnée au membre ;
7° Les agglutinatifs ;
8° La compression ;
9° La ligature.

2. **Absorbants.** — Les principaux absorbants dont on fait usage pour arrêter une hémorragie sont : la charpie râpée, qui a l'aspect d'un duvet soyeux ; la charpie brûlée et réduite en poudre, la charpie goudronnée, les éponges fines et sèches, le coton cardé, l'ouate hydrophile, l'étoupe, les poudres inertes, telles que la poudre de colophane, de bismuth ; la poudre de riz et la poudre d'amidon, la résine pulvérisée, etc.

Ils agissent en formant avec le sang un magma solide qui devient le point de départ d'un caillot.

Mais quelques-unes de ces substances sont dangereuses

à employer : la charpie râpée et goudronnée, l'amadou, les éponges, le coton, l'ouate, l'étoupe, les toiles d'araignées, la sciure de bois, etc., sont toujours septiques et risquent d'infecter la plaie. On doit les remplacer par de l'ouate ou de la gaze aseptique ou stérilisée, salicylée, phéniquée, boriquée, iodoformée ou sublimée, ou de la charpie brûlée, qui a été purifiée par le feu. Quant à la terre, elle renferme si souvent le microbe du tétanos qu'il faut la proscrire rigoureusement.

3. **Réfrigérants.** — Les réfrigérants sont : l'eau très froide, la glace seule ou mélangée de sel marin, les pulvérisations d'éther ou de chlorure de méthyle, etc. Ils agissent sur les nerfs vaso-moteurs. En provoquant un froid intense, ils font contracter les vaisseaux, diminuent leur calibre et, par conséquent, la quantité de ng qui s'en écoule.

Larrey constata qu'à Leipzig il n'avait pas eu d'hémorragies à soigner et l'attribua au froid.

Les réfrigérants sont bons quand il suffit de quelques minutes pour arrêter une hémorragie; mais on doit les rejeter, de peur d'amener la mortification des tissus, s'il faut en continuer l'usage au delà de dix minutes à un quart d'heure. Enfin, si on cesse trop tôt leur usage, on amène, par leur suppression, une réaction dangereuse, provoquant une seconde hémorragie plus considérable que la première.

4. **Calorification.** — La chaleur fait coaguler le sang; on obtient ce résultat avec l'eau très chaude, à 45° au moins (car, au-dessous de ce degré, elle dilaterait les vaisseaux sans provoquer de caillots et augmenterait l'écoulement du sang au lieu de l'arrêter).

Le fer chauffé au rouge brun ou, à la rigueur, au rouge-cerise, amène le retrait des tissus et fait recroqueviller les vaisseaux, ce qui les oblitère et fait cesser l'hémorragie. Si le fer était chauffé au rouge blanc, il couperait comme un couteau et n'arrêterait pas le sang. Le thermocautère de Poquelin est employé dans les opérations pour arrêter le sang des vaisseaux quand il serait trop long ou trop difficile de les lier. On y renonce de plus en plus aujourd'hui, parce qu'on a souvent des hémorragies secondaires après l'avoir employé.

5. **Styptiques ou astringents.** — Les styptiques ou astringents agissent en coagulant le sang et en resserrant les tissus, ce qui diminue le calibre des vaisseaux ouverts. Ils sont tantôt liquides, tantôt pulvérulents.

Les principales poudres astringentes sont : les poudres d'alun, d'iodoforme et de tanin; et les astringents liquides sont : le sulfate de cuivre, le sulfate de fer en solution, le perchlorure de fer, l'eau de Rabel, l'eau de Pagliari, l'alcool concentré, l'eau vinaigrée, l'eau de pin gemmé, l'eau térébenthinée, le baume du commandeur, une solution étendue d'acide sulfurique, etc.

Les styptiques, même très étendus d'eau, présentent de très sérieux inconvénients et doivent être abandonnés.

L'antipyrine est beaucoup moins violente que le perchlorure de fer. Employée directement en poudre, elle est excellente pour les petites hémorragies; on peut même s'en servir en solution (un gramme pour une cuillerée à café d'eau).

Le salol et l'antipyrine, employés à parties égales et chauffés, forment un bon hémostatique, qui réussit mieux que le perchlorure de fer, sans en avoir les inconvénients.

6. **Vaso-constricteurs.** — Les vaso-constricteurs arrêtent les hémorragies en faisant contracter les vaisseaux. L'antipyrine donne de bons résultats dans les hémorragies capillaires, et en particulier dans l'épistaxis; elle a aussi la propriété de coaguler le sang. On l'emploie en solution au cinquième.

L'*adrénaline* est un hémostatique qui agit en contractant les vaisseaux; mais cette vaso-constriction est suivie, au bout de deux heures, d'une vaso-dilatation qui amène des hémorragies secondaires.

L'*eau oxygénée* concentrée à 12 volumes serait un excellent hémostatique, d'autant plus précieux qu'il n'est ni caustique ni toxique, s'il ne risquait de provoquer des embolies gazeuses rapidement mortelles.

Le *pinghawar*, duvet d'une fougère de l'Inde et du Tonkin, arrête le sang si on l'applique sur une surface saignante. Point n'est besoin avec lui de comprimer ni de boucher les vaisseaux. On l'emploie dans les combats de coqs, pour arrêter le sang qui coule des blessures qu'ils se font, et leur permettre de continuer le combat.

7. Position du membre. — Si l'hémorragie siège sur un membre, on peut quelquefois l'arrêter par la position qu'on fait prendre au blessé. En fléchissant fortement l'avant-bras sur le bras, la jambe sur la cuisse, et en les maintenant dans cette flexion forcée au moyen de liens, on comprime les vaisseaux, et la circulation y est presque totalement interrompue. Pour l'avant-bras, on met le poignet dans l'extension forcée, ce qui fait tendre les bords de l'artère.

On peut arrêter la circulation dans l'artère axillaire en fixant par un lien quelconque un gros bâton, un parapluie, une grosse serviette roulée, etc., entre le thorax et le bras, de même en tirant le bras en bas et en arrière, en exerçant une traction sur l'épaule, ce qui fait presser la clavicule contre l'artère sous-jacente. Ces derniers moyens sont assez dangereux s'ils sont maintenus longtemps et mal appliqués.

8. Agglutinatifs. — On peut rapprocher les lèvres d'une plaie qui saigne après les avoir nettoyées antiseptiquement. On les maintient en contact avec des bandelettes de sparadrap, de taffetas collodion ou de gaze antiseptique fixée au collodion à l'aide d'un pinceau. Les serres-fines, les points de suture serrés et rapprochés, arrêtent aussi l'écoulement du sang, s'il n'est pas trop considérable.

0. Compression. — Pour les hémorragies veineuses la compression est le meilleur moyen à employer. Celui qui la pratique agit comme le jardinier sur son tube d'arrosage, lorsqu'il veut en arrêter le jet sans le fermer.

Il cherche d'abord à boucher l'ouverture du tuyau ; mais, si elle est trop grande, il aplatit sur le sol, avec le pied, le tuyau lui-même et empêche l'eau de couler. C'est ainsi que la compression arrête la circulation, et par conséquent empêche le sang d'arriver dans le vaisseau ouvert.

Elle est *directe* ou *indirecte*, *digitale* ou *mécanique*.

La compression est *directe* si on la fait sur le point même où l'écoulement de sang se produit ; *indirecte*, si elle arrête la circulation sur un point un peu éloigné de la plaie, en pressant sur le vaisseau principal qui y apporte le sang. Elle est *digitale* si on la fait avec les doigts, *mécanique* si on a recours à divers procédés que nous allons décrire.

La compression directe, qu'elle soit digitale ou mécanique, exige une asepsie complète.

En effet, quel service rendrait-on à un individu si, pour arrêter une hémorragie moyenne ou légère, on infectait sa plaie? Alors même que son infection n'aurait pas de suites funestes, il est bon de savoir que les hémorragies reparaissent facilement dans les plaies infectées.

Toutes les fois qu'il faut recourir à la compression directe, on se lave les bras, les avant-bras, les mains, les ongles, etc., comme il a été dit déjà, puis on fait un nettoyage complet de la plaie par une irrigation avec une solution froide au sublimé, et l'on ferme par un pansement antiseptique approprié.

Si un malade arrive du dehors avec un pansement douteux, on se hâte de défaire celui-ci et de le remplacer par un autre, appliqué en observant les règles de l'asepsie la plus rigoureuse, après un lavage antiseptique de la plaie.

La compression digitale se fait avec la pulpe des doigts ; il est donc nécessaire de s'aseptiser les mains. On applique les doigts sur le vaisseau ouvert, dans la plaie même, en l'appuyant autant que possible sur un point résistant.

Lorsque les doigts sont engourdis par la fatigue, ce qui arrive rapidement, on soulage la main qui comprime en faisant peser sur elle les doigts de l'autre main ou ceux d'une personne présente.

Quelquefois le blessé peut le faire lui-même. Toutefois, cette compression ne peut pas être continuée longtemps, à cause de l'extrême fatigue qu'elle provoque; de plus, elle n'est pas praticable s'il faut transporter le blessé. On la remplace alors par un tamponnement maintenu au niveau de la plaie par un bandage compressif.

10. Tamponnement. — On prépare un tampon fortement serré, soit avec de l'ouate hydrophile, soit avec des compresses ou de la gaze aseptique salicylée ou iodoformée de préférence. On l'imbibe de liquide antiseptique, on l'exprime, puis on enfonce l'index rendu aseptique dans la plaie, et l'on ferme ainsi l'orifice de l'artère lésée jusqu'à ce qu'on ait introduit le premier tampon. On retire alors le doigt et l'on enfonce l'un après l'autre des tampons de plus en plus gros, à la façon d'un coin, en nombre suffisant pour combler la plaie. On a soin de munir ces tampons d'un bout de fil solide, qu'on laisse pendre au dehors, pour les retirer plus facilement; on doit même les compter, pour n'en oublier aucun dans la plaie. Ce pansement exerce une forte pression sur les parois de la blessure et, par suite, sur les vaisseaux sectionnés, souvent invisibles ou impossibles à saisir.

Lorsque le sang s'arrête, on maintient le pansement par plusieurs tours de bandes, car un seul ne suffirait pas et ne serait pas assez solide. Il faut surtout serrer assez fortement, car, sans cela, on comprimerait les veines superficielles qui ramènent le sang au cœur, et l'on n'atteindrait pas les artères qui sont profondément situées : on augmenterait l'hémorragie au lieu de l'arrêter. On applique la bande aussi serrée que possible, puis on la mouille, ce qui fait tendre énergiquement la toile et rend la compression d'autant plus forte.

Mais cette compression ne peut être longtemps maintenue. Si elle n'est pas suffisante, on n'atteint pas le but que l'on se propose, et si l'on serre trop, le malade souffre beaucoup, le membre bleuit, se gonfle et se mortifie, car cette compression empêche la nutrition du membre et peut amener la grangrène en trois ou quatre heures. On ne continue donc la compression que pendant une ou deux heures, et, avant de l'appliquer, on maintient l'extrémité du membre par un bandage roulé, pour éviter la stagnation du sang et le gonflement qui s'ensuivrait. Lorsque l'on veut ôter ce pansement, il faut l'humecter pour décoller les tampons, et les retirer sans détacher le caillot, de peur d'amener une nouvelle hémorragie.

La compression directe est le seul moyen de combattre une hémorragie artérielle du tronc, de l'aisselle, du pli de l'aine, du creux sus-claviculaire, de la tête et du cou; c'est en même temps le plus commode, mais non le meilleur, à cause de l'asepsie rigoureuse qu'il nécessite, et qu'il n'est pas toujours facile de réaliser.

11. Compression indirecte. — La *compression indirecte* s'applique sur le trajet du vaisseau lésé ou sur l'artère principale qui y apporte le sang. Si elle est faite avec les doigts, c'est la *compression digitale indirecte;* si elle est obtenue au moyen d'appareils spéciaux, c'est la *compression mécanique indirecte.* Utile pour les artères de moyenne grosseur, elle est indispensable pour les grosses artères, quand le tamponnement a échoué et que la ligature n'est pas encore possible.

Si le vaisseau est volumineux, le tamponnement est insuffisant; le sang coule à travers le pansement, on est obligé de recourir à la compression indirecte; aussi, pour les grosses artères, vaut-il mieux commencer par là et ne pas s'exposer à perdre un temps précieux en essayant le tamponnement et la compression directe.

Pour pratiquer la compression indirecte il suffit de trouver le point où l'artère est assez superficielle, assez près de la peau pour que l'on sente ses battements avec le doigt et que l'on puisse l'appuyer contre un plan résistant, un os de préférence, sans quoi elle fuirait sous la pression et ne serait pas oblitérée.

Le point précis, déterminé, où chaque artère principale remplit ces conditions se nomme *point d'élection*. Il est bon pour chaque gros vaisseau de s'exercer à le trouver sur soi-même ou sur une personne de bonne volonté, afin de le connaître. En cas d'accident, on évite ainsi les hésitations et les tâtonnements. Sûr de soi-même, on conserve toute sa présence d'esprit.

Pour la *temporale*, on comprime à la tempe, un peu en avant de l'oreille, au point où l'artère arrive sur l'os temporal.

Pour la *faciale*, le point d'élection est aux deux tiers de la distance qui sépare le menton de l'angle de la mâchoire, sur une dépression du maxillaire inférieur très facile à trouver.

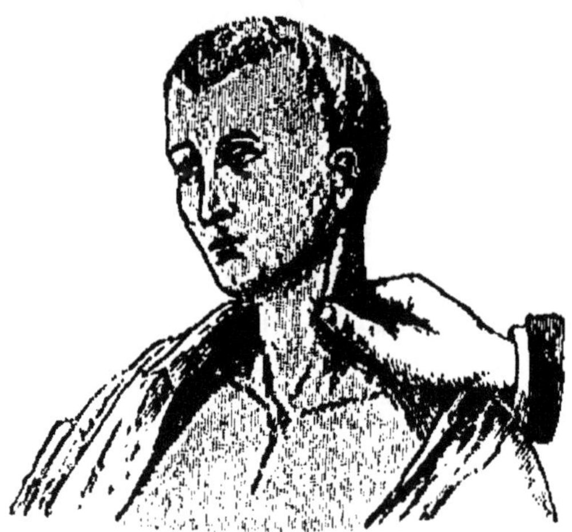

Fig. 40. — Compression de la carotide.

Pour la *carotide*, il faut comprimer le sterno-cléido-mastoïdien, ce muscle qui se tend lorsque l'on tourne la tête du côté opposé, et qui s'insère au sternum, à la clavicule et à l'apophyse mastoïde que l'on sent en arrière et un peu au-dessous de l'oreille. On le pince en mettant les quatre derniers doigts d'un côté, le pouce de l'autre, vers la partie moyenne, où l'on sent battre l'artère.

Pour la *sous-clavière* on fait lever le coude pour accentuer le creux sus-claviculaire, vulgairement nommé salière, et l'on va chercher l'artère derrière et au milieu de la clavicule pour la comprimer sur la première côte.

Pour l'*artère axillaire* on comprime au-dessous du

bord antérieur de l'aisselle, les quatre derniers doigts vers le creux axillaire, le pouce vers le moignon de l'épaule.

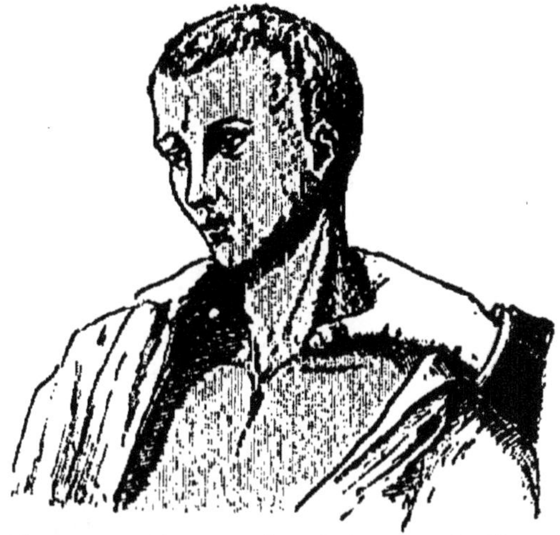

Fig. 41. — Compression de la sous-clavière.

Pour l'*humérale*, c'est à la partie moyenne du bras, le long du bord interne du biceps, en avant de l'humérus, à peu près le long de la couture de la manche.

Au coude, la *radiale* est profonde; elle devient superficielle au poignet : c'est là qu'on l'aplatit sur le radius, comme si l'on voulait compter le pouls, mais en appuyant plus fort, bien entendu.

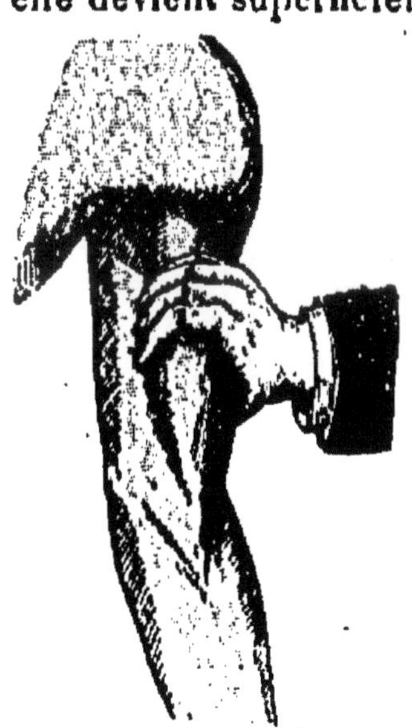

Fig. 42. — Compression de l'humérale.

La *cubitale* se comprime du côté opposé, juste en face, sur le dernier petit os du carpe, appelé pisiforme.

A la main se trouvent des arcades artérielles qui reçoivent le sang des artères radiale et cubitale. Le sang arrive aussi à la main par les artères interosseuses; il est bien difficile d'en arrêter le cours dans tous ces vaisseaux à la fois. Il vaut mieux agir plus ou moins haut sur le gros tronc qui porte le sang au membre. On comprime donc l'humérale, l'axillaire, ou même la sous-clavière, à leur point d'élection. On peut aussi, par un lien circulaire, arrêter la circulation dans tout l'avant-bras.

L'*aorte* se comprime à l'ombilic (nombril), le malade couché sur le dos; on étend les doigts de la main, que l'on applique en travers, le petit doigt contre la paroi abdominale et en appuyant jusqu'à ce que l'on ne sente plus les battements de l'artère. Pour percevoir plus facilement ces battements, ont fait mettre la paroi abdomi-

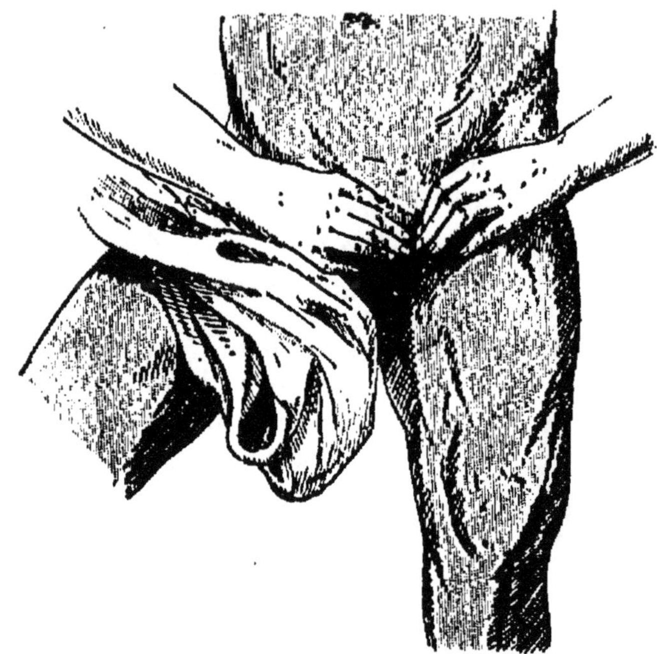

Fig. 43. — Compression de la fémorale.

nale dans le relâchement en fléchissant les cuisses sur le bassin.

Pour la *fémorale,* c'est au milieu du pli de l'aine, contre la branche horizontale du pubis, que l'on trouve le lieu d'élection.

Pour la *poplitée,* sous le genou, dans le creux du jarret, en fléchissant la jambe.

La *tibiale postérieure* est facile à comprimer juste au milieu, entre le tendon d'Achille et la malléole interne (cheville).

La *tibiale antérieure,* entre les chevilles, au-dessus du pied.

La *pédieuse* se comprime sur le dos du pied, dans le premier espace métatarsien.

12. **Compression digitale.** — Cette compression se fait de deux façons : ou l'on emploie les deux pouces l'un

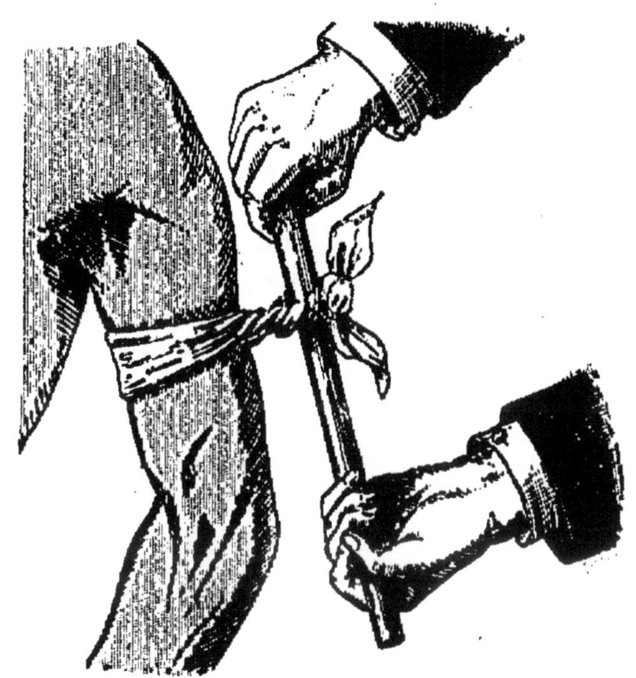

Fig. 44. — Garrot.

sur l'autre, ou l'un à côté de l'autre, les deux mains embrassant le membre ; ou les quatre derniers doigts de la main posés en ligne droite sur le trajet de l'artère, en pressant fortement avec le reste de la main, le pouce entourant le membre et y prenant un solide point d'appui. Il faut comprimer d'une façon continue et sans effort.

Cette compression digitale peut être remplacée par la *compression mécanique.* Nous allons indiquer plusieurs moyens à employer pour l'obtenir.

13. **Garrot.** — Le garrot consiste en une pelote

placée sur le trajet de l'artère, retenue par un lien entourant le membre et noué, du côté opposé à la pelote, sur une plaque de carton, de tôle, de bois, de corne ou de cuir, pour ne pas pincer les chairs. On glisse ensuite dans ce nœud un bâtonnet et on le fait tourner sur lui-même pour tordre le lien jusqu'à ce que le sang cesse de couler. On fixe alors ce bâton par un nœud, pour qu'il ne se détorde pas.

Le garrot peut s'improviser partout, à la campagne, chez soi, sur un champ de bataille; la pelote peut être remplacée par une bande roulée, un caillou rond, un bouchon de liège, etc.; le lien, par un mouchoir plié en cravate, une corde, un ruban, une pièce de vêtement déchirée en bande, une bretelle, etc. Le bâtonnet peut être remplacé par une grosse clef, un pilon de mortier, une grande cuillère, un bout de branche, un tronçon de fusil ou de sabre, une baïonnette, etc. Le garrot est toujours facile à appliquer en cas d'accident.

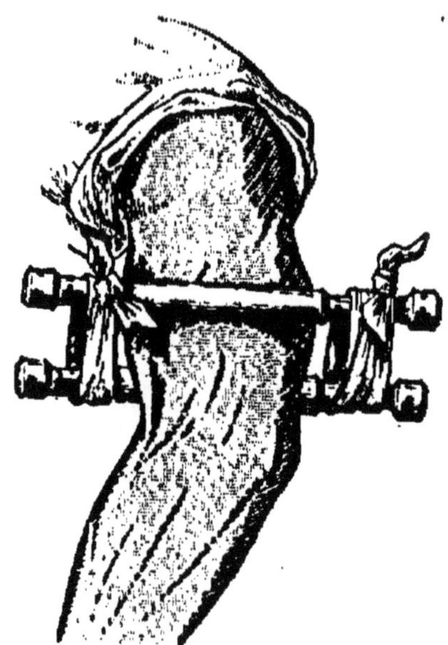

Fig. 45. — Tourniquet à baguettes.

14. Tourniquet à baguettes. — Le tourniquet à baguettes s'obtient en appliquant deux baguettes, deux lames de bois, deux planchettes, deux règles plates, deux baguettes de tambour, etc., de trente centimètres de long environ, sur le trajet de l'artère que l'on veut comprimer.

On les réunit à l'une de leurs extrémités par un lien solide, en laissant entre elles une distance moindre que la grosseur du membre à enserrer; puis on applique ces baguettes sur l'artère perpendiculairement à son trajet, l'une d'un côté du membre et l'autre du côté opposé. On réunit ensuite les deux autres extrémités restées libres par un second lien que l'on serre jusqu'à ce que le sang s'arrête. Ce procédé présente le grand avantage de pouvoir s'improviser partout et de comprimer le membre en partie seulement, et non dans toute sa circonférence, comme le fait le garrot.

15. **Bande d'Houzé de Laulnoy (de Lille).** — Cette bande d'Houzé de Laulnoy est en caoutchouc rouge; elle a 50 centimètres de long sur 4 de large et un demi-centimètre d'épaisseur.

On s'en sert pour faire un bandage circulaire en tirant fortement sur la bande. On met le doigt sous le dernier circulaire et on place le chef à la place du doigt; le sang se trouve ainsi arrêté et serré par la bande revenue sur elle-même. Une bonne bretelle élastique peut la remplacer en cas d'urgence.

Il existe de puissants moyens d'hémostase, mais employés seulement dans les hôpitaux ou par les chirurgiens. Nous n'avons donc pas à nous en occuper ici. Nous dirons seulement quelques mots de la ligature.

16. **Ligature.** — Autrefois, on arrêtait toujours les hémorragies par la cautérisation au fer rouge; les chirurgiens employaient aussi la poix bouillante. C'est à Ambroise Paré que revient l'honneur d'avoir fait abandonner ce procédé barbare, et de l'avoir remplacé par le seul qui soit définitif et qui donne une sécurité complète, la ligature, déjà préconisée par Celse.

La *ligature* consiste à étreindre avec un fil le vaisseau coupé. Pour cela, le chirurgien saisit avec une pince à forcipressure (ayant un cran d'arrêt) l'extrémité du vaisseau, qui se trouve ainsi comprimé. Il fait ensuite avec le fil un premier nœud, puis un second serré le plus possible.

Ce moyen paraît très simple, et cependant on a cherché et discuté pendant des années sur ce fil, sa forme, sa substance, etc. Depuis les découvertes de Pasteur, on se sert de liens de matière animale et stérilisés, qui non seulement sont tolérés, mais se résorbent, ce qui permet de fermer immédiatement la plaie sans s'inquiéter davantage des ligatures. Elles sont faites avec du catgut.

Les catguts (de l'anglais, boyau de chat) ne sont autres que des intestins de mouton travaillés comme les cordes à violon et préparés de plusieurs grosseurs. On les rend aseptiques de différentes façons, ainsi que la soie.

La découverte des fils de suture et de ligature constitue un des plus grands progrès de la chirurgie moderne. Après les graves opérations, il permet de fermer immédiatement la plaie opératoire, sans risquer de voir se produire de ce fait la moindre complication.

Si l'hémorragie est légère, provenant des capillaires, on élève le point qui saigne, on lave la plaie avec une solution antiseptique très froide ou très chaude; on essaye divers petits moyens, tels qu'absorbants, astringents, réfrigérants ou calorification (eau à 48°), et on fait de la compression et du tamponnement.

S'il s'agit d'une hémorragie importante, on ne perd pas en hésitations un temps précieux, puisque quelques secondes suffisent parfois à compromettre la vie du blessé; on serre fortement avec le premier lien qui tombe sous la main jusqu'à ce que le sang cesse de couler. Sûr alors que la vie du blessé est préservée, on cherche à agir avec plus de méthode, on aseptise rigoureusement ses mains, la plaie et tout ce qui doit servir au pansement, et l'on applique dans de bonnes conditions le procédé qui paraît être le plus favorable. Par exemple, si la compression directe suffit, on la préfère à une compression plus énergique, qui risquerait d'amener la gangrène. En cas de grande fatigue, on remplace la compression digitale par le tamponnement, maintenu par un bandage compressif. S'il s'agit d'un point où le garrot ou le tourniquet à baguette ne peut être appliqué, comme la carotide, par exemple, on fait la compression de l'artère principale au lieu d'élection. Enfin, si l'on doit rester plusieurs heures sans le secours d'un chirurgien, on desserre de temps en temps le lien, pour permettre au membre de recevoir un peu de sang, et on le resserre de nouveau pour éviter une trop grande perte de sang.

En tous cas, on n'abandonne le blessé que lorsque le chirurgien l'autorise, car une hémorragie qui a l'air d'être définitivement arrêtée peut reparaître ensuite subitement.

Si le blessé a été affaibli par son hémorragie, on cherche à relever ses forces. On prescrit, suivant les cas, un repos complet, des boissons acidulées froides ou stimulantes, telles que le thé, le café, les vins généreux, l'eau des carmes, etc., les injections de sérum.

Le médecin donne souvent à l'intérieur des potions à l'opium et à l'ergot de seigle, à l'ergotine, à l'antipyrine, au perchlorure de fer; parfois, s'il est nécessaire, on a recours aux inhalations d'oxygène, aux injections d'éther, de sérum, ou, à défaut, d'eau salée. Les lavements salés physiologiques (c'est-à-dire 7 grammes de sel pour 1,000 grammes d'eau) permettent de soutenir le blessé. Il faut éviter en même temps que ses extrémités se refroidissent. Enfin, dans les cas désespérés, on fait la transfusion du sang.

§ 3. — HÉMORRAGIES LOCALES.

1. *Hémorragies internes et des muqueuses.* — 2. *Hémorragies cérébrales, apoplexie.* — 3. *Epistaxis.* — 4. *Hématémèse.* — 5. *Hémoptysie.* — 6. *Entérorragie.* — 7. *Hémorragie vésicale.* — 8. *Hématurie.*

1. Hémorragies internes et des muqueuses. — Des hémorragies peuvent se produire sur les muqueuses du nez, du larynx, de la trachée, du poumon, etc.

Elles sont provoquées par des traumatismes, par la rupture d'un anévrisme, ou se produisent à la suite de fièvres, d'affections du foie, du cœur, etc.

Si le sang épanché ainsi ne trouve pas d'issue à l'extérieur ou s'il est peu abondant, il séjourne au point où l'hémorragie s'est produite, et sa présence se manifeste par des troubles fonctionnels que le docteur seul, parfois, constate sûrement.

Le sang peut aussi s'accumuler dans les viscères et être rejeté au dehors par les ouvertures naturelles; c'est ce qui se produit dans les crachements et les vomissements de sang, le mélæna, etc.

Le sang expulsé a alors des caractères variables suivant les cas. S'il est sorti récemment des vaisseaux, il est rouge vermeil ou brun; s'il a séjourné dans les viscères, il est fragmenté et se présente sous l'aspect de petits débris noirs, comme du marc de café ou de la suie délayée.

Il y a aussi les hémorragies sous-cutanées, qui peuvent se produire à la suite d'un traumatisme. Si les vaisseaux sous-jacents sont déchirés tandis que les téguments restent intacts, le sang, ne pouvant s'écouler au dehors, s'épanche sous la peau et forme ce que l'on appelle vulgairement un *bleu* ou une *bosse sanguine,* selon le siège de la lésion.

Les émotions vives, les affections cardiaques, un exercice violent, augmentant la pression dans les artères malades, peuvent occasionner la rupture des vaisseaux avec hémorragie consécutive.

2. Hémorragies cérébrales, apoplexie. — Les hémorragies cérébrales se produisent brusquement, au moment où la santé paraissait excellente; mais, le plus souvent, elles sont précédées, pendant quelques jours ou au moins quelques heures, de symptômes dits prémonitoires, auxquels on n'a pas attaché assez d'importance : la rougeur de la face, des maux de tête, des éclairs qui passent devant les yeux, des bourdonnements d'oreille, des vertiges, des fourmillements dans les membres, les idées moins nettes, la faiblesse des mouvements, un besoin continuel de sommeil, etc.

Après un temps plus ou moins long, le malade tombe sans connaissance, sa figure est rouge, tuméfiée, sa respiration embarrassée, puis stertoreuse (c'est-à-dire qu'elle fait entendre un bruit semblable à l'eau en ébullition). C'est l'apoplexie.

La lèvre ne se contractant pas du côté paralysé et la joue étant flasque et distendue à chaque expiration, l'air refoule la lèvre : on dit alors que le malade *fume sa pipe*. Le plus souvent, les membres sont dans une résolution complète, c'est-à-dire que leurs muscles ne se contractent plus, qu'ils sont incapables de résister aux efforts d'une personne étrangère, n'opposent plus d'obstacle à l'action de la pesanteur, sont inertes et retombent d'eux-mêmes quand on les soulève, comme les enfants lorsqu'ils font *main morte*.

Les traits du visage sont relâchés, sans expression. Si un seul côté est paralysé, la moitié du visage étant inerte, l'autre paraît tiré, contracté. S'il exprime le rire, le sourire, les pleurs, le contraste entre les deux moitiés du visage est plus frappant encore, et l'aspect peut devenir hideux.

Si la paralysie reste complète, il peut y avoir incontinence des matières fécales et des urines, ou au contraire une rétention d'urine et une constipation opiniâtre, dont la garde doit soigneusement avertir le médecin.

La terminaison est variable : tantôt, après quelques heures le malade succombe ; tantôt il revient à lui assez rapidement. La paralysie peut cesser aussi ou persister, selon le cas.

Dans la congestion cérébrale elle n'est pas définitive ; mais, dans l'hémorragie cérébrale, elle persiste généralement. La parole reste hésitante, embarrassée, les mouvements faibles et difficiles, mais tous ces symptômes peuvent s'atténuer beaucoup et disparaître en grande partie : tout dépend de l'étendue et du siége de la lésion.

Dans l'hémorragie du cervelet l'intelligence est presque constamment conservée au moment de l'attaque, mais il y a fréquence et persistance des vomissements, des troubles de la vue, des vertiges, de la titubation, etc.

La température s'abaisse au début de l'hémorragie cérébrale. Si elle s'élève ensuite rapidement, elle annonce que la mort surviendra bientôt; si, au contraire, elle oscille quelques jours entre 37°,5 et 38°, on la verra bientôt s'abaisser peu à peu, tandis que le malade marchera vers la guérison.

On rend, dans ce cas, de réels services au médecin en prenant la température matin et soir, et même plus souvent si c'est nécessaire, et en comptant le pouls, qui est le plus souvent ralenti.

On peut parfois éviter, retarder ou diminuer la violence d'une attaque en supprimant l'usage du café, de l'alcool, en évitant les émotions violentes, les fatigues excessives, en usant de purgatifs répétés, de bains de pieds sinapisés dans lesquels on a ajouté une poignée de gros sel et qu'on prolonge pendant 20 à 25 minutes, des sinapismes aux mollets et aux cuisses; enfin, des lavements avec une poignée de gros sel de cuisine, une cuillerée d'huile d'olive et un jaune d'œuf.

S'il y a des phénomènes congestifs, le médecin use d'émissions sanguines.

Si l'attaque s'est produite, il faut appeler le médecin le plus vite possible, desserrer les vêtements du malade, le déshabiller au besoin, renouveler l'air autour de lui, tenir la tête élevée, découverte, tout en y appliquant des compresses d'eau froide vinaigrée, ou mieux une vessie pleine de glace. On enveloppe les pieds de bottes d'ouate, tandis qu'on applique des sinapismes aux cuisses et des sangsues derrière l'oreille. Un lavement purgatif sera donné comme dans la congestion cérébrale.

Dans la congestion, le vaisseau est intact; il ne l'est pas dans l'hémorragie, et il faut que le sang épanché se résorbe. Il ne le fait qu'avec une extrême lenteur. Le ramollissement cérébral est dû à l'oblitération d'artères nourricières du cerveau. Il peut apparaître brusquement et s'accompagner de symptômes apoplectiques

Si le malade ne reprend pas connaissance, son visage

devient de plus en plus rouge, plus violacé, et la gêne de la respiration augmente sans cesse, produisant un ronflement pénible qui va en s'affaiblissant jusqu'à la mort.

En général les apoplectiques sont sanguins, rouges, forts, ont le cou gros et court; mais quelquefois des individus maigres, pâles, anémiés, sont frappés d'apoplexie. Cela tient à la faiblesse ou au mauvais état de leurs vaisseaux.

3. **Épistaxis.** — Le mot *épistaxis* vient du grec *épispastein* qui signifie « couler goutte à goutte ». C'est le nom que l'on donne à l'hémorragie nasale.

Dans ce cas, le sang s'écoule parfois par les deux narines, mais le plus souvent par une seule, tantôt goutte à goutte, tantôt en nappe.

Si la tête est droite, il coule sur la lèvre supérieure; mais si le malade est couché le sang chemine en arrière, passe par l'ouverture postérieure des fosses nasales et va de là dans le pharynx. S'il tombe ensuite dans les voies respiratoires, il provoque une toux qui le rejette dans la bouche. On peut alors méconnaître l'épistaxis et la prendre pour une hémoptysie.

Si le sang est avalé, l'épistaxis peut passer complètement inaperçue. Le sang absorbé ainsi est digéré et va de l'estomac dans les intestins, où il se mélange aux matières fécales, leur communiquant une coloration noire, marc de café, ou leur donnant l'aspect de raisiné mal cuit ou de suie écrasée. C'est ce qu'on nomme le *mélæna*.

Enfin, si le sang est avalé en quantité considérable, il n'est pas digéré, et le malade le vomit. On peut croire alors à une gastrorragie. Si le même malade a successivement (et cela peut arriver) épistaxis, hémoptysie, hématémèse et mélæna, l'entourage est très effrayé, car il croit avoir affaire à une série d'hémorragies diverses et simultanées. Un peu d'attention permet d'éviter une pareille erreur. Au fur et à mesure que le sang venu du nez arrive dans le pharynx, le malade a des mouvements de déglutition faciles à constater. D'ailleurs, en lui faisant ouvrir la bouche, on peut observer sur la paroi postérieure du pharynx une ou deux traînées de sang rouge brun. Toute fausse alerte peut donc être évitée.

Le sang qui s'écoule dans l'épistaxis provient de la rupture d'un ou de plusieurs des petits vaisseaux qui parcourent la muqueuse pituitaire, tapissant les fosses nasales.

La lésion locale, cause de l'épistaxis, est à peu près toujours l'*érosion variqueuse de la cloison.*

Cette érosion se produit le plus souvent sur la veinule de la cloison, par suite de l'habitude qu'ont certaines personnes de se gratter le nez avec l'ongle.

Si l'écoulement est léger, il s'arrête de lui-même, à la condition toutefois que le malade ait le soin de ne pas se gratter le nez et de ne pas se moucher. Mais il peut devenir inquiétant par sa durée, son abondance ou sa fréquence, à cause de l'anémie qui en résulte. Sur un sujet déjà affaibli il peut même devenir mortel. On comprime soit la narine et la lèvre supérieure avec le doigt, du côté où coule le sang, soit les deux côtés en pressant le bout du nez; on respire alors par la bouche. Enfin, on fait renifler de l'eau très froide légèrement vinaigrée ou de l'eau glacée.

Si l'épistaxis persiste, il faut détacher tous les vêtements qui serrent le cou et gênent la circulation, exposer le patient à l'air frais, la tête élevée; lui appliquer des compresses d'eau très froide sur la nuque et le front, dans le dos; ou, à défaut d'eau froide, une clef, un petit objet en marbre, etc. Mais si le malade transpire, s'il tousse ou s'il a de la gêne de la respiration, il faut s'abstenir de ces applications froides, qui pourraient être dangereuses. On peut aussi essayer de l'élévation du bras correspondant à la narine qui saigne. On maintient ce bras un quart d'heure dans cette position en l'attachant à un meuble ou en le faisant tenir par une personne de bonne volonté.

Si ces moyens échouent, on peut placer dans la narine

un tampon d'amadou ou d'ouate hydrophile imbibé d'une solution au dixième d'antipyrine ou de chlorhydrate de cocaïne; toutefois, ce dernier produit, étant très toxique, sera employé avec beaucoup de prudence.

On peut priser, du côté qui saigne, de l'alun en poudre, du seigle ergoté, finement pulvérisé, ou de l'antipyrine en poudre. On peut aussi faire une injection nasale, avec le bock laveur ou une petite seringue, avec de l'eau glacée, de l'eau de Pagliari, de l'eau de pin gemmé, de l'eau ordinaire acidulée avec un peu de citron ou de vinaigre, ou de l'eau très chaude pour faire coaguler le sang, de l'eau oxygénée, qui est parfaite pour cela, ou quelques gouttes de la solution d'adrénaline à 1 p. 1000.

Le perchlorure de fer liquide doit être rejeté, car il irrite violemment la pituitaire (muqueuse du nez) et peut y produire des eschares.

Dans un cas grave, on avertit le médecin, qui cautérise l'artère de la cloison, ou qui fait le tamponnement complet des fosses nasales avec la sonde de Belloc. Ce procédé radical ne peut être employé que par des mains expérimentées. Il est très désagréable et difficilement supporté par le patient. Il oblige celui-ci à ne respirer que par la bouche, et les tampons contractent très vite une odeur repoussante.

Si l'épistaxis est intermittente, si elle se reproduit à des espaces plus ou moins éloignés, mais réguliers, si elle est causée par une trop grande fluidité du sang ou une maladie du cœur, le médecin appelé prescrit un traitement général.

4. **Hématémèse.** — Les hématémèses (ou vomissements de sang) sont généralement amenées par une lésion ancienne de l'estomac, telle qu'une ulcération de sa muqueuse, ou un cancer, ou des varices de l'œsophage, dans certaines maladies du foie, à moins qu'elles n'aient lieu sous l'influence d'une cause accidentelle, telle qu'une chute ou une violence extérieure, l'ingestion d'une substance irritante, la suppression des règles, etc.

Le malade éprouve de l'anxiété ou de la prostration, du malaise; sa face est pâle, il ressent une douleur profonde à l'épigastre; il a des sueurs froides, des nausées; son pouls, petit, indique des désordres intérieurs; puis les nausées augmentent, et le malade rejette des matières alimentaires plus ou moins digérées, avec des caillots du sang, rarement du sang pur.

Tout dépend d'ailleurs de la rapidité de l'écoulement sanguin. Dans le cas de cancer, l'épanchement est lent, le sang séjourne assez longtemps dans l'estomac, où il subit un commencement de digestion, ce qui le rend noir et grumeleux, semblable à du marc de café ou à de la suie écrasée. Dans le cas d'ulcère, l'écoulement est rapide, abondant; le sang est tout de suite vomi sans subir aucune altération par le suc gastrique, et il est rouge vif.

Si le sang liquide, rouge ou vermeil s'échappe par gorgées, on peut être sûr que la cause persiste et que le vaisseau d'où il provient est encore ouvert, n'ayant été oblitéré ni par la contraction des parois stomacales ni par la coagulation du sang.

Plus l'écoulement est ancien, plus le sang rejeté est noir et grumelé, car il a été soumis plus longtemps à l'action du suc gastrique.

Tout ce que l'on fait avaler au malade passant par l'estomac est en contact immédiat avec le siège de l'hémorragie et agit directement dans l'hématémèse, tandis que dans l'hémoptysie ou crachement de sang, par exemple, l'hémorragie a lieu dans les voies respiratoires, et la médication n'intervient pas directement; elle n'agit qu'indirectement, en modifiant la circulation générale, et elle est souvent dangereuse.

Les prudents mettent l'estomac au repos absolu et ne donnent même pas à boire pendant plusieurs jours. On applique un sachet de glace sur l'estomac, et le malade est nourri par des lavements de peptone et de lait. Il doit jouir d'un calme complet; on n'applique pas de sinapismes.

L'intervention chirurgicale est rarement nécessaire. Elle n'est utilisée que dans les hématémèses à récidives multiples ou dangereuses par leur excessive abondance.

Le professeur Tripler, de Lyon, a conseillé les lavements chauds à 45°, qui lui ont donné des succès.

L'hémorragie stomacale se nomme *gastrorragie*.

Le médecin en est immédiatement averti, comme, du reste, dans toute hémorragie.

5. **Hémoptysie.** — L'hémoptysie ou crachement de sang peut être provoquée par la perforation des vaisseaux sanguins à la suite d'ulcération, mais elle n'est pas toujours l'indice d'une maladie des voies respiratoires.

Elle peut remplacer les règles supprimées, être provoquée par un effort violent, un exercice forcé de la voix, une excitation nerveuse, une fracture de côte avec déchirure du poumon, l'ouverture d'un anévrisme de l'aorte, le scorbut, la raréfaction de l'air sur une haute montagne ou dans une ascension en ballon, etc. Il y a des pseudo-hémoptysies (fausses hémoptysies) dues à des varices de la base de la langue, ou à des épistaxis dont le sang coule dans la trachée parce que le malade est couché.

L'hémoptysie est plus fréquente de quinze à trente-cinq ans ; sa gravité dépend des causes qui l'ont amenée.

Elle s'accompagne (et est le plus souvent précédée) de chatouillements qui provoquent des quintes de toux, amenant des crachats d'un rouge vif mêlé à de l'air, des crachats mousseux et vermeils, ressemblant à du blanc d'œuf battu en neige et teinté de rouge, ou à de la neige mêlée de sang. Il ne faut pas confondre ces crachats *spumeux* avec les crachats sanguinolents d'un rouge brique de la pneumonie, ou avec le sang qui s'écoule des gencives, ou enfin avec celui qui est rejeté par une hématémèse, et qui ne renferme jamais de bulles d'air. Les petits caillots de sang de l'hémoptysie sont moulés sur les vésicules pulmonaires.

L'hémoptysie ne cesse jamais brusquement; elle arrive par accès et cause rarement une mort immédiate.

Pendant les quelques jours qui suivent l'hémoptysie, les crachats sont mêlés de caillots de sang de plus en plus noirs.

Si l'hémoptysie est abondante et violente, le sang peut sortir à *flots,* à pleine bouche, passer en même temps par le nez et faire croire à une hématémèse. Il est cependant facile de l'en distinguer, le crachement de sang ne provoquant jamais ni nausées ni efforts, comme le vomissement de sang.

Si l'hémoptysie est liée à une affection pulmonaire, elle est précédée le plus souvent de malaise, de fièvre, d'oppression, d'un sentiment de plénitude, de chaleur à la poitrine; elle soulage le malade si elle n'est pas trop abondante.

La garde-malade qui se trouve en présence d'une hémoptysie doit conserver son sang-froid pour rassurer le malade et son entourage, qui, généralement, sont très effrayés. Elle leur fait observer le silence et le repos absolus, évitant tout bruit, tout mouvement, toute question; en un mot, tout ce qui pourrait fatiguer ou troubler le malade, pour qui le calme du corps et de l'esprit est indispensable. Elle l'engage à retenir sa toux, défait ses vêtements, le fait asseoir les jambes pendantes et lui donne des boissons froides et acidulées avec du jus de citron ou d'orange, lui fait sucer de petits fragments de glace, etc. Mais le sel, la glace et les acides sont moins utiles dans ce cas que dans l'hématémèse, parce qu'ils n'ont pas une action directe sur l'hémorragie et ne produisent d'effet que sur la circulation générale.

Des compresses d'eau froide vinaigrée, maintenues sur le front, sur les côtés de la poitrine et aux aines, une vessie de glace sur la poitrine, peuvent être conseillées par le médecin.

La garde applique d'elle-même, en attendant son arrivée, des sinapismes aux quatre membres, sur la poitrine et entre les épaules, entoure les pieds et les jambes de bottes d'ouate, couvre le thorax de ventouses sèches.

On peut appliquer un grand nombre de ventouses sèches sur le ventre et les cuisses pour décongestionner le poumon en attirant le sang vers les extrémités ou vers le réseau circulatoire superficiel. C'est indispensable lorsque le malade, anxieux, a des menaces de suffocation.

Si le médecin tarde trop à venir, on peut aussi faire une ou deux injections hypodermiques avec la solution d'Yvon, contenant un gramme d'ergotine par seringue. On se rappellera que ces injections se font en enfonçant la canule verticalement, profondément, dans le muscle, lorsqu'il s'agit d'éther ou d'ergotine. L'antipyrine en potion peut être utile. Dans les cas désespérés on lie les quatre membres à leur racine pour y retenir le sang, le conserver dans l'économie et l'empêcher d'augmenter l'apport vers le siège du mal.

6. **Entérorragie.** — On nomme *entérorragie* l'hémorragie intestinale. Elle donne lieu au *mélæna,* ou sang plus ou moins digéré mêlé aux matières fécales.

Si le sang a séjourné un certain temps dans l'intestin avant d'être expulsé, il a subi l'action des liquides intestinaux, et il est grumeleux, brun foncé, noirâtre, ressemblant à de la suie écrasée ou à du raisiné trop cuit. Parfois aussi il est liquide et forme au-dessus des selles un enduit brun, brillant, semblable au goudron. Le mélæna peut aussi être la conséquence d'une épistaxis ou d'une hématémèse.

Une entérorragie résulte le plus souvent d'une affection du foie, du cœur ou du poumon, entravant la circulation veineuse; d'une maladie de l'intestin avec ulcération de la muqueuse, telle qu'entérite, fièvre typhoïde, tuberculose intestinale; d'un état général altérant la composition du sang, tel que le purpura, l'ictère grave, le scorbut, la fièvre jaune; enfin, la présence de polypes, de cancer ou d'hémorroïdes dans le rectum peut provoquer une entérorragie. S'il s'agit d'hémorroïdes, le sang expulsé est rouge, rutilant et vermeil, et accompagne généralement l'expulsion des matières fécales.

Une entérorragie peut se passer dans l'intérieur du corps sans que le sang s'écoule au dehors de quelque temps. On reconnaîtra une hémorragie interne aux frissons du malade, à sa soif ardente, à sa pâleur excessive, au pouls qui devient de plus en plus petit et rapide, tandis que la température s'abaisse toujours davantage. C'est, en somme, un état syncopal, car le malade accuse des bourdonnements d'oreilles, des vertiges, et finit par avoir des syncopes.

Une hémorragie interne n'est pas forcément localisée dans le tube digestif.

S'il y a lieu de supposer qu'il s'agit d'une entérorragie, l'infirmière n'attendra pas de la constater par les selles mélæniques qui surviendront dans un temps variable; elle administrera des lavements glacés, ou introduira dans le rectum de la glace pilée. Des lavages à 45° au moins et des injections hypodermiques avec la solution d'ergotine de Bonjean pourront être efficaces; enfin, on a recours au tamponnement en introduisant dans le rectum une sonde de caoutchouc enroulée de gaze aseptique. Dans ce cas, comme dans toute hémorragie grave, il faut appeler le médecin en toute hâte.

7. Hémorragie vésicale. — Hématurie. — On donne le nom d'*hématurie* à la sortie par l'urètre de sang pur ou mêlé à de l'urine. Elle peut être occasionnée par une lésion traumatique ou une affection inflammatoire ou organique du canal, du col ou des parois de la vessie, le séjour prolongé de l'urine amenant une distension excessive et souvent renouvelée de la vessie; des calculs qui la blessent et excitent ses contractions énergiques, etc.

D'autres fois le sang vient des uretères ou des reins, si ces organes sont malades; cela se produit aussi dans les cas de gravelle; enfin, un état général grave, tel que certaines fièvres et certains empoisonnements, peuvent provoquer l'hématurie. Elle est plus fréquente dans la vieillesse que dans la jeunesse et l'âge mûr.

Si le sang vient de la vessie, il ne se mêle à l'urine qu'à la fin de la miction, si l'urine est abondante, tandis que, s'il vient des reins, il est intimement mélangé à l'urine et s'y rencontre dès les premières gouttes de la miction.

On doit vider la vessie pour éviter que l'urine s'y accumule. S'il y avait des caillots abondants ou volumineux, on les entraînerait au dehors au moyen d'injections.

On s'efforce d'arrêter l'écoulement du sang en appliquant des compresses froides sur le bas ventre et entre les cuisses, en donnant des lavements froids, en introduisant par l'anus, dans le rectum, de petits cônes de glace. On maintient le malade dans la position horizontale en lui faisant observer un repos absolu jusqu'à l'arrivée du médecin.

Dans les Indes orientales, le Brésil, l'île de France et l'île Bourbon, l'hématurie est provoquée souvent par la présence dans le sang de larves microscopiques de filaires (petits vers filiformes).

CHAPITRE VIII

Troubles divers.

---

§ 1er. — TROUBLES PROVENANT DE TRAUMATISMES.

1. *Entorses.* — 2. *Luxations.* — 3. *Fractures.*

1. Entorses. — Lorsque les ligaments articulaires sont déchirés ou simplement tiraillés, distendus, avec contusion des extrémités osseuses, il y a *foulure* ou *entorse*. Cela arrive surtout dans les articulations dont les mouvements sont bornés, et aussi dans les surfaces larges, mais constituées par des os multiples, comme ceux du pied et de la main. Les luxations y sont rares; mais, comme ces organes sont appelés à supporter des pressions et des tiraillements considérables, les ligaments qui s'y attachent peuvent partiellement se rompre ou se distendre. Les rachitiques sont prédisposés aux entorses.

Les entorses sont occasionnées par des chocs, des chutes, des flexions brusques, de faux mouvements; elles provoquent, au moment même de l'accident, une douleur telle que le blessé peut s'évanouir. Elles ne sont pas suivies de déformation, mais s'accompagnent bientôt d'un gonflement dû à l'épanchement du sang dans les tissus ou de sérosité dans les synoviales. Ce gonflement augmente pendant 24 à 36 heures, moment où d'ordinaire apparaissent des ecchymoses plus ou moins étendues. Celles-ci peuvent se produire non seulement du côté de l'entorse, mais souvent aussi du côté opposé. Les mouvements, toujours douloureux, peuvent devenir impossibles.

L'entorse, vite guérie si le blessé est sain et robuste,

peut être très grave chez les sujets malades ou affaiblis et devenir chez eux la source de nombreuses complications; elle peut aboutir à la tumeur blanche, à l'amputation du membre et même à la mort; aussi faut-il y apporter de suite la plus grande attention.

On fait exécuter de temps en temps à l'articulation foulée des mouvements doux, afin d'aider à la circulation et empêcher l'ankylose. Mais ceux qui, par une hérédité morbide ou par une mauvaise constitution, sont prédisposés aux complications, doivent immobiliser absolument leur articulation. Pour eux, s'en servir serait risquer de provoquer une arthrite tuberculeuse.

Le repos absolu, dans une position appropriée, favorise la soudure des ligaments et des tissus déchirés. On prévient l'inflammation et on la combat par des bains ou des fomentations d'eau très chaude (50° à 55°).

Les bains froids et les compresses froides, si préconisés en général, sont dangereux par la réaction dont ils sont suivis si on ne les continue pas. Le massage et l'application d'un bandage compressif sont employés aussi, mais le massage doit être bien fait, et sur les indications du chirurgien. Mal compris, il risque d'être plus nuisible qu'utile.

Si, à la suite d'une entorse négligée, on voyait l'articulation enflée devenir brûlante et douloureuse, la fièvre s'allumer, ce serait le signe que l'inflammation s'aggrave et que la suppuration va s'établir. Il faudrait appeler au plus vite un chirurgien, et en l'attendant envelopper l'articulation d'un pansement aseptique humide et chaud.

2. Luxations. — La luxation est le déplacement, le *déboîtement* des extrémités osseuses qui concourent à former une articulation. (Littré.)

Les ligaments articulaires constituent une sorte de manchon à l'articulation; s'ils se déchirent, la tête de l'os, n'étant plus retenue par eux, tourne sur son axe, sort de la cavité articulaire, se *déboîte* et chevauche sur les os avec lesquels elle était en rapport.

L'aspect de l'articulation n'est plus le même ; le déplacement se fait en avant, en arrière, latéralement ; le membre paraît allongé ou raccourci ; les saillies osseuses sont remplacées par des dépressions, et *vice versa*. Dans la luxation de l'épaule, par exemple, au lieu du moignon de l'épaule, saillant et arrondi, on voit et on sent une dépression, tandis que, si l'on pose la main sur la clavicule, on trouve une saillie au lieu de l'excavation qui devrait s'y remarquer. Le membre occupe une position anormale qu'il est impossible de reproduire de l'autre côté. Les moindres mouvements arrachent des cris de douleur au blessé, et même le plus souvent sont impossibles. Cette impuissance du membre, jointe à la déformation si facile à reconnaître en comparant le membre malade au membre sain, sont des signes auxquels on reconnaît les luxations. Il s'y joint le gonflement et des ecchymoses quand la luxation est accidentelle.

Les luxations peuvent se produire spontanément dans les affections chroniques des articulations, telles que les tumeurs blanches, le rhumatisme articulaire. Quelquefois elles sont congénitales; une malformation des os, un arrêt de développement, les empêche de s'emboîter comme ils le devraient; ainsi la cavité de l'os iliaque peut n'être pas assez creusée pour recevoir la tête du fémur; de là une claudication très pénible (l'enfant boite en se déhanchant). On y remédie fort bien aujourd'hui par une opération chirurgicale beaucoup plus facile dans la seconde enfance que lorsque l'ossification est plus avancée. Par des appareils spéciaux, lorsque l'enfant marche, la tête du fémur, s'appuyant sur la cavité de l'os iliaque, y creuse elle-même peu à peu la place que, normalement, elle aurait dû y rencontrer.

Les luxations traumatiques ou accidentelles sont les plus fréquentes. Elles sont occasionnées par une chute, un choc, une contraction musculaire brusque ou exagérée, une violence extérieure; elles peuvent s'accompagner alors de contusions musculaires, de ruptures des ligaments articulaires, de tiraillements des tendons, des nerfs et des vaisseaux, se traduisant par du gonflement et des ecchymoses. Les plus fréquentes sont celles du membre supérieur; les luxations simples se rencontrent plus souvent sur les articulations mobiles, et ont lieu quelquefois sans grand effort apparent. Ainsi, en bâillant fortement, certaines personnes peuvent se luxer la mâchoire. En faisant sauter un enfant qu'on tient par la main, on peut luxer son coude ou son épaule.

Une luxation traumatique peut être directe ou indirecte.

Elle est *directe* si la violence s'exerce sur l'extrémité articulaire elle-même et la chasse de sa cavité. Elle s'accompagne toujours alors de contusion et d'ecchymoses. Elle est *indirecte* quand le traumatisme porte sur un point plus ou moins éloigné de l'articulation *démise*.

Ainsi, quelqu'un tombe sur l'épaule et se déboîte l'humérus, c'est une luxation directe. Le même accident produit par une chute sur le coude ou sur la main est une luxation indirecte.

Si l'on se trouve en présence d'une luxation, il faut immobiliser le membre dans la position la moins douloureuse, avec une écharpe, s'il s'agit du membre supérieur, dans une gouttière, ou, à défaut, par des coussins, au lit ou sur un brancard, s'il s'agit du membre inférieur. On maintient sur l'articulation malade des compresses froides imbibées d'un liquide résolutif (eau-de-vie camphrée, eau blanche, arnica). Le chirurgien doit être prévenu le plus rapidement possible; lui seul connaît assez exactement l'anatomie de la région blessée pour *réduire* la luxation, c'est-à-dire pour remettre les surfaces articulaires dans leurs rapports normaux. Plus tôt il agit, plus la réduction est facile. Si l'on attend trop longtemps ou si la douleur est trop violente, les muscles se contractent, et l'on est souvent obligé de chloroformiser le malade pour obtenir le relâchement musculaire indispensable.

Dans la luxation de la mâchoire, on peut, sans être médecin, essayer une réduction un peu brutale, il est vrai, mais qui réussit souvent : elle consiste à faire retirer la langue en arrière de l'arcade dentaire et à donner un bon coup de poing sous le menton.

Dans la luxation du pouce sur le métacarpien, l'os sésamoïde (petit os surnuméraire qui se développe autour de l'articulation) risque de s'interposer entre les deux extrémités articulaires, ce qui rend la luxation irréductible. Il faut laisser au médecin la réduction de cette petite luxation.

3. **Fractures.** — Dans l'entorse, les ligaments sont tiraillés ou déchirés; dans la luxation, les os sont déplacés; dans la fracture, les os sont brisés. On donne, en effet, le nom de *fracture* à la cassure, à la solution de continuité d'un os.

Les fractures spontanées sont rares; elles ont lieu sans causes extérieures ou à la suite de traumatismes trop faibles pour fracturer un os sain. Une fragilité spéciale de l'os, un cancer, une inflammation, une localisation sur l'os d'une maladie générale comme la tuberculose, le rachitisme, l'ostéomalacie, ou d'un maladie nerveuse, comme l'ataxie locomotrice, peuvent en être la cause.

Des fractures sont presque toujours le résultat de violences extérieures, telles que chocs, coups, chutes, ou de traumatismes dus à des projectiles; mais elles peuvent être causées par la contraction violente et brusque de muscles robustes à la suite d'un puissant effort. Quand une personne tombe et se fracture un membre, presque toujours la contraction brusque et involontaire des muscles est une cause adjuvante de la fracture. Un individu qui tombe comme une masse sans faire effort pour rétablir son équilibre (un ivrogne par exemple), ne se casse un os que si le choc dû à sa chute est extrêmement violent.

Les fractures les plus fréquentes sont celles de la jambe et de l'avant-bras.

Les fractures sont plus communes chez les hommes que chez les femmes, à cause de leurs durs travaux et des accidents auxquels ils sont exposés.

Très fréquentes chez les vieillards, à cause de la fragilité de leurs os, elles sont très rares au contraire chez les enfants, dont les os sont préservés par leur flexibilité et la grande épaisseur de leur revêtement périostique.

Les os des adultes sont résistants, se cassent nettement (*fracture complète*) ou se fendent comme le bois fait (*fracture incomplète*), tandis que ceux des enfants se tordent le plus souvent comme le bois vert, ou se courbent au lieu de se briser (*fracture par courbure*).

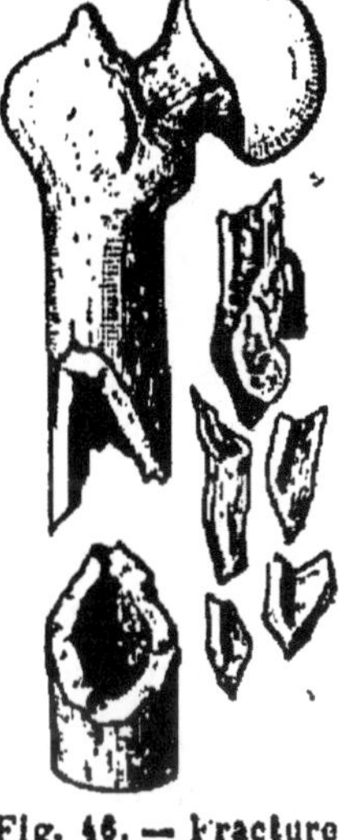

Fig. 46. — Fracture comminutive.

Les os peuvent être broyés, surtout aux extrémités des os longs, où le tissu spongieux domine (*fracture par écrasement*).

Si les os se cassent en plusieurs fragments (*fracture comminutive*), la main, promenée au niveau de la fracture, constate, en appuyant un peu, la présence de plusieurs fragments : c'est ce que les chirurgiens appellent la *sensation du sac de noix*.

Parfois il se détache des fragments d'os (*fracture esquilleuse*), ou les os cassés traversent les tissus et viennent faire saillie au dehors : c'est l'*issue des fragments*.

Pour guérir ces sortes de fractures il faut réintégrer les fragments dans leur position naturelle, et ce n'est pas toujours facile. Autrefois, on n'y arrivait presque jamais : la douleur que l'on provoquait en voulant réduire ces fractures faisait contracter les muscles et rendait l'opération impossible. Il fallait serrer les os que l'on ne pouvait remettre en place, quand on n'était pas obligé d'amputer le membre. Depuis la découverte de l'anesthésie, on insensibilise le blessé; les muscles étant alors dans le relâchement, on peut beaucoup plus facilement réduire la fracture.

Lorsqu'une fracture ne s'accompagne pas de plaie, on

dit qu'elle est *simple* ou *fermée*; s'il y a plaie, elle est *ouverte* ou *compliquée*. Le *foyer* de la fracture (c'est-à-dire le point où l'os est brisé) communique alors avec l'air, la plaie sert de porte d'entrée aux microbes, et la contamination peut se faire par les germes infectieux venus du dehors. Ces sortes de fractures sont toujours très graves. Autrefois elles nécessitaient presque toujours l'amputation; on les guérit le plus souvent aujourd'hui, grâce à l'antisepsie et à l'asepsie les plus rigoureuses. Avant l'application des méthodes antimicrobiennes il mourait 25 p. 100 des blessés atteints de fractures compliquées; on n'en perd plus qu'un pour cent aujourd'hui, et encore faut-il que ce blessé ait été mal soigné, ou soigné trop tard.

Signes auxquels on reconnaît les fractures. — A quels signes peut-on reconnaître une fracture?

Ces signes sont *commémoratifs, subjectifs* et *rationnels*.

Les signes *commémoratifs* sont fournis par le blessé lui-même et par les personnes qui ont assisté à l'accident; on a vu comment le blessé est tombé, on a entendu un choc, un craquement; le blessé lui-même a senti que son os se cassait, etc. Les renseignements fournis sont tels qu'ils font présumer ou non une fracture.

Les signes *subjectifs,* comme leur nom l'indique, sont ressentis par le blessé lui-même. La douleur violente qu'il accuse au moment où l'on presse sur le foyer de la fracture et qui y est *localisée* est un signe à peu près certain de fracture (dans les contusions, la douleur occupe un territoire beaucoup plus étendu). Cependant, s'il s'agit d'un alcoolique, ce symptôme peut manquer.

Les *signes rationnels* sont révélés par l'examen. Ils n'existent pas constamment, ne sont pas toujours sensibles ou sont communs aux fractures et à d'autres accidents. Ils ne se rencontrent jamais tous à la fois, quelques-uns même s'excluent.

Les principaux sont : la mobilité anormale, l'impuissance du membre, la crépitation et la déformation.

La *mobilité anormale* est le mouvement que fait un membre à un point où il n'y a pas d'articulation (par exemple, si le bras remue entre le coude et l'épaule). Ce symptôme n'appartient qu'aux fractures, mais on ne l'y rencontre pas toujours, il manque si les fragments ont pénétré l'un dans l'autre, et à l'avant-bras et à la jambe, où il y a deux os, si un seul os est cassé. Si la fracture siège très près d'une articulation, le chirurgien seul saura faire la part, dans le mouvement qu'il produira, de ce qui appartient à l'articulation et de ce qui revient à la fracture.

L'*impuissance* ou l'*impotence* du membre est l'impossibilité de s'en servir. Elle ne manque jamais dans les luxations; on la trouve souvent, mais pas toujours, dans les fractures; elle n'existe pas dans la fracture de la jambe lorsque le péroné seul est cassé : cette fracture est souvent méconnue, car le malade souffre, mais peut fort bien marcher. Si, au contraire, le tibia seul est fracturé, le péroné n'est pas assez fort pour supporter le poids du corps; il casse à son tour aux premiers pas que veut faire le blessé. Souvent aussi, lorsque les fragments ont pénétré l'un dans l'autre, il n'y a pas impotence du membre. Cette impotence peut manquer chez les alcooliques et les aliénés, que leur état d'exaltation empêche de percevoir la douleur; ils se servent de leurs membres après comme avant la fracture.

La *crépitation* est le bruit que font les fragments en frottant l'un contre l'autre. On la perçoit en explorant avec la main le point blessé. Mais il n'y a pas toujours crépitation dans une fracture; lorsque les fragments ont chevauché l'un sur l'autre ou qu'ils ont pénétré l'un dans l'autre, il n'y a pas de frottement, donc pas de crépitation Si l'os fracturé est le fémur, par exemple, la forte musculature, qui l'entoure empêche presque toujours cette crépitation d'être sensible. Elle n'existe pas quand les fragments sont trop écartés pour pouvoir se toucher, ou si des parties molles, telles que des aponévroses ou des muscles, se logent entre eux, ou si le chevauchement est trop grand; enfin, il peut y avoir crépitation sans fracture, dans l'arthrite sèche, par exemple.

La *déformation* se produit quand les os se déplacent. On la constate en comparant le membre fracturé au membre sain symétrique.

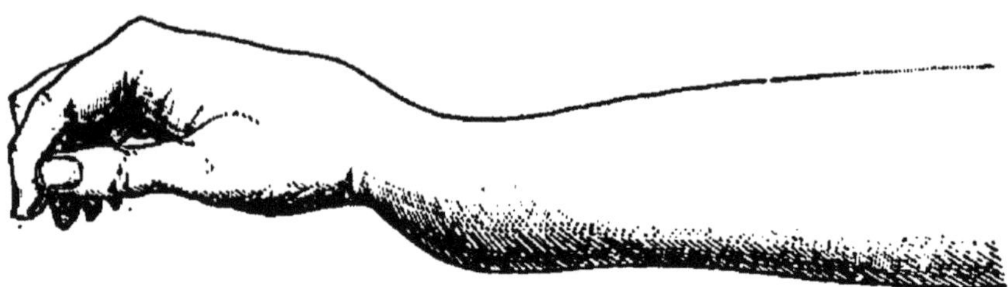

Fig. 47. — Déformation en dos de fourchette.

Quelques déformations sont typiques : telle est celle qui caractérise la fracture de l'extrémité inférieure du radius : le fragment supérieur s'enfonce d'ordinaire dans le fragment inférieur, et le poignet prend la forme d'un *dos de fourchette,* selon l'expression classique. Dans la

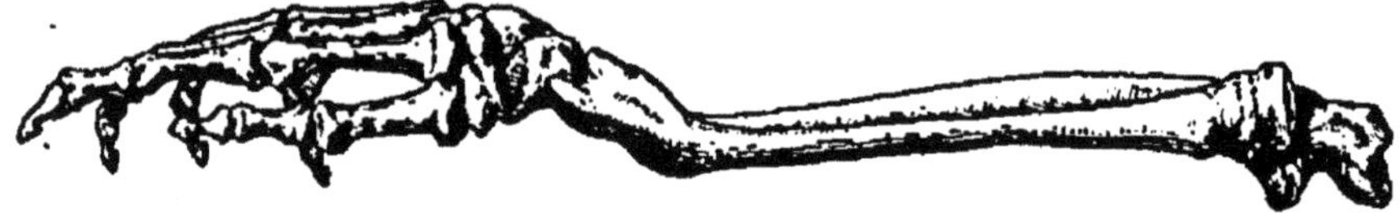

Fig. 48. — Déformation en dos de fourchette.

fracture du col du fémur, la déformation est angulaire et le membre paraît raccourci. Mais toutes les fractures ne produisent pas de déformation. Quand elles siègent dans une région où il y a deux os, dont un seul est brisé, souvent il n'y a pas déformation. Elle n'existe pas dans les fractures incomplètes. La déformation est un signe commun aux fractures et aux luxations.

Fréquente dans les premières, elle ne manque jamais dans les secondes.

Certaines fractures se révèlent par des signes qui leur

sont propres. Dans la fracture du rocher, cet os, très dur, a déchiré des vaisseaux et le tympan; aussi un peu de sang d'abord et puis une sérosité claire, citrine ou brune s'écoule goutte à goutte; c'est le liquide de l'oreille interne ou le liquide céphalo-rachidien, qui, suivant le point occupé par la fracture, peuvent passer par le nez. Il peut y avoir aussi issue de matière cérébrale. Si l'on voit une ecchymose autour de l'œil, environ 48 heures après l'accident, et si le quatrième ou le cinquième jour on en remarque une derrière et un peu au-dessous de l'oreille, c'est un signe de fracture de la base du crâne, surtout si l'oreille et l'œil n'ont pas subi de traumatisme.

Manière de toucher à un blessé qui a une fracture. — On le voit par ce qui précède, il n'est pas toujours facile de juger si l'on se trouve ou non en présence d'une fracture. Il est bon de connaître les symptômes que nous avons décrits pour les observer à l'occasion et les noter pour les transmettre au chirurgien, mais *il ne faut jamais les rechercher sous aucun prétexte.*

Si l'on se trouve en présence d'un blessé que l'on présume atteint de fracture, on ne le touche qu'avec les plus grandes précautions et l'on se conduit comme si l'on était sûr d'avoir affaire à une fracture. Tous les efforts doivent tendre vers un seul but : empêcher le frottement des fragments l'un contre l'autre et éviter de les faire jouer en portant ou en remuant le blessé. Si les os sont coupés en biseau, ils déchirent les tissus au moindre mouvement, et une fracture simple se transforme bien vite en une fracture compliquée. On relève le blessé en le secouant le moins possible, tandis qu'une personne soutient le foyer de la fracture, en mettant une main au-dessus et l'autre au-dessous du point fracturé, pour l'immobiliser complètement; il en est de même pour le dévêtir. On commence par déshabiller le côté sain, puis le côté malade; pour habiller, c'est tout l'opposé. Si l'on ne peut le faire sans imprimer de mouvement au membre blessé, on découd les vêtements; si c'est un pantalon, c'est la couture intérieure de la jambe qu'il faut défaire; s'il n'est pas possible de découdre les vêtements sans remuer le blessé, on les coupe. Tout mouvement intempestif doit être évité à tout prix.

Le blessé, déshabillé et transporté avec les précautions les plus grandes, est mis au lit. Ce dernier a été préalablement disposé comme nous l'avons expliqué dans le premier chapitre. On immobilise le membre fracturé au moyen de coussins ou d'une gouttière; s'il y a plaie, on la nettoie avec toutes les minuties de la méthode antimicrobienne, et, dans tous les cas, on applique sur le foyer de la fracture des compresses imbibées d'eau froide propre, qui préviennent le gonflement et l'inflammation.

Réduction d'une fracture. — Après avoir examiné le blessé et préparé tout ce dont il peut avoir besoin, le chirurgien *réduit* la fracture. *Réduire* une fracture, c'est remettre les os dans la position qu'ils occupaient à l'état normal. Pour cela, trois manœuvres sont nécessaires : l'*extension*, la *contre-extension* et la *coaptation*.

L'*extension* se fait en *tirant sur le segment* inférieur du membre fracturé, et la contre-extension en tirant sur la racine du membre opéré, afin d'empêcher le corps du malade d'être entraîné par la traction exercée sur l'extrémité du membre. On doit tirer d'une façon continue et régulière, sans lâcher prise pour reprendre ensuite; toute secousse faisant souffrir le blessé amènerait la contraction de ses muscles et empêcherait la réduction de la fracture.

Chacun peut être appelé à faire l'extension et la contre-extension, mais le chirurgien seul fait la *coaptation* Celle-ci consiste à palper avec les doigts et à remettre en place les fragments sur lesquels tirent les deux aides. La réduction d'une fracture est aisée si les fragments sont disposés d'une manière favorable et si le sujet est courageux et patient; mais si les fragments sont disposés d'une façon défavorable ou si le sujet n'a pas la patience de souffrir, s'il crie, s'il s'agite et contracte ses muscles, la réduction est difficile et n'est possible parfois qu'à l'aide du chloroforme.

Consolidation d'une fracture. — L'os étant fracturé, comment peut-il se consolider?

Au bout de quelques jours, il se produit un gonflement autour de la fracture, la moelle osseuse s'enflamme, ainsi que le périoste (cette membrane qui nourrit l'os, le protège et contribue à le reproduire). Ils versent dans le foyer de la fracture des liquides analogues à la lymphe plastique dans les bords d'une plaie, ces liquides s'encroûtent de sels calcaires, se solidifient peu à peu; un nouvel os se reforme, et la continuité est rétablie. Seulement, ce nouvel os est plus volumineux dans son diamètre transverse que les fragments eux-mêmes, et il est facile, à travers les téguments, de constater cette exubérance, qui porte le nom de *cal.*

Ce nouvel os est assez solide pour supporter le poids du corps. Peu à peu le cal se résorbe; ce travail dure souvent plusieurs mois : c'est pourquoi, longtemps après la soudure, et alors que le blessé a repris l'usage de ses membres, il se produit encore de la douleur et du gonflement. La réduction du cal peut être parfois si parfaite, dans les cas simples et bien soignés, qu'après l'autopsie on ne peut distinguer, même l'os en main, où avait siégé la fracture.

Malheureusement il n'en est pas toujours ainsi. Chez les vieillards le périoste perd plus ou moins de sa vitalité, ce qui rend toujours chez eux lente et difficile la consolidation des fractures.

Quand les os fracturés ont tendance à s'écarter et ne peuvent rester en contact, malgré les appareils employés, la consolidation ne peut se faire. On a vaincu cette difficulté en les suturant avec des fils d'argent. On incise les parties molles au-dessus du foyer de la fracture, on met l'os à nu, on perce les fragments à l'aide d'un vilebrequin et l'on passe dans les trous des fils d'argent qu'on noue en les tordant. On nettoie antiseptiquement et l'on suture la plaie. Il est vrai que l'on a fait d'une fracture simple une fracture compliquée; mais, grâce aux précautions prises pour l'asepsie de cette plaie, elle guérit fort bien, et l'on a évité l'infirmité définitive qui serait résultée de de la non-consolidation de l'os. L'écartement des fragments se produit surtout dans les fractures de la clavicule et dans celles de la rotule. Dans ce dernier cas, si l'os ne se consolidait pas, on ne pourrait plus plier la jambe. Le fil d'argent reste dans les tissus, qui le tolèrent fort bien.

Complications des fractures. — Les fractures se compliquent quelquefois de fièvre, soit dans les premiers jours après l'accident, soit au bout d'une semaine. Cela n'a pas de gravité.

La *gangrène* peut survenir à la suite d'une fracture par écrasement, lorsque les vaisseaux ne viennent plus nourrir le point blessé.

Il se forme aussi des caillots sanguins, qui doivent se résorber par suite de cet épanchement; il y a du gonflement pendant les trois premiers jours, puis une ecchymose qui se montre dans un point quelquefois éloigné et toujours plus bas que la fracture. Pour le fémur, elle siége au genou; pour l'humérus, au coude, etc., parce que le sang s'est infiltré sous les aponévroses, et s'est accumulé plus bas par l'effet de la pesanteur.

A la suite du traumatisme d'un vaisseau important, il se produit quelquefois un anévrisme diffus qui peut être très grave.

Un nerf lésé peut être englobé par le cal. Il faut alors le libérer et le suturer.

La moelle osseuse sectionnée met en liberté des particules de graisse qui, généralement, sont résorbées; mais si elles passent en grande quantité dans le torrent circulatoire, elles peuvent y former des embolies très dangereuses et même mortelles.

La suppuration survient quelquefois même dans une

fracture fermée. Les microbes sont alors apportés par le sang, dans lequel ils ont pénétré par une porte d'entrée quelconque. Billroth a observé de la suppuration dans une fracture fermée chez un individu qui avait un panaris à l'index. Tripier avait si bien constaté ce fait qu'il disait d'une manière humoristique : « Une fracture est compliquée quand le sujet a une écorchure dans le dos. » Le résultat pratique de ces constatations est qu'il faut prendre les précautions antiseptiques les plus sévères pour les blessés atteints de fracture.

Les fractures des membres inférieurs, surtout celles du col du fémur, exposent les personnes âgées aux congestions pulmonaires.

Les fractures par écrasement, surtout celles des mains et des pieds, peuvent être suivies de tétanos.

Quelquefois le cal ne se produit pas; les fragments restent indépendants l'un de l'autre, et il en résulte une *pseudarthrose* ou fausse articulation. Les os ne se réunissent pas parce que le sujet est affaibli par la maladie ou par l'âge : le col du fémur ne se consolide jamais dans un âge très avancé, où il se brise avec une extrême facilité. L'infirmité est alors définitive.

Appareils. — Quelquefois on masse une fracture et on ne met pas d'appareil; mais le plus souvent, quand une fracture est réduite, la coaptation parfaite, le membre ayant repris sa forme naturelle, il faut immobiliser les fragments osseux en les maintenant en contact, jusqu'à la guérison complète, dans une position normale.

Mais cette immobilisation n'est pas facile à obtenir, et un simple bandage ne suffit pas. On a imaginé de nombreux appareils, qui ont tous leurs avantages et leurs inconvénients, et dont le choix et l'application incombent exclusivement au chirurgien.

Quelques-uns de ces appareils peuvent s'enlever à volonté et permettent au praticien de suivre la consolidation de la fracture, de soigner la plaie si la fracture est compliquée, de pratiquer le massage s'il le juge nécessaire, de serrer ou lâcher l'appareil, selon le cas : ce sont les appareils *amovibles*. Il y en a de plusieurs sortes ; les principaux sont les gouttières et les attelles.

Les *gouttières* sont des appareils en fil de fer que l'on matelasse en dedans au moment de les appliquer ; elles

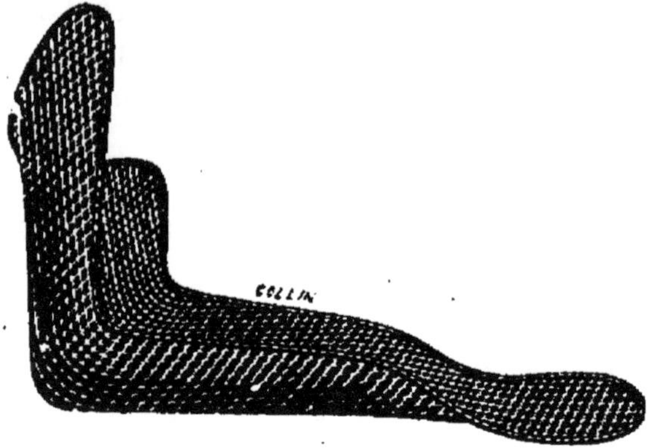

Fig. 49. — Gouttière pour le coude.

affectent la forme des membres auxquels on les destine. La *gouttière de Bonnet* est très grande : elle embrasse non seulement les membres inférieurs, mais le tronc ; on s'en sert pour les lésions du bassin et de la colonne vertébrale.

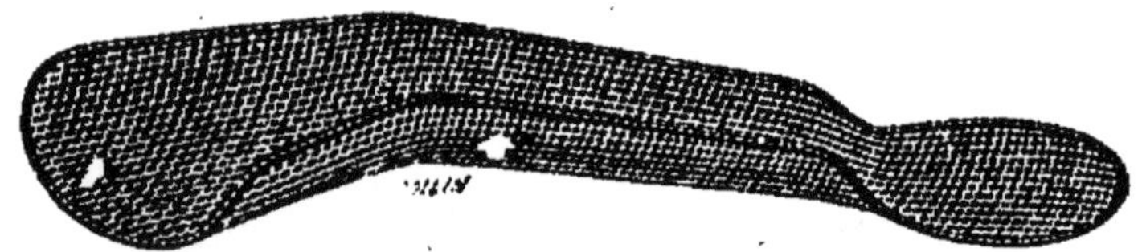

Fig. 50. — Gouttière pour le membre supérieur.

Les *attelles* sont de petites planchettes minces, en bois, en toile métallique, en fil de fer, etc. On les applique sur les membres dans les régions antérieure, postérieure et latérales. Une grande attelle affectant la forme de la main et de l'avant-bras (qu'on y fixe par un bandage) est appelée *attelle palmaire*.

La pression de l'attelle est atténuée par des coussins de balle d'avoine ou, à défaut, d'ouate ou de gaze.

Souvent le chirurgien commence par appliquer un appareil amovible; puis, au bout de quelques jours, lors-

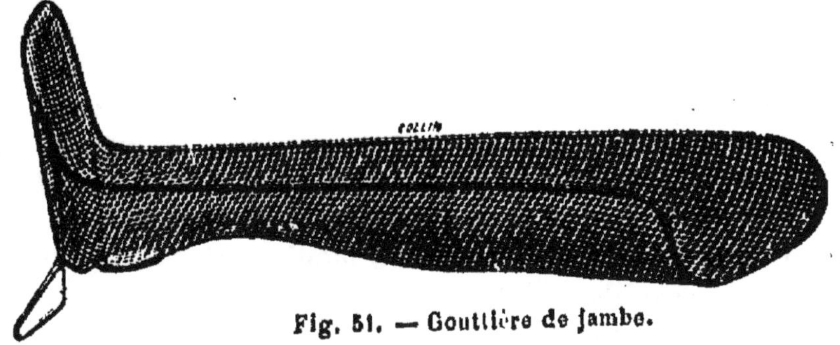

Fig. 51. — Gouttière de jambe.

qu'il espère qu'il ne se produira plus de gonflement du membre ni de complications, il applique un appareil

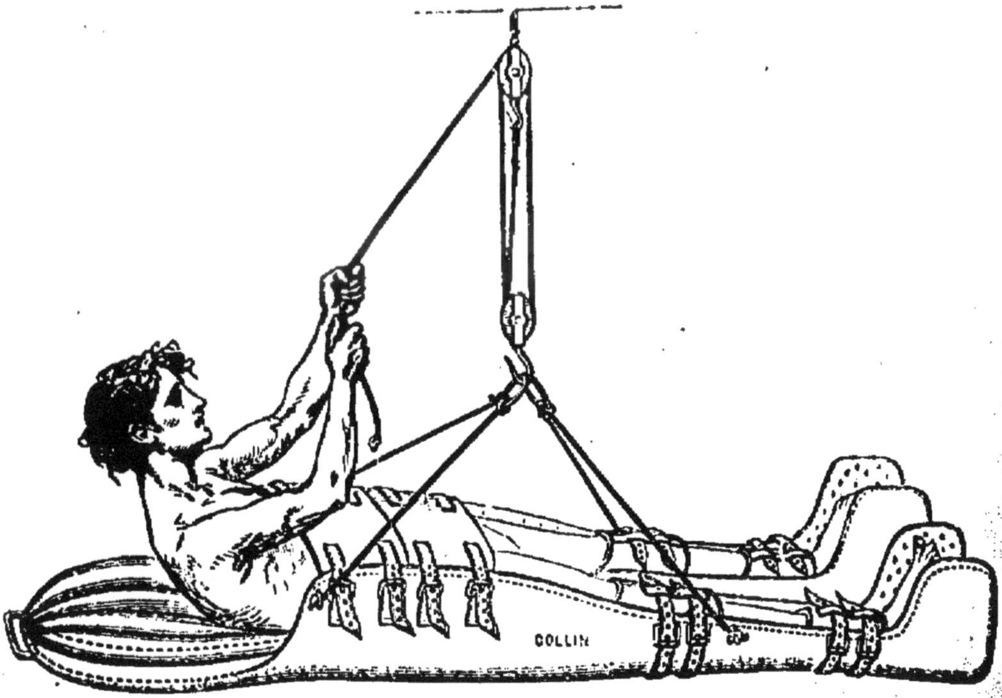

Fig. 52.

inamovible qui permet au blessé de faire certains mouvements dans son lit, et même de se lever.

Ces appareils sont rigides et se composent de bandes trempées dans du silicate de potasse ou de la dextrine, qui se solidifient au bout d'un temps plus ou moins long. Avec les bandes on fait (avant qu'elles soient sèches, bien entendu) un bandage approprié à la région.

On emploie encore dix à douze doubles de tarlatane coupés selon la forme du corps, et entaillés aux articulations pour leur permettre de se mouler exactement sur le membre. On fixe les doubles par quelques points et on les trempe dans du plâtre à mouler, gâché avec moitié eau. Lorsqu'ils sont bien imprégnés, on les exprime en les passant à plat, à la façon d'un laminoir, entre les deux mains ouvertes et rapprochées, pour enlever l'excès de plâtre. Puis le chirurgien les applique sur la fracture, après avoir enduit le membre de vaseline et en avoir rasé les poils, qui, sans cela, seraient tiraillés en enlevant l'appareil.

On maintient celui-ci par quelques tours de bandes que l'on peut enduire de plâtre et vernir une fois sec, pour permettre de nettoyer l'appareil s'il se salit.

Ces appareils plâtrés sont très employés. Ils sont aisés à faire, peu coûteux, les matériaux qu'ils nécessitent sont faciles à trouver; enfin, ils sèchent très vite, ce qui est un grand avantage.

Les appareils inamovibles ne se déplacent pas, ne se relâchent pas et, par conséquent, maintiennent parfaitement les fractures; mais ils ont l'inconvénient de ne pouvoir être enlevés et remis à volonté, et, selon que le membre fracturé enfle ou désenfle, ils deviennent trop serrés ou trop lâches; aussi le chirurgien préfère-t-il souvent des appareils qui tiennent le milieu entre les deux sortes que nous venons d'indiquer.

Ce sont des appareils inamovibles fendus pour pouvoir s'ouvrir en deux valves, ou disposés en laissant des jours, des vides, par lesquels on peut soigner une plaie. Par exemple, un excellent appareil est un appareil plâtré, embrassant seulement la demi-circonférence du membre et se fixant par des liens à boucles ou un bandage roulé. Il maintient parfaitement la fracture, ne risque pas de trop serrer le membre, puisqu'il n'en fait pas le tour, et peut se mettre et s'enlever à volonté.

Appareils improvisés. — Il n'est pas toujours facile de se procurer des appareils tout prêts. A la campagne, on

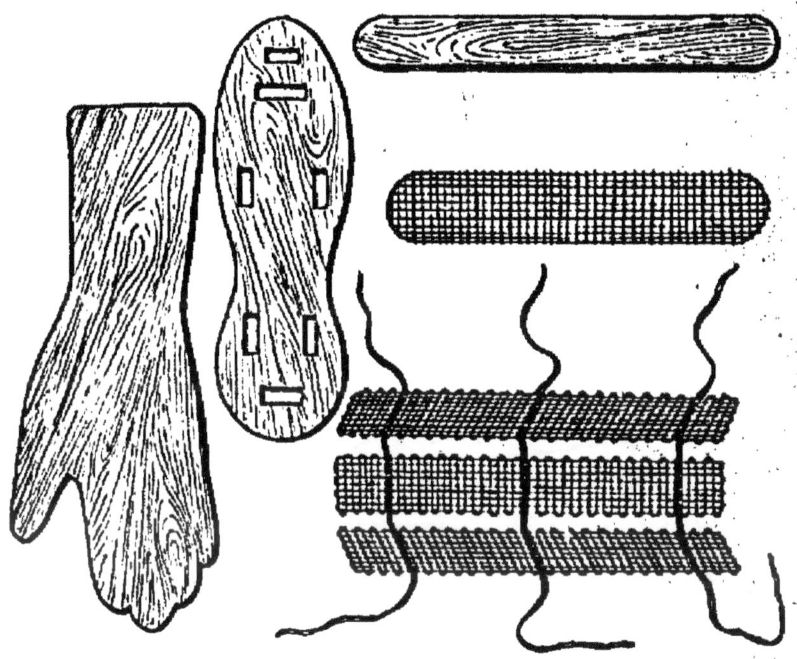

Fig. 53. — Attelles.

trouve rarement ce qu'il faut pour en constituer de classiques. Il faut donc s'ingénier pour en improviser avec ce que l'on a sous la main.

Tout ce qui est droit et rigide peut servir d'attelle d'urgence, à condition que la longueur dépasse de plusieurs centimètres celle du membre et que la largeur en ait au moins le demi-diamètre.

On peut trouver partout, à la maison, dans la rue, en rase campagne, des tuteurs rigides, du remplissage, pour empêcher les froissements, et les liens suffisants pour

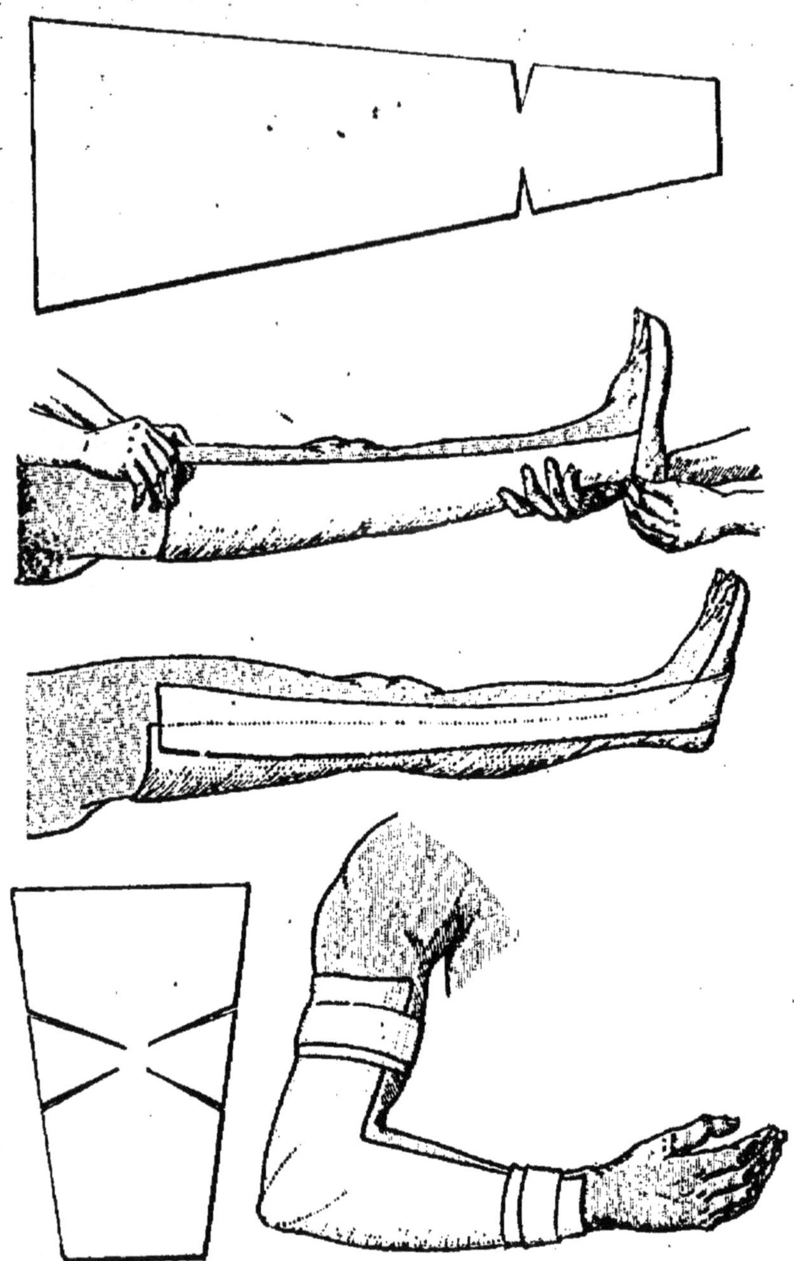

Fig. 54. — Appareils pour fractures.

maintenir une fracture, l'immobiliser et permettre de transporter le blessé.

Des feuilles de carton, de tôle, de zinc, pliées et entaillées de façon à représenter approximativement la

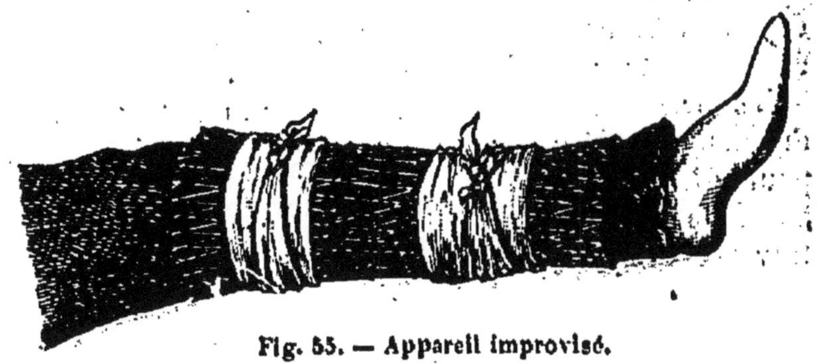

Fig. 55. — Appareil improvisé.

forme du membre et capitonnées, rembourrées pour former une sorte d'écrin, donnent de bonnes gouttières. Les tuiles creuses de nos toits, les stores en bois de nos fenêtres, les lamelles de nos jalousies, les cache-pot en

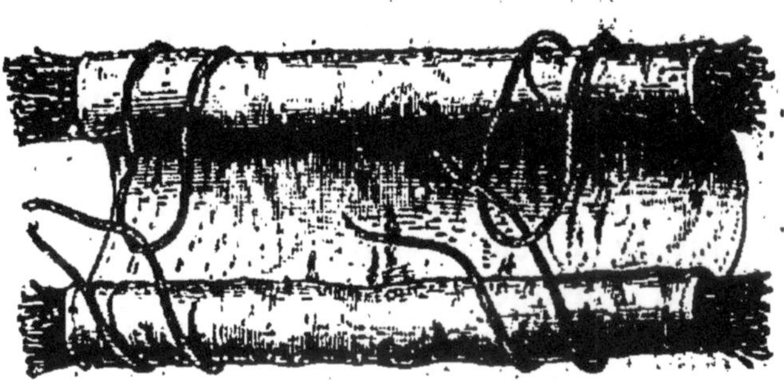

Fig. 56. — Appareil improvisé.

bois disposés en losanges et s'agrandissant ou se diminuant à volonté, peuvent entourer le membre fracturé et remplacer une gouttière ou un appareil plâtré.

Le carton, trempé dans l'eau très chaude, s'y ramollit; on le modèle sur le membre à l'aide d'un bandage. Il sèche vite et constitue une attelle ou une gouttière. On matelasse ces gouttières et ces attelles improvisées avec de la laine, de l'ouate, de la flanelle, de l'étoupe, du lint, de la mousse, de la paille, des feuilles, etc.

Transport d'un blessé. — Quand le blessé est pansé et qu'on a immobilisé sa fracture, il s'agit d'improviser un brancard, une civière sur laquelle on le couche commodément afin de le transporter avec prudence vers l'endroit où il trouvera les secours de l'art.

Les brancards se composent de deux montants d'égales dimensions, dépassant assez la longueur d'un homme pour que, une fois réunis par les traverses, ils dépassent à chaque extrémité, de façon à former deux bras. Sur ces traverses est placé un matelas plus élevé du côté de la tête.

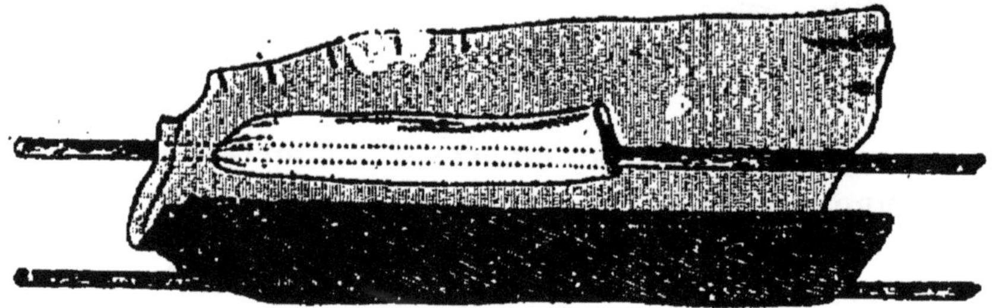

Fig. 57. — Brancard improvisé avec une capote.

Parfois les montants sont réunis par une toile de sangle.

Les brancards ordinaires pour blessés se démontent, pour tenir le moins de place possible, et sont disposés de façon à pouvoir se remonter très vite.

On peut en fabriquer facilement, si l'on n'en a pas sous la main. A la campagne, à la guerre, il faut recourir à des moyens de transport improvisés.

Les civières employées pour les travaux agricoles, une échelle dont on enlève quelques barreaux aux deux bouts pour laisser la place aux porteurs, peuvent être utilisées.

Avec un large sac de forte toile garni de paille et percé aux deux bouts pour laisser passer deux perches solides que des traverses de bois maintiennent écartées, on peut aussi improviser un brancard de fortune.

Des portes, des volets, des matelas soutenus par deux

perches latérales, des capotes ou tuniques de soldats, des pantalons (dans les manches ou dans les jambes desquels on passe des fusils pour servir de montants), etc., etc., peuvent encore être employés.

On porte les brancards avec les mains et des sangles passées sur les épaules. Les porteurs ne doivent pas marcher au pas, mais le rompre, pour ne pas imprimer de secousses au blessé. On évitera les mouvements brus-

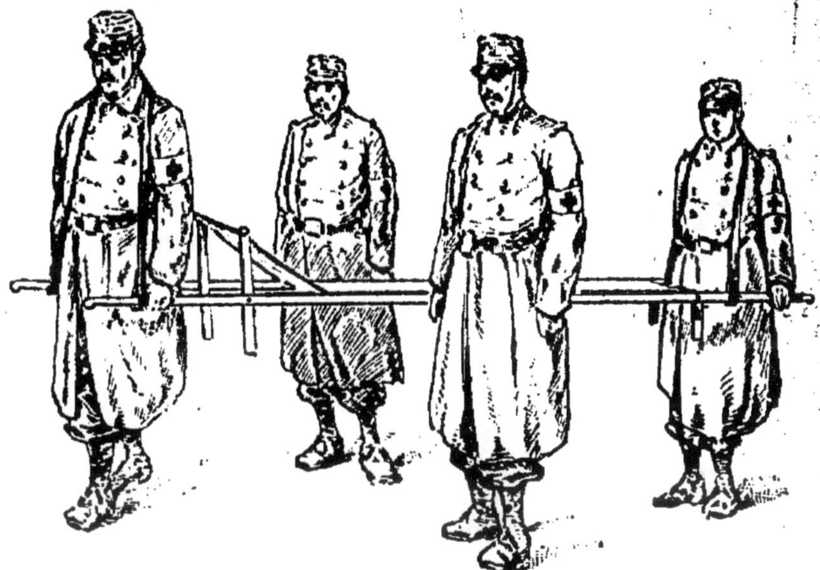

Fig. 58. — Brancard en marche.

ques. Si la chose est possible, on prendra les porteurs à peu près de même taille; sinon on arrangera les sangles de telle façon que le brancard pende aussi horizontalement que faire se peut. S'il n'y a pas de sangle, le porteur le plus grand se place du côté des pieds, en cas de fracture du membre inférieur, sinon du côté de la tête. S'il y a une pente ou un escalier à gravir, la tête du malade doit passer en avant; au contraire, dans les descentes, on devra porter les pieds en avant, à moins qu'il n'y ait fracture du membre inférieur, car, dans ce cas, le poids du corps pèserait sur les parties malades.

Si le brancard est posé sur une voiture, une char-

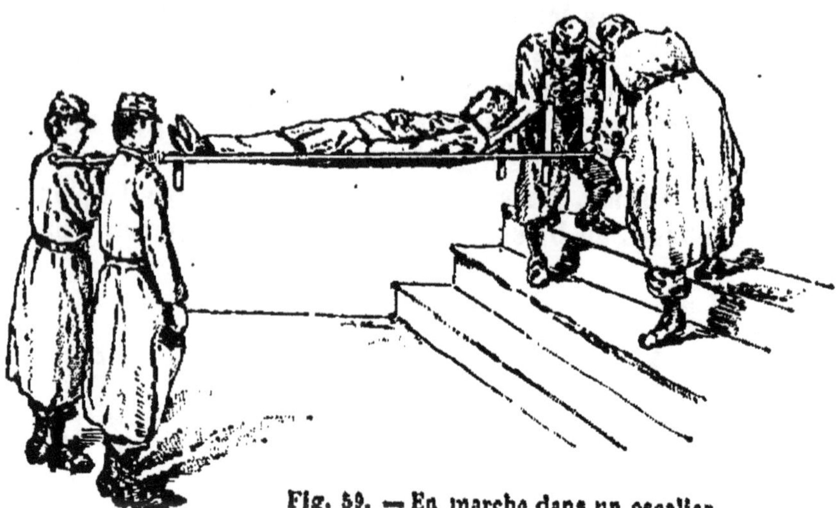

Fig. 59. — En marche dans un escalier.

rette, etc., il faut l'y arranger de manière à éviter les

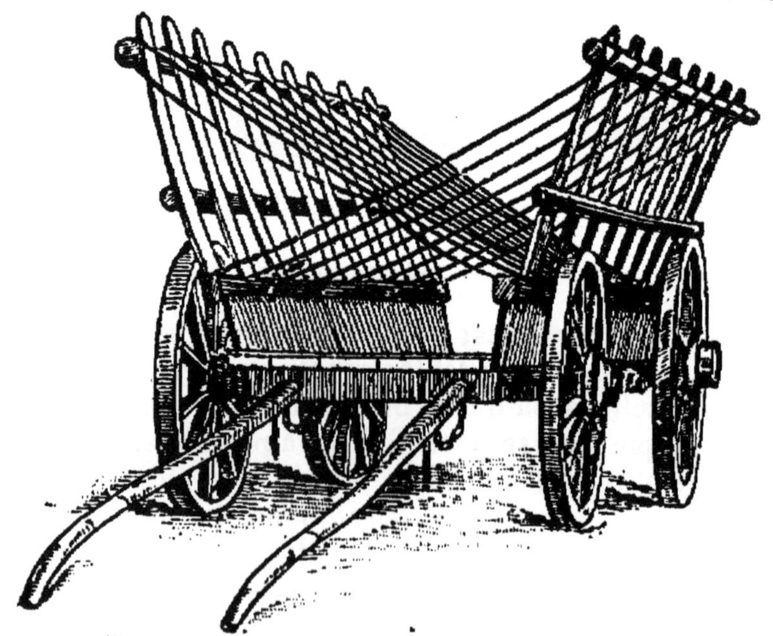

Fig. 60. — Arrangement d'une voiture à ridelles.

secousses que produiront inévitablement les cahots. Le

meilleur moyen, s'il s'agit d'une charrette, est de suspen-

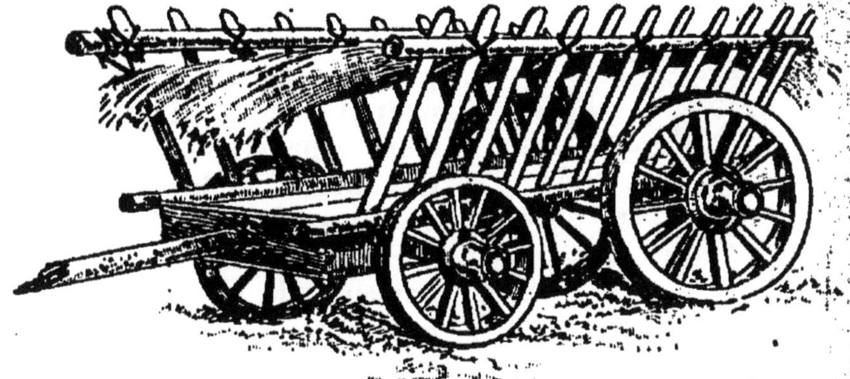

Fig. 61. — Arrangement d'une voiture à claire-voie.

dre le brancard aux ridelles (on nomme ainsi les deux

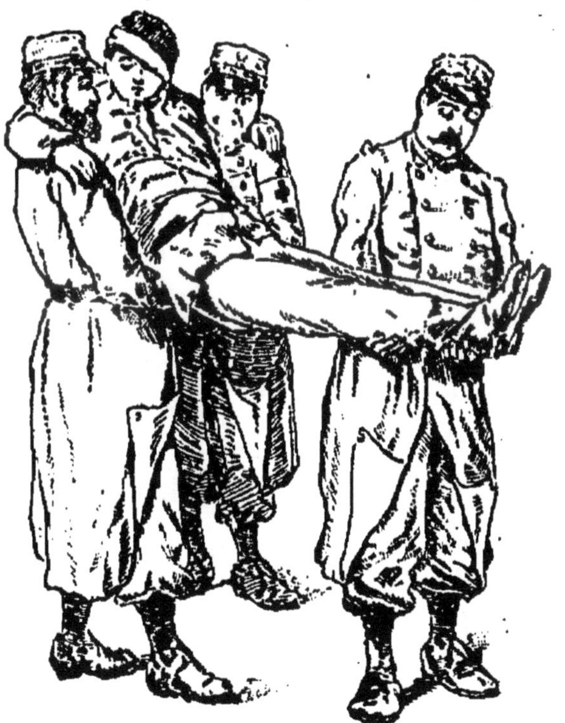

Fig. 62. — Blessé porté à trois porteurs.

côtés d'une charrette qui sont faits en forme de râtelier).

On peut y fixer les brancards au moyen de liens solides à la façon des hamacs dans un navire. S'il est impossible de se procurer un brancard et qu'on n'ait ni le temps ni les moyens d'en improviser un, il faut transporter le blessé à bras ou à dos d'hommes.

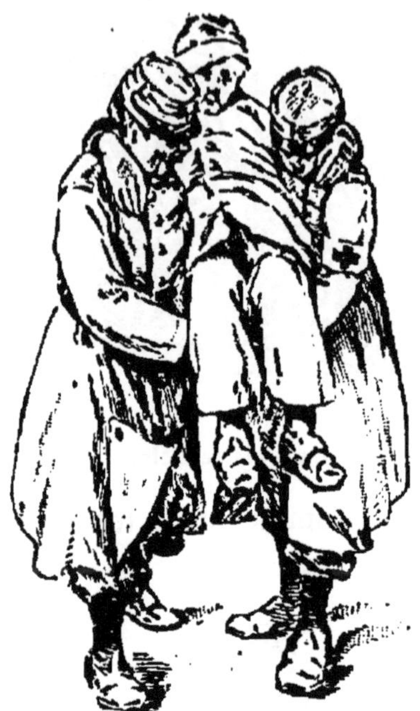

Fig. 63. — Blessé porté en fauteuil à bras.

Si l'on peut disposer de trois porteurs, le blessé passe ses bras autour du cou des deux porteurs des côtés qui, d'une main, soutiennent le bassin du blessé et de l'autre ses épaules. Le troisième porteur passe une main sous les cuisses et l'autre sous les jambes du blessé.

S'il n'y a que deux porteurs, le blessé sera assis sur leurs mains reliées au-dessous de ses cuisses et derrière son dos. S'il le peut, il enlacera de ses bras le cou de ses porteurs.

Ou bien chaque porteur saisit son poignet gauche avec la main droite, puis de la main gauche restée libre il enserre le poignet droit de son vis-à-vis. Cela forme un siège carré sur lequel on peut transporter le blessé à une grande distance, si celui-ci pose le bras au-dessous des épaules des porteurs.

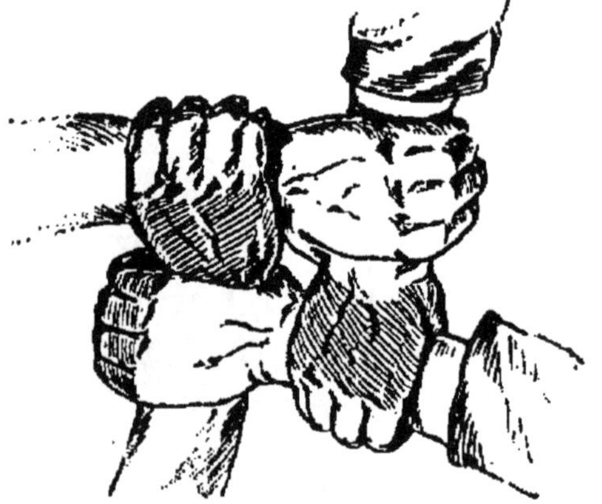

Fig. 64. — Chaise formée par les mains de deux porteurs.

Si le blessé a perdu connaissance, un des porteurs se

place à sa tête, passe ses bras sous ceux du blessé et les croise sur la poitrine de celui-ci, tandis que l'autre porteur, placé entre les jambes du blessé, et tournant le dos au premier, saisit le blessé sous les genoux et marche en avant.

Enfin, s'il n'y a qu'un seul porteur, il peut mettre le

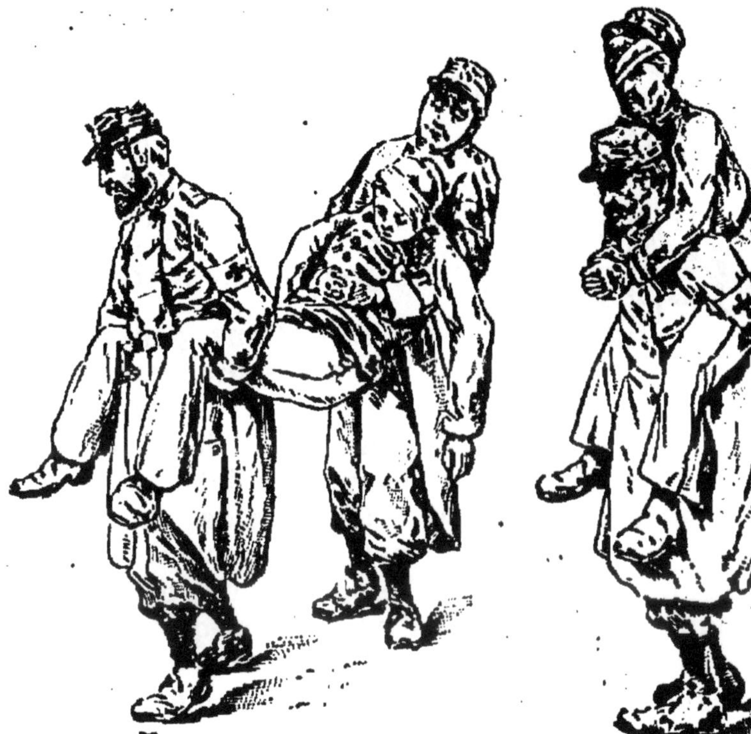

Fig. 65. — Blessé évanoui porté à deux personnes.

Fig. 66. — Blessé porté à califourchon.

blessé à califourchon sur son dos, ou, en se courbant fortement en arrière, le tenir d'une main sous le siège et de l'autre sous les épaules, tandis que le patient passe ses bras autour de son cou.

Les enfants, dans leurs jeux, se portent souvent de ces différentes façons.

Si l'on glisse sous le siège du blessé une grande écharpe, large et solide, ou une nappe pliée en deux ou en trois et dont on noue les deux bouts sur l'épaule opposée du porteur, la tache de celui-ci sera facilitée.

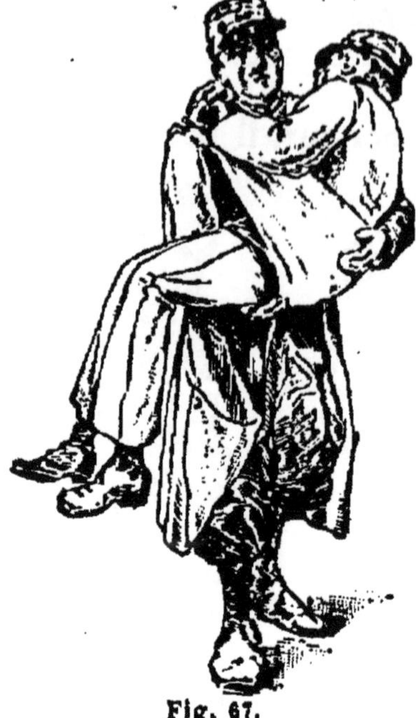

Fig. 67.
Blessé porté par un seul homme à l'aide d'une écharpe.

§ 2. — CORPS ÉTRANGERS.

1. *Notions générales.* — 2. *Corps étrangers dans les voies digestives.* — 3. *Corps étrangers dans les voies respiratoires.* — 4. *Corps étrangers dans l'oreille.* — 5. *Corps étrangers dans le nez.* — 6. *Corps étrangers dans les yeux.*

1. Notions générales. — Des corps étrangers se logent parfois dans les cavités naturelles; ils viennent le plus souvent du dehors.

C'est un os, une arête de poisson, un noyau, que l'on avale et qui s'arrête dans l'œsophage; une pièce de monnaie, une perle, qu'un enfant avale et qui va se loger dans le larynx; un insecte qui entre dans le conduit auditif externe; un haricot, un pois, un bouton, une bille à jouer qu'un enfant s'enfonce dans le nez, etc.

Quelques-uns de ces corps sont durs et réguliers, lisses; d'autres sont durs et pointus ou offrent des aspérités; d'autres, enfin, sont mous ou peuvent se ramollir, se gonfler et germer.

Parfois le corps étranger se forme dans l'économie : tels sont les polypes naso-pharyngiens, un bouchon de cérumen dans l'oreille, un lombric qui remonte dans les voies digestives ou qui vient s'égarer dans les voies respiratoires, etc.

Tous les corps étrangers peuvent être difficiles à extraire, même pour le chirurgien, à plus forte raison pour le profane, et, malheureusement, ce sont toujours les gens les moins expérimentés et les moins adroits qui essayent d'agir eux-mêmes sans attendre le docteur. En voulant extraire le corps étranger, ils l'enfoncent davantage et causent ainsi de graves accidents par leur intervention intempestive. Il vaut infiniment mieux s'abstenir que mal intervenir.

2. Corps étrangers dans les voies digestives. — Si le corps étranger est avalé, il peut exceptionnellement passer dans les voies respiratoires; le plus souvent il pénètre dans les voies digestives.

Des aliments mal mâchés, des os, des arêtes, des pièces de monnaie, des graines, des billes, des aiguilles, des épingles, des hameçons, etc., tout ce que l'on a la manie de mettre à la bouche peut être involontairement ou volontairement avalé par gloutonnerie, par inconscience ou par suite d'un pari stupide. On a vu des personnes avaler des couteaux, des ciseaux, et jusqu'à des fourchettes.

Il va sans dire que la gravité des accidents produits par les corps étrangers est proportionnée au volume, à la forme, à la nature de ces corps.

Ils provoquent ordinairement une vive douleur, de la toux, des nausées, de l'angoisse, de la gêne de la déglutition et de la respiration, pouvant aller jusqu'à la suffocation et à la mort; car, si le corps est volumineux, il peut obstruer le pharynx ou dilater l'œsophage au point de comprimer la trachée avec laquelle il est en rapport, perforer des vaisseaux du cou, etc.

Par sa présence, un corps étranger peut aussi, au bout de quelques jours, provoquer un abcès, et même, une fois enlevé, laisser une inflammation qui rend la déglutition douloureuse; un rétrécissement de l'œsophage et une foule d'autres accidents en résultent quelquefois.

La première chose à faire est d'extraire le corps étranger. On peut essayer de le retirer par la bouche, si c'est une arête ou un os, par exemple, qui s'est implanté dans le pharynx. On abaisse la langue au moyen d'une cuillère et l'on fait prononcer la lettre A à haute voix d'une façon continue pour ouvrir l'isthme du gosier et permettre de voir le corps étranger, que l'on peut essayer de saisir avec les doigts ou avec de petites pinces.

Si le corps étranger est déjà descendu dans l'œsophage, on essaye de le faire rejeter dans un effort de vomissement. On provoque les nausées en titillant la luette avec des barbes de plume, ou le fond de la gorge avec le bout du doigt bien propre et dont on a coupé l'ongle pour éviter de le blesser. Si l'on ne réussit pas, si les efforts de vomissements ne sont pas trop douloureux, on administre un vomitif. Si l'on échoue et que le corps étranger puisse être avalé impunément, on cherche à l'entraîner dans l'estomac en faisant avaler de l'eau, en frappant de petits coups dans le dos, en provoquant un éclat de rire. Si le corps est mou (un fragment de pomme de terre ou de fruit par exemple), s'il peut passer dans l'estomac sans trop d'inconvénients et si l'on a perdu l'espoir de le faire expulser par la bouche, on fait boire un peu d'huile ou une boisson mucilagineuse qui facilite le glissement du corps étranger, et on pousse celui-ci dans l'estomac à l'aide d'une sonde en caoutchouc, si on en a à sa disposition; à défaut, on se sert d'une tige quelconque bien propre; une tige de poireau convient très bien pour cela. En tout cas, c'est le médecin qui décide ce qu'il convient de faire.

Si le corps étranger ne pouvait passer, il faudrait en arriver à une opération chirurgicale (ouvrir l'estomac ou l'œsophage).

3. **Corps étrangers dans les voies respiratoires.** — Si le corps étranger a pénétré dans les voies respiratoires, le danger est bien plus grand. Il peut provoquer de la suffocation, de l'angoisse, des douleurs très pénibles et des accès de toux incessants, jusqu'à son expulsion complète.

On doit aider la nature en faisant mettre la tête en bas, en frappant de petits coups sur le dos, en faisant éternuer, tousser et vomir.

On envoie chercher le médecin aussitôt après l'accident, car on peut être obligé de recourir à une trachéotomie immédiate pour éviter l'asphyxie.

4. **Corps étrangers dans l'oreille.** — Si le corps étranger a pénétré dans le conduit auditif externe, il provoque de violentes douleurs dans l'oreille, dans la tête, des bourdonnements, de la surdité, des convulsions chez les enfants. Si c'est un corps tel qu'un pois ou un haricot, qui peut gonfler au contact de l'humidité, il exerce bientôt une compression très douloureuse. S'il n'est pas extrait, il amène une inflammation suivie de suppuration, pouvant aller jusqu'à la perforation du tympan et amener une surdité définitive.

La suppuration peut s'étendre et occasionner une méningite mortelle.

Il ne faut pas chercher à extraire soi-même un corps étranger de l'oreille, au risque de l'enfoncer plus profondément et d'arracher ou de perforer le tympan. On peut mettre de l'huile dans le conduit auditif externe pour faciliter le glissement du corps étranger, et ce moyen suffira pour provoquer la sortie des insectes qui s'y seraient introduits. On redresse la direction oblique du conduit auditif externe en faisant ouvrir largement la bouche et en tirant, en haut et en avant, le pavillon de l'oreille. Puis, la tête étant inclinée du côté malade (on incline très peu la tête sur le côté, car l'injection d'eau serait difficile à diriger jusqu'au fond), on donne une injection d'eau tiède. Il se forme contre le tympan une sorte de remous qui entraîne le corps étranger. Si l'on échoue, il faut attendre l'arrivée du médecin sans tenter aucune autre manœuvre, de peur de léser le tympan.

5. **Corps étrangers dans le nez.** — Si le corps étranger a pénétré dans le nez, il provoque des éternuements qui l'expulsent souvent. Les sujets nerveux supportent mal leur présence; ils sont très agités, avec du délire et des convulsions. Quelquefois leur présence peut être méconnue, surtout chez les enfants, qui n'avouent pas

toujours leurs méfaits. La muqueuse avec laquelle ils sont en contact s'enflamme, et une suppuration plus ou moins abondante nécessite un examen qui décèle la présence du corps étranger. S'il n'est pas extrait, ce dernier peut être la cause d'un abcès ou d'une suppuration répandant une odeur infecte qui lui a valu le nom de *punaisie*.

On ne doit tenter aucune manœuvre pour retirer les corps étrangers du nez; on risquerait de les enfoncer davantage, et on pourrait rencontrer la saillie formée par le cornet inférieur, la prendre pour le corps étranger et essayer de l'extraire; il est arrivé que l'on a arraché la muqueuse et même quelquefois quelques fragments d'os.

On peut essayer de chasser le corps étranger des fosses nasales en faisant priser du tabac, pour provoquer des éternuements, ou faire moucher fortement, sans mouvements d'inspiration. Une injection d'eau tiède est souvent suivie de succès. Le malade fait une large inspiration pour ne pas respirer pendant l'injection; la canule est introduite *dans la narine libre,* et l'eau, en sortant par l'autre narine, passe derrière le corps étranger, le pousse et le chasse au dehors.

Une injection faite dans la narine où se trouve le corps étranger ne servirait qu'à l'y enfoncer.

6. **Corps étrangers dans les yeux.** — Les yeux ont beau être protégés par les paupières, il s'y glisse souvent des corps étrangers, tels que grains de sable, limaille métallique, débris de charbon, petits insectes, cils, éclats de bois, etc. Ils produisent de la douleur, un spasme des paupières, et un larmoiement qui entraîne le corps étranger au dehors. En frottant les paupières sur l'œil on risque de fixer le corps étranger dans la conjonctive et d'en rendre l'extraction difficile. Il vaut mieux ne pas avoir recours à ce procédé. Un moyen simple est de fermer l'œil sain et d'ouvrir l'œil atteint, malgré la douleur. Le larmoiement suffit souvent à entraîner dehors le corps étranger.

S'il s'est logé sous la paupière inférieure, on n'a qu'à

abaisser celle-ci et à enlever le corps étranger soit avec le bout du petit doigt, soit avec un papier roulé, ou, ce qui vaut mieux, avec une alliance. On retourne plus facilement la paupière en appliquant un stylet ou le manche d'un porte-mine le long du bord supérieur du cartilage tarse.

Si le corps étranger s'est logé sous la paupière supérieure, on saisit cette paupière par le bord libre, on l'abaisse au-devant de la paupière inférieure et on relève doucement la paupière en faisant mouvoir l'œil. Les manœuvres sur l'œil doivent toujours être très douces. Les larmes deviennent abondantes et entraînent le corps étranger.

On peut encore attirer fortement et en haut, par le bord, la paupière supérieure, l'œil fixant le sol, tandis qu'avec le doigt on appuie sur la paupière, dont on relève le bord; le corps étranger visible est encore facile à enlever.

Si l'on ne peut le distinguer, on n'a qu'à laisser un instant l'œil et la paupière dans cette position; on provoque ainsi un larmoiement qui entraîne le corps étranger, ou bien l'on fait courir sur le globe oculaire un courant d'eau bouillie.

Si le corps est fixé dans la cornée ou dans la sclérotique, il faut l'en retirer le plus vite possible, avant qu'il ait produit de l'inflammation et un boursouflement de la muqueuse empêchant de le distinguer facilement. On peut essayer de balayer l'œil avec un pinceau de blaireau, ou envoyer un jet d'eau avec une petite seringue. La plus grande propreté sera exigée pour cela.

Si de la chaux avait pénétré dans l'œil, on le laverait avec de l'eau fortement sucrée; la chaux se combinerait avec le sucre pour former un sel de chaux insoluble. Le mieux sera, pour tout accident des yeux, de se mettre le plus vite possible entre les mains d'un oculiste.

§ 3. — TROUBLES CAUSÉS PAR LA FOUDRE, LA TEMPÉRATURE, ETC.

1. *Fulguration, sidération.* — 2. *Coup de chaleur.*
3. *Brûlures.* — 4. *Gelures.* — 5. *Engelures.*

1. Fulguration, sidération. — On nomme *fulguration* l'action produite sur l'organisme par le choc de la foudre.

Selon la violence du choc, il y a des ecchymoses, des brûlures à divers degrés; si le système nerveux est atteint, il se produit des troubles divers, suivant le nerf qui a été frappé : paralysie de la sensibilité, du mouvement, diminution ou abolition du goût, de l'ouïe, de la vue; les os peuvent être fracturés; enfin, la mort subite est fréquente. Dans ce cas, la putréfaction est rapide, car un des effets de la foudre est de décomposer chimiquement les tissus. Il n'en est pas de même quand la mort est produite par le *choc en retour*.

Le contact avec un des courants électriques intenses que l'on emploie pour l'éclairage ou la transmission de force dans l'industrie produit souvent aussi la mort subite, la mort apparente, ou des troubles fonctionnels parfois très graves, tels que paralysie, commotion cérébrale, congestion, syncope, brûlure, fracture, etc., absolument comme fait la foudre.

Les secours à y apporter sont ceux indiqués dans ces divers cas.

Il faut éviter les causes d'accidents, les courants d'air; par exemple, ne pas se mettre à l'abri sous des arbres pendant l'orage, fuir le contact des fils électriques, etc.

Si l'on est appelé à secourir une personne atteinte par un courant électrique, il ne faut la toucher qu'après s'être isolé du courant au moyen de caoutchouc, de soie, d'un bâton de bois bien sec, etc. Il ne faut pas oublier de pratiquer la respiration artificielle en cas de mort apparente.

2. Coup de chaleur. — Lorsqu'un individu surmené par une très grande fatigue et privé de boisson est exposé à l'action d'une chaleur très élevée, il est souvent frappé de ce qu'on appelle un coup de chaleur.

Les soldats en campagne ou pendant les manœuvres, les cultivateurs qui travaillent aux champs l'été pendant les heures de fortes chaleurs, en sont souvent victimes.

Le coup de chaleur est d'autant plus grave que le sujet atteint a supporté plus de fatigue.

Il s'accompagne de collapsus (c'est-à-dire d'un état dans lequel les malades abandonnent leurs membres à l'action de la pesanteur, sans essayer de réagir à l'aide de leurs muscles, et voient leurs forces diminuer rapidement), de syncopes et d'accidents cérébraux parfois mortels.

Les malheureux ainsi atteints deviennent rouges, ont une soif ardente; leur langue est sèche, leur respiration haletante, oppressée; ils éprouvent un grand abattement, accompagné de vertiges; leur pouls s'accélère tout en s'affaiblissant. Si on leur parle, ils ne répondent pas, parce qu'ils n'entendent plus, ou leur réponse est vague, rauque, trainante, car ils ont de la peine à remuer leur langue. A ce moment-là on peut les secourir efficacement en les déchargeant de leur fardeau, en les faisant sortir des rangs et en leur donnant de l'eau à boire, tout en desserrant les liens qui peuvent gêner la respiration et la circulation.

Si l'on n'intervient pas à temps, le malade s'affaisse brusquement, sa face est d'un rouge foncé, sa peau sèche et brûlante, son œil immobile, brillant; on a de la peine à compter ses pulsations, tant elles sont faibles et rapides; sa respiration s'accélère et devient ronflante.

Il est bientôt secoué par de violentes convulsions, puis il se raidit; le visage bleuâtre, la pupille dilatée, le pouls de plus en plus faible, la respiration stertoreuse, annoncent que les centres nerveux sont atteints. Enfin, les lèvres se couvrent d'une écume sanguinolente, et le cœur et les poumons cessent de fonctionner; c'est la mort.

Les secours à donner pour l'éviter se résument en ces deux indications :

1° Procurer de l'eau en abondance;

2° Rafraîchir le plus vite possible.

Pour cela, on transporte à l'ombre ou dans l'endroit voisin le plus frais la personne atteinte. Après avoir desserré ses liens, écarté ses vêtements, élevé le haut du corps mis à nu, on l'évente, on l'arrose d'eau froide, ou on l'enveloppe de compresses froides, tout en lui versant de l'eau dans la bouche.

La respiration artificielle, les excitants tels que le vin et les spiritueux, devront être essayés dans les cas extrêmes.

Un médecin croit avoir trouvé dans le chloroforme le remède spécifique du coup de chaleur. Il prétend arriver beaucoup plus vite à soulager et à guérir les individus frappés du coup de chaleur et qui peuvent être chloroformisés sans plus de danger que dans tout autre cas. Tel est le coup de chaleur observé dans les climats tempérés.

Dans les pays chauds on constate deux variétés de coups de chaleur : le coup de soleil ou insolation, dû à l'action directe des rayons solaires sur la nuque et le crâne, et le coup de chaleur proprement dit, qui serait dû à un arrêt de fonctionnement de la peau, pendant lequel la température du corps s'élève d'une façon extraordinaire. Pour les traiter, il faut avant tout lutter contre l'élévation de température, arroser le malade à grands seaux d'eau froide et assurer largement l'arrivée de l'air.

3. **Brûlures.** — On nomme *brûlure* la lésion produite sur nos tissus par la chaleur et par certaines substances dites caustiques.

Les brûlures peuvent se produire par contact direct ou bien à distance, c'est-à-dire par rayonnement. La plupart du temps elles sont *aiguës,* se produisant brusquement et dans un espace de temps très court; mais parfois aussi elles se font d'une façon lente et progressive : telles sont, par exemple, celles qui viennent peu à peu marbrer de ces mosaïques noires tout à fait caractéristiques les jambes des vieilles femmes qui abusent des chaufferettes abondamment garnies. Ces brûlures chroniques ne font nullement souffrir.

La radiation solaire provoque des brûlures à différents degrés. Si l'action du soleil est superficielle, elle a pour conséquences les *coups de soleil*, insignifiants s'ils sont légers, mais graves par les complications possibles du côté de l'encéphale, lorsqu'ils sont sérieux et intéressent la face.

Si l'action du soleil est intense, comme pendant les fortes chaleurs de l'été, il ne se produit pas de brûlures, mais des *insolations* accompagnées d'accidents généraux plus ou moins graves et se terminant souvent par la mort.

Les insolations peuvent être si graves qu'elles nécessitent l'intervention immédiate d'un médecin.

En attendant celui-ci on peut mettre des compresses froides sur la tête, faire de la révulsion sur les membres inférieurs et donner un lavement purgatif.

Dans la grande majorité des cas les brûlures sont causées par le contact de nos tissus avec des corps à des températures élevées. Ces corps sont de trois sortes :

1° Des vapeurs et des gaz ;

2° Des liquides ;

3° Des solides.

Gaz. — Les *gaz* peuvent déterminer des accidents quand on les enflamme ; c'est ainsi que sont brûlés les préparateurs dans les laboratoires, les droguistes, les artificiers, les mineurs par les explosions du grisou, etc.

Le gaz d'éclairage, les huiles et les essences minérales, l'alcool, l'éther, le collodion, maniés la plupart du temps en présence d'une flamme, avec une légèreté inconcevable, font de nombreuses victimes. Les brûlures dues à ces divers gaz sont diffuses et s'accompagnent de contusions, car certains gaz enflammés font explosion et blessent ceux qu'ils atteignent. C'est ainsi qu'agissent quelquefois les coups de feu tirés de près.

L'éther flambe très rapidement, il doit être manié avec les plus grandes précautions, de crainte d'incendie et d'accidents, car il peut s'enflammer même à distance du récipient qui le renferme.

Vapeurs. — Les vapeurs surchauffées agissent à la fois comme des gaz et comme des liquides élevés à une très haute température. Leur volatilité leur permet de se répandre et de pénétrer partout, et en particulier dans les voies respiratoires, où elles produisent de la congestion et de la mortification des tissus et donnent lieu à des brûlures internes sur les muqueuses de la bouche, du pharynx et du larynx.

L'inflammation qui leur est consécutive peut amener un accident très grave, l'*œdème de la glotte*. Le larynx est entouré d'un tissu cellulaire lâche, qui se gonfle et s'infiltre aussi facilement que celui des paupières. Tant que le gonflement n'arrive pas à obstruer le larynx, le malade souffre peu et ne se plaint pas. Mais dès que le gonflement gêne le passage de l'air, il survient des accès de suffocation pouvant amener tout à coup une mort très rapide si on n'a pas recours à la *trachéotomie* immédiate. Cette opération consiste à ouvrir la trachée entre deux de ses anneaux et à y introduire une canule en argent qui permet à l'air d'arriver dans le poumon. Bien entendu, on l'enlève après la guérison.

Donc, en présence d'une brûlure des voies respiratoires, on combat l'inflammation par les cataplasmes, les sangsues, des gargarismes émollients et calmants. On peut en employer un ainsi composé :

Eau d'orge........	200	grammes.
Sirop de mûres....	30	—
Alun...............	2 à 4	—

On fait surveiller attentivement par un médecin l'état de la gorge pour être averti à temps, car quelquefois rien n'est apparent à l'extérieur, tout se passe au-dessous de l'isthme du gosier.

Cet accident arrive souvent aux enfants qui mettent dans leur bouche le goulot des théières renfermant du thé bouillant.

Liquides. — Des brûlures internes peuvent aussi se produire sur les muqueuses par l'absorption d'un liquide trop chaud tel que le bouillon, le lait, le thé, le café, etc. Ce ne sont plus les voies respiratoires, mais les voies digestives qui sont atteintes : la bouche, l'œsophage et jusqu'à l'estomac.

Si le liquide absorbé est caustique, le pronostic est beaucoup plus sévère, et il y a lieu souvent d'intervenir chirurgicalement.

Les *liquides bouillants* font des brûlures très larges et très profondes, car le liquide se répand et pénètre en même temps dans les tissus.

Dans ces brûlures il faut tenir compte de la nature du liquide et de sa température.

L'eau bout à 100°. Au-dessous de cette température elle fait des brûlures peu graves; mais l'eau qui tient en dissolution des substances diverses, telles que carbonate ou borate de soude, exige pour bouillir une plus haute température; aussi cette eau occasionne-t-elle des brûlures plus profondes que l'eau ordinaire. L'huile bout à une température très élevée. Elle brûle non seulement par sa température, mais aussi par son adhérence. Etant visqueuse, elle reste plus longtemps en contact avec les tissus et, à degré égal, brûle beaucoup plus que l'eau. Il en est de même de toutes les graisses.

Les liquides sous pression, comme dans la marmite de Papin, font aussi des brûlures plus sérieuses que l'eau bouillante.

Il y a enfin les *liquides caustiques acides ou alcalins,* comme l'eau de javelle, l'acide nitrique et l'acide sulfurique sous toutes ses formes (vitriol, etc.). Les alcalins avalés (la potasse caustique, par exemple) font des brûlures encore plus graves que les acides.

Solides. — Les *corps solides* à haute température sont

aussi très souvent en contact avec nos tissus; ce sont, en général, des corps métalliques, qui emmagasinent une très grande quantité de calorique. Ils font des brûlures restreintes, mais beaucoup plus profondes que les liquides. Dans une forge, par exemple, la main en contact avec un métal chauffé au rouge blanc est complètement désorganisée en quelques secondes; et cependant quelques ouvriers s'amusent à souffler dans leur main et à la tremper dans des rigoles de fonte à 1,500 degrés. Ils la ressortent intacte : l'eau qui la mouille, en s'évaporant, forme un matelas gazeux qui l'isole momentanément.

Il y a des corps solides qui sont aussi redoutables que les métaux. Ce sont ceux qui, en fondant, adhèrent aux tissus; tels sont la résine, le soufre, la cire, le goudron.

Certains corps exercent leur action chimique sur les tissus tant qu'ils sont en contact avec eux : le phosphore, par exemple, qui fait d'affreuses brûlures, la chaux vive, etc.

Les caustiques thérapeutiques (la pâte de Vienne, faite de potasse caustique, la pâte de Canquoin au chlorure de zinc, le nitrate d'argent, etc.), par leur contact, brûlent les tissus sur lesquels on les applique dans un but curatif. On cautérise également avec le thermocautère. Porté au blanc, il coupe comme un couteau; maintenu au rouge sombre, il est hémostatique (c'est-à-dire qu'il arrête l'écoulement du sang).

Le galvanocautère brûle par le passage d'un couran électrique. Il y a enfin les brûlures fulgurantes, produites par la foudre.

Classification des brûlures. — On a établi différentes classifications pour les brûlures.

Dupuytren les a divisées en six degrés, en se basant pour cela sur leur profondeur. Sa classification est la plus généralement adoptée. Comme toutes les autres, elle est un peu arbitraire. D'ailleurs, le plus souvent, sur un point atteint on peut voir réunis plusieurs degrés de brûlures.

La classification de Gerdy est plus simple pour ceux qui n'ont pas de connaissances spéciales; elle établit seulement trois degrés.

Le premier degré est une *rubéfaction*. Il consiste en une rougeur de la peau, accompagnée de chaleur, de cuisson et de gonflement léger. L'épiderme seul est intéressé. Au bout d'un temps plus ou moins long, très court le plus souvent, la chaleur et la cuisson disparaissent, et la desquamation de l'épiderme est la seule conséquence de la brûlure.

Dans le deuxième degré il y a *vésication*. L'épiderme est détaché du derme, comme après l'application d'un vésicatoire, et, selon l'intensité de la brûlure, un liquide citrin limpide ou louche, lactescent et parfois sanguinolent, remplit la phlyctène. Quelquefois celle-ci est ouverte, l'épiderme est déchiré ou perforé en un point. Quand le liquide cesse d'être sécrété, l'épiderme s'exfolie et est remplacé par un nouvel épiderme. Si le derme est mis à nu, la plaie peut s'infecter, le liquide devient un milieu de culture où se développent les microbes, et il s'y forme du pus. La guérison, dans ce cas, est parfois rapide et laisse une cicatrice légère qui s'efface peu à peu; mais, si la suppuration est longue, la cicatrice qui reste est blanche, disgracieuse, d'un tissu rétractile qui peut produire des infirmités dont nous parlerons plus loin.

Dans le troisième degré ou *escharification*, il y a mortification ou gangrène de la partie atteinte; c'est la forme sèche. La peau brûlée est racornie, rude au toucher, jaune ou brune, résonnante; ses contours sont réguliers si la brûlure est produite par un corps solide, irréguliers si elle est due à un corps liquide. Cette surface mortifiée est une *escharre*, et son élimination produit des phénomènes d'inflammation parfois intenses, avec des complications telles qu'hémorragies, suppurations abondantes et interminables, déformations, etc. Tous les tissus peuvent être détruits. Si un membre entier est carbonisé, l'amputation est obligatoire.

La *douleur* est très variable, et l'on peut dire que plus la brûlure est grave et profonde, moins la douleur est violente.

Dans le premier degré elle est légère et ne dure pas; mais on la réveille en touchant la brûlure. Si l'on plonge dans l'eau froide la partie brûlée, la douleur et la rougeur disparaissent plus ou moins rapidement.

La brûlure du second degré, en mettant à nu les extrémités nerveuses situées dans le derme, provoque une douleur intense, accompagnée d'une excitation nerveuse pénible; les malades poussent des cris déchirants, et la souffrance est telle parfois dans les brûlures étendues que les malheureuses victimes peuvent en mourir.

Il y a cependant des exceptions; les sujets dont le système nerveux est émoussé, qui sont dans le délire; les asphyxiés par le charbon, les alcooliques, les apoplectiques, etc., parfois sentent à peine leurs brûlures. On a vu des épileptiques tomber dans le feu pendant une crise, y rester quelquefois une heure ou deux et s'y carboniser une partie du corps, sans seulement s'en apercevoir, tant que dure la crise et le sommeil qui la suit.

Dans le troisième degré la douleur, très vive au moment de la brûlure, disparaît très promptement dès que les papilles nerveuses sont détruites; elle reparaît du quatrième au huitième jour quand survient l'inflammation éliminatrice, dure tant que le pus se forme, et s'accompagne d'une fièvre plus ou moins élevée, suivant les cas.

Une inflammation souvent intense se manifeste à la suite des brûlures; elle a pour but l'élimination des portions mortifiées par une suppuration le plus souvent fétide qui dure longtemps (des semaines et même des mois) et affaiblit le malade. S'agit-il d'un sujet peu robuste, d'un enfant, d'un vieillard, il ne peut supporter cette longue suppuration : la peau fonctionnant peu et mal, le rein, qui le supplée, se fatigue et succombe sous l'effort, l'albuminurie survient, le malade ne mange plus, l'organisme s'affaiblit, cesse de lutter et meurt.

Quelquefois une eschare qui oblitérait un vaisseau vient à se détacher, il en résulte une hémorragie secondaire dont la gravité est proportionnée à l'importance et à la qualité du vaisseau ouvert.

Les nerfs, lésés par les brûlures, peuvent rester malades même après la guérison de la brûlure.

S'il y a une grande portion ulcérée, il faut qu'elle se répare par des tissus de cicatrisation, qui sont rétractiles, tendent à revenir vers le centre et peuvent produire des déformations, de véritables infirmités, en mettant obstacle au fonctionnement des muscles voisins. Qui n'a vu ces malheureux affligés d'horribles cicatrices de la face ! De plus, les parties brûlées, en se cicatrisant, ont tendance à adhérer aux parties voisines. Si, par exemple, on ne bande pas séparément chaque doigt brûlé, celui-ci s'accole au voisin, et la main devient palmée.

Pronostic des brûlures. — La gravité des brûlures dépend de leur profondeur et surtout de leur étendue. Une brûlure du deuxième degré comprenant tout le corps, ou seulement la moitié, est plus grave qu'une du sixième degré détruisanttout un membre.

Lorsque la phlyctène occupe les trois quarts du corps, elle est suivie de mort dans la majorité des cas, tandis qu'un membre carbonisé peut être amputé. Les brûlures du deuxième degré sont si douloureuses, comme nous l'avons déjà dit, que les malheureux ainsi brûlés peuvent mourir de douleur, surtout si ce sont des enfants, des vieillards ou des personnes déjà affaiblies par d'autres causes. Puis, l'épiderme étant détruit, la peau ne fonctionne plus, elle ne respire plus, et surtout n'élimine plus. Le malade est intoxiqué par lui-même; il a de la fièvre, de la soif, de la dyspnée (difficulté de respirer), de l'inflammation des méninges, du délire, des congestions du poumon et le plus souvent de l'intestin. Celles-ci s'accompagnent de maux de tête graves, d'ulcérations du duodénum, provoquant des vomissements, des diarrhées, ou même des perforations intestinales et des péritonites mortelles.

Les brûlures les plus redoutables sont donc, non les plus profondes, mais les plus étendues. Leur siège influe aussi beaucoup sur leur gravité; ainsi, par exemple, elles sont moins redoutables à la main qu'à l'œil, et au pied qu'au crâne, à cause des méninges. A la poitrine et à l'abdomen elles sont souvent fatales.

Traitement des brûlures. — Il y a une quantité de procédés indiqués pour guérir les brûlures; mais, on l'a dit avec raison, quand il existe beaucoup de remèdes contre une maladie, c'est qu'il n'y en a pas beaucoup de bons. Il est, en effet, bien difficile d'en trouver pour les brûlures. La peau est détruite, et on ne peut pas la refaire; on en est réduit à calmer la douleur et à préserver le brûlé du contact de l'air et des chocs extérieurs. Le médecin seul peut diriger le traitement d'une brûlure de quelque importance. Nous indiquerons ici ce que l'on doit faire et ce que l'on doit éviter en son absence.

Dans les coups de soleil on saupoudre la région avec de la poudre d'amidon, de lycopode, de sous-nitrate de bismuth ou de riz, mélangée à de l'oxyde de zinc. Ces brûlures superficielles se terminent par la desquamation de la peau.

On peut aussi les traiter par des onctions grasses ou à la vaseline boriquée. Si l'on n'a pas autre chose sous la main, on étend sur tous les points atteints du beurre frais, de la graisse non salée, ou un mélange composé de mi-partie d'huile et mi-partie d'eau, battues ensemble, de manière à obtenir une sorte de pommade onctueuse. On met ainsi les brûlures à l'abri du contact de l'air, qui les rend si douloureuses.

Les brûlures du premier degré se traitent par l'immersion dans l'eau froide, les cataplasmes de pulpe de carotte, de pommes de terre, de bulbe de lis, ou comme les coups de soleil.

Les brûlures du second degré, si l'ampoule est conservée, sont soignées comme celles du premier degré et guérissent sans laisser de cicatrices durables. Tous les efforts de ceux qui approchent les blessés doivent tendre à conserver cet épiderme protecteur et à ne pas l'arracher avec les vêtements, car c'est une barrière à l'infection et la meilleure sauvegarde contre la douleur; il faut donc déshabiller avec les plus grands ménagements les régions atteintes de brûlures. On éloigne tous les spectateurs; puis, avec de bons et grands ciseaux, on découpe tous les vêtements, avec des précautions infinies. Il ne faut ni déchirer ni tirer.

On n'essayera jamais, par économie mal entendue, de conserver quelque chose des vêtements.

On ne détache pas non plus les parties des vêtements collées à la peau, mais, en attendant les secours du médecin, on les laisse adhérer au brûlé, et l'on en fait le tour avec des ciseaux bien affilés pour enlever le reste du vêtement. Travailler avec des instruments qui ne tranchent pas peut occasionner d'affreuses douleurs.

Quand les ampoules des brûlures sont gonflées de liquide, il faut les ouvrir avec un instrument piquant, une aiguille ou des ciseaux préalablement nettoyés et rendus aseptiques par le flambage. On évite ainsi que l'épiderme se rompe et on fait écouler la sérosité chaude qu'il renferme, ce qui diminue la douleur. Il faut quelquefois renouveler cette petite opération, la phlyctène se reformant à mesure que la sérosité est sécrétée.

Si le derme est mis à nu, on emploie les lotions boriquées à 4 pour 100 ou on saupoudre avec un mélange à parties égales de poudre d'amidon et d'acide borique ou de sous-nitrate de bismuth, de talc, etc.

Anderson, de Glasgow, enveloppe les brûlés dans de l'ouate, pour calmer et atténuer leur douleur et les préserver du contact de l'air. C'est un bon procédé, à condition de ne pas placer l'ouate directement sur la peau, comme on ne le fait que trop souvent.

L'ouate se colle à la brûlure par les liquides qui s'écoulent de celle-ci, et il faut quelquefois plusieurs heures pour l'en détacher, lorsque l'on veut changer le pansement.

On doit interposer des compresses *fenêtrées*, c'est-à-dire criblées de petits trous, que l'on fait à la main ou à l'emporte-pièce. On les pose toutes stérilisées sur les plaies. Elles laissent passer le pus et empêchent l'ouate d'adhérer à la plaie. Si cette compresse elle-même venait à se coller, on la détacherait en l'imbibant d'un liquide antiseptique chaud ou tiède. On peut y envoyer aussi un jet doux de liquide aseptisé par l'ébullition.

Le liniment oléo-calcaire (à l'huile et à l'eau de chaux) si préconisé, si en vogue dans le public, calme un peu la douleur, mais n'empêche pas l'infection.

La balnéation dans l'eau froide est excellente contre la douleur.

En Allemagne, on remplace l'eau froide par l'eau tiède, et parfois pour les brûlures générales on laisse le malade 8 et 10 jours et plus dans des bains maintenus à une température qu'on élève graduellement de 30° à 48°. On obtient ainsi de bons résultats.

Un moyen simple de faire cesser la douleur est d'arroser la brûlure avec de l'eau chargée d'acide carbonique, avec de l'eau de Seltz, ou de verser cette eau dans un bassin et d'y tremper la partie brûlée.

Les bains antiseptiques calment la douleur et luttent contre l'infection; mais, la peau étant enlevée, l'absorption a lieu par la plaie, et si facilement, que l'on doit être très prudent si l'on ne veut voir apparaître des accidents d'intoxication. Les antiseptiques doivent être très étendus. Il faut les laisser prescrire par le chirurgien. Avant son arrivée on ne devra faire usage que de solutions boriquées, qui sont peu dangereuses, ou d'eau oxygénée, qui non seulement n'est pas toxique, mais est hémostatique.

Les bains antiseptiques ne sont guère pratiqués que pour les membres. Il est impossible de les employer pour les brûlures des épaules, de l'abdomen, etc. Dans ces régions, on remplace les bains par les irrigations.

Le pansement de Thierry, par l'acide picrique, supprime rapidement la douleur et est suffisamment antiseptique. Il a encore un autre avantage : sous l'influence des antiseptiques trop puissants, les cellules des tissus perdent de leur vitalité, la circulation est sinon arrêtée, du moins retardée, et cela oblige parfois à recourir à la greffe épidermique ; aussi renonce-t-on souvent à en user. L'acide picrique, au contraire, favorise la reproduction de l'épiderme et, par suite, la cicatrisation. On en fait une solution saturée dans l'eau froide à 5 p. 1000 environ, pour bain, compresses ou irrigations continues. Il a, il est vrai, l'inconvénient de colorer la peau en jaune pour assez longtemps ; la personne qui soigne le malade doit avoir soin de s'enduire les mains avec de la vaseline, avant de toucher la solution d'acide picrique.

Il faut aussi, par le pansement, chercher à s'opposer aux déformations consécutives. A cet effet, quand il s'agit de brûlures aux doigts, on les bande séparément et on les place sur une petite attelle qui les maintient dans l'extension si la brûlure est du côté de la flexion. Il en est de même pour l'avant-bras et la jambe. Pour le cou, on doit le maintenir droit, dans sa position naturelle, et non incliné à droite ou à gauche.

On évite ainsi les déformations, mais on retarde la cicatrisation. Si celle-ci est trop longue à se produire ou si les plaies ont une trop grande étendue, le médecin a recours à la greffe épidermique, imaginée par Reverdin, de Genève. Voici comment il procède : il place sur la plaie, à une petite distance les unes des autres, de préférence sur les bourgeons charnus, des parcelles d'épiderme (plus elles sont petites, plus on a de chances de réussir) ; il les maintient en contact avec la plaie au moyen de bandelettes agglutinatives ; ces parcelles d'épiderme, en proliférant, forment bientôt des îlots de peau saine qui croissent peu à peu et s'agrandissent au point de se rejoindre et de fermer une plaie, même très étendue. On prend ces greffes de peau saine sur des personnes de bonne volonté ou sur le blessé lui-même.

Si la brûlure siège près d'un orifice naturel, à la bouche, aux narines, par exemple, il faut y mettre des mèches ou des tampons pour éviter leur occlusion : on prendra aussi des précautions pour les paupières.

Brûlures par caustiques. — Les caustiques chimiques brûlent et désorganisent les tissus avec lesquels ils sont en contact. Ils provoquent de la chaleur et une douleur cuisante. S'ils sont ingérés, il en résulte, si la blessure est légère, de la tuméfaction des lèvres, de la langue et de la gorge, avec une rougeur luisante intense. Si elle est plus profonde, la brûlure amène la formation d'eschares blanchâtres et rend la mastication et la déglutition impossibles; il survient des douleurs vives du creux épigastrique, des vomissements très pénibles qui entraînent des débris de muqueuses : il y a de la dyspnée (difficulté de respirer), la face est pâle, les yeux injectés, le pouls petit, fréquent, accéléré, irrégulier, les urines diminuent; en outre, il peut survenir des hémorragies stomacales suivies de vomissements de sang, une perforation amenant une péritonite aiguë, etc.

Caustiques acides. — Les principaux acides sont : les acides acétique, chlorhydrique, chromique, sulfurique, nitrique. S'ils sont avalés, ils provoquent des vomissements très acides. L'acide azotique colore en jaune, répand une odeur nitreuse et provoque de la toux et de la suffocation. L'acide acétique se reconnaît à l'odeur de vinaigre exhalée par l'haleine.

La première chose à faire est de donner de la magnésie. On peut user aussi, mais modérément, de la pompe stomacale. On fera observer un repos absolu au malade, calmant sa soif par de l'eau albumineuse ou du lait.

Quand la brûlure causée par un caustique acide est externe, on la lave avec une solution de bicarbonate de soude; à défaut, on la saupoudrerait avec de la craie ou du blanc d'Espagne pilés.

Si un œil est atteint par des gouttes d'acide, on le lave ou on le baigne dans de l'eau de Vichy, une solution de bicarbonate de soude ou de carbonate de soude (cristaux de cuisine); à défaut on le laverait longuement à grande eau.

Caustiques alcalins. — Si des caustiques alcalins tels que potasse, soude, ammoniaque, chaux vive, etc., ont été avalés, la bouche et les premières voies digestives sont bientôt sillonnées d'eschares molles, *grises* : des vomissements alcalins surviennent ainsi que de fréquentes coliques accompagnées d'une diarrhée continue.

Des lavages avec beaucoup d'eau, à l'aide de la pompe œsophagienne, sont aussi recommandés.

Si la brûlure est due au nitrate d'argent, il faut employer du chlorure de sodium (sel de cuisine), qui forme avec lui un chlorure d'argent presque insoluble. On en fait une solution dont on lave la brûlure, si elle est externe.

Si elle est produite par de l'acide phénique ou par de la créosote, qui coagulent l'albumine de nos tissus, il faut donner du blanc d'œuf.

Si du phosphore a été avalé, on fera vomir et on donnera de l'essence de térébenthine.

Les rayons de Rœntgen brûlent aussi s'ils sont maniés sans prudence.

On voit par tout ce qui précède que les brûlures peuvent être des accidents très redoutables. A ce propos, quelques conseils de prudence ne seront pas déplacés ici.

Il faut éviter de faire fondre la cire pour parquets dans de l'essence placée sur le feu. Nombre de domestiques se sont ainsi brûlées.

On ne devrait jamais manier l'essence de pétrole après le coucher du soleil ou à proximité d'une lumière ou d'un feu; ne jamais allumer le feu avec du pétrole, ou enlever le soir à la lumière les taches des habits ou des gants au moyen de benzine, et ne pas approcher de la flamme avec des gants fraîchement nettoyés.

Il ne faut pas laisser des allume[illegible] phosp[illegible]riques ou des vases remplis de liquides chauds à la portée des enfants. Toute étoffe légère pour vêtements ou pour rideaux et le pilou, qui brûle si facilement, devraient être rendus non inflammables.

Voici un procédé simple et peu coûteux, qui n'altère en rien la teinte de l'étoffe. Il suffit de plonger le tissu dans une solution de sulfate d'ammoniaque, puis de la laisser sécher et de la faire repasser. Ainsi préparées, les étoffes ne peuvent plus s'enflammer : elles se carbonisent lentement comme de l'amadou.

Pour les tissus ordinaires on emploie 80 grammes de sulfate d'ammoniaque par litre d'eau. Pour la gaze, le tulle et tous les tissus lâches, dont les mailles larges ne retiennent pas autant de solution que les tissus serrés, on met 125 grammes de sulfate d'ammoniaque par litre d'eau. Ce n'est ni onéreux ni difficile à préparer, et que de malheurs seraient évités si l'on se donnait la peine de le mettre en pratique !

Quand, par exemple, les vêtements d'une femme ont pris feu, les flammes enveloppent ordinairement la malheureuse, lui brûlent les bras et les mains, le cou et la figure ; ses cheveux flambent. Ce qu'elle aurait de mieux à faire serait de se jeter immédiatement par terre et de s'y rouler, pour étouffer les flammes par pression contre le sol ; mais, pour agir de la sorte, il lui manque le plus souvent la présence d'esprit nécessaire : elle se précipite au dehors en poussant des cris d'alarme, le courant d'air qu'elle provoque ainsi alimente les flammes, et la malheureuse, poursuivant sa course, ressemble à une colonne de feu.

Que faut-il faire ? Ne pas courir pour chercher de l'eau, mais saisir la première couverture venue, ôter au besoin ses propres vêtements, en envelopper la victime, la jeter par terre et l'y rouler jusqu'à ce que les flammes soient éteintes.

Alors seulement on cherche de l'eau, beaucoup d'eau, on en asperge la personne de la tête aux pieds, de manière à ce qu'elle soit complètement inondée, car les habits chauds et carbonisés continuent à produire des brûlures.

On traite les brûlures résultant d'eau chaude ou de vapeurs (explosions de chaudières) en versant également sur le corps et les habits une grande quantité d'eau froide. Ensuite on porte avec précaution la personne gravement brûlée dans une chambre chaude, on la couche sur un tapis étendu sur le sol ou sur une table, et non pas dans un lit, parce que le lit gênerait les manœuvres, et on appelle immédiatement le médecin.

Si le malade se plaint de soif, on lui présente une boisson chaude, stimulante (thé, grog), parce qu'après de fortes brûlures la température du corps tend à baisser rapidement.

4. **Gelures.** — Le froid produit sur nos tissus des lésions analogues à celles amenées par une chaleur trop intense.

La résistance au froid varie selon les individus, l'âge et le tempérament; en général les adultes le supportent mieux que les enfants et les vieillards; les sanguins, mieux que les lymphatiques, et parfois les bruns mieux que les blonds. On a remarqué que dans la campagne de Russie les Italiens résistèrent mieux au froid que les Allemands.

Les parties du corps où la circulation est le plus active sont moins sensibles au froid que celles où elle est plus lente. Tout ce qui accélère la circulation augmente la chaleur et diminue l'action du froid. L'alimentation et l'exercice sont les principales sources de chaleur. Les vêtements serrés qui gênent la circulation, les souliers et les gants trop étroits, refroidissent ceux qui les portent.

Ordinairement on distingue trois degrés dans les gelures.

Le *premier degré* produit les engelures et aussi la congestion passagère de la peau, qui devient plus rouge qu'elle n'est naturellement. On l'observe surtout chez les touristes qui s'aventurent sur les neiges et les glaciers. Comme le coup de soleil, le froid peut produire une rougeur de la peau accompagnée d'un sentiment de cuisson assez douloureux.

Si l'action du froid, plus vive, produit des démangeaisons et du gonflement qui viennent se joindre à la rougeur, la peau tendue, gonflée, raidie, très douloureuse au toucher, se soulève bientôt et forme des phlyctènes : c'est le *deuxième degré*, qui comprend aussi les gerçures, les crevasses, avec les ulcérations superficielles du derme, qui guérissent très difficilement.

Si le froid augmente, la gelure atteint le troisième degré; la douleur disparait; la peau durcit, pâlit, devient insensible, car tous les liquides qui pénètrent la partie sont solidifiés, et, lorsque la circulation se rétablit, les malheureux ainsi atteints souffrent beaucoup; les points malades deviennent noirâtres, mous, flasques, comme les plantes exposées au soleil après une gelée de printemps, car les tissus sont désorganisés; les jours suivants, les eschares se détachent peu à peu, ces parties mortifiées s'éliminent et laissent voir des ulcérations profondes. Le bout du nez, le pavillon de l'oreille, les doigts, les orteils, et même les bras et les jambes, peuvent ainsi être perdus et se détacher du corps. La congélation des membres supérieurs est moins grave que celle des membres inférieurs. Il meurt 6 1/4 pour 100 de ceux dont les mains ont été complètement gelées, et 76 pour 100 de ceux dont les pieds ont été atteints.

La congélation peut être générale, suivie de mort apparente, et souvent de mort réelle. C'est une mort très douce. Le plus souvent, le malheureux ne sent pas le froid; il s'engourdit peu à peu sans en avoir conscience. La torpeur morale se joignant à la torpeur physique, un sommeil invincible l'envahit.

Si un vent violent vient à souffler, il enlève bien vite le peu de chaleur vitale qui reste, et précipite la catastrophe. Une neige abondante qui recouvre le malheureux endormi au bord du chemin lui est bien moins fatale, car la neige est un mauvais conducteur du calorique, et l'expérience a prouvé qu'on rappelle plus facilement à la vie les personnes ensevelies sous la neige que les autres congelés.

On prévient et on soulage les gelures du premier degré par des onctions de cold-cream, de vaseline boriquée, ou, à défaut, d'un mélange à parties égales d'huile et d'eau fraîche, maniées comme si l'on voulait faire une mayonnaise. Ces corps gras empêchent la déperdition de la chaleur par évaporation de la sueur à la surface de la peau.

Le traitement des gelures du second degré consiste à ouvrir la phlyctène, à la soigner antiseptiquement et à faire des pansements rares.

Dans le troisième degré, au moment de l'accident, on frictionne les parties gelées, nez, oreilles, mains, pieds, etc., avec de la neige qu'on laisse fondre, et à défaut avec de l'eau froide, jusqu'à ce que la sensibilité revienne. On continue alors les frictions avec de l'eau de moins en moins froide; les réchauffer trop vite serait les vouer infailliblement à la gangrène.

Dès le lendemain de l'accident, on emploie les stimulants tels qu'alcool, eau salée, vin aromatique, etc. Puis on enveloppe avec de l'ouate les parties malades; on les bande sans les serrer et on les met dans une position élevée pour tâcher d'empêcher la gangrène, mais on y réussit rarement. Si une eschare se détache, on saupoudre la plaie suppurante qu'elle découvre avec un mélange de poudre de charbon, de poudre de quinquina et de camphre, ou avec de l'iodoforme, et on fait un pansement antiseptique. On surveille la cicatrisation de la plaie. Le chirurgien est obligé parfois d'enlever les parties gangrenées, mais il ne le fait que lorsque le sillon d'élimination est formé. S'il s'agit d'une congélation générale, la première chose à faire est d'éviter à tout prix un réchauffement trop rapide. Une transition brusque serait horriblement douloureuse et risquerait d'amener la gangrène du point gelé, s'il s'agissait d'une brûlure partielle, ou même de tuer le congelé en provoquant une congestion, si la congélation était trop générale.

Larrey et les autres chirurgiens militaires le savaient bien. Sudreau, pharmacien de la garde dans la campagne de Russie, fut gelé à la Bérésina. Réchauffé trop vite, il en mourut.

Il faut surveiller avec soin les réactions pour éviter les congestions du poumon ou de l'encéphale, qui pourraient être fatales. Le gelé est pâle avec des reflets bleuâtres autour du nez et de la bouche, aux mains et aux pieds. Sa respiration est suspendue, son pouls imperceptible, ses membres insensibles, raides, et, lorsqu'on le déshabille, il faut prendre de grandes précautions pour ne pas briser ses membres devenus cassants. On le transporte dans une pièce fermée, mais froide, pour rétablir la circulation qui s'arrête, on le frictionne avec de la neige s'il y en a sous la main, ou avec de l'eau froide, jusqu'à ce que la sensibilité soit revenue. On élève alors peu à peu la température de l'eau. Dès que le malade revient à lui, s'il peut marcher, on lui fait faire de l'exercice, et même un exercice violent; c'est le meilleur moyen de vaincre le sommeil et de rappeler la circulation et avec elle la chaleur (celle-ci, pour être bienfaisante, doit venir du dedans, et non du dehors). Quand la friction et l'exercice ont réchauffé le malheureux et que sa circulation sanguine rétablie a ramené les couleurs sur son visage, on l'enveloppe d'ouate, de couvertures, on relève son état général par des boissons toniques, chaudes et excitantes, du thé au rhum, du vin chaud, du café, des infusions aromatiques et sudorifiques, additionnées au besoin de quelques gouttes d'éther. On pourra encore le frictionner avec des flanelles chaudes imbibées d'un liquide alcoolique; puis peu à peu on laissera pénétrer graduellement dans la pièce une douce chaleur, mais le malade ne devra pas s'approcher du foyer en attendant l'arrivée du médecin.

5. **Engelures.** — Les engelures sont si fréquentes dans nos régions que nous leur consacrerons une place spéciale. Elles arrivent avec l'hiver pour disparaître avec lui. Elles n'offrent pas de danger, mais sont parfois très douloureuses. Une rougeur bleuâtre et un léger gonflement les annoncent; elles manifestent leur présence par des symptômes de cuisson et de démangeaison fort désagréables, et même insupportables dès qu'elles sont exposées à la chaleur. Elles siègent surtout aux doigts, aux orteils, au nez et aux oreilles, c'est-à-dire aux points qui se refroidissent le plus facilement. Les sujets lymphatiques, à chair flasque, molle, pâle, à circulation paresseuse, les femmes, les adolescents et surtout les enfants en sont atteints.

Il faut d'abord éviter les engelures, ne pas réchauffer au feu les membres engourdis, ne pas se laver les mains à l'eau tiède, mais au contraire les frotter avec de la neige ou les plonger dans l'eau froide. On lutte contre le froid aux pieds en faisant de l'exercice, en évitant l'humidité dans les chaussures, en portant des bas de laine par-dessus des chaussettes de coton.

Avant les froids, on pratique sur les points qui sont exposés à contracter des engelures des frictions alcooliques et astringentes avec de l'alcool camphré, de l'eau blanche, du vin aromatique, une décoction de feuilles de noyer, du jus de citron, de la teinture d'arnica, du baume de Fioraventi, de la teinture de benjoin, ou une solution d'alun; ou on se sert de farine de moutarde en guise de pâte d'amandes, pour se laver les mains.

Ces frictions ont pour but de tonifier la peau et d'activer la circulation du sang. On peut les continuer après l'apparition des engelures, tant qu'elles ne sont pas ulcérées.

Lorsque les engelures sont déclarées, des bains locaux prolongés et maintenus à la température la plus élevée que l'on puisse supporter réussissent mieux que toute autre médication. Ces bains se composent d'une décoction de feuilles de noyer ou de céleri-rave. Un autre traitement consiste à rapprocher du feu le plus possible la région atteinte. On la retire dès que la cuisson devient insupportable, et l'on recommence plusieurs fois de suite. L'engelure ulcérée traitée ainsi guérit très rapidement.

Si les engelures sont ulcérées, on les traite comme les autres plaies. L'alun diminue la démangeaison provoquée par les engelures.

Les gerçures et les crevasses sont très douloureuses et très difficiles à guérir, parce que leurs bords, durcis, racornis par le froid, ne peuvent se réunir. Il faut les ramollir par des onctions faites avec des corps gras, de la pommade de concombre, de la glycérine, de la vaseline boriquée, etc., ou par des fomentations antiseptiques, puis rapprocher par des bandages ou des agglutinatifs les bords redevenus souples.

Le collodion réussit d'autant mieux dans ce cas qu'il résiste à l'action de l'eau et que c'est précisément les personnes exposées à toucher souvent de l'eau qui sont atteintes de crevasses ou de gerçures parfois profondes et douloureuses. Elles sont fréquentes aux points où la peau se change en muqueuse (nez, lèvres).

Un mucilage de graines de coings appliqué constamment sur les crevasses est un excellent moyen à employer. Voici comment il se prépare. Après avoir enlevé la pellicule d'enveloppe des graines de coings, on verse sur celles-ci la quantité d'eau bouillante nécessaire pour que, une fois dissoutes, elles forment un mucilage à consistance de vaseline.

Si ces crevasses siègent au niveau des petites articulations des doigts, elles peuvent amener des complications sérieuses.

Les gerçures et les crevasses sont très sensibles à l'action du froid, tandis que les engelures ordinaires sont douloureuses à la chaleur.

En relevant les forces et en luttant contre le lymphatisme, on acquiert plus de résistance au froid et l'on évite les engelures.

§ 4. — TROUBLES RÉCLAMANT UNE INTERVENTION MÉDICALE URGENTE.

1. *Commotion cérébrale.* — 2. *Syncope.* — 3. *Convulsions.* — 4. *Convulsions hystériques.* — 5. *Épilepsie.* — 6. *Congestion cérébrale.* — 7. *Congestions pulmonaires.* — 8. *Congestions diverses.* — 9. *Indigestions.* — 10. *Asphyxie.* — 11. *Empoisonnements.* — 12. *Notions sur quelques empoisonnements.*

1. Commotion cérébrale. — La commotion cérébrale est produite par l'ébranlememt des centres cérébraux : le cervelet, le bulbe, la moelle épinière, sont souvent également atteints.

Elle peut être légère. Dans ce cas, le malade a des étourdissements, des éblouissements, il répond avec peine aux questions qu'on lui adresse, ou bien il est étendu inconscient, ou il s'agite et vomit.

Si la commotion est plus grave encore, le malade est comme frappé de stupeur; il pâlit, se refroidit et tombe en syncope. Les traits sont alors figés; sous les paupières la pupille est dilatée et ne se contracte pas à la lumière. Les plus fortes odeurs ne provoquent aucune réaction; la respiration et la circulation sont régulières, mais très faibles, le pouls est très ralenti, l'insensibilité est complète.

Un tel état peut durer de quelques minutes à plusieurs heures, puis il cesse graduellement. Les facultés cérébrales reviennent lentement, mais le plus souvent le blessé n'a aucun souvenir de ce qui lui est arrivé; la déglutition est parfois difficile, aussi ne faut-il lui donner à boire qu'avec précaution.

On peut distinguer la commotion cérébrale de la fracture du crâne à l'absence d'écoulement sanguin par les oreilles ou par le nez. La commotion cérébrale est un accident grave, mais il se termine généralement par la guérison.

Le malade doit être couché la tête haute, à l'abri de la lumière et du bruit; on le réchauffe et l'on promène les sinapismes sur les membres inférieurs, qu'on enveloppe ensuite dans des bottes d'ouate. Les lavements purgatifs sont recommandés, ainsi qu'un repos absolu pendant les premiers jours; aussi la garde doit-elle s'agiter le moins possible autour du malade.

2. **Syncope.** — La syncope est l'état de mort apparente d'une personne qui s'est évanouie. Elle est la suspension subite et momentanée de l'action du cœur, avec interruption de la respiration, de la motilité et de la sensibilité. Elle peut être provoquée par une impression morale, une frayeur, une émotion vive, la vue du sang, une douleur, le chaud, le froid, une indigestion, une hémorragie, etc.

Elle se produit parfois brusquement, mais d'autres fois s'annonce par la pâleur de la face, une teinte verdâtre cadavérique autour du nez, des lèvres et des oreilles; le corps se couvre de sueurs froides, les yeux se voilent, les oreilles tintent, les battements du cœur deviennent imperceptibles, la respiration se ralentit, et tout le corps s'affaisse comme une masse inerte.

Certaines personnes, dans ce cas, soulèvent la tête avec de nombreux oreillers; c'est le meilleur moyen de prolonger l'évanouissement. Celui-ci survient parce que le sang a abandonné le cerveau; il faut donc l'y faire affluer le plus vite possible, et pour cela on doit étendre le malade complètement à plat, et même la tête plus basse que le reste du corps, en soulevant ses pieds, ou en couchant le malade sur un lit, un canapé, une table, la tête un peu pendante. On desserre tous les liens qui gênent la circulation et la respiration; on fait respirer du vinaigre, de l'éther, des sels anglais, de l'ammoniaque, tout en évitant d'ébranler le malade. On frappe son visage et ses mains avec un linge mouillé d'eau froide ou d'eau vinaigrée, on facilite l'accès de l'air frais, et l'on éloigne tous les spectateurs inutiles.

Si on a un ballon d'oxygène, on en fait respirer au malade; on frictionne les membres avec des linges chauds, et si l'on a à sa disposition un appareil électrique, on pose un pôle sur le côté du cou et l'autre sur le creux de l'estomac ou sur le cœur. Des injections hypodermiques d'éther faites par le médecin ranimeront le malade. S'il survient des vomissements, on tourne la tête de côté, pour que les matières vomies soient expulsées et ne risquent pas d'entrer dans les voies respiratoires. Enfin, on a recours à la respiration artificielle ou aux tractions rythmées de la langue : on commencera même par là, s'il s'agit d'un noyé ou d'un asphyxié. A son réveil, dès qu'il peut avaler, on lui donne un cordial quelconque.

Dans l'apoplexie, les fonctions cérébrales sont les premières interrompues; dans l'asphyxie, c'est la fonction respiratoire; dans la syncope, c'est la circulation.

L'aspect de la face diffère aussi dans ces trois cas : dans l'apoplexie le visage est rouge et chaud; il est violacé et froid dans l'asphyxie; il est pâle et froid dans la syncope.

Les secours ne sont pas les mêmes non plus. Dans l'apoplexie on cherche d'abord à décongestionner le cerveau; dans l'asphyxie, à rétablir la respiration; dans la syncope, à ramener le sang au cerveau. Il n'y a de commun dans ces trois cas que la perte de connaissance.

Une syncope peut devenir rapidement mortelle.

3. **Convulsions.** — On appelle convulsions des contractions musculaires brusques et involontaires; quand elles sont durables et qu'elles laissent la région atteinte dans une position fixe, elles sont appelées *toniques* (ce sont celles que l'on rencontre dans le tétanos). Quand elles sont rapides, successives, qu'elles produisent des mouvements saccadés, irréguliers, du tronc et des membres, des grimaces diverses, des secousses plus ou moins brusques et violentes, qui apparaissent à plusieurs reprises et sont séparées par des intervalles de relâchement

et de calme, elles sont appelées *convulsions cloniques*, on les remarque en particulier dans la chorée ou danse de Saint-Guy. *Générales* ou *partielles, rythmiques* ou *irrégulières,* elles sont quelquefois la conséquence d'une lésion du système nerveux et constituent, non une maladie, mais un symptôme. Plus graves chez les adultes que chez les enfants, elles sont causées par des troubles digestifs, une douleur intense, une émotion vive, un accès de colère, le début d'une maladie fébrile, une intoxication ou une infection. On les rencontre dans le tétanos, l'éclampsie, l'urémie, certains empoisonnements. Les poisons ou les toxines agissent sur les centres nerveux (moelle, bulbe, cerveau), qu'ils excitent. Les convulsions accompagnent la méningite, l'hystérie, l'épilepsie, etc.

Les soins à leur donner sont subordonnés à la cause qui les a produites; ils sont indiqués par le médecin. Nous reviendrons sur cette question dans les *Soins aux enfants*.

4. **Convulsions hystériques.** — L'hystérie se manifeste par des accès plus ou moins violents et rapprochés.

Les malades se plaignent de douleurs violentes dans la tête, localisées sur un seul point (c'est le *clou hystérique*), ou ont l'impression qu'une boule remonte de l'abdomen vers l'estomac, et de là à la poitrine et au cou, accompagnée d'une vive chaleur ou d'un froid glacial, avec une sensation d'étouffement, de strangulation, etc.; c'est la *boule hystérique*.

Si l'accès est violent, il peut être suivi de perte de connaissance, de convulsions souvent très violentes, accompagnées d'un arrêt de la circulation et de la respiration, et pendant lesquelles quelquefois le malade se contracte en arc de cercle, ne prenant appui que sur sa tête et ses pieds. La durée des crises est très variable.

Les femmes y sont beaucoup plus sujettes que les hommes.

Dans l'hystérie, les convulsions se montrent rarement à la face, et les lèvres ne présentent pas d'ordinaire la salive écumeuse que l'on remarque dans l'épilepsie.

Les mouvements sont *amples,* les bras et les jambes se tordent, le malade pousse des cris, il pleure, il sanglote; au moment où la crise va cesser, il bâille, s'étire, émet d'abondantes urines.

Le sommeil qui suit la crise est fixe, la tête raidie est rejetée en arrière, la respiration est large et profonde. Ces symptômes sont à noter, pour les rapporter au médecin et lui permettre de distinguer si le cas appartient à l'épilepsie ou à l'hystérie.

Au moment des crises il faut desserrer tous les liens, coucher le malade ou l'étendre de façon à ce qu'il ne puisse pas se blesser. On lui donnera des calmants, mais pas d'éther pur, comme on le fait souvent, ce qui, la plupart du temps, exaspère l'état nerveux.

5. **Épilepsie.** — Les crises d'épilepsie sont caractérisées par la brusquerie de l'attaque. Le malade tombe sans avoir le temps de prendre un point d'appui, ni même de diriger sa chute. Il peut lui arriver de tomber dans le feu, du haut d'une échelle, sur l'angle d'un meuble ou d'une cheminée, le plus souvent en avant. Il pâlit et pousse un cri en tombant, puis se raidit et reste immobile, dans une contraction tétanique qui suspend sa respiration, rougit et congestionne sa face et fait saillir les veines de son front; c'est la phase tonique; elle ouvre la scène. Les convulsions cloniques surviennent ensuite; les bras et les jambes sont agités de secousses rapides, brèves, de faible amplitude. Les grimaces sont précipitées, les membres tournés en dehors, la main fermée; les doigts sont fléchis sur le pouce, qui est en dedans; la pupille est dilatée et ne se contracte pas si on en approche la lumière.

Les mouvements convulsifs sont si violents parfois qu'ils peuvent occasionner des fractures, des luxations, etc.; les dents peuvent être cassées, la langue mordue et même coupée. Le sang qui en coule colore en rouge l'écume qui sort au coin des lèvres; la face est gonflée et violacée, puis la respiration reparaît, et avec elle la sueur; l'émission involontaire de l'urine et même parfois de matières fécales peut avoir lieu.

Les membres restent inertes et retombent quand on les soulève. Le malade tremble, et sa respiration ronflante fait un bruit analogue à celui de l'eau bouillante; c'est ce qu'on appelle la respiration *stertoreuse*.

Au bout d'un quart d'heure ou d'une demi-heure le malade revient à lui, mais se plaint de fatigue, de maux de tête, et s'endort. A son réveil, il ne se rappelle rien.

L'accès que nous venons de décrire s'appelle le *grand mal*. Le *petit mal* consiste en vertiges plus ou moins longs et rapprochés; parfois même le malade perd connaissance en jetant un léger cri, et tombe s'il est debout; ou bien son corps devient immobile, ses yeux hagards semblent fixer un objet; des mouvements convulsifs agitent sa face, qui est pâle. Au bout de quelques instants, le malade revient à lui et continue la conversation commencée ou ses occupations, sans s'apercevoir qu'il les a interrompues. D'autres fois, il reste assoupi ou hébété; enfin, la crise peut se borner à une *absence* éphémère, c'est-à-dire une perte de conscience fugitive.

L'attaque d'épilepsie est souvent précédée d'une sensation toujours la même pour le même malade, mais différente selon les individus. C'est ce qu'on appelle l'*aura*.

Dans l'intervalle des crises on remarque parfois un changement de caractère et de sentiments affectifs, de l'insomnie, des maux de tête, l'amour de la solitude, des sueurs profuses et fétides et une distension des veines du front. Mais le plus souvent l'état général paraît normal après les crises.

Cette maladie apparaît toujours avant vingt ans et devient chronique; la mort peut survenir pendant l'attaque par suite d'une hémorragie cérébrale, ou par asphyxie et par la répétition fréquente et la violence des crises.

Les secours à donner au moment de l'attaque se réduisent à peu de chose; on ne peut que desserrer les liens qui gênent le malade, le transporter dans un endroit où il ne risque pas de se blesser, le poser sur un matelas par terre, à l'air frais, mettre si possible des compresses froides sur sa tête posée sur un oreiller, ou, à défaut, sur de la paille ou du foin; introduire un mouchoir mouillé et roulé entre ses dents, pour éviter qu'elles ne se brisent, et préserver la langue de leur morsure. On ne doit jamais laisser un épileptique seul auprès du feu ni au bord de l'eau.

Empêcher le malade de se débattre serait aggraver l'accès, que toute irritation de la peau exaspère. Il ne faut donc pas appliquer de sinapismes au moment de l'attaque. La déglutition étant impossible, on n'essayera pas de faire boire le malade. On doit toujours respecter le sommeil qui suit la crise et éloigner les curieux, pour le malade d'abord, pour eux ensuite, car l'impression qu'elle produit pourrait provoquer une crise analogue.

L'attaque d'épilepsie n'est pas contagieuse comme l'attaque d'hystérie, mais un hystérique en présence d'une crise d'épilesie peut avoir une crise d'hystérie. La danse de Saint-Guy est contagieuse par imitation.

6. **Congestion cérébrale.** — On donne le nom de *congestion* à un afflux du sang dans une portion circonscrite du corps; elle peut être amenée par la surabondance de sang dans les artères, appelée pléthore, ou par un embarras de la circulation veineuse. Le tissu congestionné augmente de volume, au point quelquefois de se rompre, ce qui produit une hémorragie interne.

Un traumatisme, une émotion violente, la colère, la chaleur, une digestion difficile, l'ivresse, une tension d'esprit trop soutenue, peuvent produire la congestion du cerveau. La goutte, l'arthritisme, un tempérament sanguin, la constipation, etc., prédisposent aux congestions. Parfois passagères et sans gravité, elles peuvent être sérieuses et même mortelles.

Lorsqu'il y a congestion du cerveau, la face devient rouge, violacée, les yeux s'injectent, et les vaisseaux de la face et du cou se gonflent. La tête est lourde, douloureuse, la parole embarrassée, le pouls plein, rebondissant; il y a de la somnolence, etc. Sous l'influence d'un éblouissement, le malade chancelle, il perd connaissance et tombe ; sa respiration est forte et irrégulière, et l'inspiration large, comme s'il manquait d'air. Cet accident peut se produire spontanément. Il faut desserrer tous les liens qui gênent la respiration et la circulation, tenir la tête haute à l'air frais et la couvrir de glace ou d'eau fraîche, pour réveiller la vitalité des vaisseaux, les forcer à se contracter et à chasser le sang des points congestionnés.

On ne laisse autour du malade que les personnes chargées de le secourir, car il a besoin d'air pur et de calme. On attire le sang vers les membres inférieurs par des frictions, des sinapismes, et on donne un lavement purgatif avec 50 grammes d'huile de ricin, ou 30 grammes de sulfate de soude, ou simplement avec une forte cuillerée de sel de cuisine pour un demi-litre d'eau, en attendant le médecin.

7. **Congestions pulmonaires.** — Fréquentes dans la tuberculose, surtout au début, les congestions pulmonaires se rencontrent souvent dans la rougeole, la grippe, la fièvre typhoïde. Les malades atteints de brûlures graves, par suite d'un réflexe nerveux, et les vieillards qui restent longtemps couchés sur le dos, à la suite de fractures (surtout de celle du col du fémur), sont exposés aux congestions pulmonaires. Ils ont de l'oppression, un sentiment de gêne dans certains points de la poitrine, ils toussent, et leurs crachats sont striés de sang. Une forte chaleur, en dilatant les capillaires des alvéoles; le froid, en refoulant le sang de la périphérie vers le centre (en contractant les vaisseaux du réseau superficiel), provoquent un afflux de sang aux poumons. (Ces congestions sont fréquentes dans les maladies du cœur.)

Ce sang obstrue les alvéoles pulmonaires et gêne la respiration. Il faut régulariser la circulation en attirant le sang à la périphérie par des *révulsifs,* des ventouses sèches sur la poitrine et dans le dos, par exemple, et faire arriver l'air dans le poumon par la respiration artificielle et des inhalations d'oxygène, en attendant l'arrivée du médecin; on évitera les odeurs fortes, et on ne fera respirer ni eau de Cologne ni sels anglais.

8. **Congestions diverses.** — Le foie, dans les maladies du cœur ou dans celles du tube digestif, se congestionne souvent. Il en est de même de la rate dans les maladies infectieuses, et principalement dans les fièvres paludéennes et dans la fièvre typhoïde.

9. **Indigestion.** — Si la digestion se fait mal, les accidents qui en résultent portent le nom d'*indigestion*. Les fonctions digestives peuvent être troublées par l'ingestion d'aliments trop copieux, de mauvaise qualité, trop gras, acides, glacés, etc. Une mastication incomplète, un exercice violent, une vive émotion morale, l'action du froid, un travail intellectuel commencé trop tôt après le repas, en sont quelquefois la cause. Contrairement à l'idée généralement répandue, les boissons alcooliques abondantes rendent les digestions laborieuses.

Le malade en proie à une indigestion éprouve d'abord une sensation de plénitude et de lourdeur de l'estomac, puis de la gêne et de l'anxiété; son ventre se ballonne, il a des régurgitations acides; l'indigestion peut ne pas aller plus loin. Elle est alors suivie de coliques, d'expulsion de gaz et de matières fécales fétides. A ce degré, une tasse de thé, une infusion de camomille, de menthe, de mélisse, de tilleul, additionnée de quelques gouttes d'eau de fleurs d'oranger, peuvent rétablir la digestion.

Une cuillerée à café de bicarbonate de soude mélangée à la même quantité de magnésie calcinée dans un peu d'eau sucrée aromatisée, prise au moment où l'on commence à souffrir, peut beaucoup soulager le malade. Au bout d'un temps variable, les matières dont la digestion était difficile sont expulsées par l'anus sous forme de matières glaireuses, bilieuses, de résidus alimentaires peu ou point digérés.

Mais quand l'indigestion est plus grave, on ne peut pas la faire avorter ainsi; le malaise qu'éprouve le malade va s'accentuant, l'oppression est terrible; des sueurs froides couvrent la face, le visage pâlit, tout le corps tremble, le malade est prêt à défaillir, enfin il vomit.

Si les vomissements tardaient trop à venir, on pourrait les provoquer en chatouillant la luette avec une barbe de plume ou en disant au malade d'introduire son doigt au fond de sa gorge.

Dès que le malade a vomi, il est soulagé; mais un seul vomissement ne suffit pas toujours; il s'en produit quelquefois plusieurs successivement. Ils s'accompagnent souvent de coliques et d'évacuations abondantes et répétées.

On peut rendre les vomissements plus faciles en faisant boire par petite quantité du thé léger, du tilleul, de l'eau de fleurs d'oranger, etc. Les vomissements terminés, le calme se fait assez rapidement. Les jours suivants, le malade peut avoir la bouche empâtée, de la soif, de l'inappétence, de la diarrhée, mais aussi il peut être complètement rétabli par le sommeil qui d'habitude suit le vomissement. Dans tous les cas, il fera bien d'observer une diète plus ou moins sévère pendant quelques jours et de se contenter le lendemain de boissons chaudes, telles qu'infusions de thé, de tilleul, de camomille ou de feuilles d'oranger; il pourra les remplacer avantageusement par de l'eau de Vals ou de Vichy prises par cuillerées.

Si la mauvaise digestion se traduit par de la diarrhée, on donne des lavements émollients répétés deux ou trois fois. Des cataplasmes chauds simples ou laudanisés soulagent également.

L'indigestion s'accompagne quelquefois de palpitations, d'irrégularité du pouls, de défaillances, de syncope; elle peut provoquer des douleurs de tête, de la somnolence, qui font redouter une congestion pulmonaire; enfin, chez les enfants, elle amène souvent des convulsions. Dans ces différents cas les vomissements provoqués avec prudence soulagent presque instantanément. L'indigestion peut être surtout intestinale. Elle est due quelquefois à la constipation, que l'on oublie trop souvent.

Les vomissements ne sont pas toujours la conséquence d'une indigestion, aussi faut-il les observer avec attention. Une maladie d'estomac ou un empoisonnement les provoquent parfois. Ils peuvent renfermer de la bile dans les maladies de foie, des matières fécales dans l'occlusion intestinale (on les appelle alors *vomissements fécaloïdes*), du sang vermeil dans l'ulcère de l'estomac, du sang noir dans les autres hémorragies. Ils sont vert foncé dans la péritonite (ce sont les vomissements appelés *porracés*). Ils sont *faciles* et provoqués par le mouvement dans les affections cérébrales, *acides* et composés de matières alimentaires plus ou moins digérées dans l'indigestion.

10. **Asphyxie.** — L'asphyxie est due à la suspension prolongée des phénomènes de la respiration, et, par suite, des fonctions cérébrales. Elle se traduit par une insensibilité générale, du refroidissement, une teinte livide de la peau et des muqueuses; la face est glacée, d'un rouge violacé presque bleu. Le malade tombe en syncope, et l'asphyxie présente souvent l'aspect d'une mort violente; elle peut être due :

1° A un obstacle mécanique s'opposant à l'entrée de l'air dans les poumons;

2° A l'inspiration de gaz non délétères, mais incapables d'entretenir la vie;

3° Ou de gaz toxiques, qui agissent comme de véritables poisons.

1° L'asphyxie est mécanique par suite de submersion, de strangulation, de pendaison, de compression de la cage thoracique (dans la foule, dans un éboulement, etc.), de paralysie des muscles inspirateurs par suite d'un coup de sang, d'une attaque d'épilepsie, de l'action trop intense ou trop prolongée du froid ou de la chaleur, d'une plaie pénétrante de la poitrine, d'un épanchement pleural, du croup, de l'œdème de la glotte, d'une tumeur, d'un goitre, de l'introduction de corps étrangers dans les voies respiratoires, etc.

Nous ne nous occuperons pas de celles qui proviennent d'une maladie des organes respiratoires, mais seulement des asphyxies accidentelles.

La première chose à faire dans ce cas est de supprimer la cause qui empêche le malade de respirer, et de chercher à faire entrer l'air dans les poumons par la respiration artificielle et les tractions rythmées de la langue. On porte l'asphyxié dans un endroit aéré et frais, on le couche la tête et la poitrine plus hautes que le reste du corps (excepté dans les cas de submersion, lorsque le noyé a de l'eau dans les bronches); on dénoue tous les vêtements qui peuvent gêner la respiration, on desserre les dents et on attire la langue au dehors. On cherche ensuite à rétablir indirectement la respiration par des excitants, des révulsifs, des frictions rudes à l'alcool et au vinaigre, en irritant la muqueuse nasale avec une barbe de plume, etc.

Asphyxie par submersion. — Parmi toutes les causes de mort accidentelle, la plus fréquente est la submersion volontaire ou involontaire.

La mort par submersion peut avoir lieu de deux manières :

1° Le plus souvent, elle est la suite de *suffocation,* parce que, au lieu d'air, les poumons ont aspiré de l'eau. Les noyés ont fait des aspirations qui ont encombré leurs bronches d'eau, et ils sont morts en quelques minutes; s'ils ont lutté longtemps contre la mort, ils présentent l'aspect d'un asphyxié : face bouffie, d'un *bleu pourpre,* lèvres foncées bleuâtres, yeux injectés; on trouve beaucoup d'eau dans l'estomac et un liquide spumeux dans la bouche, dans la trachée-artère et dans les poumons.

2° Plus rarement, la mort est la suite immédiate d'une *syncope,* c'est-à-dire que les pulsations du cœur et les mouvements respiratoires cessent, que la glotte (l'entrée du larynx) se ferme spasmodiquement, de sorte que l'eau ne pénètre que peu ou point dans les poumons. La face du noyé est alors *blême*, flasque, et la bouche ne contient que peu de liquides spumeux (mêlés d'air) ou n'en contient pas du tout. Dans ce dernier cas, on réussit mieux que dans le premier. Le noyé peureux qui s'évanouit dès qu'il tombe à l'eau a donc plus de chances d'être rappelé à la vie, puisqu'il ne fait pas d'efforts respiratoires et ne remplit pas ses bronches d'eau.

La vie n'étant pas nécessairement éteinte après un séjour même de plusieurs heures sous l'eau, tout noyé devra être considéré comme frappé de mort *apparente*. En effet, on réussit parfois à rappeler la vie après des manœuvres faites avec persistance *pendant plusieurs heures*.

On doit continuer ces manœuvres avec calme, patience, et avec une énergie persistante, en ne perdant pas de vue les règles suivantes :

1° Tout d'abord, on appellera immédiatement un médecin, et on remplacera les vêtements mouillés par des vêtements secs et des couvertures.

2° On commencera tout de suite des tentatives énergiques pour rappeler la vie. Elles se feront si possible à l'air libre, à moins que le temps ne soit trop mauvais ou trop froid.

3° *La première et la plus grande indication est de rétablir la respiration.* — On ne peut chercher à rétablir la circulation du sang et la chaleur normale du corps qu'après avoir rempli cette première indication, sinon on compromet le succès.

4° Les efforts qu'on fait pour rappeler la vie doivent être *continués avec persistance* jusqu'à l'arrivée du médecin, ou jusqu'à ce que *des heures se soient écoulées* depuis la cessation de la respiration et des battements du cœur.

5° On ne doit jamais *suspendre le noyé par les pieds* sous prétexte de lui faire rendre l'eau qu'il a avalée, mais on le couche immédiatement sur le *ventre* (sur un tas de vêtements et de couvertures, ou bien en le prenant sur un genou), un des bras passé sous la tête, celle-ci un peu plus basse que le reste du corps. Puis on exerce des mains une pression sur le dos, afin d'aider l'écoulement du liquide amassé dans l'estomac et les bronches.

6° Pour frayer un passage libre à l'air à travers la trachée-artère, on ouvre la bouche, on la nettoie ainsi que le nez des impuretés qui peuvent s'y trouver (bave écumeuse, sable ou terre, etc.). On tire la langue en avant et on la maintient hors de la bouche (au moyen d'une bande élastique, d'un linge, etc., noués autour de la pointe de la langue et du menton), ou bien on pousse la mâchoire inférieure en avant.

7° Pour provoquer des *mouvements respiratoires spontanés* on peut commencer par exciter les narines au moyen de tabac à priser ou de sel volatil, ou titiller le gosier avec une barbe de plume; on peut encore frictionner avec force la poitrine et le visage et les asperger alternativement d'eau froide et d'eau chaude, ou battre violemment la poitrine avec un linge mouillé.

8° Si, après tout cela, il ne survient pas bientôt des mouvements respiratoires, on abandonne ces tentatives premières pour passer sans plus tarder à la *respiration artificielle* dans le but de dilater et de comprimer alternativement la cage thoracique.

Les meilleurs procédés sont ceux de Sylvester et de Laborde.

Dès que, à la suite de ces diverses manipulations, des mouvements respiratoires spontanés se sont montrés, on commence les tentatives pour rétablir la *circulation du sang* et la *chaleur animale*.

Pour cela, on enveloppe le corps de couvertures sèches et on frictionne énergiquement les membres de haut en bas, en dessous des couvertures, au-dessus des vêtements chauds (qu'on peut d'ordinaire emprunter aux personnes présentes). On porte ensuite le malade dans un lit chaud, si possible, on le couvre de flanelles chauffées, on lui met des cruchons ou des bouteilles remplis d'eau chaude, ou bien des pierres chauffées, au creux de l'estomac, sous les aisselles, à la plante des pieds, en prenant toutes les précautions nécessaires pour ne pas provoquer de brûlures.

Quand enfin la vie s'est rétablie au point que le malade peut de nouveau avaler, on lui donne à boire, par cuillerées à café, des liquides chauds : de l'eau chaude, du thé, du café, un grog, du vin chaud. « Il ne faut lui en donner ni trop souvent ni trop à la fois. » (ESMARCH.)

Ce traitement doit être poursuivi au moins pendant trois ou quatre heures, car il est erroné de croire que les noyés sont irrémédiablement perdus si les signes de la vie ne se montrent pas bientôt. La *Royal humane Society*, en Angleterre, cite des cas dans lesquels un heureux résultat a suivi des manœuvres continuées pendant cinq heures; le docteur Esmarch et le professeur von Nussbaum, à Munich, attestent des faits semblables. Les tractions rythmées de la langue, que nous avons indiquées précédemment, sont spécialement recommandées dans tous les cas d'asphyxie; elles sont bien plus efficaces que la respiration artificielle.

Asphyxie par strangulation, pendaison, etc. — La *strangulation* peut avoir été amenée au moyen des mains ou d'un lien étreignant fortement le cou. Si le lien qui serre le cou suspend aussi le corps, il y a *pendaison*.

La première chose à faire est de couper immédiatement la corde, s'il s'agit d'un pendu, tandis que le bras resté libre soutient le corps du malheureux, de peur que celui-ci ne se blesse en tombant.

S'il s'agit d'un étranglé, on desserre les liens, puis on procède comme pour les asphyxiés ordinaires.

Il faut dégager le plus tôt possible le cou et la poitrine et placer le blessé dans une position horizontale, la tête et le buste plus hauts que le reste du corps; on fait ensuite frictionner énergiquement, par un aide, avec de l'eau-de-vie, les membres inférieurs et la colonne vertébrale, tandis que l'on insuffle de l'air dans ses poumons, soit de bouche à bouche, soit à l'aide d'un soufflet, ce qui est moins répugnant et n'expose à aucune contagion ; on pince ses narines pour éviter que l'air ne s'échappe par là au lieu d'aller dans les poumons. On aura soin d'agir avec beaucoup de prudence pour ne pas envoyer trop d'air à la fois. On risquerait de dilater trop fortement les alvéoles pulmonaires du patient, ce qui le rendrait emphysémateux.

On peut essayer d'autres moyens de respiration artificielle. On verse toutes les cinq minutes de l'eau très froide sur le visage du pendu et on l'essuie avec un linge sec, tandis que l'on frictionne le corps et les membres avec des linges imbibés d'eau vinaigrée ou d'alcool. Dès que la respiration est rétablie, le pendu se réchauffe; on l'y aide au besoin par tous les moyens précédemment indiqués, sans oublier de lui donner à boire un cordial chaud dès qu'il peut avaler. S'il était porteur d'une plaie pénétrante dans la région du cou, on ne le ferait boire que sur l'avis du médecin.

Il ne faut pas oublier qu'on a pu rappeler à la vie des individus pendus depuis dix et même douze heures; aussi faut-il toujours essayer avec persévérance de les ranimer.

Asphyxie par des gaz impropres à la respiration, mais non toxiques. — Tels sont l'azote, l'hydrogène, l'acide carbonique, l'air confiné privé de son oxygène et chargé d'acide carbonique par l'agglomération d'un grand nombre de personnes dans les églises les jours de fête, dans les salles de conférences, de bal, de concerts, de théâtre; par la combustion d'un grand nombre de cierges, de lampes, de bougies; par des fleurs, des fruits; par la fermentation de la bière, du cidre, du vin, etc. L'asphyxie se manifeste alors par de l'oppression, de la lourdeur de tête, des étourdissements, une sensation de compression vers les tempes, des nausées, des vertiges, des palpitations, des bourdonnements d'oreilles; l'anxiété devient de plus en plus pénible, le pouls faible et rapide, puis le malade s'endort et perd connaissance; la mort est souvent précédée de violentes convulsions.

Asphyxie par des gaz toxiques. — L'oxyde de carbone est toxique. Il se combine avec l'*hémoglobine* des globules rouges du sang, ce qui les empêche d'absorber ensuite l'oxygène de l'air nécessaire à la vie intime de nos tissus. Aussi, lorsque l'on transporte à l'air une personne asphyxiée par l'acide carbonique, la voit-on revenir à la vie, tandis que celle qui a respiré de l'oxyde de carbone a beau inspirer de l'air pur, l'oxygène qu'il contient sert difficilement à l'*hématose* (conversion du sang veineux en sang artériel) et ranime bien lentement. Il faut combattre l'intoxication du sang pour rendre ces malheureux à la vie, et l'on n'y parvient pas toujours assez vite pour les sauver. On leur fait respirer de l'oxygène pur.

L'oxyde de carbone est d'autant plus dangereux qu'il est inodore et produit un engourdissement, une somnolence qui rendraient ses victimes incapables de le fuir, quand même elles s'apercevraient de sa présence.

Dans les cas d'asphyxie par l'acide carbonique, l'oxyde de carbone et l'hydrogène carboné (comme le gaz d'éclairage), il faut faire la respiration artificielle.

S'il s'agit de vapeurs de chlore, on emploie de l'eau mêlée d'ammoniaque, l'eau sédative, par exemple.

Si l'asphyxie est produite par les gaz des fosses d'aisances (acide sulfhydrique et sulfhydrate d'ammoniaque) ou par ceux des égouts, puisards, etc. (hydrogène sulfuré et carboné), les accidents provoqués sont plus graves et plus rapides. Ils peuvent être foudroyants; mais le plus souvent ils sont précédés et accompagnés d'accidents nerveux qui frappent par leur étrangeté : douleurs atroces à la tête, aux articulations, au creux de l'estomac; constriction à la gorge, nausées, défaillances, etc. Les malheureux intoxiqués font entendre un rire sardonique, ou bien ils entonnent un chant cadencé (appelé chant de plomb), ou poussent des cris involontaires, ont le délire et des convulsions jusqu'à ce que, l'écume sanglante aux lèvres, la face bleuâtre, le cœur affolé, la respiration convulsive, ils perdent connaissance et meurent s'ils ne sont secourus énergiquement et au plus vite.

Il est urgent de porter l'asphyxié au grand air. On peut placer avec précaution, sous leurs narines, des compresses chloro-vinaigrées (un nouet de chlorure de chaux imbibé de vinaigre), on asperge leur figure avec de l'eau vinaigrée; on y laisse séjourner des compresses d'eau froide et l'on applique des sinapismes aux extrémités. On place le malade la tête élevée, rien ne gênant la respiration, et l'on active sa circulation en frictionnant ses membres; on chatouille le fond de sa gorge pour le faire vomir. On prodiguera les soins indiqués pour les autres cas d'asphyxie, et, dès que le malade pourra avaler, on lui fera boire de l'eau froide vinaigrée. Toutes les cinq minutes on lui donnera dix gouttes de la liqueur d'Hoffmann dans une cuillère à café d'eau (la liqueur d'Hoffmann est un mélange à parties égales d'éther sulfurique et d'alcool).

Ceux qui portent secours aux asphyxiés doivent user de la plus grande prudence pour ne pas être eux-mêmes victimes de leur dévouement. Avant d'entrer dans un fruitier, de descendre dans une cuve ou dans un puits, il faut les aérer pour en faire sortir l'acide carbonique, et y entrer une lumière à la main; si elle s'éteint, c'est qu'il y a encore trop d'acide carbonique et que l'air est irrespirable.

Si l'on doit pénétrer dans une chambre remplie de *vapeurs de charbon*, d'*oxyde de carbone*, il faut avant tout tâcher d'établir un fort courant d'air en ouvrant les portes et en enfonçant les vitres (de préférence de dehors en dedans), au moyen, par exemple, d'échelles ou de perches.

Si les vitres ne peuvent être enfoncées de cette manière, on se couvre le nez et la bouche d'un linge mouillé d'eau (ou d'eau et de vinaigre à parties égales), on fait, avant d'entrer, une forte inspiration, puis on s'élance dans la place vers la fenêtre la plus proche, on brise un carreau de vitre, on pousse la tête au dehors pour aspirer de nouveau l'air frais, on gagne la fenêtre voisine où on fait de même, en poursuivant ainsi jusqu'à ce qu'un courant d'air énergique ait chassé les vapeurs de charbon et que les personnes en état de syncope puissent être portées au dehors.

Si, dans une chambre, il y a eu une fuite de gaz d'éclairage, il va sans dire qu'on ne peut y pénétrer avec de la lumière, mais on cherchera à gagner une fenêtre dans l'obscurité.

S'il faut descendre dans un puits ou une fosse où se trouve une personne asphyxiée, on s'efforcera d'en chasser les gaz délétères, et, si l'on n'a pas à sa disposition un scaphandre ou des tubes aspirateurs comme ceux dont se servent les pompiers, on prendra toutes les précautions voulues pour éviter un nouveau malheur.

Quand la victime est rendue à l'air libre, on cherche immédiatement à la rappeler à la vie par la respiration artificielle, par des douches froides et des moyens excitants, tels que ceux que nous avons déjà décrits.

On les couche dans un lit bien chaud, dans une chambre bien aérée, et on favorise un sommeil réparateur.

11. Empoisonnements. — On nomme *poison* toute substance qui, introduite dans l'économie, peut donner la mort.

Les poisons produisent des effets locaux par leur contact avec les tissus, et des effets généraux, qui résultent de leur absorption.

Toutes les fois qu'une personne bien portante est prise tout à coup de coliques violentes, de nausées et de vomissements, puis de troubles de la respiration et de la circulation, et enfin de désordres nerveux, à la suite de l'ingestion de boissons ou d'aliments, on doit soupçonner un *empoisonnement*. Mais un grand nombre de maladies peuvent simuler l'empoisonnement; ce sont surtout le choléra épidémique foudroyant, la hernie étranglée, la fièvre typhoïde, le miséréré, les ruptures viscérales, la péritonite, les perforations spontanées, la congestion cérébrale, la méningite, etc. (TARDIEU.)

Certains poisons sont foudroyants : tel est l'acide prussique (acide cyanhydrique). Anhydre (c'est-à-dire privé d'eau), il suffit de le respirer pour mourir au bout de quelques secondes par arrêt du cœur. S'il est ingéré, il tue en quelques minutes avec des symptômes asphyxiques : il n'y a pas de contrepoison.

Beaucoup de nos médicaments sont d'ailleurs des poisons. Étendus d'eau, ils sont employés à petites doses, pour nous guérir, tandis qu'à doses plus élevées ils nous tuent. Tels sont : le laudanum, l'acide arsénieux, la belladone, le phosphore, la morphine, la strychnine, etc.

Certains aliments peuvent contenir en eux-mêmes des principes nuisibles : les champignons, les moules, les crevettes, etc. D'autres les empruntent aux ustensiles de cuisine dans lesquels ils ont été préparés : le cuivre, le plomb ou leurs composés, comme les vernis de poteries ou ustensiles émaillés. L'ingestion d'aliments gâtés ou frelatés, de certaines pâtisseries à la crème (surtout l'été), empoisonnent également.

L'intoxication se manifeste par une soif ardente, une saveur âcre et brûlante, de la diarrhée[1], des coliques, des vomissements pénibles et parfois sanguinolents : c'est la réaction de l'organisme qui se défend; puis, à mesure que le poison est absorbé par les tissus, on voit survenir des sueurs froides, des crampes, le délire, des mouvements convulsifs, enfin la prostration, la perte de connaissance, la syncope, etc.

Les secours, pour être efficaces, doivent être donnés rapidement.

1. Dans les coliques de plomb, au lieu de diarrhée il y a constipation.

Il y a trois indications à remplir :

1° Évacuer le poison;

2° Neutraliser celui qui, ayant été absorbé, circule dans l'économie;

3° Combattre les accidents qu'il y produit.

1° *Évacuer le poison.* — Le meilleur moyen pour faire évacuer le poison est un vomitif.

Indispensable peu après l'empoisonnement, il est utile même quelques heures après, pour faire rejeter ce qui n'aurait pas été absorbé.

Si l'on n'a pas de vomitif sous la main, on s'en procure; mais, en l'attendant, on provoque le vomissement comme nous l'avons déjà expliqué, soit en titillant la luette avec une barbe de plume, soit en enfonçant le doigt dans l'arrière-bouche.

Comme vomitif, on donne l'ipéca en poudre, délayé dans un peu d'eau pure ou sucrée. La dose est de 50 centigrammes pour les enfants, 1 gr. 50 à 2 grammes pour les adultes.

On peut aussi mélanger un gramme de poudre à deux cuillerées à bouche de sirop d'ipéca; ou, enfin, prendre une à trois cuillerées à soupe de sirop d'ipéca, dans un peu d'eau tiède, de dix minutes en dix minutes.

On ne donnera jamais l'émétique à des enfants, à des vieillards ou à des personnes faibles. Le médecin seul pourra se permettre d'en ordonner.

A défaut d'émétique et d'ipéca on peut se procurer facilement un vomitif en faisant dissoudre de 20 à 40 centigrammes de sulfate de cuivre ou de zinc dans deux cuillerées à bouche d'eau.

Lorsque les vomissements surviennent, on fait boire beaucoup d'eau pour les faciliter, tout en lavant l'estomac; mais on se gardera d'en donner avant ce moment-là, de peur d'aider à la dissolution du poison (ce qui rendrait son absorption plus facile), ou de diluer le vomitif et de le transformer ainsi en purgatif.

On prépare un éméto-cathartique (on nomme ainsi un

médicament qui, à la fois, purge et fait vomir) de la façon suivante :

Tartre stibié ou émétique	20 centigrammes.
Sulfate de soude ou de magnésie..	60 grammes.
Eau	1 litre.

A boire par verrées, pour les adultes seulement.

A défaut de toutes ces substances, il en est une qu'on trouve partout sous la main : c'est le sel de cuisine. Cinquante grammes de sel marin dans un litre d'eau, à prendre en trois ou quatre fois, à dix minutes d'intervalle, fournissent un éméto-cathartique facile à se procurer, et le plus souvent sans danger; il ne faudrait pas l'employer cependant dans un cas d'empoisonnement par le bichlorure de mercure ou sublimé corrosif, car il le rendrait plus soluble.

S'il y a quelques heures que le poison a été ingéré, au lieu d'un vomitif on fait prendre un purgatif énergique. L'huile de ricin sera préférée (30 grammes environ), excepté dans les empoisonnements par le phosphore et les cantharides. On donnera alors un lavement purgatif ainsi composé :

Feuilles de séné, 20 gr., infusées dans un demi-litre d'eau. Passer et ajouter 20 grammes de sulfate de soude.

Si l'on ne veut ni purger ni faire vomir, on peut avoir recours à la pompe œsophagienne. A défaut, et si l'on a à sa disposition un tube en caoutchouc (du diamètre d'un centimètre à un centimètre et demi), on peut, si le malade n'a pas perdu connaissance, lui en faire avaler un bout (75 centim. de longueur environ pénètrent jusque dans l'estomac). Cela n'est pas bien difficile. On élève l'autre bout jusqu'au-dessus de la tête, et, au moyen d'un entonnoir, on fait arriver dans l'estomac 500 grammes d'eau environ, puis on abaisse l'extrémité libre au-dessous du niveau de l'estomac (ce qui amorce le syphon), et tout le liquide qu'il contient s'écoule au dehors. Cette opération doit être répétée plusieurs fois.

2° *Neutraliser le poison qui, ayant déjà été absorbé, circule dans l'économie.* — La seconde indication consiste à tranformer le poison soluble en une substance insoluble, qui ne peut ni être absorbée ni produire d'accidents.

Pour agir plus vite et pour qu'il en reste dans l'estomac en cas de rejet, il faut en donner une assez grande quantité. Une purgation prise ensuite fera évacuer le nouveau produit obtenu par le poison mélangé à l'antidote.

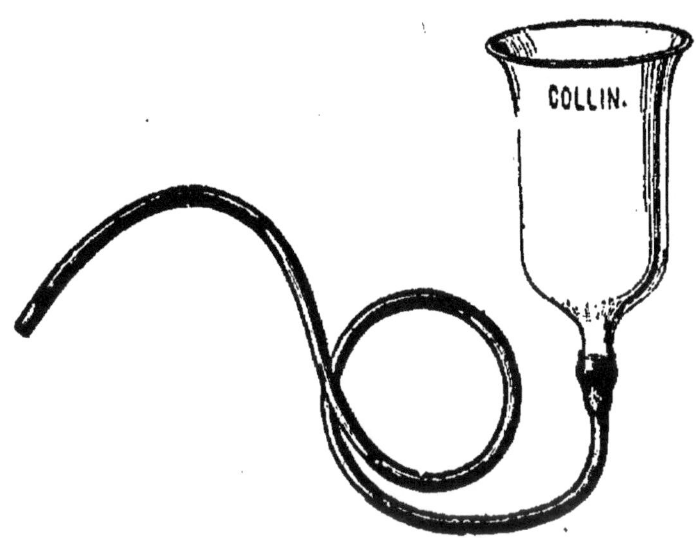

Fig. 68. — Pompe œsophagienne.

Mais il n'en existe pas pour toutes les substances toxiques, on n'en a pas toujours sous la main, ou on ne sait peut-être pas l'employer.

A défaut d'antidote on cherche à délayer dans une grande quantité de liquide ce qui reste du poison, en le transformant en composé insoluble; on affaiblit ainsi son action. Un liquide albumineux, en englobant en quelque sorte le principe toxique, l'empêche de se trouver en contact direct avec les parois de l'estomac, où se fait l'absorption, et protège la muqueuse contre son action caustique.

Les liquides mucilagineux et émollients, l'eau de racines de guimauve, de graines de lin, le lait, la gelée de viande, l'eau de savon (excepté dans les empoisonnements par les alcalis), le beurre, les huiles diverses (pas si le poison est du phosphore), la farine et l'amidon, à la dose d'une cuillerée à soupe, dans un litre d'eau, que l'on fait bouillir, sont souvent employés.

Voici un antidote général dont on peut user dans les empoisonnements par les acides, les sels arsenicaux, l'iode, le brome, les sels métalliques à acides minéraux, etc. :

Magnésie calcinée	En quantités égales.
Hydrate de protoxyde de fer......	
Charbon minéral	

On mêle et on délaye dans de l'eau que l'on donne par cuillerées à bouche.

Voici celui du professeur Jeannel :

N° 1 :

Sulfate de fer cristallisé.......... 139 grammes.

Faire dissoudre dans :

Eau distillée tiède................. 700 grammes.

Et n° 2 :

Sulfhydrate de soude cristallisé ... 110 grammes.
Magnésie calcinée.................. 20 —

Faire dissoudre dans :

Eau distillée...................... 600 grammes.

Mêler les deux solutions, et, après avoir bien agité, donner coup sur coup, par tasses à café.

L'*eau fortement albumineuse* (cinq à six blancs d'œufs bien battus, délayés dans un litre d'eau) est employée dans l'empoisonnement par les sels de mercure, de cuivre, de zinc, les alcalis caustiques, l'eau de Javel, l'antimoine et ses sels, le phosphore, les acides organiques, etc.

Le *lait de magnésie* composé d'une à trois cuillerées de magnésie calcinée dans un verre d'eau simple ou sucrée, ou d'eau albumineuse, est indiqué contre les empoisonnements par les acides minéraux, l'arsenic et le phosphore.

On obtient de bons effets dans les empoisonnements par les alcaloïdes divers, la noix vomique, l'antimoine et ses sels, l'opium et ses dérivés, l'aconit, l'aconitine, etc., en donnant par cuillerées à bouche, toutes les cinq minutes, 4 grammes de tanin dans 120 à 200 grammes d'eau sucrée, ou, à défaut, une décoction de quinquina ou de noix de galles, de ratanhia, d'écorce de chêne, ou du café très fort.

Les *alcalis* sont les antidotes des *acides*, et les *acides* servent de contrepoisons aux *alcalis*.

3° *Combattre les accidents produits par le poison.* — La troisième indication consiste à combattre les accidents provoqués par le poison absorbé.

Contre les coliques on donne les lavements d'amidon, on applique sur le ventre des cataplasmes chauds émollients, belladonés ou laudanisés, on fait boire quelques gouttes de laudanum dans des infusions de tilleul ou de feuilles d'oranger (excepté dans les empoisonnements par les opiacés).

On lutte *contre les vomissements* par la glace, les boissons gazeuses, la potion antivomitive de Rivière, ou l'application d'un vésicatoire sur le creux de l'estomac. Mais il ne faut pas arrêter trop tôt les vomissements, puisqu'ils éliminent les poisons, et que souvent on cherche à les provoquer.

Contre le délire on donne du chloral ou du bromure de potassium, de la glace à l'intérieur et sur la tête, des boissons chaudes non alcoolisées; on fait respirer de l'éther, du camphre ou de l'ammoniaque.

Le massage et les frictions calmeront les *crampes*.

On *réchauffe* le malade par des frictions, des couvertures chaudes, des bouillottes, des sinapismes, et, s'il ne parvient pas à se réchauffer et paraît s'affaiblir, on a recours aux cordiaux, au thé, au café, au rhum, au cognac, au grog, au vin chaud, à l'ammoniaque anisée, à l'acétate d'ammoniaque ou à l'éther. Toutefois, si le poison ingéré est facilement soluble dans l'alcool, comme l'antifébrine, par exemple, on s'abstiendra de donner des boissons alcooliques.

La *dépression* sera combattue par du champagne et des liqueurs en petite quantité; la *somnolence,* par le thé et le café, etc.

On facilitera la *transpiration,* qui élimine certains poisons, et on veillera à ce que l'air de la chambre soit constamment renouvelé pour être aussi pur que possible.

Les injections de sérums artificiels peuvent être des plus utiles. En attendant le médecin, et si le cas devient grave, on peut, à leur place, donner un lavement de 500 grammes de sérum artificiel fait seulement avec 5 grammes de sel marin pour cette quantité d'eau et 10 grammes de sulfate de soude. On n'emploiera pas ce moyen dans l'empoisonnement par le sublimé.

12. Notions sur quelques empoisonnements. — *L'empoisonnement par l'alcool* n'est autre que l'ivresse. Inutile de la décrire. Qui n'a vu de malheureux ivrognes se livrant à toutes les manifestations d'une joie délirante, ou bien sombres, moroses; d'autres fois méchants, devenus semblables aux fous furieux; ou titubant, ayant des nausées, des vomissements, ou passant par ces diverses phases jusqu'à ce qu'ils tombent dans un sommeil profond, duquel on a peine à les tirer? La face alors est tantôt injectée, tantôt pâle, la respiration bruyante, la bouche écumeuse, et la mort peut survenir par suite du froid et des congestions cérébrales.

Si l'ivresse n'était pas révélée par l'odeur de l'alcool exhalée par l'haleine du malade, on la confondrait parfois avec *un coup de sang.*

Le sommeil, la tête haute et nue, suffit le plus souvent à guérir l'ivrogne; mais s'il se produisait des désordres trop graves, un vomitif le débarrasserait de l'alcool qu'il n'a pas encore assimilé et abrégerait la durée de l'ivresse. On peut aussi donner en une seule fois le mélange suivant :

Ammoniaque	10 gouttes.
Eau	150 grammes.
Sirop simple..........	15 —

Ou faire boire de l'eau, qui étend l'alcool, et appliquer des compresses froides sur la tête pour la décongestionner; des frictions sèches avec des linges chauds, des inhalations d'oxygène, enfin, la respiration artificielle, sont recommandées.

Empoisonnement par les moules, les viandes gâtées, etc. — Quelques heures après le repas, la personne empoisonnée ressent de l'angoisse, des palpitations, des vertiges, des douleurs intolérables; son teint devient très pâle, ses extrémités se refroidissent; peu à peu survient une grande faiblesse, le malade peut même tomber dans le coma (sommeil morbide et profond dont on le réveille difficilement).

On donne, comme toujours, un vomitif; on purge, et l'on fait boire de l'eau acidulée ou sucrée et vinaigrée, une potion éthérée, du café noir. Des inhalations d'oxygène et des applications de sinapismes peuvent être employées aussi.

Empoisonnement par les champignons. — Les champignons agissent à la fois comme narcotiques et comme irritants des organes digestifs. Les signes d'empoisonnement ne se manifestent qu'au bout de 6 à 12 heures après l'ingestion des champignons.

Il y a du malaise, de l'anxiété, des nausées, des éructations (renvois) fétides, une soif vive, un sentiment de constriction à la gorge, des douleurs au creux de l'estomac; les selles, liquides, peuvent être aussi abondantes que dans le choléra. Le pouls est petit, irrégulier; les traits sont altérés; le malade, extrêmement faible, a des défaillances, le délire ou des convulsions, ou est somnolent, indifférent à tout ce qui l'entoure.

Les champignons de couche, lorsqu'ils sont altérés, sont presque aussi dangereux que les champignons vénéneux.

Les empoisonnements par les champignons sont d'autant plus graves qu'à l'apparition des symptômes le poison est presque complètement absorbé. La mort survient dans une période qui varie de 12 à 30 heures. Lorsqu'il survit, l'empoisonné souffre, pendant des semaines, de ses organes digestifs.

La première chose à faire est, comme toujours, d'administrer un vomitif ou un émétocathartique composé de :

Émétique	10 centigrammes.
Sulfate de soude ...	30 grammes.

Dans un peu d'eau.

S'il y a plus de 15 heures que les champignons ont été absorbés, on donne de l'huile de ricin ou des lavements purgatifs, une solution de tanin, de l'eau de riz gommée, sucrée avec du sirop de menthe, des infusions de sureau avec du lait, des potions huileuses, de l'éther sur du sucre ou une potion fortement éthérée; divers excitants, tels que vin chaud, café, etc.; mais on ne doit pas administrer l'eau vinaigrée ou l'eau salée avant d'être sûr que tous les champignons ont été rejetés, sans cela on aggraverait l'empoisonnement.

Des cataplasmes sur le ventre, des boissons émollientes, calmeraient les coliques et la soif si ardente qui tourmentent ces malades.

Empoisonnement aigu par le phosphore (enfants qui sucent des allumettes ou des pâtes phosphorées préparées pour les rats, etc.). — Il faut faire vomir le plus tôt possible, donner de l'eau albumineuse, du lait de magnésie en quantité ou de l'eau d'amidon; une cuillerée à café d'essence de térébenthine dans une boisson mucilagineuse, ou le mélange formulé ci-dessous :

Eau gommeuse	100	grammes.
Essence de térébenthine .	3	—
Eau de fleurs d'oranger .	20	—

De l'eau de chaux, du charbon, des inhalations d'oxygène, mais pas d'huile, pas de beurre, en un mot, pas de corps gras, dont l'effet serait désastreux; en dissolvant le phosphore, ils en faciliteraient l'absorption.

On reconnaît cet empoisonnement à la lueur phosphorescente des vomissements dans l'obscurité et à la forte odeur d'ail qu'ils répandent.

Les alcalis caustiques et leurs carbonates, l'ammoniaque liquide, la potasse et la soude caustiques, produisent les mêmes effets que les acides, mais sont neutralisés par eux; on emploiera donc dans ce cas le jus de citron, le vinaigre, les conserves acides de fruits ou de légumes, le lait, l'huile, le beurre, l'eau albumineuse; dix grammes d'acide tartrique dans un litre d'eau, à prendre : un verre immédiatement; puis, toutes les cinq minutes, cinq cuillerées à café de cette limonade tartrique mêlées à une cuillerée à café d'huile à manger.

DEUXIÈME PARTIE

SOINS AUX ENFANTS. — PROPHYLAXIE ET HYGIÈNE INFANTILES

CHAPITRE PREMIER

Soins aux enfants. — Hygiène.

Soins aux enfants. — Hygiène. — « L'enfant est le père de l'homme, » dit un proverbe anglais; l'enfance est, en effet, la période où le corps et l'âme se développent à la fois; les impressions reçues par le jeune cerveau s'y gravent comme dans une cire molle, pour se traduire fatalement, à un moment donné, par des actes dont ceux qui entourent l'enfant sont moralement responsables. Il faudrait donc s'observer dans la conduite et le langage que l'on tient devant l'enfant et le respecter pour qu'il se respecte lui-même. Il n'en est malheureusement pas toujours ainsi, et l'on regarde trop souvent l'enfant comme un jouet dont on s'amuse, au lieu de voir en lui la personnalité qu'il deviendra un jour.

F. Frœbel a dit : « La mère est le génie de la première enfance. » C'est elle, en effet, qui joue le plus grand rôle dans la vie de l'enfant et dépose dans ce cher petit être les germes qui se développeront plus tard. Sa mission est grande et belle, mais que de fois ne se montre-t-elle pas au-dessous de sa tâche! Est-ce toujours sa faute? Comment l'y a-t-on préparée? Imbue de préjugés, ignorante des choses qu'elle devrait savoir, elle s'occupe parfois de son enfant avec une légèreté que son inconscience seule peut excuser, et qui est souvent imitée par son entourage.

Des premières années, on pourrait même dire de la première année de l'enfant, dépend le plus souvent sa santé pour la vie entière. L'hygiène de la première enfance a donc une importance capitale, ainsi que les actes les plus insignifiants en apparence, répétés chaque jour.

Une mauvaise santé générale peut diminuer la quantité de travail intellectuel ou physique produite par l'individu et gêner le développement de l'enfant, soit momentanément, soit de façon définitive; aussi une mère intelligente doit-elle savoir préserver son enfant de tout ce qui pourrait diminuer sa force de résistance et mettre tout en œuvre pour développer son corps et son esprit, pour lui donner *un esprit sain dans un corps sain,* en un mot, pour l'armer de toutes pièces en vue de la lutte pour la vie.

Les statistiques accusent une mortalité effrayante dans la première enfance.

§ 1er. — VÊTEMENTS.

1. *Méthodes diverses.* — 2. *Méthode française modifiée.* — 3. *Méthode anglaise.* — 4. *Coiffure.* — 5. *Faut-il couvrir l'enfant peu ou beaucoup?* — 6. *Faut-il mettre l'enfant en chaussettes?* — 7. *Chaussures.* — 8. *Vêtements imperméables.* — 9. *Les vêtements peuvent-ils être serrés?* — 10. *Vêtements de nuit.*

1. **Méthodes diverses.** — Les avis sont très partagés encore aujourd'hui au sujet du vêtement des tout jeunes enfants : les uns, n'admettant que l'ancienne méthode française, recommandent un maillot qui, tout en laissant les bras libres, immobilise le thorax et le bas du corps et les emprisonne comme l'insecte dans sa coque; d'autres prônent la méthode anglaise, par laquelle l'enfant naissant est culotté, chaussé, botté, guêtré, comme s'il allait marcher, alors qu'il ne peut même pas soutenir tout seul sa petite tête; d'autres enfin (mais ils sont rares) inclinent vers la méthode américaine, dans laquelle le bas du corps

est habillé comme dans la méthode anglaise, tandis que les chemises, les brassières et les robes sont décolletées et sans manches, de sorte que les enfants ont les bras et le cou complètement découverts.

La vérité est dans le juste milieu, et différentes considérations doivent influer sur le choix que la mère de famille fera de telle ou telle méthode.

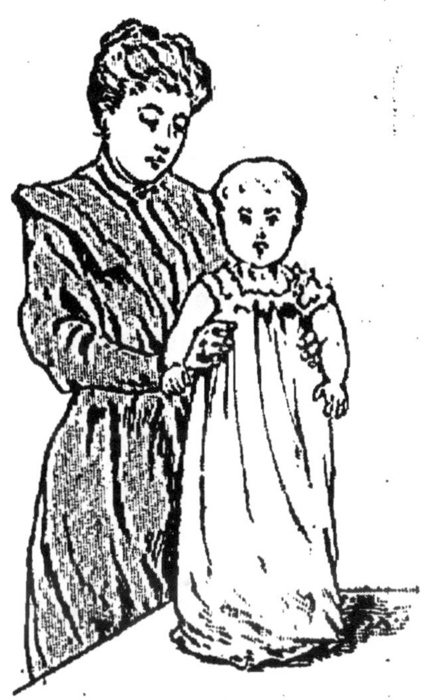

Fig. 69.
Enfant vêtu à l'américaine.

Dans les familles aisées, pendant la bonne saison, pour le jour, et s'il s'agit d'enfants gros et âgés de quelques semaines, elle donnera la préférence à la méthode anglaise.

2. Méthode française modifiée. — Un enfant naissant n'a pas beaucoup de chaleur en lui-même; il ne peut en acquérir par le mouvement, puisqu'il n'en fait pas; son petit corps est mou, aussi a-t-il besoin d'un vêtement capable de le soutenir et de lui éviter toute déperdition de chaleur. Pendant les premiers mois de sa vie, s'il naît en hiver, les premières semaines seulement s'il vient au monde en été, la *méthode française modifiée* est préférable à toute autre. Voici en quoi elle consiste : on enveloppe l'enfant dans le maillot, en formant avec celui-ci une sorte de sac dans lequel l'enfant se remue tant qu'il veut, sans risquer de se refroidir. On le réserve ensuite pour la nuit en adoptant pour le jour la méthode anglaise.

Une petite chemise en toile fine (de fil ou de coton, peu importe), une brassière de flanelle ou de lainage crocheté ou tricoté, et, selon la saison, une seconde brassière en piqué, en brillanté ou en mousseline, conviennent pour habiller le haut du corps. Les manches de la chemise et de la brassière de laine seront assez longues pour arriver jusqu'aux poignets; celles de la brassière de dessus peuvent couvrir les mains, à condition de les munir d'une coulisse qui permette de les ajuster aux poignets du bébé. On les fait plus amples que celles de la chemise et de la brassière de dessous; lorsque l'enfant grandit, on enlève la coulisse, et la brassière peut ainsi servir plus longtemps.

Pour la même raison, chemises et brassières s'ouvriront par derrière et seront assez larges pour croiser dans le dos; on les ferme autour du cou par une coulisse, et on ne les fait descendre que jusqu'au nombril.

On enfile la chemise et la première brassière l'une dans l'autre pour les mettre en même temps. On passe ensuite la brassière de dessus, et on la fixe au maillot devant et derrière, avec des épingles doubles.

Il n'est pas toujours facile de glisser les bras d'un tout jeune enfant dans les manches de ses vêtements. Voici comment il faut s'y prendre. On plisse la manche et l'on y introduit les trois premiers doigts de la main droite, avec lesquels on saisit les petits doigts roses du bébé, dont on a dirigé le bras avec la main gauche, et l'on déplisse alors la manche, la faisant descendre le long de l'avant-bras et du bras de l'enfant.

Si l'enfant ne bave pas dès sa naissance, il vomit souvent, ce qui mouille et salit sa brassière et lui communique une odeur repoussante; aussi faut-il préserver la brassière par une bavette, plus vite et plus aisément changée qu'une brassière et plus facile à nettoyer.

Le bas du corps est enfermé dans le *maillot*. Celui-ci se compose d'une *couche* qu'on nomme aussi *drapeau*, d'un *carré absorbant*, et de deux *langes* ou *maillots*, l'un en laine, l'autre en piqué ou en molleton. La *couche* est un simple carré en toile douce et souple autant que possible. Le carré absorbant est une étoffe ouatée et piquée, destinée à absorber les déjections de l'enfant. On remplace avantageusement ce carré par une bande de tissu éponge de 40 à 45 centimètres de long sur 90 centimètres à 1 mètre de large. On la plie en trois pour la mettre à l'enfant; on l'ouvre pour la laver et la faire sécher.

Jusqu'à deux ans environ, on enveloppe le ventre avec une bande de crêpe velpeau, ou, à défaut, une ceinture de flanelle ou de laine tricotée, qui évite au bébé bien des coliques et des dérangement d'entrailles. Il est bon aussi de mettre au nouveau-né de petits chaussons de laine, même dans le maillot; cela tient les pieds plus chauds et évite qu'ils se refroidissent lorsque l'enfant se mouille.

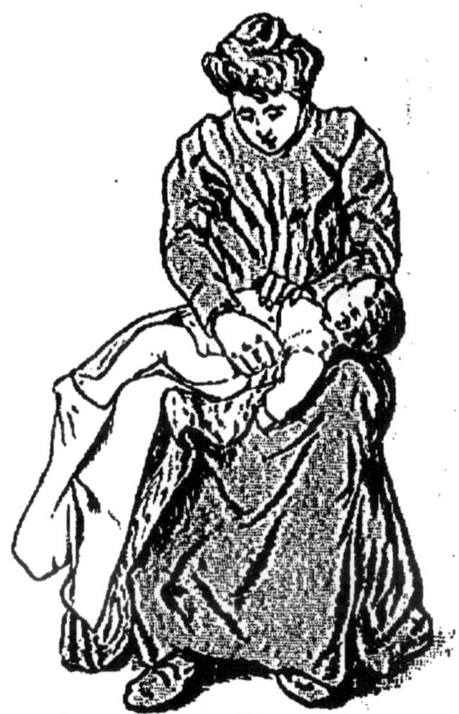

Fig. 70. — Emmaillotement.

Emmaillotement. — Lorsque le haut du corps, l'abdomen et les pieds du bébé sont habillés, on plie la couche en double de façon à former un triangle; la base est posée sur le dos de l'enfant; un des angles est relevé entre les jambes, tandis que les deux autres sont enroulés le long des membres inférieurs du bébé, ou croisés sur le ventre et repliés de façon à former plusieurs doubles sur le bas ventre. On étale la chemise et la brassière de dessous sur le dos du bébé, et l'on pose par-dessus le côté du lange de laine où sont fixés les liens (ceux-ci en dehors, bien entendu). On passe ce lange sous les bras, juste au creux de l'aisselle, puis on le croise sur le ventre, et, pour le fixer, on noue les deux liens supérieurs; on rabat sur l'abdomen le bord qui dépasse les pieds, et on noue par-dessus le troisième lien qui maintient le tout. Il ne faut pas replier trop court, pour que les pieds ne prennent pas de fausse position, mais puissent rester allongés. On place ensuite de la même manière le lange de piqué; seulement, on noue les liens jusqu'au bas. On peut laisser pendre ce lange ou le relever en avant, en fixant les coins inférieurs par

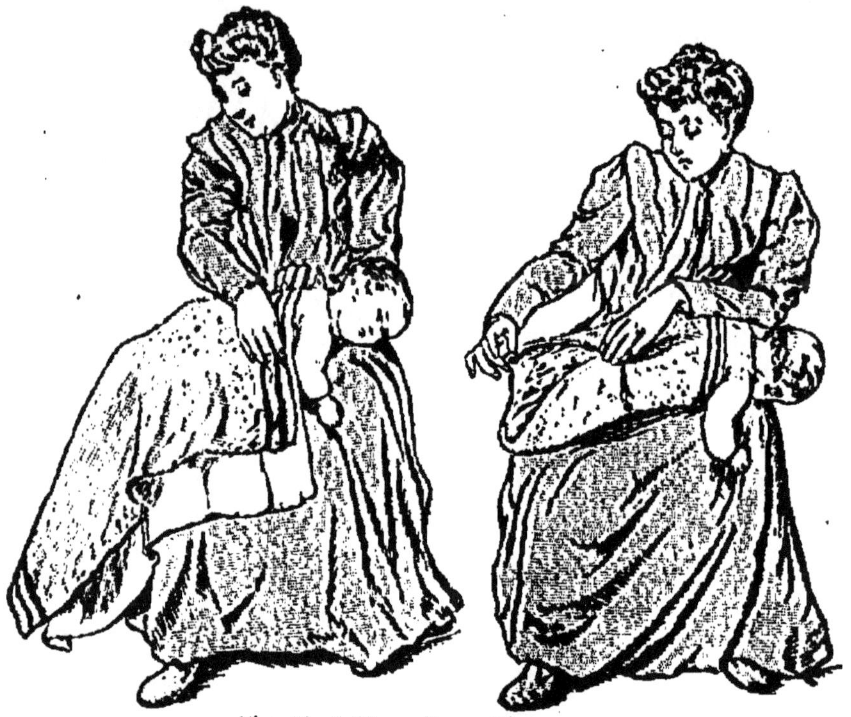

Fig. 71 et 72. — Emmaillotement.

derrière, à l'aide d'épingles de nourrice. Un maillot trop serré à la partie supérieure gêne les mouvements respiratoires, peut même provoquer l'asphyxie, et nuit, en tous cas, au libre développement de l'enfant. Il ne fera pas non plus de bourrelets dans l'aisselle, car, s'il comprimait les vaisseaux axillaires, il ferait gonfler les membres supérieurs, surtout les mains. On ne saurait trop répéter que les bébés doivent pouvoir remuer librement leurs quatre membres, sinon leur développement et leur accroissement sont entravés. On peut dissimuler ce maillot sous une longue robe appelée *cache-maillot*.

3. **Méthode anglaise.** — Dans la méthode anglaise, le haut du corps est vêtu de la même façon, seulement on met à l'enfant une ceinture de coutil, sorte de corset rudimentaire, non lacé, mais boutonné derrière, ou fermé par des rubans de fil que l'on noue sans les serrer. De larges bretelles d'élastique l'empêchent de tomber ; sur les côtés sont cousus des boutons auxquels on fixe les culottes et les jupons, et de petites jarretelles pour retenir les bas. Les jambes sont couvertes par des bas de laine montant au-dessus du genou, par-dessus lesquels on met des chaussons ou de petites bottes de laine tricotées ou crochetées. L'été, on les remplace par de petits souliers ; l'hiver, on y ajoute quelquefois des guêtres. On dispose la couche en triangle, comme dans le maillot, et par-dessus on met une petite culotte en laine, en piqué ou en finette. Ces deux derniers tissus sont supérieurs à la laine parce qu'ils peuvent être lessivés, ce qui les empêche de contracter l'odeur des matières fécales et celle de l'urine qui les souillent si souvent, odeurs qu'on ne peut éviter avec les vieilles culottes de flanelle ou de molleton de laine.

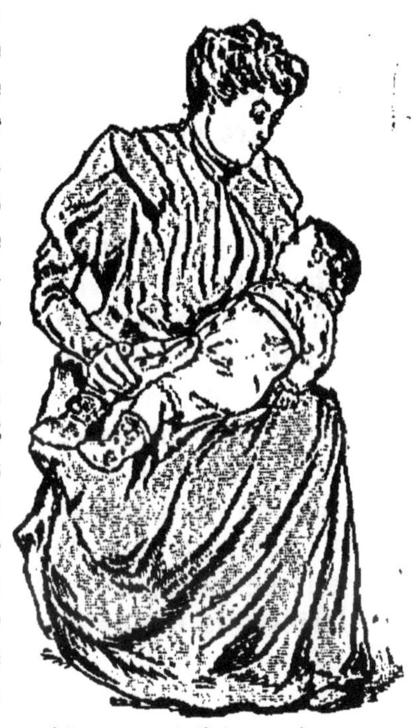

Fig. 73. — Bébé en culottes.

Ces petites culottes sont taillées en pointe ou en carré et boutonnées sur le côté ou sur le milieu du ventre, pour pouvoir s'ouvrir rapidement lorsque l'enfant demande à satisfaire ses besoins.

On met par-dessus un petit jupon de laine et une petite robe dépassant les pieds.

Lorsque le bébé commence à poser les pieds par terre, on raccourcit ses jupes de façon qu'elles n'entravent pas sa marche; on ne modifie plus leur longueur. A mesure qu'il grandit, les jupes deviennent de plus en plus courtes; vers deux ans elles dépassent à peine les genoux.

L'hiver, un nouveau-né n'a pas suffisamment chaud dans la toilette anglaise, à moins de rester dans son berceau, entouré de bouillottes, ou dans une pièce chauffée. Lorsqu'il en sort, il faut lui envelopper les pieds et les jambes pour éviter qu'il se refroidisse. Plus il est jeune, et plus cette précaution est nécessaire.

4. **Coiffure.** — L'enfant doit rester nu-tête dans la maison dès sa naissance, même s'il n'a pas de cheveux, même s'il naît en hiver. C'est une excellente habitude à lui donner, et pour la mère une économie de temps et d'argent. Les bonnets rendent les enfants plus sensibles au froid, gênent le nettoyage de leur tête et favorisent la formation de la crasse et de la croûte de lait.

Pour sortir, on met aux tout petits enfants un bonnet, un petit chapeau, ou une capote qui leur protège à la fois la tête, la nuque et les oreilles, avec une voilette qui les garantit du froid ou du soleil. Quand ils sont plus grands, en hiver, on remplace la capote par des toques, des bérets ou des chapeaux à larges bords. L'été, ce chapeau sera en paille, pour protéger l'enfant des ardeurs du soleil et de l'éclat de la lumière, qui pourraient provoquer une congestion cérébrale et fatiguer les yeux. Un cache-nuque et une grande visière seront, dans ce but, ajoutés aux casquettes. En tous cas, la coiffure adaptée à la forme et au volume de la tête ne la comprimera jamais et sera maintenue par des rubans, des cordons, des élastiques attachés sous le menton, etc.

5. **Faut-il couvrir l'enfant peu ou beaucoup?** — Les enfants ont un volume moindre et une circulation plus active que l'adulte; il en résulte qu'ils se réchauffent

très vite par l'exercice, mais qu'ils se refroidissent facilement par l'immobilité et par l'exposition au froid. Une impression de froid superficiel et momentané, un bain froid, une sortie à l'air froid, sont moins à redouter pour eux qu'un refroidissement total et prolongé. Malheureusement, on ne sait pas garder une mesure raisonnable, on verse d'un extrême dans l'autre; certains parents, sous prétexte d'endurcir leurs enfants, les laissent jambes nues malgré un froid rigoureux, et les habillent toujours de toile ou de coton, tandis que d'autres les emmitouflent et les surchargent de vêtements qui les fatiguent par leur poids et les encombrent si bien par leur volume qu'ils rendent leurs mouvements difficiles, les empêchant ainsi de se réchauffer par le chauffage le plus hygiénique et le moins coûteux, l'exercice. Il y a certainement plus de rhumes contractés par l'abus des vêtements que par le froid, dans la seconde enfance; mais le nouveau-né a besoin d'être couvé, si l'on peut s'exprimer ainsi : il n'a jamais trop chaud. Chaque année, il meurt des enfants pour avoir été envoyés en nourrice peu après leur naissance par un froid rigoureux.

En couvrant trop les enfants, on les rend beaucoup plus sensibles à l'impression du froid et on les expose à se trouver en sueur dans un courant d'air. D'une façon générale, l'enfant qui marche sera moins couvert que l'adulte ; ses pieds et son abdomen ont, par exemple, besoin d'être constamment préservés du froid : aussi les petits garçons porteront-ils des caleçons en flanelle ou en finette en hiver, en coton léger l'été, et les jupes et les culottes des petites filles garantiront bien le bas de leur corps.

Un simple foulard autour du cou lorsque l'enfant sort ou séjourne l'hiver dans une pièce non chauffée suffira à le préserver du froid et de l'humidité et ne le fera pas transpirer comme une fourrure ou un cache-nez en laine. Ceux-ci favorisent les maux de gorge; lorsqu'on les quitte, en rentrant, la transition est trop brusque, et la transpiration qu'ils provoquent, en s'évaporant, est une cause de refroidissement. Il faut éviter que l'enfant stationne en plein air par un temps froid, ou après s'être agité ou avoir couru avec ses petits camarades. S'arrêter alors avec lui à un coin de rue, comme on le fait si souvent, peut lui être fatal. Lorsqu'il rentre échauffé par la marche, on ne le déshabille pas avant que sa transpiration se soit arrêtée. Si, au contraire, il s'agit d'un enfant qui ne marche pas, il sera souvent utile de le réchauffer lorsqu'il rentre.

6. **Faut-il mettre l'enfant en chaussettes?** — Là encore, il ne faut rien sacrifier à la mode. Le port exclusif des chaussettes produit une endurance au froid qui n'est pas à dédaigner. Un enfant robuste peut y être habitué progressivement; mais les enfants convalescents, faibles, sujets aux bronchites ou aux entérites, s'en trouveront mal. Que de maux de gorge, que de bronchites, que de fluxions de poitrine, que de rhumatismes, que d'affections d'entrailles ont eu pour cause une sortie avec les jambes nues ou ont été aggravés par elle!

Les enfants délicats porteront en hiver des bas de laine montant jusqu'aux cuisses, et, lorsqu'ils sortiront, ils mettront par-dessus des guêtres en drap, en tissu jersey ou en cuir. Si l'enfant vit dans un appartement constamment chauffé, il peut ne porter que des chaussettes, à condition de mettre des guêtres chaudes chaque fois qu'il sort.

7. **Chaussures.** — Quand l'enfant commence à rester assis (vers six mois environ), on lui met des souliers en peau de daim avec semelles de cuir. Cette chaussure commence à exercer une certaine pression sur les pieds, qu'elle maintient et empêche de tourner. Quand l'enfant marche, ces chaussures ne suffisent plus; il faut lui en mettre en cuir doux et souple, longues, larges, pour ne pas blesser ses petits pieds, à semelles plus fortes et à tiges montantes, qui entourent et maintiennent le cou-de-pied et préviennent les déviations. On a vu des enfants de douze à quinze mois tourner les pieds en marchant avec des souliers, et les tenir droits avec des chaussures

montantes. Bien entendu, ces dernières seront plus chaudes l'hiver que l'été; la semelle seule sera complètement imperméable, pour ne pas prendre l'humidité; les vernis et les caoutchoucs sont mauvais.

La forme des chaussures devrait toujours être celle du pied dans la station debout, la chaussure dépassant le gros orteil de 15 millimètres environ. Les talons seront larges et plats, pour ne pas changer l'aplomb naturel du corps. Mais la mode ne l'entend pas ainsi, et que de gens en sont esclaves! Elle a voulu élever les talons de 3 à 5 centimètres, donnant à leur base le diamètre d'une pièce de cinquante centimes, et on a eu les chaussures Louis XV On en a vu les inconvénients (entorses, etc.) et l'on a imaginé les chaussures pointues, comme si nos pieds avaient la forme de ceux des démons inventés par la légende; de là les cors, durillons, oignons, etc., sans compter les infirmités qui en sont les conséquences. Avons-nous le droit de rire des Chinois qui déforment les pieds de leurs femmes? Ne les imitons-nous pas?

8. **Vêtements imperméables.** — Les vêtements ne seront pas en étoffes imperméables. Une certaine circulation d'air doit pouvoir s'établir autour du corps. Les vêtements en caoutchouc ne seront employés que comme protecteurs accidentels, leur imperméabilité empêchant l'évaporation de la sueur.

Pour les bébés, les culottes ou les carrés de caoutchouc ne sont pas recommandés; ils macèrent la peau si délicate des enfants en la maintenant en contact avec les liquides qu'ils retiennent; en outre, s'ils sont lâches, ils constituent une cause permanente de refroidissement; s'ils sont serrés, ils entretiennent une chaleur irritante pour la peau, et ont de plus l'inconvénient de faire remonter les liquides jusque dans le dos; mais rien n'empêche la personne qui tient l'enfant de préserver ses vêtements en portant un tablier de caoutchouc.

9. **Les vêtements peuvent-ils être serrés?** — Ni flottants, ni serrés, les vêtements, dans leur coupe, doivent

suivre la forme du corps, sans gêner les mouvements, sans comprimer le corps de l'enfant. Les liens, les courroies, les jarretières et les ceintures sont donc absolument interdits. Les bas sont maintenus par des liens élastiques attachés à un corset sans ressorts, sans baleines, auxquels on fixe les caleçons, culottes, jupons, etc., au moyen de boutons et de boutonnières. Les bretelles doivent être en élastiques, larges et souples, et ne pas appuyer démesurément sur les épaules et sur la poitrine.

Pour les jeunes filles on conservera le plus longtemps possible ce semblant de corset. Celui qui soutient les reins et serre la taille, gêne la respiration, comprime le cœur et l'estomac, abaisse le foie et le rein et cause de nombreux malaises, surtout s'il est serré, sera interdit. Le vrai corset ne doit être qu'une ceinture ventrale soutenant l'abdomen, tout le reste étant composé de tissu souple, qui doit soutenir sans comprimer. C'est le modèle étudié par Mme docteur Gache-Saraute. *Qui voudra ramener les vestements à leur vraye fin, qui est le service et commodité du corps?* tel est le vœu de Montaigne.

10. **Vêtements de nuit.** — Dans les premiers temps de la vie, le meilleur vêtement de nuit est un maillot. Quand l'enfant commence à être propre, qu'il n'est plus exposé à salir ses draps, on le fait coucher dans une longue chemise de nuit (en laine ou en coton, selon la saison) qui dépasse de beaucoup ses pieds et s'enroule autour d'eux, empêchant ainsi l'enfant de se découvrir et de se refroidir dans son lit. Elle se ferme par une coulisse en bas, au cou et aux poignets, sans les serrer, enveloppant ainsi entièrement le corps, sauf la tête et les mains, et lui conservant sa chaleur.

Si la chambre où couche le bébé est froide, on met sous ou sur la chemise une petite camisole de laine (flanelle, jersey ou tricot) et un fichu de soie autour du cou.

§ 2. — SOINS DE PROPRETÉ.

1. *Leur importance.* — 2. *Bains.* — 3. *Ablutions.* — 4. *Changement de linge.* — 5. *Lavage du linge.* — 6. *Nettoyage de l'enfant.* — 7. *Yeux.* — 8. *Oreilles.* — 9. *Bouche.* — 10. *Dents.* — 11. *Ongles.* — 12. *Cheveux.*

1. **Leur importance.** — La Rochefoucauld a dit : « *La propreté est au corps ce que l'amabilité est à l'âme;* » et Fonsagrives : « *Un enfant bien lavé et bien peigné est la gloire d'une mère.* »

« La propreté ne doit pas être regardée comme un chapitre de coquetterie, dit Gillet, mais comme un point de nécessité. Poudre de riz, parfums, pommade, en sont l'antipode. »

« Les soins de toilette ne doivent jamais être négligés, dit Comby, car ils importent à la santé des enfants. Que faut-il, en somme, pour assurer la propreté des bébés? De l'eau, qu'on trouve partout, et l'horreur de la saleté, qui n'est pas aussi répandue malheureusement. On voit trop d'enfants qui sont malpropres et mal tenus, plus par incurie ou ignorance de leurs familles que par misère ou manque de temps.

« Certaines personnes croient encore que les poux sont utiles, que la crasse de la tête doit être respectée : autant de préjugés qu'il faut combattre et détruire. »

La propreté est presque aussi indispensable que la nourriture, et c'est en même temps une question de dignité.

2. **Bains.** — Dans les premières années de leur vie on devrait baigner les enfants tous les jours, et choisir pour cela l'heure qui paraît la plus commode, soit le matin, au réveil, à jeun, avant de faire la toilette de la journée, soit le soir, au moment du coucher, avant la toilette de nuit. Pris à ce moment-là, le bain calme l'enfant et lui prépare une bonne nuit.

On le donne d'abord à 37°, mais, à mesure que l'enfant grandit, on abaisse graduellement la température à 34°. Si l'on n'a pas de thermomètre à sa disposition, on relève sa manche jusqu'au-dessus du coude et l'on trempe celui-ci dans l'eau du bain, que l'on refroidit ou réchauffe selon le cas, jusqu'à ce qu'elle procure une sensation agréable.

C'est le coude et non la main qui doit servir de guide, car la main donnerait de fausses indications, comme l'on peut s'en assurer en essayant de juger la température d'une eau en y trempant successivement le coude et la main.

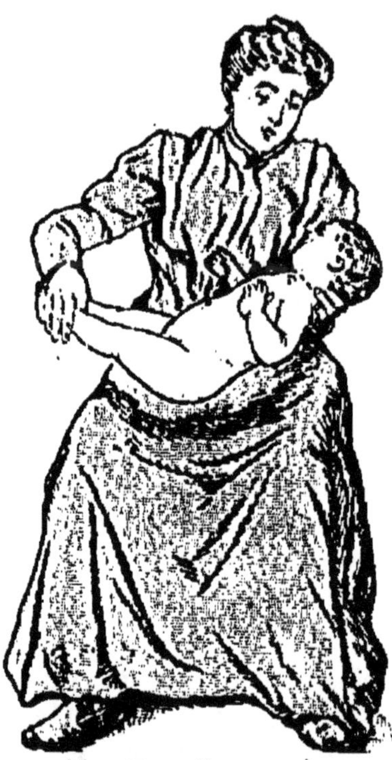

Fig. 11. — Bonne prise.

Le bain doit durer 3 à 4 minutes seulement. On met l'enfant tout nu dans l'eau. On soutient la tête de la main gauche, tandis que de la main droite on saisit ses membres inférieurs au niveau des chevilles, en mettant le pouce le long d'une jambe, les quatre doigts sous le mollet de l'autre jambe ou bien le pouce sur la cheville externe droite, l'index entre les deux chevilles internes et les trois autres doigts sur la cheville externe gauche; c'est la meilleure manière de tenir un enfant pour le mettre au bain ou l'en sortir.

Le corps doit être complètement immergé, sauf la tête, que l'on maintient au-dessus de l'eau en passant la main sous la nuque du bébé. On lâche les membres inférieurs, et de la main droite on frictionne légèrement tout le corps de l'enfant, pour assouplir ses membres et assurer le fonctionnement de sa peau.

Quelquefois un enfant bien tenu, dans une eau à une

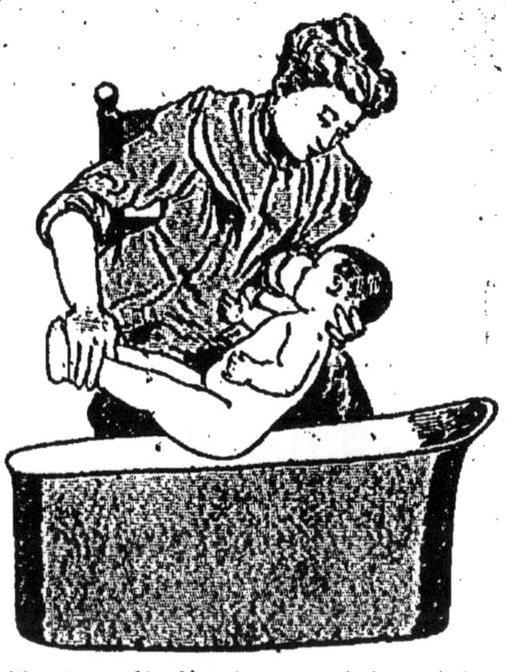

Fig. 75. — Manière de mettre bébé au bain.

température convenable, pousse des cris de désespoir, s'agite, lutte, tout simplement parce qu'il a peur. Pour le consoler, il suffit de l'envelopper dans une couche; replongé ainsi dans l'eau, il sera rassuré par le contact de sa couche et ne criera plus. On a préparé d'avance une grande serviette ou un petit drap étendu sur un lange ou une petite couverture de laine (le tout chauffé au feu en hiver, au soleil en été, car le froid est l'ennemi du bébé) et l'on y enveloppe entièrement l'enfant en le sortant de l'eau. On le sèche complètement en le frictionnant avec une serviette éponge ou de la flanelle, ce qui aide à la réaction en excitant la circulation du sang et en ouvrant les pores de la peau. On l'habille ensuite rapidement pour éviter qu'il se refroidisse. On a le soin de ne pas laisser ouvertes les portes et les fenêtres; en tout cas, on évitera le courant d'air.

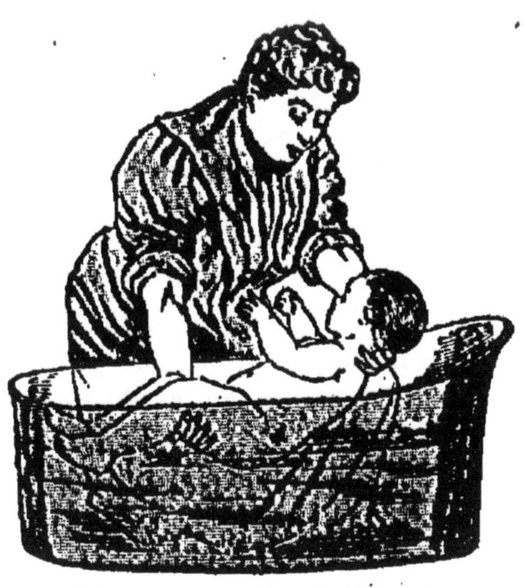

Fig. 76. — Manière de l'y tenir.

Si le temps est froid, il vaut mieux baigner l'enfant et surtout l'habiller ensuite auprès d'un bon feu.

« En Angleterre on emploie plus largement que chez nous les bains, dans lesquels les enfants puisent à la fois et des conditions de santé et des habitudes de propreté, avec le goût de l'eau. Celle-ci est aussi utile à la peau

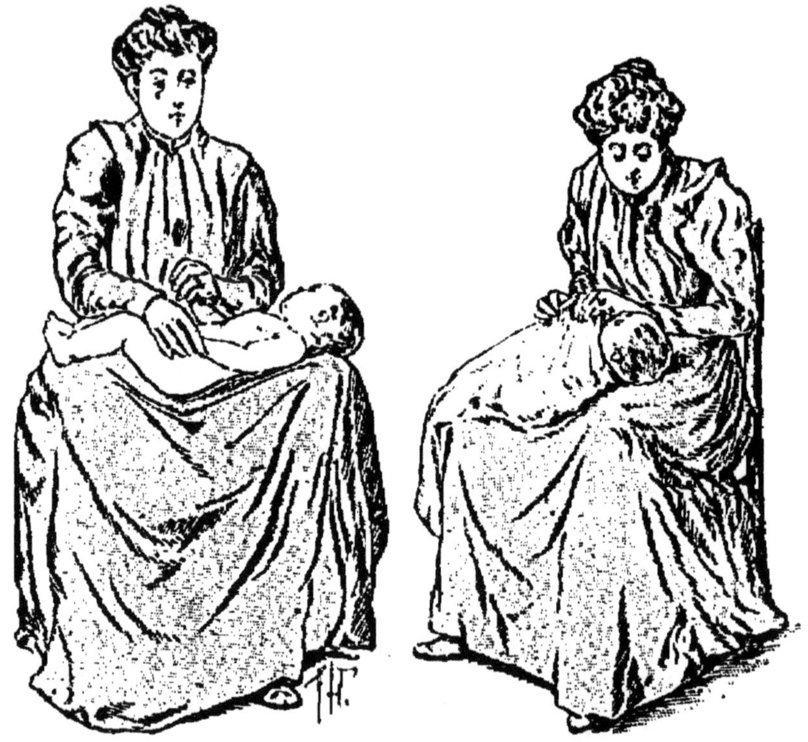

Fig. 77. — Manière de le prendre. Fig. 78. — Manière de l'essuyer.

que l'air aux poumons, et il est aussi facile de se procurer l'un que l'autre. Que de maladies, que de misères les mères épargneraient à leurs enfants, tout en leur procurant un grand bien-être, avec un peu d'eau et de bonne volonté. »

Le bain doit être pris une heure et demie au moins après une tetée, deux ou trois heures après un repas, selon l'importance de celui-ci, si l'enfant mange.

3. **Ablutions.** — Le bain quotidien ne suffit pas : on lave

les mains et le visage du poupon assez souvent pour qu'ils ne soient jamais sales, et le corps toutes les fois qu'il urine ou qu'il va à la garde-robe.

4. **Changement de linge.** — Si la chemise et la brassière de dessous ne sont pas souillées, on change la première deux fois par semaine, et la seconde (la brassière) une fois seulement. Celle de dessus est remplacée dès qu'elle est mouillée, sale ou imprégnée des vomissements de l'enfant, car alors elle contracte cette odeur de lait gâté si répugnante chez les enfants mal tenus.

5. **Lavage du linge.** — Dès qu'une couche est mouillée elle doit être enlevée, remplacée et *lavée*. Quelques mères ou nourrices les sèchent au feu ou au soleil et s'en servent de nouveau. Il ne faut jamais le faire sans les passer dans une eau savonneuse, *sans eau de Javel*. Les rougeurs, les excoriations, en un mot, toutes les irritations de la peau, si fâcheuses pour les bébés, n'ont pas d'autres causes le plus souvent. Les langes et les culottes, s'ils ne sont que mouillés, pourront être séchés et remis par-dessus une couche propre, mais exceptionnellement. S'ils resservaient souvent sans être lavés, ils contracteraient bien vite une odeur que la lessive même ne pourrait leur enlever. L'eau et le savon ne suffiront pas plus pour eux que pour les couches, les bavettes et les brassières imprégnées des matières vomies par l'enfant; il faudra les mettre souvent à la lessive.

Par économie et par mesure de propreté, il est bon d'habituer l'enfant, dès les premiers jours, à faire ses besoins au vase. La chose n'est pas aussi difficile qu'on pourrait le croire au premier abord. Avec un peu de patience on acquiert vite de l'expérience et l'on arrive à un résultat satisfaisant. Inutile d'ajouter que l'on devra prendre garde de ne pas laisser refroidir l'enfant en le tenant trop longtemps démailloté au-dessus du vase.

6. **Nettoyage de l'enfant.** — Chaque fois que le bébé s'est sali dans sa couche, il faut non seulement le changer, mais le nettoyer. Pour cela, avec un coin de la couche

on essuie, sans frotter, les parties souillées, particulièrement les plis des aines et des cuisses, qu'on lotionne ensuite doucement avec de l'eau tiède et une éponge fine, ou, ce qui vaut beaucoup mieux, avec de l'ouate hydrophile, qu'on jette après s'en être servi. (Les éponges s'infectent très facilement.) On essuie ensuite en tamponnant, avec un linge fin, demi-usé, ou une serviette éponge, et l'on poudre, en écartant avec les doigts les plis de la peau, si les enfants sont gras.

Il y a avantage à employer la poudre de talc de Venise de préférence à toute autre. Il ne faut jamais user de poudre parfumée; une houppe bien propre ou un tampon d'ouate serviront à répandre la poudre.

Pour le nouveau-né le docteur Périer ne conseille pas plus l'eau froide que l'eau chaude, c'est-à-dire à une température plus basse ou plus élevée que celle du corps, mais l'eau à 30° ou 35°, l'eau tiède, l'eau agréable à la main.

Le docteur J. Simon recommande l'usage d'une décoction de feuilles de noyer faible, à peine teintée, pour raffermir la peau, si prompte à s'irriter ou à s'excorier. Si elle est irritée, on emploie l'eau de son.

Quand l'enfant marche, et surtout lorsqu'il peut faire ses ablutions lui-même, on l'habitue peu à peu et progressivement à se servir de l'eau à la température de la chambre. Au lever, on lui passe sur tout le corps une éponge ou un linge imbibé d'eau froide; on fait ensuite la réaction avec la main, ou à l'aide d'un linge rude en toile ou en laine, jusqu'à ce que la peau soit légèrement rougie. Si l'enfant tombe malade on interrompt, pour recommencer après sa guérison, avec de l'eau tiède d'abord, puis graduellement refroidie. S'il est très délicat, on remplace l'eau par l'alcool, l'eau-de-vie camphrée, l'eau de Cologne, le baume de Fioraventi, ou l'eau-de-vie ordinaire.

7. **Yeux.** — Les yeux des enfants exigent les soins d'une propreté rigoureuse.

L'eau sale, une éponge sale, une serviette sale, peuvent occasionner une ophtalmie. Celle-ci peut devenir purulente et rendre en quelques jours les pauvres petits définitivement aveugles ; aussi doit-on laver leurs yeux à l'eau boriquée ou simplement bouillie. On couche l'enfant sur le dos ; d'une main on ouvre largement ses paupières, et de l'autre, à l'aide d'un tampon d'ouate hydrophile propre qu'on renouvelle chaque fois, on fait tomber dans les yeux l'eau portée à une température telle qu'elle soit chaude sans risquer de brûler l'enfant.

8. **Oreilles.** — Si du lait rejeté par le bébé ou de l'eau de son bain pénétrait dans ses oreilles, il pourrait en résulter de l'inflammation et même de la suppuration ; aussi faut-il l'éviter autant que possible.

Si l'on n'avait pu l'empêcher, on nettoierait le conduit auditif externe avec un petit tampon d'ouate hydrophile humectée d'eau boriquée ou simplement bouillie. On le sèche bien ensuite, avec un tampon d'ouate hydrophile propre. Ce nettoyage pourra être fait une fois par semaine. Les autres jours on se contentera de passer un linge humide dans le conduit auditif externe et dans tous les plis du pavillon de l'oreille.

9. **Bouche.** — Quant aux soins de la bouche, il est encore plus important de savoir ce qu'il ne faut pas faire que ce qu'il faut faire.

Tous les hochets, les bâtons de guimauve, etc., qu'on donne aux enfants fatigués par la dentition, non seulement ne font pas de bien, mais sont même très nuisibles. Ils blessent les gencives congestionnées et peuvent les infecter.

Le miel rosat fermente, et l'acidité de l'acide borique, quoique faible, peut être nuisible aux dents ; il vaut mieux se servir d'eau boratée que l'on prépare en faisant dissoudre 20 centigrammes de borate de soude dans un litre d'eau. On en lave la bouche des enfants à l'aide d'un pinceau d'ouate hydrophile que l'on jette chaque fois.

10. **Dents.** — Lorsque les dents sont sorties, il faut les brosser pour enlever les résidus de lait et d'aliments qui, sans cela, se glisseraient entre les dents ou autour d'elles

au niveau du collet. Comme le dit Galippe, le tartre ne constitue pas un simple dépôt de sels calcaires, il représente le travail actif des microbes buccaux. On se servira, pour nettoyer les dents des enfants, d'une brosse douce, en blaireau, trempée dans un peu d'eau alcoolisée, d'eau de Botot, par exemple, et de poudre dentifrice constituée par un mélange à parties égales de magnésie calcinée, de charbon de saule et de quinquina.

La première dentition réclame autant de soins que la seconde. Il faut s'efforcer d'empêcher la carie des dents de lait, et la soigner si elle se produit, pour éviter que l'inflammation se propage à l'alvéole. Dans ce cas, il faut arracher la dent malade, ce qui est fâcheux, l'extraction prématurée des dents de lait entraînant toujours des troubles dans le développement de la dent qui doit la remplacer. Il faudrait n'enlever les dents de lait que lorsqu'elles sont ébranlées, au moment de tomber pour faire place à la dent permanente.

11. **Ongles.** — Les ongles doivent être tenus propres et courts, pour éviter les égratignures, les cassures, etc.

12. **Cheveux.** — Pour préserver l'enfant des crasses et des croûtes de lait que les commères respectent avec tant de conviction et qui peuvent être le point de départ de tant de complications, on lave la tête tous les jours à l'eau tiède ou chaude et au savon ordinaire, ou mieux à l'eau ou au savon de Panama. Si cela ne suffisait pas, on emploierait avec succès un mélange de rhum et de jaune d'œuf. Un peu de vaseline ou de l'huile d'amandes douces rendrait la souplesse aux cheveux que le savon et l'alcool auraient trop desséchés.

Lorsque les enfants seront un peu plus grands, les cheveux seront peignés tous les jours au peigne fin et brossés; on ne les lavera plus qu'une fois par semaine, et, s'il y a des pellicules, on les enduira de vaseline boriquée. S'il y a des poux, on les tuera avec de la poudre de staphysaigre, dont on saupoudrera la tête en écartant les cheveux et en en frottant légèrement la peau. Il ne faut pas employer l'onguent gris; c'est un composé mercuriel qui peut intoxiquer l'enfant.

Pour détacher les *lentes* on trempe le peigne dans le vinaigre chaud avant de s'en servir. Si les poux sont en trop grande abondance le procédé le plus rapide est de couper les cheveux ras.

Pour les garçons, à partir de cinq à six ans, il sera bon de les habituer à avoir les cheveux ras; en été ils souffriront moins de la chaleur, et en toute saison leur toilette sera ainsi rendue plus courte et plus facile. Selon le milieu auquel appartient le petit garçon, on pourra même couper ses cheveux beaucoup plus tôt.

Il serait prudent d'empêcher les enfants de changer de coiffure entre eux : on éviterait ainsi certaines maladies du cuir chevelu.

Il faut s'assurer que les instruments qui servent à couper les cheveux (brosses, peignes, ciseaux, tondeuses) ont été stérilisés par le trempage dans l'alcool, l'ébullition dans la glycérine ou le flambage. La pelade et les teignes se transmettent aisément par les instruments des coiffeurs, et surtout par les tondeuses. Si l'on n'est pas sûr de la propreté de son coiffeur, il vaut mieux apporter avec soi des instruments qui ne servent qu'à l'enfant ou à sa famille.

Chaque enfant doit avoir des objets de toilette personnels : brosses, peignes, éponges, serviettes, etc.; en un mot, dès le berceau il doit être habitué à la propreté la plus absolue de tout son corps. Cela deviendra ainsi pour lui une habitude, un besoin, une nécessité, pour le plus grand bien de sa santé générale.

§ 3. — NOTIONS UTILES.

1. *Chambre.* — 2. *Berceau.* — 3. *Couches.* — 4. *Sommeil.* — 5. *Cris.* — 6. *Sorties, promenades.* — 7. *Manière de porter un enfant.* — 8. *Voitures.*

1. Chambre. — Toutes les règles de l'hygiène déjà exposées dans les premiers chapitres de cet ouvrage doivent être rigoureusement appliquées à la chambre de l'enfant. On se rappellera que l'air et le soleil lui sont aussi indispensables qu'à la plante. Michelet n'a-t-il pas dit : « De toutes les fleurs, la fleur humaine est celle qui a le plus besoin de soleil ? »

On s'efforcera de l'en faire bénéficier le plus largement possible. Toutes les fois qu'on le pourra, on n'habitera pas le jour la chambre où il couche, et l'on ouvrira les fenêtres tant qu'il n'y sera pas. Mais l'enfant ne peut pas toujours avoir *sa chambre;* il faut souvent se contenter pour lui d'une chambre commune, ou quelquefois même d'une chambre qui sert de cuisine, de salle à manger, de lavoir et de séchoir; à la rigueur, on peut faire la cuisine et laver le linge dans la pièce que l'on habite; mais, s'il y a un bébé, il est très dangereux d'y faire sécher le linge : l'humidité qui s'en dégage peut être fatale à l'enfant.

Les règles de la plus vulgaire prudence interdisent absolument de laisser coucher les enfants avec les grandes personnes; combien ont été étouffés ainsi ! Et, n'eût-il pas ce danger imminent à redouter, l'hygiène formulerait la même défense, le bébé ne devant pas respirer les exhalaisons d'un lit d'adulte.

Pour la même raison, on n'enveloppera pas le berceau dans les rideaux du lit maternel.

2. **Berceau.** — On a donné le nom de *berceau* au lit des bébés parce que, le plus souvent, il est disposé de façon à pouvoir balancer l'enfant, à le bercer, comme l'on dit, pour l'empêcher de crier, pour l'endormir.

Le berceau de nos enfants sera en fer, de préférence, sinon en bois ou en osier, modeste ou luxueux selon le goût ou la fortune des parents, mais son plus grand luxe doit toujours être la propreté.

Le berceau fait avec l'osier, c'est-à-dire avec du bois souple et tressé, a le grave inconvénient d'être difficile à bien nettoyer; souvent des insectes (puces, punaises) se logent et se cachent dans les interstices du bois et viennent piquer les enfants pendant leur sommeil. Malgré les lavages, il est difficile de se débarrasser de ces insectes, parce que leurs œufs, imperceptibles, sont extrêmement résistants. Un simple cadre de fer, solide et pouvant non seulement se laver, mais même se flamber, ce qui détruit sûrement les insectes et leurs œufs, convient très bien. Élevé à un mètre et demi du sol pour le mettre à l'abri des animaux domestiques et des courants d'air des dessous de porte, il sera toujours très propre et muni d'un filet solide à mailles serrées, mollement capitonné, pouvant se changer ou se nettoyer facilement. Une petite flèche supportera le rideau de tulle, d'étamine ou de mousseline non doublée servant de moustiquaire et brisant le courant d'air, tout en laissant passer l'air.

3. **Couches.** — Les couches se composent d'une petite paillasse et d'un matelas en balle d'avoine, en crin végétal, en fougère ou en varech; elles sont fréquemment renouvelées et remplies de façon à ne pas monter assez haut dans le berceau pour que l'enfant risque de rouler ou de glisser et de tomber hors du lit. On les recouvre d'un petit drap ou simplement d'une couche par-dessus laquelle on met un carré de feutre ou d'étoffe épaisse, ouatée et piquée, pour absorber les évacuations de l'enfant. On les lave et on les change assez souvent pour qu'il ne prenne pas l'odeur infecte qu'elles contracteraient sans cela.

Un petit drap, une couverture de laine et une de coton suffiront à couvrir le bébé. On pourra remplacer une de ces couvertures ou leur ajouter, si la chambre est froide, un couvre-pieds ouaté ou un petit édredon. L'enfant est couché la tête et le buste légèrement soulevés, le corps à peu près à plat et tourné tantôt d'un côté, tantôt de l'autre, jamais sur le dos, à cause des vomissements si fréquents chez les bébés; de plus, le côté sur lequel l'enfant serait toujours couché se développerait moins, car les organes internes du côté appuyé seraient constamment comprimés par le poids de ceux du côté oposé. La tête repose sur un oreiller dont le tissu doit être assez serré pour ne laisser passer ni le crin ni la balle d'avoine qu'il renferme.

On en changera souvent la balle d'avoine et l'on *ouvrira* le crin, qui se tasse facilement.

Quelques auteurs préconisent l'élevage dans le son. Le berceau est rempli de gros son de boulanger, sur lequel on pose un oreiller. On couche sur cet oreiller le haut du corps de l'enfant, habillé comme il a été indiqué, et l'on enfouit dans le son le reste du corps absolument nu. Les évacuations du bébé ne le souillent jamais; elles forment une masse dure que l'on prend à la main et que l'on jette. Le bas du corps et le son sont couverts par une peau de mouton attachée solidement au berceau; c'est un excellent procédé à employer jusqu'à huit ou dix mois, mais qui n'est pas encore passé dans nos mœurs.

On peut se contenter de mettre une grosse poignée de son de boulanger dans les langes de l'enfant; la peau ne subit ainsi aucune irritation. C'est surtout bon pour la nuit, quand l'enfant n'est pas encore propre et qu'on ne veut ni le changer, de peur de le réveiller ou de le refroidir, ni le laisser dans ses excréments.

Une ou deux bouillottes, selon la saison, maintiendront une douce chaleur. On pourra, au besoin, en entourer l'enfant. A défaut de bouillotte, une bouteille en verre fort rendra le même service.

L'enfant doit recevoir le jour en face, ou derrière, jamais de côté. Une lumière trop vive le fatiguerait.

Les bercelonnettes et les moïses sont commodes pour transporter l'enfant les premiers mois, pour le poser sur le lit de sa mère, la nuit, si ce lit n'a pas de rideaux; sur une table ou un meuble, le jour, à condition de le consolider de façon à ce qu'il ne puisse chavirer. Par terre, le moïse serait exposé aux courants d'air, on pourrait le heurter en passant, et il serait trop à la portée des animaux domestiques. S'il y a des chats, il faut s'assurer en tout temps qu'ils ne vont pas se coucher sur le bébé, au risque de l'étouffer involontairement, comme cela est arrivé malheureusement quelquefois.

Lorsque l'enfant, ayant grandi, ne peut plus rester dans le berceau, on le met dans un lit plus grand, dur plutôt que mou. On l'y couche à peu près horizontalement, alternativement sur l'un ou l'autre côté et les bras hors du lit, entre la couverture et le couvre-pieds, si la chambre est froide, *jamais sous le drap, dans le lit.*

4. **Sommeil.** — Dans le premier mois de sa vie, le nouveau-né ne s'éveille que pour teter et se rendort; puis, à partir d'un mois, il commence d'interrompre son sommeil. A mesure qu'il avance en âge, il reste de plus en plus longtemps éveillé.

Pendant trois ans au moins une sieste est de rigueur dans la journée, pendant les heures chaudes dans l'été. L'hiver, au contraire, on s'arrangera de telle façon que l'enfant dorme avant onze heures du matin ou après trois heures de l'après-midi. L'intervalle compris entre ces heures-là sera réservé à la promenade, car c'est le seul moment où elle soit bienfaisante, dans la mauvaise saison.

De cinq à huit ans, l'enfant a besoin de onze heures de sommeil (les meilleures sont de huit heures du soir à sept heures du matin).

De huit à douze ans, dix heures (de neuf heures du soir à sept heures du matin).

De douze à quinze ans, neuf heures (de neuf heures et demie du soir à six heures et demie du matin).

« Un peu plus tard, dit de Fleury, il sera bon de les entraîner peu à peu à se contenter de sept heures de sommeil, car c'est assurément une force dans la vie que de pouvoir rester en plein éveil dix-sept heures de suite. »

Tout ceci est en grande partie théorique et varie selon les tempéraments; dans la pratique, il est bien difficile d'avoir une règle absolue.

L'état de l'estomac influe beaucoup sur le sommeil,

surtout chez l'enfant. En veillant à son alimentation, en évitant qu'il tette ou mange trop ou trop souvent et à des heures irrégulières, on lui procure de bonnes digestions. Sans cela il dort mal, il crie, il s'agite, a des cauchemars. Si on le couvre au point de le faire transpirer, on lui occasionne de mauvaises nuits.

Si, malgré toutes les précautions exigées par une bonne hygiène, l'enfant était habituellement privé de sommeil ou agité et nerveux, on préviendrait le médecin.

Dès que l'enfant a teté, on le remet dans son petit lit, en s'efforçant de ne pas le réveiller, car, dès les premiers jours de sa vie, on doit l'habituer à dormir dans son berceau, et non sur les bras ou dans le lit de sa mère.

On peut endormir l'enfant par un chant monotone et rythmé, une de ces mélopées que les mères connaissent si bien pour les avoir entendues dès leur naissance. On peut aussi le bercer doucement, sans secousses qui risqueraient de fatiguer le cerveau; mais il vaut mieux l'habituer à s'endormir tout seul, sans lumière, en le couchant tout éveillé à l'heure où il doit s'endormir. Il ne s'en trouvera pas plus mal, au contraire, car moins on lui crée de besoins, plus il est heureux et moins il donne de peine. Il faut le bien dresser dans la première semaine de sa vie : dès ce moment-là il contracte des habitudes qu'il conserve ensuite et que l'on modifie difficilement.

5. **Cris.** — L'enfant qui crie peut avoir faim, froid ou être mouillé; on le calme alors en lui donnant le sein, en le réchauffant ou en le changeant; mais il peut aussi crier parce qu'il souffre. En le berçant on peut le calmer, l'endormir, mais on ne le guérit pas; il se réveille bientôt et recommence à crier.

La mère intelligente comprend bien vite si l'enfant souffre réellement; elle doit s'efforcer alors de se rendre compte de ce qu'il a. S'il ressent un peu de colique, ou simplement un peu de malaise, un changement de position suffit à le consoler. En le tenant le ventre appuyé contre l'épaule ou la poitrine, le dos en l'air, on peut lui faire rendre des gaz qui le gênaient et provoquaient ses cris.

S'il est déjà gâté et volontaire, s'il veut être tenu sur les bras ou promené, on le laisse crier; car si on lui cède trop aisément, on devient son esclave et l'on en fait un véritable tyran.

Cependant, si les cris sont trop violents ou trop prolongés, il faut en tenir compte.

Si l'enfant a un commencement de hernie, elle peut être augmentée par ses cris; des enfants très nerveux peuvent tomber en défaillance ou avoir des convulsions. Il faut donc être ferme avec eux, mais savoir céder avant qu'ils aient pu se faire mal à force de crier. S'ils souffrent réellement, rien ne les calmera qu'un traitement approprié à leur état et qui supprimera la cause de leurs cris.

Que la mère ou la nourrice se garde bien d'user de la décoction de pavots pour empêcher l'enfant de crier ou pour le faire dormir. C'est tout bonnement de l'opium qu'elle administrerait ainsi, un poison, par conséquent, et le remède serait pire que le mal. Il faut, d'ailleurs, que l'enfant crie quelquefois, surtout quand il ne parle pas encore; cette gymnastique de ses organes respiratoires lui est nécessaire dans une certaine mesure, et il serait maladroit de l'en priver.

6. Sorties et promenades. — On laissera les enfants à l'air le plus possible; s'ils habitent la ville, ils sortiront tous les jours, à moins que le temps ne soit trop mauvais. On choisira les heures chaudes l'hiver, on les évitera l'été. Les sorties du soir, par un grand froid, par un temps très humide, par une forte chaleur, leur seront interdites autant que possible.

Le séjour à la campagne, surtout pendant la belle saison, est un des meilleurs moyens de les fortifier.

Le séjour à la ville les affaiblit souvent et les étiole. Quand on est obligé de les y laisser, on profite de tous les beaux jours pour les conduire dans les squares, les jardins publics, dans les grandes avenues; on les y laisse le plus longtemps possible, tout en fuyant le contact des enfants dont l'état de santé est inconnu. Ils peuvent être en convalescence ou dans la première période d'une affection contagieuse et la transmettre aux enfants avec lesquels ils jouent. Pour la même raison, on évitera de les transporter dans des omnibus ou dans des voitures publiques.

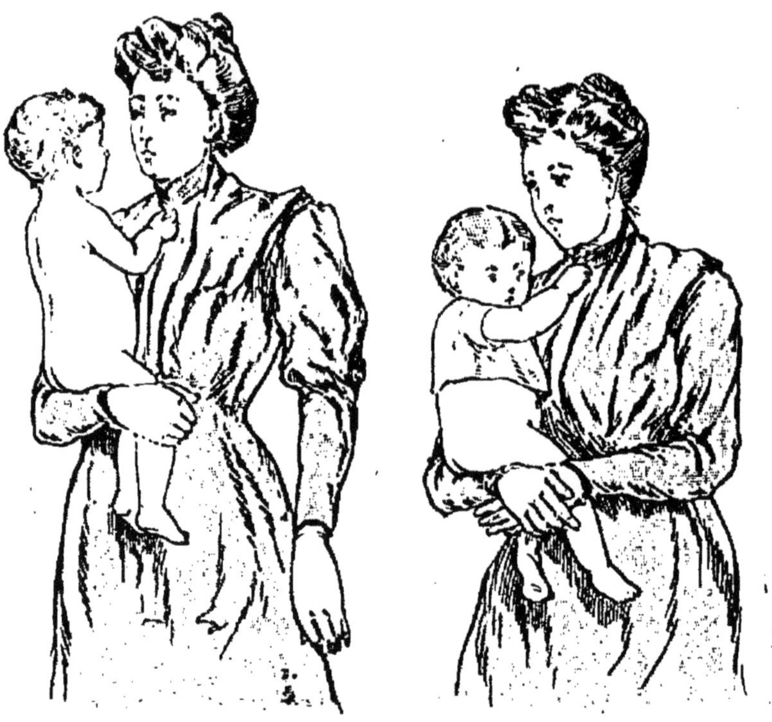

Fig. 79. — Bébé bien tenu. Fig. 80. — Bébé mal tenu.

7. Manière de porter un enfant. — Il ne faut jamais soulever un enfant en pressant les parois de son ventre, et l'on doit toujours soutenir sa tête jusqu'à ce qu'il ait la force de la porter. On le promène d'abord couché sur un coussin, ou directement sur les bras. On évite de comprimer les membres de l'enfant contre le corps de celui qui le promène. Quand le bébé maintient sa tête et peut la tourner dans tous les sens, on le porte sur un bras, tantôt d'un côté, tantôt de l'autre. Il faut se méfier de la tendance que l'on a à le tenir toujours du même côté, et éviter qu'il ne prenne une attitude vicieuse qui ferait dévier sa colonne vertébrale. Le bras sur lequel il repose lui communique sa chaleur et lui imprime des mouvements qui lui sont utiles; aussi se trouverait-il mieux de sortir ainsi que d'être mis dans une petite voiture.

8. **Voitures.** — On l'y met cependant si l'on ne peut le porter sur les bras. Il faut s'assurer que les ressorts de la petite voiture sont installés de telle façon qu'ils atténuent les chocs et empêchent leur transmission à l'enfant; de plus, les rayons du soleil ne doivent pas pénétrer directement sur le bébé, et il faut le garantir du vent et de la pluie en cas d'averse; enfin, si la température fait craindre que l'enfant puisse se refroidir, on lui met une bouillotte chaude. On n'abandonne jamais le nourrisson dans sa voiture, mais on l'y surveille constamment.

§ 4. — LE DÉVELOPPEMENT.

1. *Premiers mouvements, premiers pas.* — 2. *Cerveau.* — 3. *Croissance.* — 4. *Jouets.* — 5. *Jeux.* — 6. *Surmenage.* — 7. *Entraînement.* — 8. *Éducation physique.*

1. **Premiers mouvements, premiers pas.** — Que de précautions, que de soins réclament ces chers petits êtres! Ils saisissent tout ce qu'ils peuvent attraper pour le mettre à la bouche; aussi faut-il éviter de laisser à leur portée tout ce qui risquerait de les blesser, tout ce qu'ils pourraient avaler : des cailloux, des dragées, des billes, des jouets qui s'arrêteraient dans leur gorge et risqueraient de les étouffer. On ne mettra dans leurs petites mains, devenues bien vite lestes et adroites, que des objets propres et faciles à ébouillanter; rien de pointu, rien dont la couleur puisse s'enlever ou dont les bords puissent couper, rien qui, en se ramollissant dans la bouche, soit capable de se fragmenter et d'être avalé.

Lorsqu'un enfant peut rester assis, on le pose par terre, sur une natte, un tapis, une couverture, le tout aussi propre et aussi doux que possible; on ne le laisse jamais assis directement sur le plancher, encore moins sur la terre nue et humide.

Posé par terre, un bébé ne fait que ce qu'il peut et que ce qu'il veut; tandis que les lisières, les chariots, les paniers dans lesquels on le met trop souvent, sont des instruments de torture, si l'enfant ne peut se tenir tout seul, en le forçant à garder une attitude qui le fatigue ou lui est désagréable.

En mettant à sa portée une rangée de chaises auxquelles il se cramponne, pour se lever, et s'appuie pour faire quelques pas, on favorise ses ébats; dès qu'il se sent la force de se tenir debout il s'accroche à tout ce qui lui paraît solide autour de lui; peu à peu il écarte ses petites jambes, et, dans un équilibre instable, en titubant comme un homme ivre, il fait quelques pas beaucoup trop précipités et se jette dans les bras de sa mère, tendus pour le recevoir.

Les bébés posés par terre et marchant à quatre pattes arrivent plus vite que les autres à marcher dans la rectitude, leurs muscles se développant plus vite; ils acquièrent aussi plus d'adresse et plus de confiance en eux-mêmes.

Des chaussures rigides gêneraient les premiers pas d'un enfant, et un parquet ciré et glissant les rendrait impossibles.

C'est entre dix et dix-huit mois que l'enfant commence à marcher; les plus gros sont généralement les plus retardés. S'ils ne marchent pas à dix-huit mois, on les surveillera aussi activement que ceux qui n'ont pas de dents à un an. Et si, bien surveillés, bien alimentés en apparence, ils continuent à ne pas marcher, à ne pas pouvoir se tenir sur leurs jambes, on aura recours au médecin, surtout si l'enfant a un gros ventre. Un bébé qui ne marche pas à deux ans doit toujours être montré au médecin.

On peut soutenir l'enfant à pleines mains, sous les bras, mais jamais le soulever par les bras ou les poignets, encore moins par un seul bras ou une seule main, surtout si l'on veut lui faire sauter un obstacle, monter ou descendre les marches d'un escalier ou d'un trottoir. On ne le soulèvera jamais non plus par la tête, de crainte de luxer le crâne sur la colonne vertébrale, accident mortel.

Lorsqu'un enfant commence à marcher, il faut l'habituer à veiller à sa propre sécurité. Il est prudent pourtant d'entourer la cheminée, le fourneau, le poêle, d'une toile métallique.

2. Cerveau. — Il faut, dès la naissance, ménager le cerveau et tout le système nerveux des jeunes enfants. Le calme et le repos leur sont indispensables pour se développer normalement et progressivement, sans surchauffe inutile et surtout nuisible. Il est donc excellent, lorsqu'on le peut, d'avoir pour le nourrisson une chambre à part, où il puisse se reposer à l'aise. Dans les familles modestes où cela est impossible, on lui évitera la vie agitée, l'activité fébrile que mènent les siens, et on ne permettra pas de faire trop de bruit autour de lui.

Les spectacles émotionnants, les crises de larmes, les crises nerveuses, les peurs, doivent être soigneusement évités aux jeunes enfants. On ne leur parlera jamais de Ramponneau, de Croquemitaine, on ne leur montrera pas d'images effrayantes. Leur infliger des punitions terrifiantes, les enfermer à la cave ou dans un cabinet noir, serait imprudent. On les tiendra éloignés des excitations mondaines, on ne leur fera pas faire salon, encore moins les amènera-t-on au théâtre, au bal, etc.

On ne leur demandera pas un travail intellectuel prolongé ou prématuré. « Ne poussons pas aux petits phénomènes, dit Gillet; les enfants prodiges ne sont le plus souvent que des petits dégénérés, dont l'intelligence n'est qu'un feu de paille sans durée. »

Faire vivre les enfants de la vie sauvage jusqu'à sept ou huit ans serait l'idéal pour les hygiénistes. Rapprochons-nous-en le plus possible, et laissons les jeunes enfants à la campagne autant que nous le pourrons.

Le système nerveux des filles doit être surveillé avec encore plus d'attention que celui des garçons. Si les fillettes sont impressionnables, comprenant tout, très vives, avec des accès de colère alternant avec des mouvements de tendresse, ce sont des hystériques en herbe. Les bains, les douches, les promenades, les exercices de corps, une sollicitude de tous les instants, empêcheront seuls le développement d'un tempérament trop nerveux.

3. **Croissance.** — Il est bon de se rendre exactement compte de la croissance des enfants et de mesurer leur taille.

Plus l'enfant est jeune, plus sa croissance est rapide. Dans les premiers temps, il gagne d'abord quatre, puis trois, puis deux, puis un centimètre par mois.

Dans sa deuxième année, il augmente moitié moins. A cinq ans, l'enfant a doublé sa taille, il l'a triplée à quinze ans. La croissance, dans la première année, est donc trois fois plus rapide que dans la troisième année, et cinq fois plus que dans la quinzième année. Cependant, chez un certain nombre d'enfants, il se produit quelquefois spontanément ou à la suite d'une maladie grave qui les à obligés à garder le lit pendant longtemps, un accroissement considérable, jusqu'à 6 ou 8 centimètres en quelques semaines ou quelques mois. La peau, malgré son élasticité, ne peut, dans certains cas, suivre cet allongement si rapide des os, et on remarque, surtout au niveau du genou, des craquelures appelées *vergetures de croissance.*

« Les enfants qui viennent de subir une forte poussée de croissance sont maigres, pâles, anémiés. Souvent ils changent de caractère : ils deviennent impatients, irritables; ils étaient laborieux, énergiques, ils sont maintenant mous, inertes et découragés; leurs forces physiques fléchissent autant que leur ressort intellectuel. Ils ne supportent aucune fatigue, ils ne demandent que le repos, ils ne désirent que le sommeil.

« Cette lassitude générale, ce besoin de sommeil, traduisent un épuisement marqué de la force nerveuse.

« L'enfant qui vit à la campagne, au grand air, réagit mieux que le citadin contre les poussées de croissance.

« Il faut fournir à ces jeunes organismes en voie de développement des matériaux abondants et de bonne qualité; si ces matériaux ne leur viennent pas du dehors, ils les prennent au dedans; ils les empruntent à leur propre substance et dépérissent. »

Quand un enfant souffre réellement et sérieusement de la croissance, on doit prescrire le repos physique cérébral, la suspension des études, le séjour à la campagne. On surveillera avec le plus grand soin son alimentation, qui doit être essentiellement riche et réparatrice. Les aliments seront choisis parmi ceux qui se digèrent vite, s'assimilent aisément et laissent peu de résidus.

On accordera une large dose de sommeil (dix, douze heures et plus) et l'on ne tracassera pas les enfants en leur imposant des exercices qui leur sont momentanément pénibles. D'ailleurs le médecin consulté indiquera ce qu'il faudra faire.

4. **Jouets.** — Le jeu, pour l'enfant, est de première nécessité; c'est pour lui un véritable besoin, un moyen d'entretenir la santé de son corps et de récréer son esprit. Pour lui les jouets n'apportent pas seulement le plaisir, ils l'instruisent et servent, dans une certaine mesure, à l'éducation de ses sens, de son esprit et de son cœur.

Les premières et les meilleures leçons de choses sont données par les jouets. Les objets dessinés, gravés, découpés, sculptés, les couleurs brillantes, ont largement servi à améliorer les idiots. Seguin et Bourneville ont montré comment on pourrait, à l'aide des jouets, fixer l'attention de ces enfants dégénérés et faire peu à peu l'éducation de la main, de la vue, de l'ouïe, etc. Enfin, les beaux jouets servent à l'éducation esthétique.

Le choix des jouets varie avec l'âge et le sexe. Un nourrisson aime tout ce qui est voyant, tout ce qui brille, remue et fait du bruit. Son goût s'affine à mesure qu'il grandit, varie selon les sexes et nous révèle ses penchants. « Mais les jouets, faits pour le plaisir, pour l'éducation, pour l'instruction de l'enfant, ne doivent pas se transformer en instruments de maladie ou de mort. Tout danger doit être écarté de la fabrication et de la manipulation des jouets. Trop petits, trop fragiles, ils peuvent être avalés; ils risquent de blesser les enfants; enduits de couleurs toxiques, ils peuvent les empoisonner. Le danger existe surtout pour les enfants très jeunes et sans discernement; enfin, les familles doivent être éclairées sur le danger du transfert des jouets d'un enfant malade à un enfant sain. Les jouets peuvent servir de véhicules aux microbes des maladies contagieuses. Le meilleur moyen d'éviter dans ce cas toute contagion par les jouets est de les brûler. » (COMBY.)

5. **Jeux.** — Les jeux ne doivent pas toujours être tranquilles. Il faut à la seconde enfance du mouvement et du bruit : les bambins ont besoin de s'ébattre avec ardeur, de pousser des cris, de faire la gymnastique du poumon en même temps que celle des muscles; mais on dirigera et surveillera leurs jeux pour les rendre inoffensifs; on les interrompra par des temps de repos, et cela d'autant plus que l'enfant sera plus jeune.

Jusqu'à sept ans les jeux et les exercices musculaires peuvent être les mêmes pour les filles et pour les garçons; mais, à partir de cet âge, les exercices violents seront réservés aux petits garçons et aux jeunes gens. Le grand air est encore meilleur que l'exercice.

On n'étiolera pas les filles en les tenant immobiles, oisives et enfermées. La bicyclette leur sera utile comme aux garçons, elle agit favorablement sur la nutrition en activant la respiration et la circulation et en provoquant les excrétions cutanées, la sueur, etc.

Mais il faut en user avec modération quant à la vitesse et à la distance parcourue, et savoir éviter les refroidissements quand on s'arrête. Sous ce rapport, la surveillance des parents sera indispensable.

La natation est recommandée éloquemment par Fonssagrives.

La gymnastique athlétique peut amener le surmenage du cœur et des poumons, des troubles de la digestion, sans parler des accidents; la répétition irraisonnée des mouvements exagérés dans un sens peut produire des déviations du côté du squelette; aussi, chez les jeunes enfants, doit-on être sobre de la gymnastique aux appareils et avoir surtout recours à des mouvements diversement combinés, ou exercices d'assouplissement.

La gymnastique hygiénique doit se résumer à peu de chose, à quelques exercices simples, méthodiques, graduels, qui n'exigent aucune fatigue musculaire, car l'exercice prématuré arrête la croissance (on l'a vérifié chez l'homme comme chez les animaux domestiques que l'on fait travailler trop tôt).

Les exercices pratiqués en Suède ont suffisamment fait leurs preuves dans ce pays pour que leur introduction en France soit ardemment souhaitée. Il faut y joindre, pour nos écoliers et nos écolières, les jeux de toutes sortes et surtout les jeux de plein air.

« C'est une sélection de ces deux genres que la *Ligue girondine de l'éducation physique* préconise et qu'elle a pu, grâce au bienveillant concours des chefs de l'Université, introduire dans le milieu scolaire du Sud-Ouest.

« Mme Wœrn, gymnaste médecin de l'Institut Liedbeck, de Stockholm, a fait des cours à mesdames les institutrices, et les programmes officiels de toutes nos écoles communales de filles comportent actuellement des exercices de gymnastique suédoise.

« L'exemple de l'académie de Bordeaux, acceptant et encourageant la *Ligue girondine*, montre bien ce que l'on peut obtenir. Que l'essai tenté ici soit autorisé, prescrit même, dans toutes les académies de France, que les Sociétés d'anciens élèves se mettent dans le mouvement, et voilà créé sur tout le territoire de la République cet enseignement qui permet aux enfants de devenir des hommes. Le programme de la Ligue girondine pourrait servir de type et être adopté dans les différentes régions de notre pays; uniformité dans les exercices d'ordre physiologique, en s'inspirant, dans les jeux de plein air, des préférences locales.

« Le jour où tous les enfants de nos écoles primaires et tous nos collégiens et lycéens, garçons et filles, seront exercés à ces jeux et exercices, un service immense aura été rendu à notre pays. Nous verrons alors nos enfants plus éveillés, plus hardis, mieux musclés, plus résistants enfin aux causes nombreuses de maladies qui affligent l'enfance scolaire.

« Les poumons, mieux oxygénés dans une poitrine plus large, avec des épaules plus hautes et une colonne vertébrale plus droite, se défendront mieux contre les germes infectieux si nombreux dans toute agglomération humaine. » (Docteur GILBERT LASSERRE.)

6. **Surmenage.** — Mais autant l'exercice et la gymnastique sont indispensables à l'enfant, autant le surmenage serait désastreux. Le surmenage physique ne neutralise pas le surmenage intellectuel, les deux s'additionnent; l'un épuise notre cervelet, l'autre épuise notre cerveau. Gardons-nous donc d'obliger un enfant à de rudes efforts musculaires dans le but de le reposer d'un long travail de l'esprit : nous ne ferions qu'ajouter une fatigue à une autre fatigue.

7. **Entraînement.** — L'entraînement est le correctif naturel du surmenage physique. En graduant l'exercice avec sagesse, en augmentant peu à peu les efforts à effectuer, on arrive à augmenter considérablement la somme du travail musculaire que l'on peut fournir sans fatigue.

8. **Éducation physique.** — Le développement corporel n'est pas le seul résultat obtenu par l'éducation physique; celle-ci doit viser aussi le développement de la volonté, de l'énergie, de la discipline et du sang-froid. En s'asso-

ciant et en s'organisant *par les jeux et pour les jeux,* les enfants et les jeunes gens élèvent leur niveau moral; toutes les facultés de l'intelligence sont exercées en même temps que tous les muscles et que toutes les parties du corps.

« Assouplir, fortifier, endurcir l'animal, dit Max Leclerc, voilà pour l'éducation physique; dans cet animal vigoureux mettre un caractère bien trempé, une âme simple et forte, franche, loyale et indépendante, voilà pour l'éducation morale. Cela pourrait se résumer ainsi : *créer une personnalité.* »

« Montaigne n'a-t-il pas dit : *Ce n'est pas une âme, ce n'est pas un corps qu'on dresse, c'est un homme?* »

CHAPITRE II

Alimentation.

§ 1er. — ALLAITEMENT NATUREL.

1. *Allaitement.* — 2. *Allaitement maternel.* — 3. *La mère doit nourrir.* — 4. *Cas où elle doit s'abstenir.* — 5. *Choix de la nourrice.* — 6. *Surveillance à exercer sur la nourrice.* — 7. *Changement de nourrice.* — 8. *Hygiène de la nourrice.* — 9. *Pratique de l'allaitement naturel.*

1. **Allaitement.** — C'est surtout pour la grande question de l'allaitement, si souvent méconnue des mères les mieux intentionnées, qu'il sagit d'avoir des règles bien établies.

Le choix d'une nourrice, la qualité du lait, la réglementation des tetées, la stérilisation, le régime du sevrage, sont autant de problèmes dont dépend la vie de l'enfant.

La première nourriture, la seule qui lui convienne, est le *lait*.

Il y a plusieurs sortes d'allaitement. Il est *naturel* quand il est fait par une femme; *maternel* quand c'est la mère qui nourrit; *mercenaire* si c'est une étrangère; *artificiel* quand il est fait par un animal; *mixte* lorsque l'on ajoute au lait de la nourrice du lait fourni par un animal.

2. **Allaitement maternel.** — La plupart des animaux, en naissant, sont beaucoup plus favorisés que l'homme. Ils sont vêtus, ils marchent, ils nagent; quelques-uns savent chercher leur nourriture; le bébé humain mourrait de froid si on ne l'habillait, et de faim si on ne le mettait au sein; mais, dès qu'on l'en approche, il ouvre

la bouche, saisit le mamelon, le presse entre ses lèvres et aspire : *il tette.* « Il ne sait faire que cela, mais il le fait bien, presque toujours; ce lait est la seule nourriture parfaite du nouveau-né; sa constitution diffère de celle de tous les autres laits. » (PINARD.)

Les premiers jours le lait maternel n'est pas encore du véritable lait : c'est un liquide roussâtre qu'on nomme *colostrum,* qui purge le bébé et lui fait rendre le *méconium* (première selle, d'un vert noirâtre, de l'enfant naissant). Cela vaut mieux que les sirops de chicorée, de pêches, de rhubarbe, etc., qu'on lui donne si souvent.

Ce lait devient chaque jour plus nourrissant; il augmente avec les besoins de l'enfant, sous l'influence de ses succions.

3. **La mère doit nourrir.** — Le lait de la mère convient mieux que tout autre au bébé : aussi est-ce un devoir impérieux pour elle de le lui donner. Une mère qui ne nourrit pas son enfant n'est qu'à moitié mère, et si le nourrissage comporte des fatigues, de l'assujettissement, de l'abnégation même, que de douces joies ne donne-t-il pas en compensation! Une mère qui peut nourrir et qui ne le fait pas n'est pas digne d'être mère; elle ne devrait pas avoir le droit de priver son enfant de la nourriture naturelle qui lui est due, et que rien ne remplace pour lui.

On est beaucoup plus exigeant pour une nourrice étrangère que s'il s'agit de la mère. Par exemple, on n'acceptera pas une étrangère si elle ne peut nourrir que d'un seul sein, tandis que, dans les mêmes conditions, on tentera un essai d'allaitement par la mère.

Il y a des femmes qui n'ont pu nourrir leur premier enfant parce qu'elles étaient trop jeunes, trop faibles ou malades à ce moment-là, et qui, se trouvant dans de meilleures conditions, mènent à bien un second allaitement.

4. **Cas dans lesquels elle doit s'abstenir.** — Malheureusement, il est des cas où une mère ne *peut* et ne *doit* pas nourrir. Toutes les fois qu'elle est atteinte d'une maladie transmissible par son lait, elle doit s'en abstenir;

il en est de même si elle est épuisée, très anémiée ou d'une nervosité excessive, épileptique, hystérique, etc., ou si elle est atteinte de paludisme ou d'empoisonnement par le plomb; si son tempérament peut agir sur son lait en en altérant la qualité, ou sur le tempérament futur de l'enfant; enfin, si ses seins, mal conformés, sans mamelons, ne peuvent être tetés par le bébé.

L'analyse chimique peut montrer que le lait de certaines nourrices est médiocre et insuffisant pour l'alimentation de l'enfant. Dans ce cas, il ne faut pas hésiter à changer de nourrice. D'ailleurs, chaque fois qu'un enfant *ne profite pas,* et qu'en même temps la nourrice ne paraît pas jouir d'une santé suffisante, il est bon de soumettre le lait à l'analyse chimique.

Quand une mère ne peut nourrir, pour une raison ou pour une autre, elle se résout à prendre une nourrice, qu'elle s'efforce de garder chez elle. Elle la surveillera nuit et jour et sera payée de son abnégation par la bonne santé de son enfant. La nourrice prise à la maison, dans l'intérieur de la famille, est la seule qui puisse réellement remplacer la mère, sous l'œil vigilant de celle-ci.

La loi Théophile Roussel interdit aux mères de vendre leur lait avant que leur bébé ait atteint le septième mois, assurant ainsi à l'enfant pauvre le lait maternel auquel il a droit tout comme les autres; mais cette loi n'est malheureusement pas appliquée, ou l'est bien rarement.

5. **Choix de la nourrice.** — Le choix de la nourrice est chose délicate. Il ne faut la prendre ni trop jeune ni trop vieille (de vingt-cinq à trente ans), en tout cas n'ayant pas moins de vingt ans et pas plus de trente-cinq; elle ne sera ni grasse ni maigre; ses seins doivent présenter au toucher des nodosités, être sillonnés de veines bien développées, et recouverts d'une peau fine. En pressant sur le mamelon on le fera saillir, et il en jaillira du lait en arrosoir. Les meilleures glandes mammaires ne se trouvent pas toujours dans les seins les plus développés; ceux-ci sont remplis de graisse, et non de

glandes. Des dents par trop cariées feront craindre un mauvais état de l'estomac. On évitera les femmes dont la peau répand une odeur forte (les rousses généralement). On jugera de la valeur du lait d'une nourrice par l'état de santé de son enfant.

S'il faut qu'une nourrice se porte bien, elle doit aussi être pourvue des qualités morales qui permettent d'avoir confiance en elle.

Il vaut mieux choisir une nourrice à la campagne qu'à la ville. En ville, le plus souvent, les nourrices sont mal logées, elles ont trois ou quatre enfants et leur mari à soigner, leur ménage à faire, tout cela dans une seule chambre où l'air et la lumière manquent; la mère nourrira son enfant au biberon plutôt que de le donner à une nourrice dans de pareilles conditions, car, chez les pauvres gens, les travaux passent avant tout, et l'on ne sacrifie rien ou presque rien à l'enfant qui paye.

6. **Surveillance à exercer sur la nourrice.** — Si l'on place le bébé à la campagne, les parents devront exercer une surveilllance incessante pour s'assurer que leur enfant est soigné consciencieusement. Quelques nourrices aiment les enfants qui leur sont confiés et les soignent comme leur propre enfant; mais il n'en est malheureusement pas toujours ainsi; aussi, toutes les fois qu'on le peut, vaut-il mieux prendre la nourrice chez soi.

Jamais l'enfant ne sera soigné aussi bien que par sa mère. « L'enfant a-t-il moins besoin des soins de sa mère que de sa mamelle? a dit J.-J. Rousseau. D'autres femmes, des bêtes même, peuvent lui donner le lait qu'elle lui refuse... La sollicitude maternelle ne se supplée point. »

7. **Changement de nourrice.** — Si une première nourrice ne s'acquitte pas bien de ses fonctions, il faut en changer, le changement de lait n'ayant aucun inconvénient, dit Périer, malgré le préjugé si répandu qu'il est dangereux pour l'enfant de changer de nourrice.

Quelques nouveau-nés supportent très bien le lait d'une

nourrice mercenaire, mais il n'en est pas toujours ainsi : ce lait est souvent trop vieux et trop gras, et il est bon de donner à l'enfant, immédiatement après la tetée, une cuillerée à café d'eau de Vals ou de Vichy.

8. **Hygiène de la nourrice.** — Une nourrice doit changer le moins possible ses habitudes et son régime. Le sommeil et des promenades journalières lui sont indispensables; elle ne fera aucun excès, s'abstiendra surtout de liqueurs et de mets épicés et aromatisés, et fera un usage modéré du café, du thé et du vin. L'alcool passe dans le lait, est absorbé par le nourrisson et le rend nerveux, agité. Il provoque chez lui des insomnies et jusqu'à des convulsions; ces troubles cessent dès que la nourrice suspend l'usage de l'alcool. On surveillera donc tout particulièrement les excès possibles des nourrices mercenaires.

Une femme qui allaite ne prendra aucun médicament s'il ne lui a été prescrit par le médecin.

Une violente colère, une émotion subite, une frayeur, peuvent faire perdre le lait momentanément ou définitivement à la nourrice et provoquer de la diarrhée chez le nourrisson.

On veillera à ce que la nourrice soit d'une propreté parfaite sur elle-même; quelques bains lui seront très salutaires, ils atténueront l'odeur désagréable de certaines femmes et calmeront l'état nerveux qui peut se communiquer à l'enfant par le lait.

La nourrice fera un exercice modéré; si une maladie ou la mauvaise saison empêche l'enfant d'aller à la promenade, il faut tâcher de faire sortir la nourrice. On ne soignera pas la nourrice comme une grande dame; elle n'est que trop portée généralement à se faire choyer. Il faut qu'elle travaille, vaque aux travaux du ménage, et dans la journée qu'elle couse ou reprise. L'occupation, si elle ne va pas jusqu'à la fatigue, est salutaire à sa santé et bien préférable à l'oisiveté, qui peut la porter à la boisson, ou à des lectures ou à des idées malsaines.

9. **Pratique de l'allaitement naturel.** — Dans les premières semaines de sa vie, chaque fois que l'on veut mettre l'enfant au sein, il faut laver le mamelon avec de l'eau tiède ayant bouilli, à l'aide d'un petit tampon d'ouate hydrophile ou d'un linge lavé à l'eau bouillante; on essuie ensuite le mamelon avec un second tampon d'ouate hydrophile sèche ou un linge sec, mais ayant été lavé à l'eau bouillante.

On fait le même nettoyage lorsque l'enfant a fini de teter.

Pour mettre celui-ci sérieusement à l'abri de toute contagion, la nourrice ne donnera le sein qu'à lui seul.

Elle fera vider complètement un sein au bébé avant de lui présenter l'autre et les lui donnera alternativement, évitant de les refroidir en les couvrant, soit avec son mouchoir, soit avec un foulard plié en quatre. Elle n'y mettra jamais d'ouate et se gardera de les comprimer, car c'est le meilleur moyen de faire passer le lait.

Pendant les trois ou quatre mois qui ont précédé la naissance de l'enfant, la future nourrice a bien fait de laver ses mamelons matin et soir avec de l'eau-de-vie ou du rhum tenant en suspension du tanin en poudre. Cela lui évite bien des souffrances les premiers jours de l'allaitement et peut empêcher les crevasses de survenir.

Crevasses. — S'il s'en produisait malgré cette précaution, le meilleur moyen de les guérir (et en même temps le plus rapide) serait de les enduire constamment du mucilage de graines de coings dont nous avons expliqué la préparation à propos des engelures et des gerçures.

Ce mucilage n'a pas le mauvais goût de tous les onguents employés ordinairement dans ce cas, et les bébés peuvent sucer sans inconvénient le bout de sein qui en est enduit; si les crevasses saignent au point que l'enfant risque d'avaler du sang mêlé au lait, il ne faut pas le laisser teter, car cela le rendrait malade.

Certains enfants voudraient toujours avoir le mamelon dans leur bouche. Ils s'endorment au sein; mais dès qu'on le leur retire, ils recommencent, non à teter, mais à suçoter le bout du sein. Il faut les en empêcher; ils provoqueraient ainsi la macération du mamelon et l'exposeraient aux crevasses, aux inflammations, aux abcès, aux lymphangites qui peuvent en être la conséquence.

On ne les laissera pas au sein plus de vingt minutes, et on les éveillera s'ils s'endorment pendant la tetée.

Manière de donner le sein. — La jeune mère peut rester étendue dans son lit, cela la fatigue bien moins que de

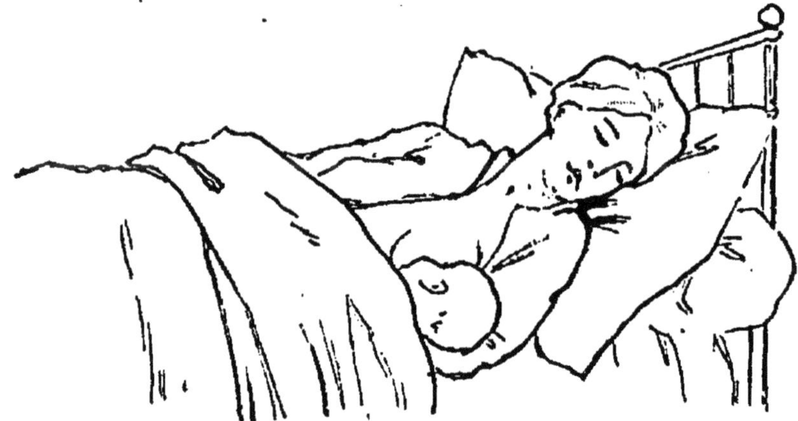

Fig. 81. — Manière de donner le sein en restant couchée.

s'y asseoir. Pour donner le sein, elle se tourne sur le côté, en se penchant légèrement; on couche le bébé le long de son corps, de telle façon que la bouche soit au niveau du sein; avec son bras légèrement écarté la mère retient le bébé et empêche qu'il ne roule hors du lit. De sa main restée libre elle prend le bout du sein et le met dans la bouche du bébé, qui, le plus souvent, le saisit avidement; elle lâche alors le mamelon, mais presse sur le sein pour éviter qu'il ne bouche les narines de l'enfant, ce qui l'empêcherait de teter; il étoufferait et serait obligé de lâcher prise toutes les fois qu'il voudrait respirer.

Quelquefois l'enfant prend le sein, puis l'abandonne, s'agite, crie, il est maladroit ou paresseux, rendu impatient par des difficultés qu'il rencontre; la mère doit alors presser le bout de son sein pour en faire jaillir quelques gouttes dans la bouche du bébé récalcitrant; le plus souvent il est affriandé ainsi et se remet à teter. S'il refuse

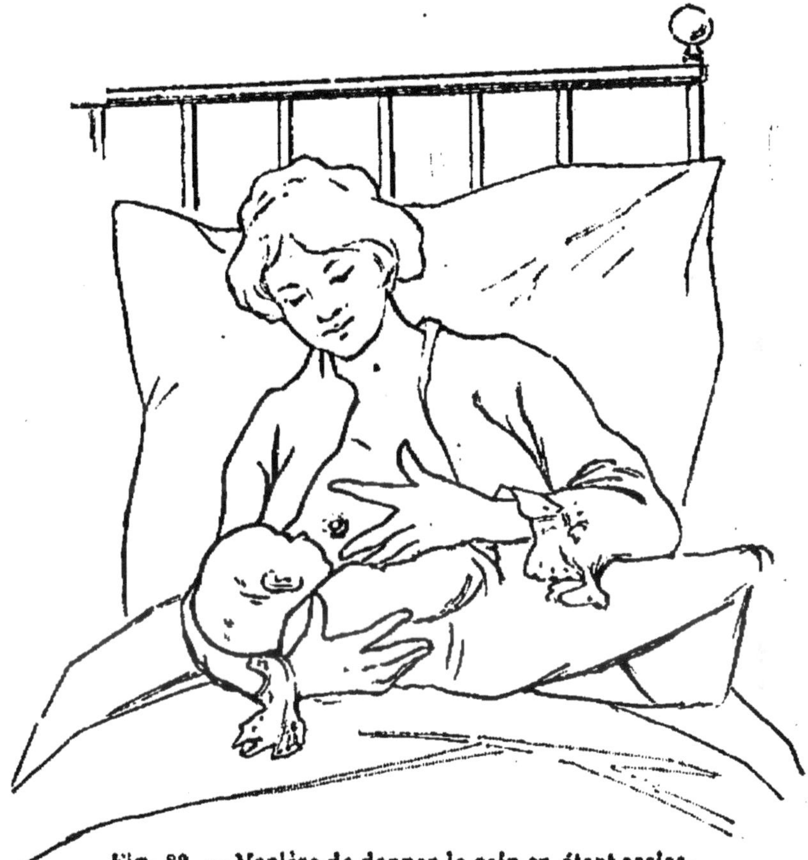

Fig. 82. — Manière de donner le sein en étant assise.

obstinément le sein, on le remet dans son berceau et l'on attend qu'il soit mieux disposé : il a besoin de peu les premiers jours de sa vie; mais s'il persistait à refuser le sein, on ne le laisserait pas s'affaiblir par un jeûne prolongé et l'on en aviserait le médecin.

Premières tetées. — Si la montée du lait chez la mère ou l'arrivée d'une nourrice se faisait trop attendre, et si l'enfant paraissait affamé, on pourrait momentanément l'alimenter avec de l'eau bouillie légèrement sucrée et tiédie, dont on donnerait une ou deux cuillerées à dessert toutes les deux heures ; on y ajouterait, si cela devenait nécessaire, un peu de lait, mais il faut s'efforcer de ne lui donner que le sein.

Régler les tetées. — On met l'enfant au sein toutes les deux heures environ, et moins souvent pendant la nuit; mais on proportionne le nombre des tetées à ses besoins, à son appétit et à sa force; si l'on veut qu'il devienne robuste, on le règle; il faut lui laisser le temps de digérer son repas, et permettre au lait de la nourrice de se renouveler suffisamment. Si l'enfant tette trop souvent et sans mesure, il rejette le lait qu'il a pris, et son estomac est vide; il réclame à chaque instant le sein, et n'y trouve pas assez de lait, ou ce lait n'a pas eu le temps d'acquérir les propriétés nutritives suffisantes, et la mère n'a pas de repos. (Il ne faut pas oublier que le repos de la nuit est aussi nécessaire à la nourrice qu'une bonne alimentation.)

Faut-il laisser dormir l'enfant? — Il ne faut jamais éveiller l'enfant pour le mettre au sein, à moins qu'il ne soit très faible et que son sommeil se prolonge au delà de trois heures pendant le jour et de cinq ou six heures pendant la nuit.

Si le sommeil a duré plus de trois heures dans la journée, on rapprochera ensuite les tetées. Il y a des bébés qui dorment toute la nuit sans se réveiller : ils tettent suffisamment le jour. Mais il n'en est pas toujours ainsi; certains bébés dorment toute la journée et veulent rester éveillés la nuit; si on leur donne le sein, si on les promène en chantant, ils se taisent, ouvrent leurs yeux tout grands et suivent la lumière; dès qu'on les pose ils recommencent à crier : ce sont déjà des enfants gâtés et volontaires. L'éducation doit commencer dès la naissance, et lorsque l'on est certain que l'enfant ne souffre pas, qu'il n'a pas faim et que rien ne le gêne, on le laisse crier. Il finit par s'endormir. Au bout de quelques nuits, avec un peu de fermeté et beaucoup de patience, on lui a donné de bonnes habitudes, qu'il conservera pour son plus grand bien et pour celui de sa mère.

Le plus souvent lorsque l'enfant a fini de teter, il dort. On le prend doucement pour ne pas le réveiller, et on le pose dans son berceau en évitant de le redresser. S'il reste dans une position presque horizontale, la tête et les épaules légèrement soulevées seulement, il vomit beaucoup moins.

Enfants débiles. — Quand un enfant dort toujours ou paraît dormir, quand il reste silencieux et tranquille dans son berceau et ne réclame pas le sein, il ne faut pas se réjouir; sa sagesse peut n'être que de la faiblesse. Il mourrait d'inanition si l'on ne savait pas y remédier et si l'on s'endormait dans une fausse et dangereuse sécurité. On réussit souvent à le ranimer en le tenant très chaudement, et au besoin en le mettant dans un bain sinapisé; on peut le gaver ou le nourrir par les narines (comme il sera indiqué plus loin) jusqu'à ce que, ranimé, il ait la force de prendre le sein.

Certains enfants se contentent de sucer et ne tettent pas : la mère s'assurera que son nourrisson avale réellement en écoutant s'il fait entendre le bruit de *glou* qui seul révèle un mouvement de déglutition. Si le bébé s'endort avant d'avoir suffisamment teté, on le réveille et on le remet au sein; on ne le recouche que lorsqu'on est sûr qu'il a terminé son repas.

La quantité de lait prise par le bébé dont le développement est normal, est nulle ou à peu près dès les premiers jours, mais augmente rapidement et d'une façon considérable jusqu'à la fin du premier mois. A partir de ce moment l'augmentation est beaucoup moins accusée, et il en est ainsi jusqu'à la fin de la première année. Un nouveau-né prend le premier jour de 0 à 20 cuillerées à café au maximum; le troisième jour, de 20 cuillerées à café à un quart de litre au maximum; du cinquième au trentième jour, d'un demi-litre à un litre au maximum.

A partir de ce moment jusqu'à la fin de la première année la quantité peut augmenter encore, mais de très peu, car il est rare de rencontrer des enfants âgés d'un an qui prennent plus de cinq quarts de litre.

La capacité physique de l'estomac du nouveau-né est petite; elle n'excède pas dans les premiers jours 40 à 50 centimètres cubes, c'est-à-dire le quart d'un verre ordinaire. Si l'on veut, la première semaine, que l'enfant prenne une quantité supérieure de lait, on saura qu'on est exposé à distendre, à dilater son estomac. Puis cet organe augmente rapidement de volume; il peut dès la seconde semaine contenir facilement 70 à 80 centimètres cubes; la troisième semaine, 80 à 90 centimètres cubes; le deuxième mois, 140 centimètres cubes; le cinquième mois, 250 centimètres cubes; le sixième mois, 500 centimètres cubes. Ces chiffres nous donnent à peu près le poids maximum de chaque tetée aux différents âges du nourrisson.

« Ils veulent dire que le premier mois l'enfant ne doit pas prendre en moyenne plus de 60 à 90 grammes de lait par tetée; que le second mois il doit se borner à des tetées de 100 à 120 grammes; le troisième mois, il peut aller à 140 grammes, puis à 150 et jusqu'à 200 grammes. » (Comby.)

Ce chiffre ne sera jamais dépassé; on pourra même souvent rester en deçà.

La quantité de 200 grammes représente à peu près un grand verre. Il est bien rare qu'un nourrisson prenne cela dans une tetée, même à huit ou dix mois, et il n'est pas nécessaire d'aller si loin. Quand l'enfant commence à prendre une nourriture supplémentaire, chaque petit repas remplace une tetée

§ 2. — ALLAITEMENT ARTIFICIEL ET MIXTE.

1. *Dangers à éviter ; précautions à prendre.* — 2. *Choix du lait.* — 3. *Contamination du lait.* — 4. *Ébullition.* — 5. *Stérilisation.* — 6. *Coupage du lait.* — 7. *Pratique de l'allaitement artificiel.* — 8. *Allaitement mixte.*

1. Dangers à éviter; précautions à prendre. — Sur cent enfants nourris au sein, il en meurt 29,44; s'ils sont élevés au biberon cette proportion atteint 47,85. Il faut donc reconnaître que ce mode d'allaitement est détestable ; mais, comme il n'est pas en notre pouvoir de le supprimer, il faut l'étudier dans ses détails et le rendre le moins dangereux possible.

Bien exécuté dans de bonnes conditions, avec intelligence, par la mère elle-même sous l'œil du médecin, avec des précautions très minutieuses, l'allaitement artificiel peut être dépouillé d'une grande partie de ses dangers.

Tout autre aliment que le lait est un poison pour l'enfant; aussi, lorsque la mère est privée de nourrir elle-même et qu'elle ne peut avoir une nourrice, faut-il recourir à l'*allaitement artificiel.*

2. Choix du lait. — Quel lait doit-on préférer? Chacun offre des avantages et présente des inconvénients.

Lait d'ânesse. — Le lait d'ânesse est plus sucré et contient plus de beurre que celui de femme; c'est cependant celui qui s'en rapproche le plus. Malheureusement il est cher et rare, l'ânesse perdant son lait quand on lui enlève son ânon ; on ne peut donc s'en procurer facilement et en quantité.

De plus, lorsque l'enfant a atteint trois ou quatre mois, ce lait n'est plus assez nutritif pour lui. C'est justement le moment où l'on peut commencer, d'après Tarnier, à donner du lait de chèvre.

Lait de chèvre. — Celui-ci est bien moins sucré et contient beaucoup plus de beurre que celui de femme, aussi est-il moins bien digéré. Il offre néanmoins de grands avantages ; la chèvre étant réfractaire à la tuberculose, son lait peut être bu sans subir l'ébullition, donné

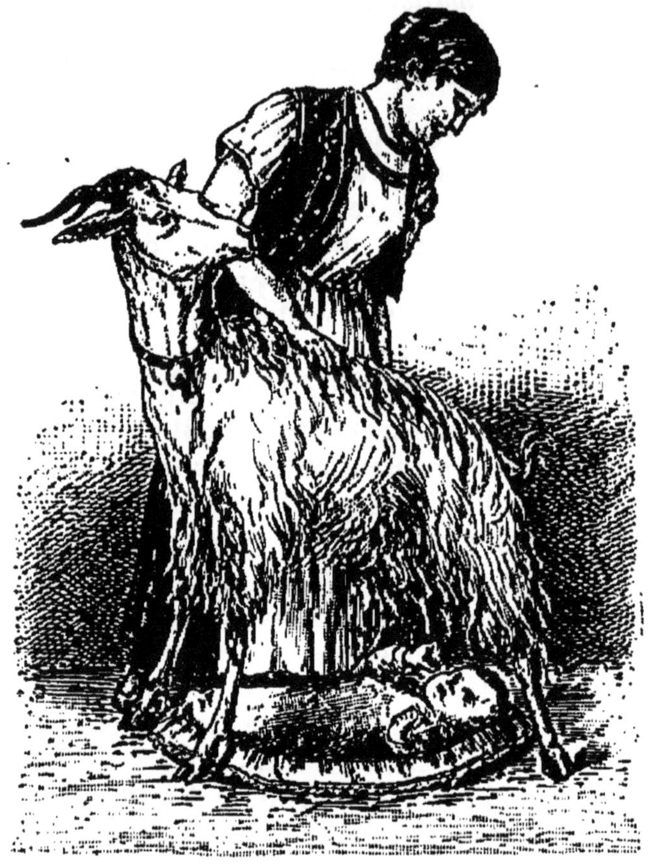

Fig. 83. — Enfant allaité par une chèvre.

vivant en quelque sorte, puisqu'il peut être pris au pis même de la chèvre. Celle-ci s'attache si bien à son nourrisson qu'on en a vu aller d'elles-mêmes lui présenter ses mamelles lorsqu'il pleure. Une chèvre ne coûte pas cher, n'est ni encombrante ni difficile à nourrir, et on en trouve à peu près partout.

Si, pour finir un allaitement, vers cinq ou six mois,

on veut recourir à la chèvre, on en choisira une bonne et de préférence ayant un jeune lait. Les chèvres qui ont les poils bancs et touffus sont celles qui répandent le moins d'odeur; celles qui n'ont pas de cornes seront préférées : elles risqueront moins de blesser leur nourrisson.

On les nourrira de luzerne sèche, de tourteaux de maïs, de carottes et d'herbe verte; elles vivront le plus possible au grand air.

On règle l'enfant comme s'il prenait le sein de sa mère. Le bébé, couché dans un berceau plat, est mis entre les jambes de la chèvre; ou celle-ci se couche sur un tapis épais, et l'enfant est étendu le long de son corps sur un petit oreiller; on lui met le pis dans la bouche, et il est bien entendu que le pis est lavé avant et après la tetée, ainsi que les lèvres de l'enfant, comme dans l'allaitement maternel. L'on surveille l'animal, qui par un mouvement brusque pourrait blesser l'enfant.

Lait de truie. — Il serait plus rationnel, pour l'allaitement artificiel, de donner au nouveau-né le lait d'un animal omnivore parmi les animaux domestiques. D'après Mme Roy-Duc, la truie serait la nourrice de choix; son lait est abondant, elle n'est pas prédisposée à la tuberculose, et l'on peut varier son régime à volonté; aussi son lait devrait être préféré à celui de vache; mais ce mode d'allaitement ne passera pas facilement dans nos mœurs.

Lait de vache. — Le lait de vache tient le milieu entre celui de l'ânesse et celui de la chèvre. Il y en a partout en abondance, il n'est pas cher, aussi peut-on dire que la vache est, pour l'enfant privé de sa mère, la vraie nourrice artificielle; mais l'allaitement au lait de vache demande de grandes précautions.

3. Contamination du lait. — A propos de la prophylaxie de la tuberculose, nous avons expliqué le danger qu'il y a à consommer le lait de vache non bouilli.

Par l'intermédiaire des linges, de l'eau de lavage des

ustensiles ou ajoutée par fraude, le lait reçoit le bacille typhique. D'après M. le docteur Vincent, dans une ferme, à Aire, 36 personnes en quatre mois furent atteintes par le fait d'un ouvrier malade dont on avait lavé le linge dans un bassin qui servait à rincer les ustensiles.

Le lait des vaches malades de fièvre aphteuse peut transmettre des aphtes.

Quelques personnes croient bien faire en donnant toujours à l'enfant le lait de la même vache, elles s'imaginent avoir ainsi un lait uniforme. C'est une erreur : le lait varie d'un instant à l'autre suivant le régime de la bête, et peut être dangereux si celle-ci devient malade sans qu'on s'en aperçoive, ce qui est si souvent le cas. Il vaut beaucoup mieux donner le lait mélangé de toute une étable, du *lait moyen,* comme on l'appelle. Il est beaucoup plus uniforme et moins dangereux. Mais le lait offre encore d'autres dangers : le pis de la vache peut être sale; le lait trait avec des mains mal nettoyées, mouillé avec une eau suspecte, ou recueilli dans des récipients d'une propreté douteuse; enfin, consommé quelquefois seulement vingt-quatre heures après la traite.

Or, si le lait contient de 10 à 320 microbes par centimètre cube au moment où il sort de la vache, M. Miquel en a trouvé 6,300,000 vingt-cinq heures après la traite. Il n'est donc pas étonnant que sur cent enfants qui succombent dans leur première année, il y en ait plus de cinquante, c'est-à-dire plus de la moitié, qui meurent de maladies intestinales !

4. **Ebullition.** — Si nous ne pouvons pas toujours éviter de consommer du lait écrémé ou *baptisé,* ou provenant de vaches malades ou mal nourries, nous pouvons toujours détruire les germes qu'il contient.

Lorsque le lait est glacé, le froid empêche sa décomposition et le développement des microbes qu'il renferme, mais il ne les détruit pas; la chaleur est indispensable pour atteindre ce résultat. Le lait *monte* entre 75° et 80°.

Si on le retire du feu alors, il n'a pas bouilli, et les germes qu'il contient n'ont pas péri. Pour cela, il faut qu'il bouille à 100° ou à 101°. En le mettant dans un vase à moitié plein on peut le porter à l'ébullition. Au moment où le lait s'agite sous la peau qui se forme à sa surface, on crève cette peau, et l'on voit bien vite se former de gros bouillons; on est sûr alors qu'il bout.

Cette ébullition doit durer au moins cinq minutes. Le lait est ensuite versé dans un vase qui a été bien ébouillanté et a séché sans être essuyé. On le bouche soigneusement, avec un bouchon d'ouate. Il peut ainsi se conserver tout un jour, il est *pasteurisé*.

5. **Stérilisation.** — Si le lait est soumis pendant quelques minutes à une température de 107° à 108°, il est moins agréable au goût et à la vue, mais il ne provoque ni coliques, ni diarrhée verte, ni désordres intestinaux. Si ce lait est absolument stérilisé par un chauffage sous pression à 125°, il perd sa digestibilité. Il faut donc préférer celui dont le chauffage est resté aux environs de 100°.

Le lait de vache contient encore des germes; mais ceux-ci ne sont pas nuisibles, et ce lait est plus facilement digéré que le lait de vache non stérilisé.

M. le professeur Budin, qui a été un des premiers à faire usage du lait stérilisé, a imaginé un appareil qui a été exécuté par divers fabricants.

Celui de Gentile possède un bouchon en caoutchouc en forme de clou, assujetti par un disque métallique au moyen d'une ficelle.

Celui de Mathieu est fermé par une capsule en caoutchouc.

Une instruction spéciale sur la manière de s'en servir accompagne chaque appareil.

Le docteur Lédé a imaginé un procédé pour stériliser le lait à domicile sans appareil spécial et à peu de frais, très pratique pour les petits ménages.

Voici comment on procède :

Chaque matin, on fait sa provision de lait dans un pot

quelconque, bouilli, égoutté et non essuyé. On le verse dans autant de petites bouteilles que l'on veut préparer de tetées, chaque bouteille ne devant contenir que le liquide nécessaire à un repas. S'il en reste, on le jette, ou, en tout cas, on ne le donne pas à l'enfant.

Ces bouteilles, bouillies dans de l'eau salée, rincées à l'eau bouillante ordinaire et égouttées, doivent contenir un tiers de plus que la quantité de liquide nécessaire. On les remplit aux deux tiers de lait pur ou coupé d'eau bouillie, ou d'eau de Vals ou de Vichy, on les installe dans un support quelconque, panier à verre en osier, en fil de fer, en fer-blanc, etc., et l'on place le tout dans une marmite, un pot à feu, à fond rond, etc., en interposant un trépied, une couronne de paille ou de foin entre le support et le fond de la marmite. Celle-ci contient de l'eau salée ou additionnée de cristaux de soude. Cette eau doit atteindre la face inférieure du support, mais ne pas dépasser la moitié des flacons. On ferme ensuite le récipient, dont on maintient le couvercle à l'aide d'un poids, d'un fer à repasser, d'une grosse pierre, etc. On porte l'eau à l'ébullition, pendant trois quarts d'heure. On laisse un peu refroidir, on découvre la marmite et l'on coiffe chaque bouteille avec un bouchon ordinaire enveloppé d'ouate, ou, de préférence, avec des bouchons en caoutchouc de Budin. (Ces bouchons ont été consciencieusement ébouillantés.) On les assujettit après complet refroidissement, et l'on conserve les flacons au frais. Au moment de s'en servir, on les chauffe au bain-marie à 37°, température qu'a naturellement le lait de la femme.

On ne les transvase jamais; seulement on remplace le bouchon par une tétine en caoutchouc, que l'on ébouillante après chaque tetée.

Il faut faire la stérilisation du lait le plus tôt possible après la traite; sans cela, on chauffe un lait déjà altéré, on tue les germes, mais on ne détruit pas les principes microbiens, toxines, etc., déjà formés.

Certains industriels évaporent le lait sur des cylindres

et conservent le produit épaissi après stérilisation; ils en préparent des laits concentrés en pâtes et en poudre. Ces produits peuvent être très commodes si on vient à manquer de lait en voyage, ou dans les pays où l'on ne peut s'en procurer.

Le lait de vache doit être sucré, dix grammes par litre en moyenne (ce qui représente environ un morceau et demi du sucre cassé à la mécanique que l'on trouve actuellement dans le commerce).

6. **Coupage du lait.** — Dans son contact avec l'estomac, le lait de femme se coagule en petits caillots, et celui de vache en gros caillots; aussi, selon la composition du lait et les forces digestives de l'enfant, on *coupe* plus ou moins, ou on ne coupe pas du tout ce lait; on n'emploie en tous cas, pour cet usage, ni bouillons, ni eau panée, ni aucune tisane quelconque, mais simplement de l'eau bouillie, ou, selon le cas, de l'eau de Vals ou de Vichy, ou de l'eau bouillie additionnée d'une pincée de bicarbonate de soude ou d'une cuillerée à café d'eau de chaux.

7. **Pratique de l'allaitement artificiel.** — Voici les conseils donnés par l'Académie de médecine pour le coupage du lait :

« Première semaine, moitié lait, moitié eau, en donner deux à trois cuillerées à bouche toutes les deux heures. Pendant les jours suivants, jusqu'à la fin du premier mois, deux tiers de lait pur et un tiers d'eau; quatre à cinq cuillerées à bouche toutes les deux heures, selon la tolérance de l'estomac.

« Dès le commencement du deuxième mois, le coupage du lait pourra être réduit au quart (trois quarts de lait pur, un quart d'eau), et la dose du liquide portée à un demi-verre environ toutes les deux heures. Au troisième mois et les mois suivants, cette dose sera d'un verre toutes les trois heures. Ce n'est qu'à partir du troisième mois que le lait sera donné pur. »

On mélange l'eau au lait et l'on stérilise le tout ensemble

de façon à n'avoir qu'à chauffer le flacon, et y placer la tétine au moment de le donner à l'enfant. Mais, nous le répétons, il n'est pas toujours utile de couper le lait; certains médecins préfèrent en donner moins et le donner pur. S'il est allongé d'eau il en faut davantage pour nourrir l'enfant, ce qui risque de dilater l'estomac outre mesure. Ce lait est donné soit à la cuillère, soit au verre, à la tasse, ou au biberon.

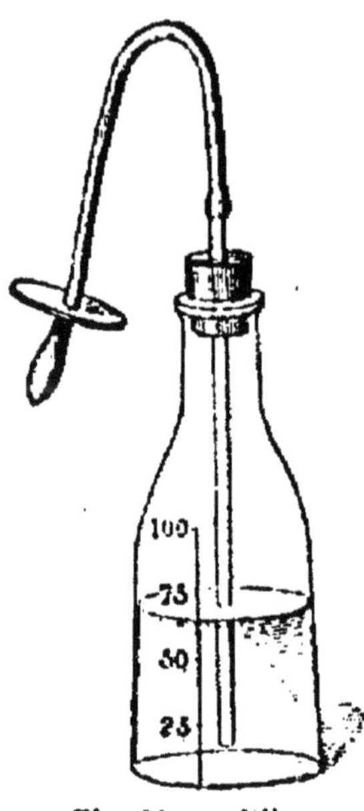

Fig. 84. — Biberon qu'il ne faut pas employer.

Ces trois premiers procédés ont un grand inconvénient; le bébé est fait pour teter, pour sucer, et par ces différents systèmes il ne le peut pas, et la salive ne se mêle pas à ses aliments en quantité suffisante.

Au biberon. — Le biberon est préférable, mais un biberon en verre, de n'importe quelle forme, pourvu qu'elle permette un nettoyage facile et complet.

Une tétine en caoutchouc naturel et non vulcanisé y sera seule adaptée; elle sera ébouillantée comme le flacon. On ne se servira *sous aucun prétexte* du biberon à tube : il est meurtrier. Dès que l'enfant aura fini de teter, le petit flacon et la tétine en caoutchouc seront nettoyés à l'eau bouillante, rincés de même et mis à tremper dans de l'eau bouillie jusqu'au prochain repas. On n'abandonnera jamais le biberon dans la bouche de l'enfant; il faut toujours le surveiller.

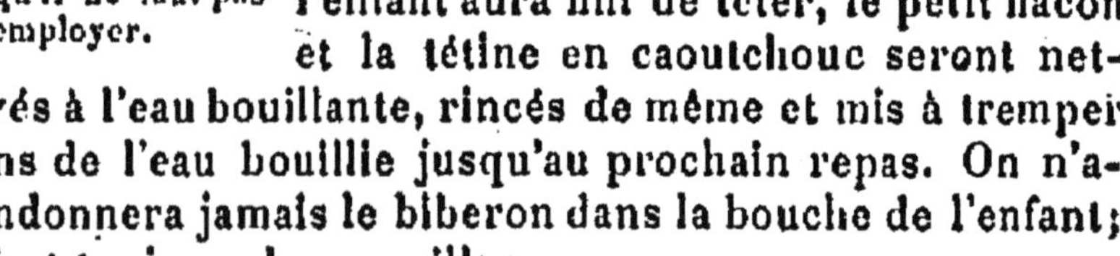

On peut donner le biberon au bébé couché dans son berceau, ou en le maintenant debout entre les genoux; on met la tétine dans sa bouche; il ne doit pas teter gloutonnement, mais prendre de temps en temps un moment de repos, pendant lequel on peut lui parler ou le distraire, afin qu'il mette environ un quart d'heure à vider sa bouteille.

Gavage. — Lorsque l'enfant n'a pas la force de teter, on ne le laisse pas mourir d'inanition, on le nourrit par le *gavage*, introduit par Tarnier à la Maternité de Paris en 1884. Il consiste à faire prendre le lait de femme à l'aide d'une sonde en gomme n° 20, de Charrière (c'est un tube en caoutchouc gros comme une plume d'oie et long de 15 centimètres).

On maintient l'enfant étendu à moitié, la tête en arrière, et on glisse sur la base de la langue le tube préalablement enduit de glycérine neutre, qui en facilite le glissement. Il arrive aisément dans l'estomac. L'autre bout du tube supporte un petit entonnoir en verre contenant environ 15 centimètres cubes et dans lequel on verse du lait; celui-ci, grâce à l'action de la pesanteur, tombe dans l'estomac; il n'y a plus qu'à retirer rapidement le tube, sans quoi le lait pourrait remonter et être rejeté. On lave ensuite ce tube avec le plus grand soin et on le fait tremper dans une solution boriquée à 4 p. 100.

Par des gavages trop copieux on tuerait l'enfant; il faut donner une cuillère à café, puis deux, chaque heure. Si le gavage est bien conduit, il n'y a pas de vomissements, l'enfant a des selles normales et il progresse sans avoir l'apparence bouffie de ceux qui sont trop gavés. A mesure qu'il se fortifie, on l'habitue peu à peu à prendre le sein, et l'on obtient de bons résultats.

Un procédé plus simple, par conséquent plus pratique, est celui du docteur Henriette, de Bruxelles, et de R. Saint-Philippe. Il consiste à coucher l'enfant la tête un peu renversée en arrière et à introduire le lait par une narine, au moyen d'une petite cuillère ou d'une seringue qu'on place juste à l'entrée des fosses nasales sans jamais l'enfoncer, pour ne pas produire d'éternuement. Les enfants supportent très bien ce mode d'alimentation; ils ne s'engouent jamais, même lorsqu'ils pleurent, et comme un peu de lait parvient chaque fois dans leur bouche, ils se lèchent bientôt les lèvres; peu à peu on les voit faire des mouvements de déglutition, et l'expression de leur petite physionomie montre bientôt qu'ils éprouvent une réelle jouissance.

Dans le cas de malformation de la bouche et des lèvres (bec-de-lièvre, gueule-de-loup, etc.), l'enfant ne pourra qu'être gavé ou nourri à la cuillère.

L'allaitement par le nez s'impose lorsque l'enfant ne peut faire les mouvements de déglutition.

8. **Allaitement mixte.** — Les ouvrières, les professeurs, les femmes d'affaires ou celles qui sont en service, en un mot, celles qui sont retenues hors de chez elles pour gagner leur pain et celui de leurs enfants, les femmes mondaines qui abandonnent leur foyer une partie de la journée ou de la nuit, au mépris de tous leurs devoirs, et passent à côté du bonheur pour courir après le plaisir, sont dans l'impossibilité de nourrir complètement leurs enfants ; elles peuvent employer l'*allaitement mixte* comme moyen terme.

On y a recours aussi lorsque le lait de la mère est insuffisant, ce qui arrive quelquefois dans les premières semaines ou vers le milieu ou la fin de l'allaitement.

Quand les bouts de sein sont peu saillants ou mal conformés, le bébé s'épuise au sein maternel et ne s'y rassasie pas. Il se fatigue avant d'avoir pris la ration qui lui est nécessaire, surtout s'il est faible et délicat. On complète alors son repas par l'allaitement artificiel jusqu'à ce que le bébé soit devenu plus vigoureux, ou que le bout du sein se soit allongé sous l'influence de la succion.

Les bébés paresseux ou faibles se rebutent facilement et ne font pas ou ne peuvent pas faire l'effort nécessaire pour se nourrir en tetant. Dans ce cas aussi il faut, pendant quelque temps, recourir à l'allaitement mixte. Si les circonstances le permettent, le mieux est de donner à l'enfant du lait d'ânesse les premiers mois et de le lui faire prendre au pis de l'animal. Sinon, on a recours au lait de vache stérilisé, coupé et sucré comme nous l'avons déjà indiqué.

Quand on fait usage de l'allaitement mixte, il est bon

de donner d'abord le sein à l'enfant et de terminer ensuite son repas par du lait d'animal. Le lait de femme facilite la digestion de ce dernier, dit Pinard; le *lait de femme est le digestif du lait de vache,* car il donne les ferments nécessaires à sa digestion. Une autre raison est que, plus un sein est teté, plus il donne de lait.

Quand un nourrisson a pris au sein une quantité insuffisante de lait et qu'on lui donne, deux heures après, du lait de vache, quand on remplace une tetée par un biberon, on donne un premier repas insuffisant, et, pour le second, on prive le bébé de l'action digestive si bienfaisante du lait de sa mère. C'est donc une mauvaise pratique.

Quand les bébés auront atteint de quatre à dix mois, on pourra essayer l'*alternance,* c'est-à-dire donner une fois le sein, une fois le biberon; si l'enfant supporte bien ce régime, on n'a qu'à le continuer, ce qui donne plus de liberté à la nourrice; sinon, on recommence à faire précéder le repas au biberon d'une petite tetée.

Il va sans dire que l'allaitement mixte exige les mêmes précautions que l'allaitement artificiel.

Pendant la canicule la surveillance sera encore plus rigoureuse; c'est la saison des *entérites,* c'est la saison meurtrière pour les enfants privés du lait maternel.

Il est très difficile alors de conserver le lait, qui, d'une heure à l'autre, s'altère et se corrompt : de là des maladies intestinales qui se font sentir jusque dans la deuxième année.

La poussée des dents demande aussi une active surveillance, elle prédispose l'enfant à toutes sortes d'affections.

§ 3. — SURVEILLANCE DE L'ALLAITEMENT.

1. *Nécessité de cette surveillance.* — 2. *Selles.* — 3. *Urines.* 4. *Pesées.* — 5. *Balance du pauvre.*

1. Nécessité de cette surveillance. — Il faut aussi s'assurer que l'allaitement réussit bien : « Quand un enfant prospère, dit Périer, il a une expression de gaieté qui est particulière à cet âge; il est vif, ses yeux ont de l'éclat, sa figure est bien remplie et ses joues fermes. Il a le corps volumineux et la peau tendue, les fesses saillantes, dures et parsemées de fossettes rouges marbrées. Son appétit est égal et régulier. »

Si le sein est très plein et que le lait s'en échappe facilement, l'enfant avale à chaque succion, faisant entendre ce bruit bien connu de *glou;* quelquefois même on voit couler le lait de chaque côté de sa bouche; l'enfant se repose quelques secondes et se remet à teter.

Méfions-nous; en quelques minutes il aura pris une ration suffisante. S'il est glouton, il continuera et rejettera immédiatement le trop-plein par une *régurgitation;* celle-ci ne doit pas être confondue avec le *vomissement,* qui se produit parfois un quart d'heure, une demi-heure, une heure après la tetée; ce vomissement signifie que le lait a été mal digéré; la régurgitation signifie seulement que l'estomac du bébé est trop plein.

D'autres bébés, après cinq à six succions, n'avalent pas; c'est que la nourrice n'a pas assez de lait ou que celui-ci ne sort pas facilement du mamelon, ou bien que le nourrisson est trop faible.

Si l'enfant pâlit en tetant et s'endort au sein sans avoir fait beaucoup de mouvements de déglutition, il est fatigué et non rassasié. Il s'endort vite, parce qu'il se fatigue en vain, mais il ne tarde pas à se réveiller et à protester par ses cris, tandis que l'enfant rassasié reste tranquillement éveillé, les yeux tout grands ouverts, dans son berceau, et finit par s'endormir pendant une heure ou deux, car, au début de sa vie, l'enfant bien portant ne fait guère que teter et dormir.

2. Selles. — Ses *évacuations* doivent être l'objet de la surveillance maternelle la plus scrupuleuse. Un bébé qui se *salit* et se mouille bien est un bébé qui digère bien. Il doit le faire au moins une fois, au plus quatre fois par jour. Si un bébé n'a qu'une selle par jour ou une tous les deux jours, cela signifie généralement que son alimentation est insuffisante ou au contraire trop substantielle. S'il a la diarrhée, il est *mal* ou *trop* alimenté.

Mais la *quantité* n'est pas la seule chose à examiner dans les selles du bébé; la *qualité* est pour le moins aussi importante. Les matières doivent être molles, bien liées, *jaune clair* ou *jaune-bouton-d'or*, ressemblant à de la mayonnaise ou à des œufs brouillés. Les selles blanchâtres ne sont pas d'un bon indice; si elles sont vertes, il faut s'inquiéter. Elles commencent par être jaunes au moment de l'émission, verdissant au contact de l'air; mais lorsque l'état s'aggrave, elles sont déjà vertes quand l'enfant les évacue. Si les matières ne sont pas bien liées, elles forment des grumeaux comme du blanc d'œuf coagulé qui vient strier des selles verdâtres presque liquides. Si, en séchant, elles font une tache qui s'agrandit et empèse le linge, c'est que l'intestin est malade; dans ce cas, elles provoquent une inflammation de la peau des fesses, qui est très douloureuse. La fétidité des selles est aussi un symptôme fâcheux.

En résumé, plusieurs évacuations par jour de couleur jaune et n'ayant pas d'odeur signifient que le bébé tette suffisamment et digère bien.

Une évacuation par jour signifie que probablement le bébé *tette insuffisamment;* il faut alors *augmenter son alimentation.* Huit à dix évacuations indiquent que le bébé *tette trop,* surtout si les selles sont trop liquides et vertes : il faut alors *diminuer son alimentation.* Quand les matières évacuées sont vertes et d'odeur fétide, la digestion est franchement mauvaise; il faut en rechercher la cause et la faire disparaître. L'eau de chaux, l'eau de Vals, l'eau de Vichy, le phosphate de chaux dans de l'eau de riz, mêlés au lait stérilisé, suffisent ordinairement; mais si les caractères normaux ne reprennent pas rapidement, on se hâtera d'appeler le médecin, surtout si cela se produit pendant les mois d'été.

3. **Urines.** — Le bébé qui *tette bien* et qui *digère bien* se *mouille abondamment.*

Les urines sont transparentes, *incolores* et sans odeur. Un bébé qui urine peu, à moins qu'il n'ait de la diarrhée, est un bébé dont l'alimentation est insuffisante. Ceux qui sont soumis au nourrissage artificiel peuvent avoir des urines odorantes et teintées.

Quand le régime lacté cesse d'être exclusif l'urine devient moins claire, plus dense, et sa composition se rapproche de celle de l'urine des adultes; l'enfant se mouille alors beaucoup moins souvent.

A partir de cinq ou six mois il cesse parfois d'uriner la nuit, et si l'on a le soin de le présenter sur le vase à une heure assez tardive dans la soirée et le matin de bonne heure, il ne souille plus ses couches.

Un enfant bien portant, bien dressé, doit être propre à deux ans.

4. **Pesées.** — Les *pesées* sont un moyen de contrôle qu'il ne faut pas négliger. On pèse l'enfant avant une tetée et, si possible, après qu'il s'est mouillé et sali; en tous cas, on notera s'il a l'intestin et la vessie vides ou pleins au moment où on le met dans la balance.

Pour éviter de refroidir l'enfant on peut le peser tout habillé, à la condition toutefois de déduire du poids obtenu celui des vêtements.

Pour peser l'enfant on peut remplacer un des plateaux de la balance par une petite planche, une corbeille, un plateau un peu plus long que le bébé; on y installe celui-ci de façon qu'il soit à l'aise et ne puisse ni rouler ni tomber. On tare à l'avance pour éviter tout calcul et tout sujet d'erreur.

Si l'enfant paraît prospérer on n'a besoin de le peser qu'une fois par semaine environ; on fait alors la moyenne de ce qu'il a gagné par jour. Si, au contraire, il inspire des inquiétudes, on le pèse journellement; enfin, si l'on a des doutes sur la nourrice, la balance est le meilleur et même le seul moyen de se rendre compte de ce qu'il a teté; en le pesant avant et après son repas on voit ce qu'il a pris au sein.

Les premiers jours de sa vie un bébé diminue de poids; il a repris du cinquième au septième jour celui qu'il avait à sa naissance. A partir de ce moment, on observe que l'augmentation continue et est en moyenne, pendant :

Le 1er mois	de 15 à 30 gr.	par jour,	de 500	à 1 000 gr.	par mois.
2e	—	20 à 35	—	800	1 200	—
3e	—	20 à 40	—	800	1400	—
4e	—	15 à 30	—	450	900	—
5e	—	10 à 20	—	300	600	—
6e	—	10 à 15	—	300	450	—

L'augmentation diminue progressivement; à la fin de la première année, elle est réduite à 3 ou 4 grammes par jour. Le poids moyen est, à cet âge, de 9 kilos environ.

C'est donc dans les premiers mois, et surtout dans le deuxième et le troisième, que l'augmentation est le plus sensible.

Mais ce sont là des moyennes, et dans la pratique quotidienne combien il y a de différences! Tel bébé d'un mois n'augmente que de 15 grammes tout en ayant une alimentation convenable, tout en tetant et en digérant bien, alors qu'un autre augmente de 30 à 40 grammes par jour.

L'augmentation n'est pas uniforme; aussi, dans les cas ordinaires, vaut-il mieux ne peser les enfants que toutes les semaines et faire une moyenne.

Par des pesées hebdomadaires on se rend compte de l'augmentation ou de la diminution du bébé.

S'il diminue, il souffre certainement; s'il augmente faiblement, sans s'alarmer trop vite, il faut exercer une surveillance attentive; mais ces renseignements sont insuffisants et demandent à être bien interprétés.

5. **Balance du pauvre.** — Sans balance, il est facile de juger par l'aspect général si le bébé se porte bien.

Tout bébé en *parfait état de santé,* bien nourri, a, quand il ne dort pas, une physionomie bien éveillée; sa figure est plus ou moins pleine et ronde; son regard est vif; sa peau est lisse, bien tendue et transparente; ses chairs sont fermes; son ventre n'est pas volumineux, et, quand il crie, son cri est vigoureux.

Tout bébé *mal nourri* est plus ou moins pâle; son regard est éteint ou triste; la peau est sèche ou ridée; les tissus sont mous et flasques; son cri est faible, voilé; il geint.

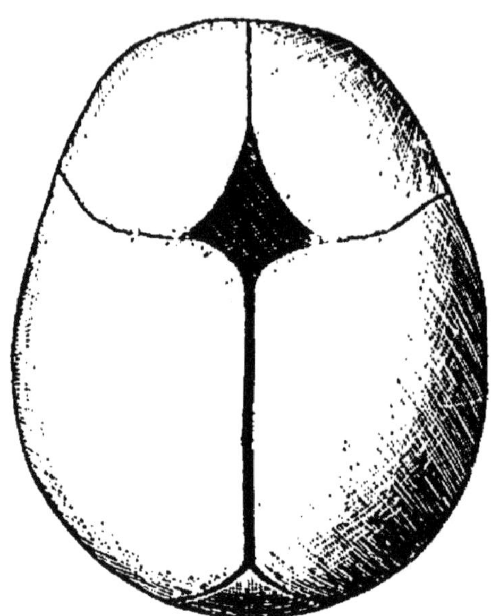

Fig. 85. — Fontanelles.

« On appelle l'espace membraneux qui sépare les os du crâne des bébés une *fontanelle*, ou communément une *fontaine*.

« Quand un bébé est en parfaite santé, dit Pinard, la *suture membraneuse* est plus ou moins large, et la fontanelle est souple et légèrement tendue.

« Quand, au contraire, le bébé est mal nourri, la suture se rétrécit, les bords des os se rapprochent et même chevauchent l'un sur l'autre et la fontanelle est déprimée, excavée; elle forme un creux appréciable au doigt et visible à l'œil. »

§ 4. — SEVRAGE ET ALIMENTATION APRÈS LE SEVRAGE.

1. *Moment du sevrage.* — 2. *Soins à donner à la nourrice au moment du sevrage.* — 3. *Alimentation des enfants après le sevrage.* — 4. *Alimentation pendant la seconde et la troisième enfance.* — 5. *Boissons.*

1. Moment du sevrage. — On appelle *sevrage* la suppression de l'allaitement au sein. Pour les enfants allaités artificiellement il n'y aurait donc pas de sevrage proprement dit. Le sevrage doit plutôt être envisagé comme le moment où l'on passe du régime lacté exclusif au régime lacté mixte. À côté de la suppression des tetées vient l'adjonction d'aliments autres que le lait.

Il y a deux règles absolues pour le sevrage :

Jamais de sevrage brusque;

Jamais de sevrage avant dix mois passés.

« Le sevrage ne peut et ne doit être raisonnablement opéré à date fixe, dit Gillet; il faut être opportuniste et choisir, selon les circonstances, le moment favorable. »

L'allaitement prolongé est une mauvaise chose. Il est nécessaire que, dans le cours de la deuxième année, l'enfant prenne une autre nourriture que celle qui lui est fournie par le sein.

Chez les bébés qui ne prennent que du lait au sein pendant leur deuxième année, l'évolution des dents ainsi que la marche sont retardées.

Les enfants ne trouvent plus dans le lait fourni par le sein les matériaux, les substances nécessaires aux frais d'une vie plus active et d'un accroissement musculaire et osseux plus accusé.

Voilà pourquoi le sevrage se fait dans de bonnes conditions vers la fin de la première année ou dans le cours de la deuxième.

Mais si l'allaitement exclusif n'est pas à conseiller, le sein doit être conservé le plus longtemps possible.

Les enfants les plus beaux, les plus sains, les plus vigoureux, sont ceux qui ont teté le plus longtemps. En Afrique et en Asie, l'allaitement est prolongé trois ou quatre ans. Au Japon, il n'est pas rare de voir des enfants de trois ou quatre ans interrompre leurs jeux pour courir demander le sein à leurs mères qui les surveillent. Dans ce pays, grâce sans doute à cette prolongation de l'allaitement maternel, on constate que la mortalité des jeunes enfants est très faible comparativement à la mortalité des petits Français. « Au Japon, 270 enfants sur 1,000 meurent avant l'âge de cinq ans; en France, la mortalité atteint 341 pour 1,000.

L'état de la dentition ne sera pas pris en grande considération pour le sevrage, puisque tous les aliments solides sont exclus de l'alimentation de l'enfant; mais le sevrage se fera progressivement, peu à peu, après avoir habitué le nourrisson à prendre des aliments légers, tels que potages au lait, panades, etc., et dans l'intervalle qui sépare les poussées dentaires.

A moins de force majeure, on ne doit pas sevrer un enfant :

1° Pendant les grandes chaleurs (de mai à octobre);

2° Pendant une éruption dentaire;

3° Pendant une indisposition.

Si le bébé tombe malade pendant le sevrage ou peu après, on reprendra pour lui l'usage exclusif du lait. S'il arrivait qu'un bébé devînt malade peu de jours après le sevrage, il y aurait formelle indication à renoncer à celui-ci et à revenir à l'alimentation lactée, soit par le lait de femme au sein, soit par le lait de vache stérilisé.

2. **Soins à donner à la nourrice au moment du sevrage.** -- Lorsque les seins ne sont plus tetés ils deviennent durs, tendus, et cette gêne peut durer quelques jours. La nourrice évitera de se fatiguer; elle observera une diète relative et boira le moins possible. Elle pourra se purger, mais ce n'est pas indispensable, et se procurera un grand soulagement en comprimant ses seins avec de l'ouate, après les avoir enduits d'huile d'amandes douces chaude ou d'huile de camomille camphrée.

3. **Alimentation des enfants après le sevrage.** — Depuis le sevrage jusqu'à l'apparition de la vingtième dent l'aliment fondamental des enfants doit être le lait. On en donne un litre environ dans les vingt-quatre heures, en prenant toutes les précautions déjà indiquées; et, comme le sevrage ne doit pas être brusque (cet avis d'Hippocrate a été partagé par tant d'autres!), on ajoute peu à peu du pain, des biscottes, des biscuits ou de

petites bouillies de farine de céréales, telles que froment, orge, avoine; ou des fécules, telles que l'arrow-root; ou du vermicelle, du tapioca, de la semoule; etc.; non en pâte épaisse avec des grumeaux, mais une sorte de crème semi-liquide obtenue en versant dans le lait qui bout la farine préalablement bien délayée dans un peu d'eau froide et en remuant constamment pendant un quart d'heure environ sur un feu doux. On ajoute à la bouillie un peu de sucre ou du sel, et plutôt du sel que du sucre; plus tard, un peu de beurre; elle ne doit servir que pour un repas, car il ne faut jamais la faire réchauffer.

On donne de préférence de la crème de riz ou du racahout si l'enfant est un peu relâché; la fécule de pommes de terre et la farine d'avoine dans le cas contraire.

Exceptionnellement, et en petite quantité vers la fin de la deuxième année, de la *purée de pommes de terre*.

La *bouillie au pain*, qui est excellente, se prépare de la façon suivante : on fait cuire de la mie de pain au four, de manière qu'elle soit à peine caramélisée, et avec de l'eau ou du lait et un peu de sucre on en fait une bouillie claire si l'enfant est jeune, et de plus en plus épaisse, à volonté, à mesure qu'il grandit.

L'*eau panée* préparée avec de la mie de pain bouillie pendant une heure et demie ou deux heures et sucrée, à l'eau ou au lait, est un bon intermédiaire entre le lait et les aliments plus substantiels

Lorsqu'on commence l'usage des œufs, entre douze et quinze mois, on n'utilise d'abord que le jaune, délayé dans le lait ou incorporé dans la bouillie. Un peu plus tard on donne l'œuf tout entier, mais toujours aussi frais que possible. C'est un aliment pur, et qui ne peut être contaminé, mais il ne faut pas en abuser et en donner, comme on le fait quelquefois, trois ou quatre par jour, car on provoquerait ainsi des indigestions et même de la diarrhée. Leur usage amène souvent de la constipation.

Peu à peu on donne au bébé du bouillon de poulet, de

veau, puis de bœuf, avec un peu de pain, de tapioca ou de semoule; s'il est relâché, on peut en faire un potage au riz crevé.

On tiendra compte, jusqu'à un certain point, des répugnances de chaque enfant pour tel ou tel aliment, et on surveillera la manière dont se font les digestions. Dès qu'un aliment nouveau amène des selles fétides ou plus fréquentes, on se hâtera de donner exclusivement ce que l'enfant digérait bien jusque-là, sous peine d'accident.

On l'a dit avec raison : *un bon repas doit commencer par la faim*. Si beaucoup de bébés ont une nourriture insuffisante, il en est plus encore à qui l'on donne une nourriture trop abondante et que l'on rend malades de cette façon.

Les repas auront lieu à des heures régulières et rigoureusement exactes. On ne donnera aux enfants, sous aucun prétexte, entre les repas, ni croissants, ni gâteaux, ni sucreries, ni chocolat, etc.

Il vaut mieux faire manger les enfants à part, et ne les mettre à la table commune que lorsqu'ils peuvent manger de tout. On leur évite ainsi bien des tentations, et aux parents bien des faiblesses coupables, causant bien des maladies aux chers petits qui veulent goûter de tout, et auxquels on ne résiste pas assez le plus souvent.

4. **Alimentation pendant la seconde et la troisième enfance.** — L'enfance, au point de vue du régime qui lui convient, peut se diviser en trois périodes :

1° La première période, ou *première enfance*, va de la naissance jusqu'à l'achèvement de la première dentition, c'est-à-dire jusqu'à deux ans ou deux ans et demi. Nous avons indiqué le régime à suivre pendant cette période.

2° La deuxième période, ou *seconde enfance*, va de la troisième année à la septième, c'est-à-dire de l'achèvement de la première dentition à la seconde. A cet âge, le régime lacté passe au second plan et les aliments solides tiennent une large place.

3° La troisième période, ou *troisième enfance*, va de la

septième à la quatorzième ou à la quinzième année; c'est l'âge scolaire, l'âge du travail cérébral, de l'exubérance physique, des jeux en commun, l'âge de la croissance. Ici le régime doit changer et la nourriture se rapprocher de celle des adultes, qu'elle dépasse même assez souvent en quantité.

2° *enfance.* — L'enfant ayant toutes ses dents, jouissant de ses mouvements, se livrant avec ardeur à la marche, à la course, aux jeux de plein air, ne saurait plus se contenter du régime lacté pur ou mitigé auquel on l'a soumis jusqu'alors. Il lui faut un régime à la fois plus riche et plus varié.

Le régime normal de la seconde enfance doit être simple : le pain bien cuit, les pâtes alimentaires faites avec le froment, sont à recommander.

Les préparations culinaires qui ont pour base la farine de blé jouent donc un grand rôle dans l'alimentation des enfants comme des adultes. On ne saurait trop conseiller le pain, les soupes, les potages au pain ou aux pâtes, le macaroni, les nouilles.

« Donner la soupe et le pain à discrétion, dit Fonssagrive, mesurer tout le reste. »

Les haricots, les fèves, les lentilles, sont des légumes très azotés et riches en phosphore. Ces légumes, bien cuits, bien assaisonnés (au beurre, à la graisse, à l'huile), réduits en purée, sont des aliments de premier ordre. En les faisant cuire il est bon de rejeter la première eau après qu'elle a bouilli quelques instants, et de la remplacer par d'autre eau chaude.

La pomme de terre, si répandue dans le monde civilisé, est bien inférieure aux légumineuses; elle contient cinq fois moins d'azote et d'acide phosphorique. Utile comme appoint, elle ne doit jamais faire la base de l'alimentation infantile. Le pain, les pâtes alimentaires (macaroni, nouilles, semoule, etc.), les légumes secs, les légumes verts cuits (épinards, salades, haricots verts, etc.), qui sont riches en potasse et en acides végétaux, seront donnés aux enfants ainsi que les fruits bien mûrs, cuits ou crus.

On évitera les viandes saignantes ou crues, qui peuvent donner le tænia et certaines maladies infectieuses, et qui, en tous cas, dépravent le goût et accroissent les fermentations intestinales.

Le porc, le canard, l'oie, lourds et indigestes pour les estomacs délicats, seront accordés exceptionnellement aux enfants, et les viandes noires et faisandées, le gibier, la charcuterie, les salaisons, les poissons fumés et salés, leur seront interdits. Le jambon maigre, pas trop salé, le bœuf, le veau, le mouton, bien cuits, la volaille (surtout le poulet), feront partie de leur menu.

Dans la seconde enfance, les poissons frais de mer ou d'eau douce constituent des aliments faciles à assimiler et légers à l'estomac. Tels sont : le merlan, le merlus, la rose, la sole, la truite de rivière, le carrelet, le turbot, la barbue, la daurade, le mulet, le rouget, etc.

L'anguille, le saumon, le maquereau, seront exceptés, comme étant trop gras ou trop lourds.

Les œufs, sous toutes les formes, surtout peu cuits, sont des aliments de premier ordre.

Les pâtisseries ne seront tolérées qu'exceptionnellement, sauf les gâteaux secs, les gaufrettes, les biscuits de toutes sortes, les gâteaux de rois, les madeleines, les meringues; les entremets sucrés : crèmes, lait réduit, œufs au lait, gâteaux de riz, etc., seront permis.

Le sucre n'est pas mauvais, à condition qu'il n'entre pas pour une trop grande part dans l'alimentation, car alors il échauffe, constipe les enfants, leur enlève l'appétit et peut provoquer des maladies d'estomac et des affections de la peau.

Les groseilles, à cause de leur acidité, les noix, noisettes et amandes, à cause de leur dureté; enfin les fruits secs, qui sont indigestes, seront interdits dans la seconde enfance. On permettra les pommes, les poires, les pruneaux, les abricots cuits en compotes ou en marmelade, et les pêches et les cerises additionnées de sucre, bien mûrs et non avariés.

Le nombre des repas sera de quatre :

A 7 heures du matin, soupe, potage, œuf, pain au beurre ou tasse de lait avec pain, etc. ;

A midi, solide repas avec viande, légumes, plat doux (laitage ou fruit) ;

A 4 heures, pain au beurre, à la confiture ou pain sec ;

A 7 heures du soir, comme à midi, mais moins copieux.

Le dernier repas doit être léger, pour que le sommeil soit tranquille et non interrompu par des cauchemars et des réveils en sursaut.

3e *enfance*. — L'enfant grandit, il travaille physiquement et cérébralement, parfois il se surmène : on doit le nourrir. L'appétit est très accusé, souvent impérieux. Il faut le satisfaire avec une large ration d'aliments azotés, gras et farineux. Le pain, les soupes épaisses, les viandes, les poissons, les œufs, les légumes verts et secs, tout est bon à ces estomacs affamés et complaisants.

« Les grands enfants peuvent ingérer bien des aliments qu'on leur avait donnés avec parcimonie ou refusés jusqu'alors. Ils mangent, pour ainsi dire, à discrétion, la viande et les légumes, sans parler des fruits, qui, par leurs éléments sucrés et acides, aident puissamment à la digestion des aliments carnés dont les enfants de cet âge ont une tendance à abuser. Il faut leur assurer une ration de croissance qui variera de l'un à l'autre au gré de l'appétit et des besoins de l'organisme ; aussi les aliments, bien préparés, seront-ils donnés en abondance et à discrétion. On évitera les mets recherchés, les condiments, les épices, les mets lourds, faisandés ou peu nutritifs, qui trompent la faim et ne livrent pas assez à l'assimilation. Quant aux pommes de terre, aux choux, aux légumes aqueux, aux navets, aux concombres, aux salsifis, aux carottes, etc., sans doute on peut les permettre comme assaisonnement, comme garniture, mais jamais on n'en fera le plat de résistance. »

Donc, la soupe, les œufs, les farineux, les pâtes et l'eau, doivent former le fond du régime alimentaire; la viande et le poisson viennent ensuite, le reste n'est qu'un accessoire, et les familles auxquelles de modestes ressources n'en permettent pas un usage régulier n'ont pas trop à le regretter. Un hygiéniste n'a-t-il pas dit : « Dans ce que l'on mange, il faut faire trois parts : la première, pour les besoins du corps; la seconde, pour la gourmandise; et la troisième, pour les maladies à venir, qu'une nourriture trop recherchée et trop copieuse ne manquera pas d'engendrer. »

Il faut que nos enfants prennent, tout jeunes, la coutume de manger lentement et de bien mastiquer. C'est de cette habitude que dépendra pour eux, en grande partie, l'avenir de leur estomac et de la nutrition de leur cerveau.

5. **Boissons.** — La question des boissons a une importance capitale dans le régime alimentaire des enfants. La plupart des enfants boivent trop. Les enfants nourris au sein risquent peu de boire trop de lait; cependant quelques-uns, très jeunes, très gloutons, ayant de bonnes nourrices, peuvent arriver à prendre 200 grammes par tetée au lieu de 130 grammes. On remédiera à cet excès (quand on aura pu, avec la balance, l'apprécier fidèlement) en restreignant la durée des tetées.

Dans l'allaitement artificiel l'excès de boisson est la règle. Les enfants sont voués à la diarrhée, au gros ventre, à la dyspepsie, au rachitisme.

A dix-huit mois, à deux ans, un demi-litre de liquide en vingt-quatre heures suffirait; l'enfant en prend un litre, un litre et demi, parfois deux litres. Il faut réagir contre cette tendance, contre cette habitude vicieuse. On ramènera graduellement à 500 ou 600 grammes la quantité des liquides absorbés (trois verres par jour). L'enfant qui mange de tout ne doit pas boire davantage. Si on le laisse livré à son penchant, il en souffre; les digestions sont lentes et pénibles, le sommeil est agité, troublé par des cauchemars et des terreurs nocturnes, par de la fièvre et des sueurs.

Jusqu'à trois ans on ne donnera pas de vin ni autres boissons alcooliques (bière, cidre, etc.), même diluées. Le lait et, à défaut de lait, l'eau pure, telle sera la boisson exclusive du jeune enfant. Plus tard on pourra donner un peu de vin coupé aux trois quarts ou aux quatre cinquièmes avec de l'eau, mais jamais de vin pur, de cidre pur, de bière pure, sauf pour la bière faible, non alcoolisée.

Le café, dont les classes pauvres abusent, ne convient pas aux enfants, à moins qu'il ne soit largement coupé de lait. Il ne sera jamais pris pur.

Quant aux infusions de plantes (tilleul, violettes, camomille, etc.), elles peuvent être données suivant le goût de l'enfant, mais toujours en quantié modérée. Les boissons les plus inoffensives, telles que les tisanes et même l'eau pure, prises entre les repas, dilatent l'estomac et enlèvent l'appétit. On ne permettra donc pas à l'enfant de boire en dehors de ses repas.

Dès qu'il présente des symptômes d'intolérance du tube digestif (diarrhée, vomissements, etc.), on ne lui donne que de l'eau pure pendant une journée, et l'on ne revient que graduellement au lait et aux autres liquides alimentaires.

Les enfants qui ont une maladie aiguë, une fièvre plus ou moins forte, doivent recevoir des boissons aqueuses en plus grande abondance que dans l'état de santé. Il faut à tout prix diluer leurs urines, solliciter les fonctions du rein et de la peau, et, pour cela, les faire boire. Les infusions chaudes, l'eau pure, seront données à discrétion. On y joindra le lait, qui servira d'aliment en même temps que de boisson.

CHAPITRE III

Soins aux enfants malades.

---

1. *Ophtalmie purulente.* — 2. *Coryza (rhume de cerveau).* — 3. *Otite.* — 4. *Sclérème.* — 5. *Hémorragies des nouveau-nés.* — 6. *Athrepsie.* — 7. *Choléra infantile.* — 8. *Millet, blanchet ou muguet.* — 9. *Anémie.* — 10. *Chlorose.* — 11. *Scrofule, adénite scrofuleuse.* — 12. *Végétations adénoïdes.* — 13. *Hypertrophie des amygdales.* — 14. *Dartres farineuses (pityriasis).* — 15. *Croûte de lait (impétigo).* — 16. *Dentition.* — 17. *Convulsions.* — 18. *Vers intestinaux.* — 19. *Chute du rectum.* — 20. *Scorbut infantile ou maladie de Barlow.* — 21. *Rachitisme.* — 22. *Coxalgie.* — 23. *Maladies scolaires.* — 24. *Myopie.* — 25. *Déviations.* — 26. *Coqueluche.* — 27. *Laryngite striduleuse (faux croup).* — 28. *Diphtérie (croup, angine couenneuse).* — 29. *Ourles ou oreillons.* — 30. *Fièvres éruptives.* — 31. *Rougeole.* — 32. *Scarlatine.* — 33. *Variole.* — 34. *Varioloïde.* — 35. *Rash.* — 36. *Varicelle.* — 37. *Fièvre typhoïde.*

Quand un enfant est malade, il faut bien se garder d'écouter les conseils des uns et des autres. Chacun donnera son avis, et il n'y en aura peut-être pas un de bon.

On appellera donc immédiatement le docteur; mais, en attendant, la mère observera son enfant, pour bien renseigner le médecin, car, comme le dit Périer, c'est la mère qui recueille les faits, et c'est le médecin qui les explique.

Nous nous bornerons donc à lui apprendre à observer l'enfant, lui indiquant les moyens d'éviter certaines maladies ou d'empêcher qu'elles ne s'aggravent. Sentinelles vigilantes, elles ne risqueront pas de nuire et pourront rendre les plus grands services.

En nous plaçant à ce point de vue, nous allons étudier les principales maladies en présence desquelles elle pourra se trouver.

1. Ophtalmie purulente. — Les nouveau-nés ont souvent les yeux rouges, larmoyants, mais leurs petites ophtalmies cèdent rapidement si l'on observe les règles d'asepsie rigoureuse que nous avons indiquées. Il ne faut pas s'alarmer au moindre indice, mais cependant on doit être averti que cela peut être le début d'une ophtalmie purulente, maladie à marche très rapide, qui fait tant d'aveugles.

Elle commence par une rougeur à l'angle interne de l'œil, suivie bientôt de l'accumulation d'une matière jaune et d'un gonflement qui, parfois, devient rapidement considérable; les yeux sont complètement fermés, l'enfant ne paraît pas souffrir, et souvent, dans son entourage, on croit qu'il a un *coup d'air* n'offrant aucune gravité.

Il n'y a pas une minute à perdre ; le médecin doit être prévenu aussitôt, et ses instructions seront religieusement suivies, car l'enfant, en vingt-quatre heures, peut devenir définitivement aveugle.

Ses yeux seront nettoyés à l'eau boriquée tiède. Pour cela, on renverse la tête du bébé et l'on ouvre de force, largement, ses yeux avec une main, tandis que de l'autre, à l'aide d'une seringue, d'un irrigateur, d'un injecteur ou d'un bock laveur, on nettoie complètement l'intérieur de l'œil et les paupières dans leurs replis les plus cachés; et cela dix et douze fois par jour, la nuit comme le jour, car une seule négligence peut coûter la vue à l'enfant. C'est donc une question de conscience, et l'on est bien coupable si l'on néglige le pauvre petit.

Le collyre prescrit par le médecin sera employé exactement comme il l'aura indiqué, et l'on observera une asepsie rigoureuse, ne se servant que d'eau récemment bouillie et d'ouate aseptique que l'on jette chaque fois. Les mains seront tenues chirurgicalement propres, car l'ophtalmie purulente est très contagieuse.

2. **Coryza (rhume de cerveau).** — Le coryza est très fâcheux chez les nourrissons. Il les empêche de teter : leur nez étant bouché, l'air ne peut plus y passer, et lorsqu'ils veulent prendre le sein, ils étouffent; ils lâchent le mamelon, se rejettent en arrière en criant, font une large inspiration et se jettent avec avidité sur le sein, qu'ils abandonnent bien vite pour respirer de nouveau par la bouche. Tant que dure leur coryza, leur alimentation est donc très difficile et très pénible; mais ce rhume leur fait encore courir d'autres dangers.

L'inflammation des fosses nasales peut se propager par la trompe d'Eustache à l'oreille moyenne, la rendre malade à son tour en provoquant ce qu'on appelle l'*otite moyenne;* aussi aucun coryza, si minime soit-il, ne doit être négligé chez l'enfant, cette inflammation de l'oreille pouvant se propager aux méninges.

Le traitement des complications du coryza relève du médecin. Toutefois, au début d'un coryza, on peut l'enrayer et soulager beaucoup le nourrisson en faisant sur son nez et ses tempes des onctions avec de la pommade camphrée. Celles que l'on fait avec du suif doivent être proscrites; elles sont dégoûtantes et peuvent même être dangereuses si le suif est sale ou provient d'animaux malades.

Comme les nourrissons enrhumés ne savent pas se moucher, il est bon de leur débarrasser les fosses nasales avec de l'ouate hydrophile roulée en cigarette; puis on introduit de la vaseline mentholée s'il y a des croûtes, sinon l'huile médicamenteuse indiquée plus haut.

3. **Otite.** — On s'assurera que l'enfant n'a pas d'écoulements d'oreille. Ils sont parfois si peu sensibles qu'ils passeraient inaperçus s'ils n'étaient révélés par une tache légère sur l'oreiller de l'enfant. Le médecin doit en être rapidement informé. Cette suppuration peut, en gagnant

le cerveau, amener une méningite, ou provoquer la surdité par des lésions du tympan; or, la méningite est souvent mortelle, et un enfant qui devient sourd avant quatre ans est fatalement sourd-muet. Il ne faut pas respecter cette suppuration de l'oreille *de peur qu'en la faisant passer elle ne se porte au cerveau,* comme le dit un préjugé populaire, car il n'y a pas méningite parce que l'écoulement a disparu, mais l'écoulement a disparu parce que le pus s'est dirigé vers les méninges.

Dans la campagne, quand on est loin du médecin, on peut, en attendant son examen, laver l'oreille en faisant passer dans le conduit auditif externe, à l'aide d'une petite seringue, de l'eau bouillie tiède (un demi-verre) contenant quatre gouttes de formol, trois fois par jour. Après cette injection, l'enfant évitera l'air froid et surtout le courant d'air.

4. **Sclérème.** — Le sclérème est une maladie qui survient ordinairement dans les dix à douze premiers jours de la vie. C'est le durcissement de la peau et du tissu cellulaire sous-cutané. Les bébés ainsi atteints commencent par avoir les jambes raidies; leur peau n'est plus souple; elle paraît sèche et comme parcheminée, ou plutôt donne, au toucher, la sensation du caoutchouc froid et épais. Le lendemain le ventre est atteint, puis les bras; le troisième jour, toute la surface du corps, tous les muscles, et en particulier ceux des joues; l'enfant ne peut donc plus teter, ne bouge plus; il est comme gelé. La voix est altérée, l'enfant paraît sourire, et il fait entendre des cris d'un caractère particulier, faibles, secs, clairs et métalliques et d'une tonalité égale depuis le commencement jusqu'à la fin.

La respiration est troublée; elle s'accomplit difficilement et semble insuffisante; le pouls est ordinairement faible et ralenti.

Il faut réchauffer ces pauvres petits par tous les moyens possibles : c'est le meilleur et presque le seul traitement à employer.

Pour les nourrir on les gave, et quand ils ne peuvent plus avaler, on les alimente par le nez.

Dès qu'on soupçonne le sclérème, il faut se hâter d'avertir le médecin, car les secours doivent être donnés le plus tôt possible, cette maladie se prolongeant rarement au delà de cinq ou six jours, lorsqu'elle doit se terminer par la mort; si elle rétrograde, le durcissement met ordinairement de quinze à trente jours pour disparaître.

5. **Hémorragies des nouveau-nés.** — Si un enfant pâlit et se refroidit, reste inerte, sans mouvement et sans cri, il faut se méfier et soupçonner une hémorragie.

Elle peut être intestinale et emporter très vite le nouveau-né; des ventouses et des sinapismes seront appliqués de suite, pendant qu'on ira chercher un médecin; on pourra, si le cas est grave et que le docteur tarde à venir, faire boire un peu de lait dans lequel on a mis de petits morceaux de glace, ou bien une goutte d'éther acétique dans une cuillerée d'eau glacée.

Les selles que l'enfant évacuera après une hémorragie du tube digestif seront d'un noir de suie ou auront l'aspect de goudron ou de raisiné mal cuit; cette coloration est due à la présence du sang, qui a subi un commencement de digestion; c'est ce que l'on nomme le *mélæna*.

6. **Athrepsie.** — Lorsque la balance montre qu'un enfant n'augmente pas de poids, il faut s'alarmer, car, pour lui, rester stationnaire, c'est maigrir.

S'il diminue, il est sérieusement malade, il est *athrepsique* ou en voie de le devenir (de *a* privatif, et *threpsis*, nutrition). Cet enfant dépérit visiblement; sa peau se plisse et commence à rougir par places, puis *s'entame*. On croit alors qu'il est échauffé, que son linge est trop gros, qu'on l'a nettoyé trop rudement, qu'on ne l'a pas changé assez souvent, etc.

Si ce sont réellement ces causes qui ont provoqué cet état de la peau, ces rougeurs cèdent à des lavages, à des lotions émollientes ou à l'eau de noyer. Mais, si elles sont dues à l'athrepsie, la rougeur persiste, l'érythème vésiculeux s'étend sur les jambes, sur les mollets, sur les cuisses; on y voit des points rouges sur lesquels il semble que la partie superficielle de la peau n'existe plus, il y a comme des ulcérations; c'est ce qu'on nomme l'*érythème athrepsique*. Il débute au talon et à la plante des pieds, qui sont rouges et luisants comme si la peau en était usée par le frottement, lorsque le bébé s'agite, et c'est bien un peu le cas. La peau de ces bébés, n'ayant aucune résistance, étant en quelque sorte dépourvue de vie, ne peut supporter le frottement des vêtements auxquels résiste celle des enfants bien nourris. Parfois, les ulcérations siègent du côté de la bouche; ce sont de petits kystes épidermiques, deux ou trois petits points blancs situés juste sur la ligne médiane du palais; elles ressemblent au muguet, mais n'ont rien de commun avec lui.

Les petits athrepsiques sont des enfants qui sont mal nourris, au sein ou au biberon. Ils manquent de lait, ou celui qu'on leur donne est de mauvaise qualité, ou en trop grande quantité, et pris dans de mauvaises conditions, à des heures irrégulières, etc. Ils commencent par souffrir d'inanition, parce que leur estomac et leur intestin ne peuvent plus absorber les aliments; puis leur organisme se dessèche en quelque sorte par la déperdition considérable de liquide qui se fait par la diarrhée; ensuite, l'enfant s'empoisonne lui-même, il y a auto-intoxication, parce qu'il absorbe les poisons qui se forment dans son tube digestif, et que ses reins, fonctionnant mal, ne peuvent éliminer les poisons qui encombrent les tissus; enfin, il y a infection de l'organisme par les microbes pathogènes qui pullulent dans le tube digestif.

Les troubles digestifs sont marqués par des alternatives de diarrhée et de constipation, et quelquefois par des vomissements; leurs selles contiennent des grumeaux blancs et des stries verdâtres, puis deviennent franchement vertes, fétides, tachant le linge comme nous l'avons indiqué.

Tantôt leur température est variable, tantôt elle s'abaisse franchement de 2 et 3 degrés même, tandis que les pulsations se ralentissent, tombent à 60 et même à 40 dans la dernière période de la maladie. La respiration est pénible et profonde, l'enfant souffre et pousse par instants des cris aigus; quelquefois il fait entendre presque constamment des cris plaintifs, qui augmentent au moment des selles.

« L'amaigrissement qui a débuté dès les premiers jours de la maladie s'accentue de plus en plus; les traits sont tirés, la face pâle et amoindrie; les yeux sont enfoncés dans leur orbite et sont entourés d'un cercle bleuâtre; les pommettes deviennent saillantes pendant que les joues se creusent; la peau du corps se ride et se flétrit, les chairs deviennent flasques, et tout le corps est sans énergie; l'enfant se laisse aller, il n'a pas de ressort, ses forces sont considérablement amoindries. Il a l'air d'un petit vieillard. Il n'a plus d'appétit, et si, par une sorte de mouvement instinctif, il saisit encore le sein, ses lèvres y restent fixées à peine durant quelques secondes; il s'en retire bientôt en jetant un cri, qui marque le désespoir où il est de n'y pouvoir rien prendre. S'il accepte encore le biberon, ce n'est que pendant un temps très court; il ne tarde pas à le refuser, et, incapable d'un effort, il ne boit plus qu'à la cuillère. Repoussant le lait, il ne boit plus que quelques gouttes d'eau sucrée. En dernier lieu, on ne peut rien introduire dans sa bouche, acide, rouge et tapissée de muguet : et pourtant on la voit s'ouvrir largement comme si elle cherchait à saisir quelque chose. » (PARROT.)

Cet état cachectique s'accentue de plus en plus, la diarrhée s'arrête, l'enfant n'émet plus que quelques gouttes d'urine, contenant de l'albumine ou du sucre; il a des régurgitations de lait putréfié, teinté d'une matière brunâtre, de mucus, qui s'échappe en même temps des narines.

L'athrepsie est moins fréquente en hiver, à la campagne et chez les enfants nourris au sein, qu'en été, à la ville, et chez les enfants élevés au biberon, car, dans ces derniers cas, les infections se produisent plus facilement. C'est ce qui arrive dans les crèches, dans les maternités et les hospices : les enfants, y étant accumulés, s'infectent les uns les autres.

Il est plus facile de prévenir l'athrepsie que de la guérir; elle ne se montre pas chez un enfant soumis rigoureusement à toutes les règles de l'hygiène que nous avons indiquées. Le retour à l'observation de ces règles et le changement de nourrice suffiront le plus souvent à le rétablir, dans la première période de cette terrible maladie. Si elle est plus avancée, le traitement sera indiqué par le médecin et rigoureusement suivi.

7. Millet, blanchet ou muguet. — Le *millet, blanchet* ou *muguet* est la terreur des familles. Dans la seconde enfance, ou chez les adultes, il est, en effet, d'une gravité extrême. Dans la première enfance il peut être insignifiant s'il est occasionné par la difficulté qu'éprouve le nourrisson à teter un mamelon mal formé. Cette fatigue irrite la bouche et provoque le muguet, déjà favorisé par la décomposition du lait.

Lorsque le muguet se montre chez un adulte qui est soumis au régime lacté, il est bien moins inquiétant que s'il se produit spontanément, dans la dernière période de la phtisie, du cancer, etc.

Le muguet est constitué par de petites taches blanchâtres, de petits amas crémeux, disposés sur la face interne des joues, sur la langue, sur la voûte et sur le voile du palais, en un mot, sur tous les points de la muqueuse buccale. Il est quelquefois plus discret et ne siège que sur la partie moyenne des joues. Lorsque la maladie s'aggrave, il peut gagner toute la muqueuse digestive et arriver jusqu'aux intestins.

Il est dû au développement d'un petit champignon, l'*Oïdium albicans*. Il ne faut pas le confondre avec les grumeaux de lait qui restent dans la bouche après une tetée et qui sont mobiles. Il suffit, pour déplacer ces derniers, de les toucher à peine du bout du doigt; au-dessous, la muqueuse apparaît alors rose et saine, tandis que, s'il s'agit du muguet, il faut frotter plus ou moins fort pour les détacher; une fois enlevés, ils laissent voir une muqueuse rouge, dépolie, dépourvue de son épithélium.

Le muguet n'apparaît pas spontanément; l'enfant dépérit, est triste, agité; il crie, il a de la diarrhée, des vomissements indiquant que son alimentation se fait mal; son ventre est douloureux au toucher; sa bouche est brûlante, sèche; la muqueuse, rouge et luisante, est comme vernissée; puis le muguet ne tarde pas à apparaître. Il se développe rapidement, surtout si l'état général est mauvais. Il a le grand inconvénient de rendre la succion difficile, douloureuse, et par conséquent d'empêcher l'enfant de se nourrir d'une façon convenable. Celui-ci refuse de teter ou de boire; il crie ou fait des grimaces à chaque tentative d'alimentation. Souvent, le lait introduit dans la bouche et dans la gorge ne parvient pas à l'estomac, il est rejeté aussitôt. Ces régurgitations dénotent alors la présence du muguet dans la gorge et dans l'œsophage.

Dès que l'on constate le muguet, il faut appeler le médecin.

En général, cette maladie s'amende facilement lorsqu'elle est combattue énergiquement dès le début. Les alcalins la font disparaître rapidement, mais la récidive est habituelle quand les conditions hygiéniques qui ont provoqué la maladie persistent.

Pour le détruire, il faut nettoyer la muqueuse malade et enlever toutes les plaques de muguet. On les frotte avec un petit pinceau fait en enroulant un peu d'ouate hydrophile au bout d'une allumette, d'un porte-plume (on jette chaque fois ce pinceau), puis on badigeonne le point malade avec un nouveau pinceau trempé dans un mélange à parties égales de borate de soude et de miel rosat. Il y aurait avantage à remplacer le miel rosat par de l'eau gommée; le miel fermente, ce qui contre-balance l'effet produit par l'alcalin, et les substances sucrées favorisent le développement du muguet. On peut aussi associer à parties égales la glycérine et le bicarbonate de soude, ou faire une solution de bicarbonate de soude à 5 p. 100 dans de l'eau bouillie. On se trouve bien de rincer la bouche de l'enfant avec de l'eau de Vals, de Vichy, ou une solution de 4 à 6 grammes de bicarbonate de soude dans un litre d'eau. On lave avec cette solution le mamelon, avant et après chaque tetée, et l'on fait boire au bébé une cuillerée à café d'eau de chaux, d'eau de Vals ou de Vichy, pour éviter que le muguet ne se propage à la muqueuse de l'intestin. Des lavements de son, des fomentations sur le ventre, des bains émollients, aideront à lutter contre la maladie.

Les attouchements avec l'eau oxygénée réussissent fort bien à détruire le muguet.

Les nettoyages de la bouche seront faits très souvent : toutes les deux heures au moins, et la nuit aussi bien que le jour, car c'est la nuit que la garde assume la plus grande responsabilité; elle est ordinairement seule, et sa vigilance ne doit jamais être en défaut.

On doit aussi combattre le muguet par l'hygiène. Il faut régler l'alimentation avec la dernière rigueur, la cause initiale étant une mauvaise alimentation.

Le pronostic du muguet est subordonné aux conditions de santé générale et d'hygiène alimentaire des nouveau-nés. Par elle-même cette maladie n'a qu'une valeur secondaire, mais sa présence est d'un mauvais augure, car elle atteste une déchéance excessive et dangereuse; c'est une affection parasitaire ne germant que sur des organismse épuisés et délabrés.

En dehors des soins locaux nécessités par le muguet, le seul remède à donner aux enfants qui en sont atteints est de leur procurer une bonne nourrice.

8. Choléra infantile. — L'athrepsie est une maladie à marche lente; il n'en est pas de même du choléra infantile. Celui-ci survient surtout en été et se manifeste par des vomissements accompagnés d'une diarrhée violente.

L'enfant est pris tout à coup de vomissements; il en a huit, dix, quinze par matinée; il crie, il s'affaiblit; son nez se tire, sa figure est triste, méconnaissable; sa peau devient flasque et ridée, le corps se vide et perd en quelques heures jusqu'à 500 grammes de son poids; le ventre se rétracte en bateau, la température s'abaisse à 36° et descend même à 35° sous l'aisselle. Les urines sont supprimées. La mort est presque fatale et survient rapidement, parfois en quelques heures; c'est la forme algide. D'autres fois, « le début est plus bruyant, la fièvre s'allume en quelques heures et atteint 39°,5 et même 40°.

Il faut appeler immédiatement le médecin, mais, en attendant son arrivée, cesser l'usage du lait. On fait boire à l'enfant, par petites cuillerées à soupe, de cinq en cinq minutes, de l'eau bouillie, et souvent de l'eau de Vals. Pas d'alcool ni aucun médicament sans avis du médecin.

A aucun prix on n'emploiera le laudanum sans l'ordre formel du docteur, car son usage chez les jeunes enfants risque d'être très dangereux.

Les frictions sont utiles pour ranimer le petit malade. S'il se refroidit, on lui enveloppe les jambes et le dos dans un cataplasme sinapisé, et, si cela ne suffit pas, on lui donne un bain sinapisé.

Comme il est plus facile d'éviter une maladie que de la guérir, on prendra, pour l'hygiène de l'alimentation du bébé, toutes les précautions précédemment indiquées.

9. **Anémie.** — L'anémie se rencontre chez les enfants comme chez les adultes, mais chez les premiers elle est particulièrement fréquente et joue un rôle considérable dans la croissance de l'organisme.

Dans cette maladie, le nombre des globules rouges, et par conséquent l'hémoglobine, diminue. Elle est due à une alimentation insuffisante ou trop abondante, à la mauvaise qualité du lait ou des mets absorbés, ou à l'ingestion d'aliments difficiles à digérer, à des lésions du tube digestif; elle est accentuée par la gastro-entérite, par la cholérine et toutes les diarrhées infectieuses, par l'autophagisme (si l'enfant consomme les albumines et les globules de son sang). La malaria, la tuberculose et le rachitisme en sont souvent cause. « Les maladies infectieuses aiguës (diphtérie, fièvre typhoïde, grippe, rougeole, coqueluche, scarlatine, rhumatisme articulaire aigu), plus fréquentes dans la seconde enfance que pendant le premier âge, sont souvent suivies d'un état anémique d'autant plus marqué que la maladie a été plus longue et a touché plus profondément l'organisme. Chez l'enfant, plus encore que chez l'adulte, l'anémie qui survient sans cause appréciable et résiste aux traitements médicamenteux et hygiéniques doit faire craindre la tuberculose. L'anémie peut être produite par le défaut d'exercice, par des efforts intellectuels exagérés (surmenage scolaire) et par une série d'autres influences consistant en habitudes, conditions sociales ou vitales, mauvaise hygiène, mauvaise alimentation, encombrement, surmenage des enfants pendant leur croissance, vers intestinaux, etc. L'effort, tant intellectuel que physique, les fatigue très rapidement; ils sont capricieux et excitables, surtout le soir; ils ne s'endorment que fort tard, leur sommeil est agité et fréquemment interrompu. En général les fonctions digestives se font bien, mais quelquefois la langue est sale, l'appétit nul; il y a des douleurs épigastriques après le repas, et très souvent de la constipation.

L'enfant anémique a un teint gris verdâtre plutôt que franchement pâle. Les lèvres, les ailes du nez et les doigts peuvent être froids et *cyanosés* (c'est-à-dire d'un blanc violacé). La digestion est souvent troublée et s'accompagne de maux de tête, de vomissement et de diarrhée.

Une bonne hygiène, le séjour à la campagne, le sirop d'iodure de fer, sont les moyens à employer pour lutter contre cette affection.

10. Chlorose. — La chlorose (vulgairement pâles couleurs) consiste dans un appauvrissement du sang et une diminution sensible des éléments qui le colorent. Elle se reconnaît à la pâleur de la face et des lèvres et même de toute la peau. L'enfant chlorotique est faible, son intelligence est paresseuse.

Dans l'âge adulte, cette maladie frappe exclusivement les jeunes filles; dans la première et seconde enfance, elle atteint également les garçons. Son effet constant est de diminuer l'appétit, de troubler les digestions et de provoquer de fréquentes diarrhées. Elle influe visiblement sur le cœur, dont l'excitabilité augmente. On observe dans cet organe des battements précipités, des palpitations, et, si l'on applique l'oreille sur la région précardiale (en avant du cœur), on entend presque toujours un bruit de souffle que les médecins ont appelé *souffle aortique*. Ce même bruit se fait entendre vers les gros vaisseaux du cou, de même au sommet de la tête, à la fontanelle antérieure.

Comme pour l'anémie, l'arséniate de soude réussit très bien, mais il devra être formulé par les docteurs.

11. Scrofule, adénite scrofuleux. — La scrofule est un état morbide spécial, une sorte de tempérament maladif, sous l'influence duquel apparaissent des inflammations aiguës ou subaiguës des parties les plus diverses de l'organisme. Les ganglions lymphatiques en particulier en sont fréquemment le siège, et dans cette circonstance l'inflammation prend des caractères spéciaux connus de toute antiquité. C'est la maladie que les anciens appelaient *écrouelles*.

On ne l'observe presque jamais au moment de la naissance ni dans la première année de la vie; plus tard, elle est extrêmement commune, surtout chez les petites filles.

Les causes principales, en dehors de l'hérédité, sont : l'habitation dans les lieux bas et humides, l'absence de soleil, le voisinage des marais, la misère, la mauvaise hygiène, l'alimentation insuffisante ou de mauvaise qualité, l'abus des farineux, etc.

Les enfants les plus disposés aux scrofules sont ceux

qui ont la peau fine et blanche, les cheveux blonds, le cou maigre et un peu long, les traits délicats, les yeux bleus et humides, la physionomie douce, les chairs potelées, mais un peu molles, la tête grosse, la poitrine étroite, le ventre saillant. Quand le vice scrofuleux commence à exercer son influence, ces caractères se dessinent plus nettement, et la lèvre supérieure grossit. Elle est comme gonflée et légèrement proéminente.

Parmi ces enfants, les uns sont ce que l'on appelle des lymphatiques délicats. Ils sont nerveux, impressionnables; leur intelligence est vive, leur mémoire excellente, mais ils ont des muscles sans vigueur; aussi demeurent-ils nonchalants et peu disposés aux exercices violents. Les autres lymphatiques sont épais, mous et boursouflés.

Tous sont sujets aux fréquentes diarrhées. Bientôt les accidents se déclarent, et ils varient à l'infini. Tantôt ce sont des maladies de la peau, des gourmes, des pustules, des croûtes, des dartres rongeantes; tantôt des ophtalmies, des maladies des paupières; tantôt c'est le coryza (ou rhume de cerveau), des aphtes, des maux d'oreille internes ou externes, des abcès, des suppurations, des maux de gorge chroniques, une tuméfaction des amygdales, qui ne peut guérir sans opération. Assez souvent, plusieurs de ces manifestations existent à la fois chez le même sujet.

Les glandes du cou s'engorgent, les bronchites se déclarent, et les enfants conservent un temps indéfini la poitrine *grasse*, c'est-à-dire que la muqueuse des bronches est le siège d'une sécrétion abondante. La muqueuse intestinale n'est pas épargnée; comme celle des bronches, elle fournit des sécrétions copieuses, principal élément des diarrhées dont nous avons déjà parlé.

La scrofule prédispose à la tuberculose, au carreau (tuberculose des ganglions mésentériques des intestins), au mal de Pott (tuberculose de la colonne vertébrale), etc.

L'*adénite,* ou inflammation des glanglions lymphatiques, désignée dans le public sous le nom de *glande,* est assurément l'expression la plus commune du vice scrofuleux.

Tantôt la glande est le siège d'un simple engorgement, elle se tuméfie et s'indure (elle peut se maintenir dans cet état pendant des années entières); tantôt elle s'enflamme franchement et arrive en peu de jours à la suppuration. Un abcès se forme, mais il tarde à s'ouvrir, et lorsque enfin la peau s'ulcère et livre passage à la matière purulente, au lieu d'un pus crémeux et bien lié, on trouve une matière grumeleuse mêlée de sérosité. La peau, très amincie, demeure décollée, la cicatrisation s'opère avec une lenteur désespérante, laissant des traces indélébiles, des dépressions, des coutures à aspect repoussant. Le cou est la région privilégiée de ces sortes de cicatrices.

La première chose à faire est d'empêcher la formation de ces hideux stigmates. Rien n'est plus facile. Au lieu d'attendre l'ouverture spontanée de l'abcès, il faut mettre l'enfant entre les mains d'un médecin qui ouvrira l'adénite, assurera l'écoulement du pus et favorisera la guérison tout en empêchant les cicatrices vicieuses de se produire.

Le traitement doit être à la fois général et local, c'est-à-dire qu'il doit, d'une part, s'adresser à la constitution tout entière, de l'autre aux symptômes ou altérations organiques qui appellent plus spécialement l'attention.

La première de toutes les indications pour un traitement antiscrofuleux c'est l'absolue nécessité de mettre l'enfant dans de bonnes conditions hygiéniques. S'il vit dans une maison malsaine, s'il habite une vallée profonde et humide, s'il respire l'air d'un marécage, il doit être immédiatement dépaysé; il lui faut un domicile aéré, sec et visité souvent par le soleil. Par une bonne gymnastique on sollicite l'action musculaire, on l'accoutume peu à peu à la fatigue, on augmente insensiblement son énergie et sa vigueur. Ses vêtements seront de laine, toujours propres et secs.

Une ou deux fois par semaine il prendra un bain d'eau salée. A la saison, on le conduira au bord de la mer ou dans une station d'eaux sulfureuses. Chaque jour, à son lever, on frottera son corps tout entier avec un linge rude préalablement trempé dans l'eau froide. Cette première friction, qui doit durer à peine deux minutes, est immédiatement suivie d'une seconde friction pratiquée avec un linge sec; aussitôt après, l'enfant, chaudement habillé, est conduit à la promenade. Cette pratique hydrothérapique ne doit jamais être négligée, même dans les jours les plus froids.

On interdit à l'enfant les jeux sédentaires, on lui cherche de petits camarades; les plus bruyants et les plus vifs sont les meilleurs. On abandonne pour quelque temps les livres d'école et l'on s'occupe d'abord de faire une bonne santé à l'enfant; si son corps est robuste, on aura bien moins de peine plus tard à développer son intelligence.

On devra le soumettre à une alimentation substantielle, généreusement réparatrice. Le traitement sera indiqué et surveillé par le médecin.

12. **Végétations adénoïdes.** — A la partie médiane de la voûte du pharynx, entre les deux orifices des trompes d'Eustache, au point où la muqueuse adhère fortement aux os du crâne, se trouve une couche de follicules lymphatiques. A cause de leur analogie avec les amygdales, on leur a donné le nom d'*amygdale pharyngée*. Elles s'hypertrophient parfois et constituent alors ce qu'on appelle les *végétations adénoïdes*. Celles-ci vont de pair, le plus souvent, avec l'hypertrophie des amygdales et produisent des troubles très fâcheux chez celui qui en est atteint.

En obstruant l'ouverture postérieure des fosses nasales, elles suppriment la respiration nasale et condamnent le petit adénoïdien à une respiration buccale vicieuse : il respire la bouche ouverte; en bouchant l'entrée de la trompe d'Eustache, elles empêchent l'air d'arriver dans l'oreille moyenne, suppriment la résonance vocale, et l'enfant entend mal; elles sont le foyer d'une inflammation qui, à chaque occasion, se communique au nez, à l'oreille, au larynx et aux bronches; elles troublent l'état général et le développement de la face et du thorax.

L'enfant, à l'état de veille et au repos, complète sa respiration nasale insuffisante en respirant par la bouche légèrement entr'ouverte; mais s'il court, s'il fait le moindre effort, il s'essouffle bientôt, même en ouvrant largement la bouche, ce qui l'oblige à interrompre ses jeux. Pendant le sommeil la gêne de la respiration s'accentue, et l'enfant ronfle et dort la bouche ouverte.

L'air n'arrivant pas au poumon en assez grande quantité, l'hématose n'est pas assez active, et le sang, mal revivifié, ne peut porter aux tissus qu'une nourriture insuffisante, ce qui nuit au développement des forces et entrave la croissance. L'acide carbonique reste en trop grande quantité dans le sang et provoque parfois de l'incontinence d'urine et presque toujours de l'agitation, des cauchemars, des sueurs profuses, un sommeil pénible qui n'est pas suffisamment réparateur; aussi les petits adénoïdiens sont-ils presque toujours pâles, maigres et faibles. De plus, l'air, à l'état normal, est en quelque sorte filtré en passant par les fosses nasales, où il abandonne les poussières qu'il contenait en y entrant. Il s'y réchauffe et y devient humide, avant d'arriver aux bronches et aux poumons, tandis que, s'il y pénètre par la bouche, il y arrive moins pur, plus sec et plus froid; aussi, au moindre refroidissement de la température, les enfants sont-ils exposés à contracter des rhumes, des bronchites, des laryngites striduleuses; ils ont parfois des accès qui simulent des attaques d'asthme, ou bien les mucosités qui s'accumulent dans leur pharynx occasionnent une toux qu'on attribue parfois à tort à une maladie des bronches ou des poumons. Le timbre de la voix, la phonation et l'articulation des sons peuvent être plus ou moins modifiés selon le volume des végétations, ainsi que l'odorat et le goût. Enfin, l'inflammation peut gagner l'oreille moyenne, provoquer l'ankylose de la chaîne des osselets, l'épaississement du tympan, et le bébé devient sourd. Quelquefois l'infection occasionne des abcès qui, s'ils se répètent souvent, provoquent une suppuration de l'oreille, avec toutes les graves conséquences qui en résultent. Ces enfants souffrent souvent de la tête, ce qui les rend moins aptes au travail, inattentifs et indolents. Les cavités des fosses nasales et les tissus s'atrophient, les pommettes s'affaissent, les joues s'aplatissent, le nez se pince; la lèvre supérieure, ne se développant pas suffisamment, devient trop courte et ne recouvre qu'imparfaitement les incisives supérieures, la bouche reste constamment entr'ouverte. La cavité buccale, au lieu d'être arrondie, devient ogivale; le maxillaire supérieur est rétréci, les dents y sont à l'étroit et chevauchent les unes sur les autres, tandis que les incisives médianes, largement découvertes par la lèvre supérieure, proéminent en avant. Le maxillaire inférieur se développe normalement, et les dents qu'il supporte peuvent dépasser en avant les incisives supérieures; le profil de la face rappelle alors celui du bouledogue; enfin, à sa partie moyenne, le thorax est déprimé sur les côtés, et le sternum est projeté en avant tandis qu'il paraît enfoncé dans son tiers inférieur.

Si un enfant qui tette a des végétations, elles produisent chez lui le même effet que le coryza, avec la différence que celui-ci est passager, tandis que les végétations, étant chroniques, empêchent l'enfant de se nourrir, l'étiolent et le font peu à peu mourir de faim; en soupçonnant la cause des accidents, il eût été facile de la faire disparaître presque comme par enchantement.

Chez les adénoïdiens il faut donc combattre le lymphatisme, désinfecter la région et lutter contre l'inflammation dont elle est le siège par des pommades et des poudres mentholées, et surtout recourir à l'opération.

Il est bon d'insister sur les accidents que peuvent entraîner les végétations adénoïdes, parce que celles-ci sont peu connues dans le public. On attribue à des causes tout autres les effets qu'elles produisent, on ne pense pas à les faire enlever, et l'on repousse souvent cette petite opération quand le médecin la propose. Elle n'a cependant rien de dangereux, ni même de douloureux; elle est très simple, très vite faite, et n'a de suites fâcheuses que dans des circonstances tout à fait exceptionnelles.

13. Hypertrophie des amygdales. — Les amygdales s'hypertrophient souvent. Leur grosseur variable peut être celle d'une cerise ou atteindre celle d'un œuf de pigeon. Quelquefois elles sont beaucoup plus développées d'un côté que de l'autre.

On a attribué pendant longtemps à l'hypertrophie des amygdales tous les désordres produits par les végétations adénoïdes. On sait aujourd'hui qu'elle n'entraîne pas par elle-même des troubles importants dans l'organisme. Cependant les amygdales hypertrophiées peuvent, par moments, être le siège de poussées inflammatoires accompagées d'une fièvre toujours assez vive, ce qui a un retentissement fâcheux sur la santé générale de l'enfant; sa croissance peut en souffrir. De plus, il est prouvé que les sujets porteurs de grosses amygdales chroniquement enflammées sont plus exposés que d'autres à contracter le germe des maladies infectieuses qui débutent dans la gorge; telles sont la scarlatine, la rougeole, la grippe, la diphtérie, etc. Il est évident aussi qu'elles gênent l'hématose en portant obstacle à l'entrée de l'air dans l'arbre respiratoire; enfin, si, dans une poussée aiguë, leur gonflement vient à prendre des proportions telles qu'elles se rejoignent presque, cela peut provoquer des crises de suffocation semblables à celles qui se produisent dans l'œdème de la glotte, mais c'est exceptionnel. Il est bien plus raisonnable de débarrasser les enfants de leurs amygdales que de les laisser exposés aux inconvénients qui en résultent, d'autant plus que l'opération à subir pour cela est insignifiante.

14. Dartres farineuses (pityriasis). — Beaucoup de petits enfants, à l'époque de la dentition et plus tard, sont atteints, en diverses parties du corps, mais surtout au visage, d'éruptions qui apparaissent sous l'aspect de plaques blanchâtres et rugueuses et semblent couvertes d'une poussière blanche qui leur a fait donner par le vulgaire le nom de *dartres farineuses;* leur nom scientifique est *pityriasis*.

Sur le cuir chevelu, au lieu d'une poussière épidermique, on trouve de toutes petites écailles produites par l'épiderme exfolié. Les gens du monde appellent cela *avoir des pellicules* à la tête.

Quand les dartres farineuses apparaissent dans le cours de la dentition on dit que ce sont des *feux de dents;* cette expression est fausse, car l'irritation des gencives ou du bulbe dentaire ne se propage pas à la peau; mais la dentition s'accompagne souvent de troubles gastriques, et c'est la principale cause des éruptions de la peau. Il sera bon de donner au bébé un peu d'eau de Vals ou de Vichy après le repas.

15. Croûte de lait (impétigo). — L'impétigo, appelé vulgairement *croûte de lait, mal blanc* ou *mal de neuf mois,* est une des affections les plus communes et les plus négligées. Elle est traitée par la mère, les commères et les voisines bien plus souvent que par le médecin. Il est bien utile de vulgariser les données que la science nous fournit à ce sujet, pour détruire les nombreux préjugés qui ont cours sur ces croûtes de lait si respectées généralement. Les mères n'osent pas les guérir, de peur de voir l'*humeur* se porter à la tête, à la poitrine, etc. C'est tout bonnement absurde, et leur suppression n'a jamais causé le moindre accident.

L'impétigo vrai *peut* et *doit* être guéri. Il est constitué par des croûtes jaunâtres sur les cheveux, la face, le pourtour de la bouche, formant comme un placard croûteux, une calotte et un masque; il débute par de petits points rouges qui, au bout de quelques heures, deviennent blancs et acquièrent en quelques jours la grosseur des grains de chènevis.

Ce *bouton,* comme l'on dit vulgairement, est une petite pustule, remplie de pus, juste au-dessus de la face cornée de l'épiderme; le deuxième jour elle est grosse comme une lentille, se dessèche le troisième jour, et le quatrième forme une croûte au-dessous de laquelle on voit une surface rouge, humide, suintante, avec une mince couche de pus visqueux et gluant; elle se dessèche vers le cinquième jour. Du huitième au dixième jour, la croûte tombe et il reste une macule rouge pendant quinze jours à trois semaines environ. Cette pustule donne des démangeaisons à peine appréciables et guérit en huit jours si elle est isolée, due à la contagion et inoculée à un sujet sain; mais elle n'est presque jamais isolée; les petites pustules grandissent excentriquement, finissent par se rejoindre et forment une plaque, une couche qui a l'aspect de miel épais. Sous la croûte de pus il se forme des décollements épidermiques qui atteignent la grandeur d'une pièce de cinq francs, et plusieurs réunies forment une plaque comme la main. Leurs contours ont la forme de cartes géographiques autour desquelles on remarque des pustules ou des croûtes isolées. On en trouve, sur le même sujet, à tous les degrés; la lésion peut se localiser sur les joues, le front, ou affecter le pourtour des yeux, des narines et de la bouche. Dans ce cas, on a affaire à un impétigo rebelle qui siège autour des orifices et qui se rencontre chez les enfants dont le tempérament est strumeux et lymphatique.

Sur le cuir chevelu, les croûtes sont maintenues en plaques par les cheveux. Sous elles le pus croupit, stagne et devient fétide; l'impétigo s'étend aussi à la partie interne des cuisses et à la région fessière, mais c'est plus rare; si l'impétigo s'établit sur un terrain qui lui est favorable, il est très rebelle, dure des mois, et même indéfiniment. Le pus reste stagnant sous les croûtes qui ne guérissent pas; il s'en produit de nouvelles dans le voisinage, le mal se propage et revient même aux points que l'on croyait guéris, se perpétuant au niveau des orifices et du cuir chevelu, tant que la cause qui lui donne naissance persiste.

Jusqu'à présent on l'avait considéré comme le résultat d'un mauvais état général, d'un sang vicié, du lymphatisme, d'une nourriture de mauvaise qualité ou d'une mauvaise digestion habituelle. Ces causes peuvent, en effet, amener la persistance de l'impétigo.

On le rencontre souvent chez les enfants blafards, gros mangeurs, lymphatiques et scrofuleux, mais ce ne sont pas là les causes déterminantes de la maladie; elle se produit le plus souvent sous l'influence de la contagion seule; son intensité est plus ou moins grande selon le terrain qu'il rencontre.

L'impétigo est éminemment contagieux; dans une famille où un enfant est atteint, il n'est pas rare de voir la mère et le père contaminés.

La contagion est facile d'enfant à enfant et d'enfant à parent. Mais, pour qu'il y ait contagion, il faut qu'il y ait inoculation, par une écorchure par exemple.

On cite un cas où une égratignure d'épingle sur la main avait été inoculée tout le long par l'impétigo. Il suffit donc de se gratter pour reproduire l'impétigo, et le malade se gratte toujours dans ce cas, car l'impétigo démange terriblement.

Si à ces démangeaisons viennent se joindre celles occasionnées par de l'eczéma, des poux, etc., l'enfant se gratte avec énergie et l'impétigo persiste; l'eczéma amène l'impétigo, et l'impétigo l'eczéma : les causes occasionnelles sont donc les ongles, l'eczéma et les poux. Si les croûtes débutent par l'occiput et s'y étalent, c'est qu'il y a des poux ou des lentes.

Traitement. — Le traitement est très simple, mais très minutieux; c'est le pus qui est l'agent contagieux, c'est donc lui qu'il faut détruire; il se cache sous les croûtes : il faut donc enlever celles-ci.

Les poudres s'agglutinent, épaississent la croûte et aggravent l'accumulation du pus (la poudre est toujours nuisible aux affections dans lesquelles la peau est suintante). Il faut appliquer un cataplasme fait à l'eau boriquée (qui, en une nuit, fait détacher les croûtes), puis désinfecter la peau par des lavages fréquemment renouvelés au sublimé à 1 p. 1000, à l'acide phénique à 1 p. 100, ou à l'eau boriquée saturée pour qu'il n'y ait pas accumulation du liquide qui suinte. On lave fréquemment ou on remplace les lavages par une couche de coton hydrophile imbibée d'eau boriquée, qu'on applique sur le point malade et qu'on maintient humide en la recouvrant de gutta-percha laminée, ou de tout autre imperméable : le *taffetas chiffon*, très souple, se modèle très bien sur tous les points où il est appliqué; c'est un nouvel imperméable très pratique. On renouvelle ou on humecte cette compresse assez souvent pour qu'elle ne se dessèche pas, on en fait ainsi de véritables masques; mais ce n'est pas toujours facilement supporté par les enfants.

Un autre moyen consiste en application de pommades. Il existe une quantité de formules pour ces pommades; toutes sont bonnes, la meilleure est la plus simple : elle se compose d'oxyde de zinc ou d'acide salicylique à 1 pour 100 dans de la vaseline. On enlève les croûtes, toujours au moyen de cataplasmes, on désinfecte la peau et l'on empêche les croûtes de se reformer en laissant la peau constamment imprégnée de pommade; le liquide qui suinte ne se dessèche pas et peut s'enlever lorsqu'on le tamponne avec un linge sec; on enduit de nouveau la peau avec la pommade, et l'on renouvelle ce pansement aussi souvent qu'il est nécessaire.

Si ces soins sont donnés consciencieusement, minutieusement, l'impétigo guérit en général très vite.

Pour le cuir chevelu l'application de ce traitement est

rendu difficile par les cheveux. Il faut les couper aussi courts que possible.

Si l'impétigo est amené par les poux, on s'attaque d'abord à la cause, on cherche à détruire ces parasites. Les écoliers en ont souvent : le meilleur moyen de les en débarrasser est d'enduire la tête d'un mélange à parties égales d'huile et de pétrole et de faire ensuite un bon savonnage.

L'enfant crie, mais il faut le laisser crier; puis, si l'on peut le surveiller, on fait des onctions sur la partie malade avec de la vaseline boriquée, ou mieux encore de la vaseline avec 2 p. 100 d'acide salicylique. Cela désinfecte la région, l'isole, ne fait pas mortier avec les cheveux et donne de très bons résultats. Si les croûtes sont trop adhérentes on peut faire un pansement complet en recouvrant la vaseline d'une compresse et d'un imperméable. Ce pansement est renouvelé et maintenu assez longtemps pour empêcher que les croûtes se reproduisent.

Les mères n'aiment pas à sacrifier les cheveux de leurs enfants; on peut les conserver, mais à la condition expresse qu'elles prennent des soins méticuleux : 1° onctions avec un mélange de vaseline et de matière désinfectante, pour empêcher le pus de sécher; 2° lavages fréquents du cuir chevelu et des cheveux avec de l'eau de savon, un jaune d'œuf, une décoction de bois de Panama, de la pâte d'amandes, etc., pour enlever le pus.

Si le médecin n'est pas sûr des soins que recevra le petit malade il lui fera raser la tête.

Si l'impétigo est lié à un vice de nutrition on fait disparaître les croûtes, mais il reste un eczéma suintant qui persiste souvent; cependant, comme ce dernier n'est pas la maladie essentielle, mais seulement une complication de l'impétigo, il peut guérir comme lui et ne pas se reproduire.

S'il atteint les paupières et s'il est négligé, l'impétigo peut déterminer des ophtalmies violentes et rebelles.

Les éruptions impétigineuses ont cela de particulier que, si on les traite à temps, elles ne laissent pas, d'habitude, la moindre trace sur les surfaces qui en ont été le siège.

10. **Dentition.** — Généralement les premières dents apparaissent vers le sixième mois; elles sortent par groupes, dans un ordre déterminé, et chaque groupe évolue en son temps et avec un repos entre l'évolution de deux groupes. Mais la dentition est loin de suivre toujours une marche régulière et typique, elle peut varier beaucoup, évoluer sans arrêts, et il en résulte pour les enfants des inconvénients et des maladies.

Plus la santé d'un enfant est solide, plus la dentition s'effectue sans encombre, et le plus sûr moyen de maintenir la santé de l'enfant dans un état parfait est de veiller à son alimentation.

On voit quelques enfants naître avec des dents; par contre, chez quelques autres, la dentition est très retardée, les premières dents n'apparaissent qu'entre seize et dix-huit mois; mais on doit alors en avertir le médecin. Quelques dents de lait peuvent tomber et se reproduire deux et même trois fois, mais c'est exceptionnel.

Bel enfant jusqu'aux dents, a dit la sagesse des nations. La dentition amène en effet certains accidents, mais pas tous ceux dont on l'accuse.

Généralement, dès qu'un enfant paraît indisposé, on attribue son malaise à la dentition; on se trompe souvent, et cette idée préconçue fait perdre de vue le véritable caractère de l'indisposition; celle-ci est négligée, et de cette erreur ou de cette ignorance peut résulter une maladie grave, que l'on aurait probablement conjurée sans cela.

Il faut donc examiner avec la plus profonde attention, il faut surtout connaître exactement les signes qui caractérisent une dentition difficile.

Les voici :

L'enfant porte souvent ses mains à sa bouche; il bave plus qu'à l'ordinaire;

Lorsqu'il tette, il presse plus vigoureusement que d'habitude le sein de sa nourrice; sa figure pâlit, ses yeux sont larmoyants et ses joues semblent un peu tuméfiées. Son sommeil est quelquefois interrompu par des cris subits et perçants. L'enfant soutient mal sa tête, il s'affaiblit visiblement, perd sa gaieté, sa vivacité, et devient morose, timide et grognon; il suffit quelquefois de le regarder avec attention pour le faire pleurer.

S'il a l'habitude de manger des aliments solides ou demi-solides, il les refuse et ne veut que le sein. Il repousse les boissons qui semblent impressionner douloureusement ses gencives. Celles-ci sont quelquefois tuméfiées, chaudes et sensibles au toucher.

On a conseillé d'inciser la gencive quand la dent met trop de temps à sortir. Cela peut éviter quelques heures de souffrance, si cette petite opération est faite au dernier moment; mais si la gencive est très rouge et très gonflée, en l'incisant on s'expose à une hémorragie qui peut être très grave. Si l'évolution de la dent n'est pas assez avancée, l'incision se referme par une cicatrice qui sera plus dure à percer que ne l'eût été la muqueuse de la gencive. Il n'y a donc pas grand avantage à faire cette incision, et les inconvénients en sont sérieux.

Sous l'influence de la dentition il peut survenir de la toux et des troubles digestifs. La toux est sèche et dure le plus souvent quinze jours, trois semaines, s'accompagnant parfois de râles dans la poitrine; si on expose le bébé au froid on provoque des bronchites, des broncho-pneumonies, etc.; aussi doit-on éviter pour lui les courants d'air, les sorties trop matinales ou trop tardives, en un mot toutes les causes de refroidissement.

Les accidents des voies digestives sont : la diarrhée, la constipation, ou les deux alternativement.

Si les selles manquent ou sont dures et blanchâtres, semblables à du mastic, il faut purger l'enfant avec une cuillerée à café d'huile de ricin; s'il y a diarrhée, on lui en donne également, car, en agissant ainsi, on régularise ses

Cette maladie survient entre cinq et dix-huit mois et est due à une perturbation profonde de la nutrition. Dans les cas observés par Barlow, « il n'y en a pas un seul où la maladie soit survenue chez un enfant nourri au sein. Presque toujours ces enfants avaient été nourris avec des aliments conservés : les spécialités, les poudres que l'on prépare en y ajoutant de l'eau, les laits concentrés et les spécialités alimentaires auxquels ils servent de base, ou le lait frais mélangé à ces spécialités, ou, en tous cas, entièrement dilué. »

Par l'alimentation antiscorbutique on obtient des résultats merveilleux. Un demi-litre de lait de vache frais, non coupé, pour un enfant de six mois, remplacera la spécialité alimentaire; on y mêlera tous les jours de la purée de pommes de terre et une cuillerée à bouche de jus de viande. On donnera aussi au nourrisson, par doses fractionnées (en plusieurs fois), une cuillerée à bouche de jus d'orange ou de raisin mélangé à un peu d'eau. L'enfant prendra avidement cette nourriture et ne présentera aucun trouble digestif. Au bout de deux ou trois jours les progrès de la maladie seront arrêtés.

Lorsque le *besoin scorbutique* a été satisfait et que la cachexie a disparu, il arrive que l'enfant n'est plus capable d'assimiler les quantités considérables de matières végétales et de lait de vache frais, non coupé, qu'il absorbait avec avidité et qu'il digérait au début du traitement. Cela également est conforme à ce que l'on observe dans le scorbut des adultes.

A l'alimentation antiscorbutique il faut joindre autant que possible la vie à l'air pur et à la lumière du soleil. L'enfant sera constamment couché à plat, et remué le moins possible pour éviter les fractures. Il conservera la position horizontale, même pour aller à la selle, de peur des syncopes. On peut l'étendre dans une sorte d'auge facile à transporter.

Lorsqu'il sera en convalescence et voudra se remuer, il ne faudra pas tenter de le laisser tenir debout ou supporter un poids sur ses membres, car une fracture peut encore survenir à ce moment-là.

21. **Rachitisme.** — Le *rachitisme* est une maladie chronique à marche lente et dont les débuts passent souvent inaperçus. Il est dû généralement à une hygiène mal entendue, à une alimentation non appropriée à l'âge des enfants qui en sont atteints. Cette maladie, *maladie de misère,* comme dit Comby, est excessivement fréquente dans les grandes villes, dans les cités industrielles, dans les quartiers où la population est dense, pauvre, mal nourrie, mal logée; où les mères, obligées de quitter leurs enfants pour gagner un salaire dans les ateliers et les manufactures, désertent l'allaitement et condamnent leur progéniture au régime le plus meurtrier, au biberon, à l'alimentation grossière, au sevrage prématuré. Le docteur Pini, à Milan, remarque que, parmi les professions, celle de concierge (logements étroits, obscurs, pauvres salaires) fournit le plus grand nombre de rachitiques. Mais, si ce rachitisme sévit surtout dans les classes pauvres, sur la population ouvrière, il n'épargne pas d'une façon absolue les classes aisées et riches.

Quand un enfant est nourri et soigné par sa mère, il devient bien rarement rachitique. Si on la remplace par une nourrice mercenaire, éloignée, non surveillée, ou par l'allaitement artificiel, le rachitisme apparaitra presque inévitablement. Les terrains bas et humides, les climats froids, obligeant de garder les enfants enfermés pendant de longs mois; le lait de mauvaise qualité, altéré, coupé, infecté, les vêtements insuffisants, aident au développement du rachitisme. Mais la surcharge alimentaire le provoque bien plus souvent encore que l'inanition. Elle produit la dyspepsie, qui empêche l'enfant de se nourrir, même si on lui donne une alimentation favorable.

Le rachitisme survient aussi pendant la convalescence d'une maladie qui a troublé profondément la nutrition, une fièvre éruptive, une broncho pneumonie, par exemple.

Il s'annonce par de la tristesse, de l'abattement, de la

pâleur, de la faiblesse générale, de l'inertie de tous les muscles, des sueurs de la tête, etc. Les petits malades deviennent grognons, maussades; leur caractère change, leur sommeil est agité, interrompu par des cauchemars. Souvent le visage est jaune et amaigri; l'estomac, distendu par des gaz résultant de digestions incomplètes, insuffisantes, est dilaté, ainsi que l'intestin, qui s'allonge. Il s'ensuit un gonflement du ventre qui devient saillant : les enfants *bedonnent* et ont fréquemment des hernies ombilicales; on trouve dans leurs urines un dépôt calcaire abondant. Ils sont pour la plupart affamés, demandent à chaque instant à manger, et se jettent avidement sur tout ce qu'on leur offre. Pour les faire taire, on a le plus souvent la faiblesse de satisfaire leur appétit désordonné, ce qui amène chez eux une gastro-entérite avec des alternatives de constipation et de diarrhée.

L'athrepsie est une intoxication, le rachitisme est un vice de nutrition. Tout est malade chez le rachitique; mais les lésions portent surtout sur le système osseux; le ramollissement des os est un des premiers signes appréciables. Par une altération toute spéciale ce tissu perd de sa consistance. Parce qu'ils ne renferment plus la quantité de sels et surtout de phosphate de chaux qu'ils devaient contenir normalement, les os deviennent mous, flexibles, se gonflent, s'arrondissent, se courbent, se raccourcissent. Le tissu spongieux se raréfie; tout poids, toute pression, toute traction déforme l'os et modifie l'attitude de l'enfant. Celui-ci est très en retard pour marcher, ou cesse de marcher et même de se tenir debout s'il le faisait avant d'être atteint. S'il risque de temps en temps quelques pas, si seulement on le laisse s'appuyer sur ses jambes, ses membres inférieurs se déforment. Ils sont arqués, tordus sur eux-mêmes, le fémur convexe, le tibia projeté en avant en lame de sabre; les genoux se rapprochent ou s'éloignent; l'enfant est cagneux, bancal, ou sa jambe fait avec sa cuisse un angle en dehors exagéré, ou il marche en canard.

Si l'enfant reste assis, la colonne vertébrale, selon l'attitude prise, se dévie en avant, ou en arrière, ou latéralement, en forme d'S.

Les os du bassin se déforment, ce qui a de graves conséquences pour la petite fille devenue femme. Les extrémités osseuses sont notablement tuméfiées : les cous-de-pied, les coudes, les poignets, sont gonflés, et l'on dit que les enfants sont *noués;* les côtes, en s'enfonçant, font saillir le sternum et donnent à la cage thoracique la forme que l'on a appelée la *poitrine en carène.*

A l'union de chaque côte avec son cartilage on sent une nodosité, et l'ensemble de ces gonflements forme ce qu'on appelle le *chapelet rachitique;* la clavicule se courbe, le crâne se déforme et le front devient proéminent, tandis que les tempes se creusent; les sutures craniennes ne se soudent pas, les fontanelles persistent, et, le liquide céphalo-rachidien se développant, il y a bientôt une sorte d'hydrocéphalie; la voûte palatine prend la forme d'une ogive et les amygdales se rapprochent, ce qui prédispose au coryza, aux angines, etc. La dentition est toujours retardée, de même que l'ossification du crâne.

La fragilité des os peut aussi amener des complications telles que des fractures, d'autant plus graves que, vu le mauvais état des tissus, ces fractures sont beaucoup plus difficiles à guérir que chez les sujets sains. On évitera pour eux tout ce qui pourrait les provoquer; on ne leur donnera pas brusquement la main, encore moins les tirera-t-on par le bras; on ne leur permettra ni de courir, ni de marcher, ni de porter des poids, même les plus légers; on les laissera au lit, étendus et non assis, de peur que leurs os ne se cassent. Ils sont ainsi moins exposés, plus à l'aise, et souffrent moins. Le rachitisme est d'autant plus fâcheux qu'il influe non seulement sur la santé présente, mais aussi sur la santé à venir, puisque ces déformations peuvent produire des malformations pour le reste de l'existence et devenir la source de maladies entraînant avec elles nombre d'inconvénients plus ou moins sérieux.

Par suite de la déformation de la cage thoracique, le cœur peut être déplacé ou comprimé; la circulation est gênée, et le sujet, quoique guéri du rachitisme, ne peut plus monter, courir, se livrer à un exercice violent. Il a des palpitations, de la chlorose, etc.

L'expansion des poumons peut être gênée, ce qui provoque de la difficulté de la respiration et peut rendre plus grave une maladie qui survient, telle qu'une bronchite, une pneumonie, ou entraîner de l'emphysème, de l'asthme, la phtisie pulmonaire, etc.

Le rachitisme pris à temps peut guérir. Lorsqu'il rétrograde, les os sont de moins en moins douloureux et se raffermissent peu à peu; la croissance continue, l'enfant se redresse et reprend le type normal. Mais si l'on s'aperçoit trop tard qu'il est atteint, il guérit, mais la déformation est définitive, ainsi que les inconvénients qui en résultent. Aussi a-t-on tout intérêt à combattre cette maladie le plus tôt possible, à en rechercher les symptômes, pour la *dépister* (c'est-à-dire s'en apercevoir) à temps et diriger les soins de façon à éviter les complications.

Lorsque ces signes sont très apparents on reconnaît facilement qu'un bébé est atteint de rachitisme; mais ce n'est pas toujours aussi facile, la maladie revêtant parfois des allures insidieuses. Si elle ne se manifeste d'une façon apparente que par les nouures, elle peut passer inaperçue; mais si, mis en éveil, on examine de près la poitrine et qu'on y trouve le *chapelet rachitique,* on est renseigné et l'on peut lutter contre le mal. Si la maladie débute vers deux ou quatre ans, elle ne se manifeste pas au crâne, puisque les fontanelles sont fermées; c'est surtout aux membres inférieurs qu'on la remarque. Si elle ne se déclare que vers huit ou dix ans, on peut la méconnaître. Les jambes se modifient cependant, ainsi que la taille; l'enfant cherche à parer à la fatigue en s'appuyant tantôt sur un côté, tantôt sur l'autre, mais on n'interprète ces signes que si l'on sait ce qu'ils révèlent. On en avertit alors le médecin.

Le traitement du rachitisme ressortit avant tout de l'hygiène. La vie au grand air, le plus de soleil et d'oxygène possible, le bord de la mer, l'air salin, le bain de mer chaud d'abord, puis peu à peu froid et durant alors de 2 à 3 minutes ; à défaut, 3 bains de sel par semaine à domicile, durant de 15 à 20 minutes (2 à 3 kilos de sel pour 60 à 80 litres d'eau), telles sont les premières choses à faire. Comme traitement interne, l'huile de foie de morue est très efficace. On recommande les préparations de fer aux petits rachitiques pâles et anémiques. Le repos et une alimentation légère et réparatrice sont indispensables. Les laitages, les panades aux œufs, la soupe au lait, les purées de lentilles et de haricots, les cervelles et les ris de veau figurent au premier rang. Les phosphates minéraux des officines ne sont pas assimilables, ou, en tout cas, le sont très peu ; aussi donnera-t-on de préférence aux enfants des haricots, des lentilles, des fèves : les phosphates calcaires qu'ils contiennent seront certainement assimilés et constitueront par conséquent une alimentation très riche et fortement réparatrice.

Pour les enfants trop jeunes qui doivent supporter cette alimentation, ainsi que les préparations ferrugineuses et l'huile de foie de morue, rien ne vaudra le lait phosphaté, obtenu en donnant à la nourrice du phosphate de chaux, si l'enfant est nourri au sein. S'il est soumis à l'allaitement artificiel, on lui donne du lait phosphaté, qu'on trouve aujourd'hui dans le commerce. Le lait de vache ordinaire contient en moyenne 2 à 4 grammes de phosphate de chaux par litre ; on peut arriver à doubler cette quantité en donnant aux vaches laitières une alimentation choisie exceptionnellement riche en phosphate calcaire. Pour cela, il faut et il suffit de soumettre à une fumure spéciale (phosphates, superphosphates) les prairies naturelles ou artificielles qui doivent fournir le fourrage aux animaux. C'est ainsi qu'on obtient des luzernes magnifiques et d'une richesse extraordinaire en phosphate de chaux assimilable. Le *lait phosphaté* est donc un produit naturel qui mérite toute confiance et qui trouve son indication chez tous les enfants rachitiques.

22. **Coxalgie.** — La coxalgie est une maladie assez fréquente et assez redoutable pour qu'il soit utile de savoir à quels signes on peut la reconnaître.

Si elle est soignée à temps, c'est-à-dire dès la première période, la guérison peut être complète; dans la seconde période la maladie peut guérir, c'est-à-dire que l'inflammation peut disparaître, le travail morbide peut cesser, le sujet peut reprendre sa gaieté et ses forces, mais il reste boiteux; on voit d'ici quel intérêt il y a à la dépister à temps.

Lorsqu'un enfant éprouve de la difficulté à renverser sa cuisse en dehors et ne se met plus à cheval sur sa chaise ou sur ses jouets, l'attention de la mère intelligente doit être éveillée. Si c'est dû à un commencement d'inflammation des parties qui composent l'articulation de la hanche, après avoir fait un peu d'exercice l'enfant éprouve de la fatigue, et la douleur se réveille.

Le matin, il paraît très bien; mais au bout d'un moment il souffre et se repose. Il recommence ses jeux, souffre encore et s'arrête; la journée est ainsi entremêlée pour lui d'exercice et de repos, d'actions de plus en plus courtes. Le soir, il a perdu sa gaieté, il reste étendu. A mesure que le mal progresse, il éprouve le plus souvent une douleur constante qu'il ne sait pas exprimer. Comme il a des moments de gaieté, les parents mettent sa douleur sur le compte de la fatigue ou de la croissance et ne s'en inquiètent pas.

L'articulation se raidit, ce qui amène une légère boiterie, en attendant que survienne le balancement caractéristique de la claudication. L'œil ne distingue rien, mais un observateur averti de ce qui se passe à ce moment-là, en écoutant marcher l'enfant, se rend compte qu'il y a un changement de rythme dans le bruit de ses pas. Ils sont inégaux en bruit et en durée. L'un est plus long et plus fort que l'autre, parce que l'enfant reste plus longtemps sur son pied sain que sur son pied malade et s'y appuie davantage. L'atrophie musculaire est aussi un symptôme à noter. La douleur peut être vive, même dans l'immobilité, mais elle peut aussi n'être ressentie que pendant la marche, et même ne se produire que lorsqu'on la provoque. Il faut alors la rechercher, et le médecin seul est capable d'examiner le petit malade.

23. **Maladies scolaires.** — Pendant leurs études, et principalement dans les internats, les enfants se penchent souvent sur leurs livres pour travailler... ou ne pas travailler. Ils sont pâles, anémiques, perdent leurs forces et leur appétit.

Le meilleur traitement à appliquer consiste dans les promenades et les jeux de plein air; mais il faut surtout éviter la cause : le *surmenage*, à tout âge et dans les deux sexes. Rabelais, Rousseau, Pestalozzi, sans être hygiénistes, avaient d'excellents principes à ce sujet; mais aujourd'hui les classes sont trop longues, les devoirs écrits trop nombreux, les examens trop surchargés; la limite d'âge pour l'entrée dans certaines écoles d'un côté, et les programmes trop étendus de l'autre, forcent la jeunesse à un effort de travail qu'elle est encore incapable de supporter. Quelques adolescents y résistent, mais beaucoup en souffrent; aussi voit-on bien souvent survenir l'anémie, le nervosisme, les maux de tête, les épistaxis, la neurasthénie et tout son cortège, obligeant à un repos forcé de plusieurs mois.

Les jeunes filles ont en général plus d'assiduité que les jeunes gens; aussi le surmenage est-il plus facile encore chez elles que chez les garçons et les inconvénients plus graves; leur organisme est plus sensible que celui de l'homme aux excès de travail, et la santé leur est encore plus nécessaire; l'anémie, la chlorose, le nervosisme, l'hystérie, etc., deviennent malheureusement chaque jour plus fréquents, et il serait sage de s'en préoccuper plus qu'on ne le fait.

A côté des maladies scolaires il y a les maladies indirectement scolaires; telles sont les épidémies et les maladies transmissibles. Les maladies infectieuses se prennent par contagion, et certaines névroses par imitation : les tics, la chorée, l'hystérie, etc.; on a vu des écoles entières atteintes de chorée (danse de Saint-Guy), rappelant les épidémies de chorée saltatoire (manie de danser) du moyen âge, que l'on guérissait par des pèlerinages et des exorcismes, et que l'on traite aujourd'hui par le licenciement.

Nous ne parlerons que de deux maladies directement scolaires : la myopie et les déviations.

24. **Myopie.** — Si la distance qui existe entre le cristallin et la rétine est trop grande, ou si le cristallin est trop bombé et par conséquent trop convergent, l'image des objets, à moins que ceux-ci ne soient très rapprochés, tombe toujours en avant de la rétine, et la vue n'est pas distincte.

Exceptionnellement congénitale, la myopie peut être héréditaire. Les enfants ne naissent pas myopes, mais sont prédisposés à le devenir. Le plus souvent la myopie est acquise. Les campagnards et les marins sont rarement myopes; le séjour des villes avec leurs horizons bornés prédispose plus à la myopie que la vie sur mer ou à la campagne, où les horizons sont beaucoup plus larges. Le travail scolaire est une des causes de myopie les plus fréquentes et les plus puissantes. A mesure que les enfants sont plus avancés dans leurs classes, ils deviennent plus souvent myopes.

« La prophylaxie de la myopie, dit Gillet, comporte deux mesures : l'éclairage suffisant des objets et la grandeur relative de ceux-ci. Pour la vue, on veillera au bon éclairage du jeune enfant. Laisser les enfants jouer à la demi-lumière, leur donner des jouets minuscules, leur laisser lire des livres imprimés en caractères trop menus, sont autant de conditions favorables à la création d'une myopie. »

En travaillant, on doit mettre son ouvrage à trente

centimètres de l'œil. Un éclairage défectueux ou insuffisant qui oblige à regarder de trop près, l'habitude de se tenir mal et de trop rapprocher les objets, peuvent provoquer la myopie. Il faut donc veiller à l'attitude des enfants et choisir des livres dont les caractères typographiques soient faciles à lire. La longueur et la largeur des caractères, la distance qui les sépare, les dimensions des interlignes et surtout la longueur des lignes (qui influe sur le plus ou moins de facilité qu'a l'œil à se reporter de la fin d'une ligne au commencement d'une autre ligne), rendent la lecture plus ou moins facile, plus ou moins fatigante. La couleur du papier et des caractères exerce aussi une influence : l'impression très noire sur du papier très blanc fatigue plus que sur du papier crème, jaunâtre ou grisâtre. Il est plus facile de lire l'écriture dont les caractères sont droits que celle où ils sont fortement penchés. On évitera autant que possible aux enfants toute cause de fatigue visuelle.

Chez les myopes, le cristallin se modifie de manière à diminuer la convergence des rayons : c'est ce qu'on appelle l'*accommodation*. Si les efforts d'accommodation sont très énergiques, ils peuvent devenir fatigants, amener des picotements, des névralgies, des maux de tête, et jusqu'à des conjonctivites. On évitera ces accidents en portant des verres biconcaves, qui font converger les rayons lumineux et l'image sur la rétine, et rendent la vision nette et sans fatigue.

Si la myopie n'est pas trop forte et permet la vision à trente centimètres, on doit porter des verres dehors, pour voir de loin, mais non pour le travail scolaire. Si la myopie est moyenne ou forte, obligeant à rapprocher les objets de l'œil ou l'œil des objets, il vaut mieux porter constamment des verres. Ceux-ci devront toujours être exactement adaptés à la vue de celui qui les porte ; aussi est-il absolument nécessaire de les faire désigner par un oculiste, et non par un opticien, car on risque de fatiguer beaucoup les yeux par l'usage de verres mal choisis.

25. Déviations. — Les déviations de la colonne vertébrale sont très fréquentes. Curables si elles sont peu prononcées et prises à temps, elles deviennent définitives si on les néglige.

Causes. — Elles peuvent avoir pour cause : 1° le rachitisme, qui altère la solidité des os et les déforme (nous en avons parlé à propos de cette maladie); 2° le mal de Pott; 3° la claudication, si les deux membres inférieurs n'ont pas la même longueur, à la suite de fracture, de luxation congénitale de la hanche, etc., les deux membres inférieurs étant inégaux, l'axe du bassin est oblique, et la colonne est inclinée; c'est un danger de chute continuelle, et le sujet prend instinctivement son équilibre en redressant et en courbant sa colonne vertébrale. Cette courbure peut devenir définitive.

Chez beaucoup de personnes les membres inférieurs ne sont pas assez inégaux pour les faire boiter, mais le sont assez cependant pour les obliger instinctivement et inconsciemment à se tenir en équilibre par une position qui amène une scoliose.

Les déviations peuvent être dues aussi à une faiblesse des muscles lombaires. Physiologiquement, les muscles qui s'insèrent des deux côtés de la colonne sont antagonistes, c'est-à-dire qu'ils agissent en sens inverse. Si d'un côté ils sont plus puissants que de l'autre, l'équilibre est rompu et la déviation se produit; de même, si les fléchisseurs et les extenseurs de la colonne vertébrale ne sont pas de force égale, celui de ces deux groupes qui est le plus puissant n'éprouve pas de résistance suffisante et entraîne dans son sens la colonne, qu'il déforme.

Si, au moment de la croissance, les enfants prennent une attitude vicieuse prolongée ou souvent renouvelée, une déviation peut se produire. Cela arrive quand le corps est incliné une partie de la journée, l'écolier mal assis ne gardant pas la position droite ou travaillant sur des tables dont la hauteur et l'éloignement du banc ne sont pas appropriés à la taille de l'enfant. Si ces bancs n'ont pas un dossier sur lequel les enfants puissent se reposer par moments, les écoliers sont obligés de faire un effort musculaire fatigant, ou de s'appuyer sur le bras gauche, et l'épaule droite est alors projetée en haut et en dehors.

L'écolier, pour être bien placé, doit avoir la partie supérieure du corps droite, le bassin et les épaules parallèles au bord de la table, la tête droite ou très peu inclinée en avant, l'avant-bras seul et non le coude reposant sur la table, dont la distance et la hauteur seront telles que l'enfant ne se courbera pas pour s'y appuyer. Ces bancs devront être à dossiers élevés et obliques en arrière, et assez larges pour que les deux tiers de la longueur de la cuisse soient appuyés.

Si les enfants sont assez myopes pour rapprocher de leurs yeux leur livre ou leur cahier, ou leurs yeux du livre ou du cahier, on leur fera porter des verres appropriés à leur vue, pour qu'ils gardent la position normale.

Pour l'écriture, l'axe des deux yeux doit être perpendiculaire à l'axe des caractères écrits, et, pour cela, si l'écriture est penchée, on doit incliner le papier ou la tête en sens inverse de l'écriture. Si l'écriture est inclinée et le papier droit, la tête s'incline à gauche, la face tournée à droite; si le papier est incliné, la station est asymétrique : elle a moins d'inconvénients et est plus facile à corriger. Il vaut mieux adopter l'écriture droite : elle est plus lisible, expose moins à la crampe des écrivains et n'amène pas de déviation par la prolongation d'une mauvaise attitude. Avec l'écriture droite le corps est droit, ainsi que le cahier.

Les enfants doivent s'asseoir bien d'aplomb, sur les deux fesses, et non sur une seule; le poids du corps ne reposant que sur un seul côté du siège entraînerait une courbure vicieuse de la colonne vertébrale.

La *lordose* est l'exagération de la courbure en avant des portions cervicale et lombaire de la colonne vertébrale.

Elle peut être provoquée par l'effort exigé des jeunes filles sous prétexte de bonne tenue.

La *cyphose* est l'exagération de la courbure convexe de la colonne dans la région dorsale; très rare avant treize ou quatorze ans, elle est très fréquente à cette époque de la vie. C'est à ce moment-là que la colonne vertébrale se développe; si elle croît plus vite que les ligaments et les muscles qui la maintiennent, l'équilibre est rompu et provoque la déviation.

La *scoliose* est la déviation latérale de la colonne vertébrale; elle est plus fréquente que la lordose et la cyphose et se combine souvent avec elles. 90 p. 100 des scolioses prennent naissance à l'école.

Les déviations de la colonne vertébrale ne sont pas seulement fâcheuses au point de vue de l'esthétique, elles ont aussi de très grands inconvénients: elles gênent l'appareil respiratoire; un poumon fonctionne dans une cavité élargie, mais l'autre est comprimé de telle sorte qu'il prend peu ou ne prend pas du tout part aux phénomènes respiratoires : il y a insuffisance de la respiration, avec toutes les conséquences qui en découlent. Le cœur est déplacé, la circulation est troublée. Dans l'abdomen, les intestins ne sont plus à la place qu'ils devraient occuper et peuvent faire hernie; il en est de même des reins, et cela provoque les crises parfois si douloureuses du rein mobile.

Il est donc nécessaire de combattre les déviations énergiquement et le plus tôt possible. Pour cela, il faut d'abord se rendre compte des causes qui les produisent. Si elles sont amenées par le rachitisme, le mal de Pott, etc., on doit traiter ces maladies selon les indications du médecin et laisser l'enfant dans un repos parfois absolu, couché horizontalement sur un matelas de crin, plat et un peu dur, ou dans une gouttière de Bonnet. Parfois on cherchera à obtenir l'immobilisation, l'extension ou le redressement au moyen d'appareils plâtrés, de ceintures et de corsets orthopédiques, etc.

Si la déviation est d'origine musculaire, le traitement

sera diamétralement opposé; les muscles se développant et se fortifiant en raison directe du travail qui leur est imposé, on aura recours à l'exercice, aux jeux de plein air, à la gymnastique, à l'électricité, au massage, que l'on emploiera successivement ou simultanément; on évitera avec soin les attitudes vicieuses.

Les petits moyens ne sont pas à dédaigner; en voici un par exemple : pour redresser une jeune fille qui se penche en avant on ne lui mettra pas un corset sur lequel elle s'appuierait, ce qui affaiblirait encore plus ses muscles; mais, si elle a les cheveux longs, on les lui nattera et l'on attachera à la ceinture par un élastique solide la tresse ainsi formée. Chaque fois que la jeune fille se penchera en avant, l'élastique tirera ses cheveux, et, ainsi avertie, elle se redressera.

Pour les déviations, comme dans tous les a[illegible]s cas, on consultera le médecin dès le début et l[illegible] suivra exactement ses indications.

26. **Coqueluche.** — La coqueluche est une affection qui attaque les enfants depuis la naissance jusqu'à la seconde dentition. Au moyen âge, ceux qui en étaient atteints se couvraient la tête d'un capuchon appelé *coqueluchon :* de là son nom de *coqueluche.*

Elle débute par une inflammation des voies respiratoires, qu'on prend le plus souvent pour une bronchite légère. L'enfant tousse pendant une période qui varie de dix à quinze jours, sans que la toux ait une physionomie spéciale.

Cependant un observateur exercé, vers le quatrième ou cinquième jour, peut distinguer déjà quelque chose d'anormal, surtout la nuit. L'enfant se réveille, il est inquiet; la toux est plus saccadée que celle de la bronchite, la face rougit, les veines du cou se gonflent, il y a larmoiement; le petit malade paraît suffoqué et anxieux après la quinte, mais celle-ci n'est pas encore caractéristique. Ce n'est que du dixième au quinzième jour qu'elle devient typique. Elle est alors violente et convulsive, revenant à des intervalles plus ou moins longs, par des quintes plus ou moins violentes. Ces quintes sont précédées d'un chatouillement incommode, d'une sensation pénible au pharynx et à l'estomac, d'une gêne de la respiration; celle-ci est précipitée, l'enfant est inquiet, excité, il court, va s'appuyer au mur ou contre la personne qui le garde. S'il est couché, il se dresse sur son lit, les yeux hagards; on voit qu'il sent venir sa crise et la redoute; son anxiété est parfois extrême. Les quintes consistent en trois ou quatre saccades expiratoires, brusques, suivies d'une inspiration lente, pénible et sonore, accompagnée d'un sifflement qui l'a fait comparer au cri du coq ou à un hurlement de chien, et qu'on nomme une *reprise*.

En effet, il semble que l'enfant, prêt à s'asphyxier, reprend, avec de violents efforts, l'air qui lui manque. Il a souvent des douleurs déchirantes dans le thorax, le pouls est accéléré; le sang revient difficilement au cœur pendant la quinte; aussi les veines du cou et du front sont-elles gonflées, la face rouge, les yeux pleurants; la suffocation est parfois imminente, et la quinte se termine le plus souvent par un vomissement de glaires, de mucosités blanchâtres, filantes, très adhérentes. Les enfants crachent en toussant, ce qu'ils ne font jamais avant quatre ou cinq ans, à moins d'avoir la coqueluche. Cette toux de la coqueluche est appelée toux *huppante*. Quand on l'a entendue une fois, il est impossible de ne pas la reconnaître. Il y a au moins une reprise à chaque crise, mais le plus souvent on en compte deux, trois, et même jusqu'à sept ou huit. Il est bon, pour se rendre compte de la marche de la maladie, de compter combien il se produit de quintes dans les vingt-quatre heures, et combien de reprises on constate à chaque quinte. La gravité de la coqueluche se mesure plus par le nombre des quintes que par leur violence. Elles sont plus fréquentes la nuit, le matin et le soir que dans la journée. Il y en a jusqu'à dix par jour, et autant et plus encore la nuit; on en compte en moyenne de quinze à vingt-cinq par vingt-quatre heures, mais on cite un cas dans lequel on en a constaté cent vingt dans un jour.

Si la coqueluche n'est pas trop violente, l'enfant a des moments de bien-être complet entre les crises de toux; mais quand les crises sont fréquentes et violentes il est apathique, abattu, somnolent, brisé par la fatigue. Les quintes se produiront pendant une période plus ou moins longue, puis s'espaceront peu à peu, en diminuant de violence. Toutefois, pendant plusieurs mois, une année peut-être et même plus, chaque fois qu'ils s'enrhumeront, les enfants auront une toux quinteuse, spasmodique, comme si l'habitude des reprises de la coqueluche persistait après la guérison et se reproduisait encore quelque temps après.

La coqueluche n'est pas seulement constituée par de la toux, c'est une maladie qui varie selon les cas et a toute une évolution qui lui est particulière. Sa durée est de six semaines environ s'il s'agit d'une coqueluche légère, appelée *coqueluchette;* de deux mois et demi à trois mois pour une coqueluche moyenne; de cinq à six mois dans la forme prolongée.

La première période dure quinze jours; on cite cependant un cas où l'incubation a été de six semaines. La seconde période, celle du paroxysme, varie selon les cas, et la période de déclin est de deux semaines environ; toutefois, dans la forme prolongée, elle peut durer davantage.

Complications. — La coqueluche s'accompagne souvent de complications qui, quelquefois, deviennent redoutables; c'est pourquoi il faut exercer sur les petits malades une surveillance incessante, et prendre souvent leur température.

Fièvre. — La fièvre devient une complication si l'enfant a moins de deux ans. Elle se mesure au thermomètre, et non au pouls; le cœur peut être excité, battre plus vite, sans qu'il y ait fièvre; la respiration est aussi plus précipitée le soir. Mais si le thermomètre monte à 38°, il y a fièvre.

Broncho-pneumonie. — Lorsqu'il dépasse ce degré chez un enfant de plus de deux ans, il annonce une bronchite ou une broncho-pneumonie. Si la fièvre devient irrégulière avec rémission le matin et aggravation le soir, marquant 38°,5 le matin, pour arriver à 39° et 40° le soir, il y a broncho-pneumonie; cela arrive fréquemment, car l'inflammation du larynx et de la trachée se communique aux bronches et aux poumons à la première occasion. La toux se manifeste alors en dehors des quintes. Celles-ci diminuent, mais elles ont déjà fatigué les poumons et produit l'emphysème des vésicules pulmonaires. L'hématose se fait mal, et tout cela aggrave la broncho-pneumonie; neuf sur douze sont mortelles dans la coqueluche. Il faut avertir immédiatement le médecin et ne pas perdre un temps précieux.

Comme on recommande de faire respirer de l'air pur aux petits coquelucheux, on s'imagine dans le public qu'il est inutile de prendre des précautions pour éviter de les refroidir. C'est une grave erreur : s'il est bon de faire promener un coquelucheux au soleil ou pendant les heures chaudes de la journée, il peut être désastreux de le faire sortir par tous les temps et à toute heure, de le laisser stationner dans un courant d'air ou près d'une fenêtre ouverte; il faut le surveiller d'autant plus qu'il est plus petit.

Un préjugé populaire veut qu'on guérisse ou qu'on soulage ces petits malades en les amenant respirer les émanations des usines à gaz. Il faut bien se garder de cette pratique; cela peut faire beaucoup de mal aux enfants, irriter leurs voies respiratoires déjà fatiguées et provoquer une broncho-pneumonie.

Vomissements. — Les vomissements sont une complication habituelle de la coqueluche. Une quinte survient au moment du repos, et l'enfant rejette mécaniquement une portion des aliments qu'il a pris, car il n'a pas de nausées; le vomissement ne dépend donc pas d'un trouble de l'estomac.

Lorsque l'enfant rejette ses aliments chaque fois qu'il tousse, sa nutrition souffre. Il faut lui donner des repas fréquents sans le laisser causer et rire pendant qu'il les prend. Si, à la table commune, au repas de famille, il s'anime et tousse, il faut le faire manger à part. Il est bon de l'alimenter peu après la crise, car à ce moment-là il ne rejettera pas ce qu'il a pris.

Ulcérations sublinguales. — On remarque souvent, de chaque côté du frein de la langue, de petites ulcérations.

Pendant la quinte la langue frotte sur les dents, le filet se coupe et des ulcérations se produisent à ce niveau. En arrachant les glaires avec les doigts on provoque ces ulcérations et on gêne les enfants au lieu de les aider. Ils s'en débarrassent plus aisément tout seuls.

Hernie. — Les quintes amènent des efforts qui peuvent avoir pour conséquence la production de *hernies* au nombril ou à l'aine. Si, à ce niveau, on remarque une petite grosseur, il faut prévenir le médecin pour qu'il indique un bandage destiné à maintenir réduite cette hernie. Elle pourra fort bien guérir si elle est prise à temps, tandis que, négligée, elle deviendrait définitive.

Chute du rectum. — Les efforts de toux amènent parfois la chute du rectum, chez les sujets qui y sont prédisposés.

Hémorragies. — Des hémorragies nasales accompagnent souvent la coqueluche. Si elles se renouvellent fréquemment ou sont abondantes, elles sont fâcheuses; il peut se produire aussi des larmes de sang, des saignements d'oreille, des vomissements et des crachements de sang; la rupture de petits vaisseaux amène sur la peau de petites taches semblables à des piqûres de puces ou, dans l'œil, une ecchymose sous la conjonctive. Tous ces accidents ne sont pas graves; cependant, une hémorragie cérébrale peut emporter l'enfant.

Spasme de la glotte. — Il n'en est pas de même des complications d'ordre nerveux. Parfois la quinte est remplacée par un spasme de la glotte; au milieu d'une quinte la toux cesse, le petit malade tombe frappé d'une mort apparente, qui peut devenir une mort réelle. (On a constaté, dans la coqueluche, plusieurs cas de mort par un spasme de la glotte.) Pour éviter ce malheur, il faut intervenir et rappeler la respiration en pratiquant la respiration artificielle.

Convulsions. — Il y a enfin les convulsions survenant pendant la quinte ou entre les quintes. Elles sont dues à une surexcitation du système nerveux; l'enfant se raidit (surtout ses bras et ses jambes), ses yeux sont convulsés en haut ou de côté, c'est-à-dire qu'ils sont maintenus dans cette position par la contraction des muscles moteurs de l'œil, amenée par la convulsion; cela passe après quelques secondes, mais il peut survenir un ou plusieurs autres accès. Une convulsion est toujours inquiétante dans la coqueluche. Si, après qu'elle s'est produite, l'enfant reprend ses jeux, c'est que le système nerveux n'est pas trop fatigué. Si, au contraire, il reste dans la torpeur, il faut craindre une nouvelle convulsion, qui est souvent mortelle.

Dans les complications nerveuses il faut agir avec beaucoup de prudence. Une convulsion remplaçant quelquefois la période de frisson chez les enfants, elle peut être due à une pneumonie; il ne faut donc pas baigner l'enfant. On ne lui mettra pas non plus de sinapismes, la douleur qu'ils occasionneraient pourrait provoquer une nouvelle crise. Il faut déshabiller l'enfant, le mettre au lit, lui faire respirer un peu d'éther sur un mouchoir, ou lui donner à boire quelques gouttes de sirop d'éther, ne pas s'agiter pour ne pas le fatiguer, l'épouvanter ou augmenter sa surexcitation; ne pas lui flageller la figure pour le ranimer, mais employer de préférence la respiration artificielle.

Si le petit coquelucheux habite la ville, qu'il y reste pendant la période aiguë, car à ce moment-là le changement d'air ne lui fera rien, ou lui sera nuisible, et en partant il s'éloignera de son médecin et du confort qu'il peut avoir chez lui. Dans la période de déclin, s'il n'y a pas de complication pulmonaire, un séjour à la campagne pourra couper court à la maladie et hâter le rétablissement.

Les pulvérisations d'eau phéniquée ou résorcinée, c'est-à-dire renfermant en solution de la résorcine, seront efficaces pour empêcher les complications du côté des bronches et des poumons, dans la coqueluche.

27. **Laryngite striduleuse (faux croup).** — L'angine striduleuse ou faux croup est une inflammation du larynx qui atteint surtout les très jeunes enfants. Comme le véritable croup, elle est ordinairement précédée d'un rhume; on la rencontre très souvent au début de la rougeole, de la coqueluche ou de la grippe.

Dans la plupart des cas, elle éclate soudainement la nuit; l'enfant se réveille tout à coup avec une gêne considérable de la respiration; celle-ci devient bruyante dans l'inspiration. Une toux se déclare, sèche, rauque, sifflante, revenant par quintes; il semble qu'elle va faire périr l'enfant par suffocation. Enfin, moins la fièvre et les fausses membranes, on trouve ici les symptômes signalés pour le croup à sa deuxième période; le calme succède à cette scène d'angoisse, et l'enfant repose comme s'il n'avait pas le moindre mal; puis la crise recommence et se calme de nouveau. Cela peut se reproduire trois ou quatre fois dans la nuit, mais souvent il n'y a qu'une seule crise. Rarement l'accès se renouvelle dans la journée suivante; c'est encore pendant la nuit qu'il se présentera de nouveau, jusqu'à ce qu'il ne reste plus à l'enfant qu'un léger rhume dont l'angine striduleuse a marqué le début.

Le faux croup est aussi bénin que le croup est grave, mais il est très effrayant. La première fois qu'ils l'entendent, les parents sont dans un tel effarement que le médecin ne parvient pas toujours à les rassurer. L'angine striduleuse peut cependant précéder quelquefois le vrai croup.

Il faut décongestionner le larynx de l'enfant le plus vite possible. Pour cela, on se procure de l'eau bouillante, du feu ou une lampe à alcool, un récipient pour maintenir l'eau bouillante sur le feu, deux ou trois éponges et un second récipient pour exprimer l'éponge. On applique celle-ci sur le cou de l'enfant, aussi chaude que le petit malade peut la supporter. La première éponge ne sera pas trop chaude pour ne pas le brûler, mais on élèvera graduellement la température. On change constamment les éponges pour ne pas leur laisser le temps de se refroidir, et on les exprime pour ne pas mouiller le lit et la chemise de l'enfant. On évite de se brûler les mains, en les exprimant avec une fourchette ou une cuillère, par exemple, car le petit malade arrive à les supporter à une température très élevée et les réclame toujours plus chaudes, s'il sait parler.

Son cou rougit en quelques secondes; l'enfant est soulagé, il lui semble que l'on a desserré le lien qui l'étreignait, il se calme et finit bientôt par s'endormir.

On peut aussi appliquer un sinapisme sur le cou, au-dessus du larynx, mais cela a l'inconvénient de faire souffrir l'enfant et de ne pouvoir être maintenu que quelques minutes, tandis que l'application d'éponges chaudes peut être prolongée à volonté.

On donne quelquefois un vomitif, mais il est presque inutile; il est plutôt nuisible en fatiguant l'enfant. On calme le spasme de la glotte en faisant respirer un peu d'éther.

Un cataplasme ou une serviette très chaude sur les jambes, des sinapismes sur les membres inférieurs, aident aussi à décongestionner l'enfant, mais il ne faut pas laisser les sinapismes plus de deux à trois minutes, de peur d'amener la vésication de la peau ou des *convulsions. Il vaut mieux mettre des bottes d'ouate;* c'est tout aussi efficace, et cela ne tourmente pas le petit malade. On n'oubliera pas, en les enlevant, de les remplacer par de la flanelle ou des bas de laine fortement chauffés, pour éviter un changement trop brusque de température qui refroidirait l'enfant. Il est excellent de faire bouillir près de celui-ci une casserole d'eau avec quelques feuilles d'eucalyptus.

28. **Diphtérie (croup, angine couenneuse).** — On croit généralement que le début du croup est brusque. Cette erreur a été préjudiciable à bien des malades en empêchant de les traiter à temps. Quand un enfant ne suffoque pas on ne se méfie pas du croup, et l'on a grand tort; on le soigne peu ou point et l'on attend, pour s'inquiéter, qu'il soit trop tard pour intervenir efficacement.

La marche du croup est insidieuse. S'il débute par le larynx, il est invisible à l'examen ordinaire, on ne peut le voir qu'au laryngoscope, très difficile à employer avec les enfants, et la maladie peut passer inaperçue jusqu'au moment où elle provoque la suffocation. Les aliments allant du pharynx à l'œsophage et non dans le larynx si l'enfant a le croup simple, il peut très bien avaler, et l'on s'inquiète d'autant moins. L'enfant sort, se promène, joue; il a bien un léger rhume, un peu d'enrouement, avec une fièvre modérée, mais celle-ci n'est pas constante, et la maladie peut passer inaperçue; il est difficile, même au médecin, de la reconnaître à ce moment-là.

Si le croup est compliqué d'angine couenneuse, la gêne existe dans la déglutition, puisque le pharynx est malade dans l'angine et que les aliments doivent y passer pour se rendre à l'œsophage. Il y a aussi gêne dans la respiration; le conduit où passe l'air étant diminué dans son calibre par les fausses membranes, l'air passe moins bien et produit, en le traversant, un bruit semblable à celui du vent dans une serrure; l'émission des sons devient de plus en plus difficile, l'enfant est presque aphone, sa voix est voilée, éteinte, et dans les efforts de toux il fait entendre un bruit rauque et déchiré, assez semblable au cri d'un coq et parfois à l'aboiement d'un chien qui serait enroué; cette toux ne ressemble en rien à la toux claire et vibrante de la laryngite striduleuse. La gêne de la respiration augmente de plus en plus jusqu'à la troisième période, pendant laquelle l'enfant devient complètement aphone. L'air passe si difficilement dans le larynx que le petit malade suffoque. A chaque effort d'inspiration la base de la poitrine s'abaisse fortement, et l'enfant, dans une angoisse inexprimable, porte les mains à son cou, comme pour se débarrasser d'un lien qui l'étrangle. De moment en moment la dyspnée (difficulté de respirer) augmente, la face est anxieuse, violacée, les regards expriment l'effroi, et, dans son agitation, le malade se jette dans les bras des personnes présentes comme pour y chercher un refuge. Puis, tout se calme jusqu'à ce qu'un nouvel accès se produise. La mort peut être lente, mais le plus souvent elle survient dans une crise. Si les fausses membranes ne sont pas détachées et expulsées par les efforts de toux, le malade meurt asphyxié, à moins d'une intervention chirurgicale rapide, la *trachéotomie*. Cette opération consiste à ouvrir la trachée au-dessous du point obstrué par les fausses membranes et à y placer une canule qui fait pénétrer l'air dans les poumons.

On remplace de plus en plus aujourd'hui la trachéotomie par le *tubage du larynx*. Par ce dernier procédé, on introduit un tube dans le larynx et dans la trachée, ce qui permet à l'air d'arriver dans le poumon. Le malade paraît alors renaître à la vie, on le croit guéri ; malheureusement, il peut n'en être rien ; le microbe, localisé, a sécrété sa toxine, et ce poison, diffusé dans tout l'organisme, a produit une intoxication générale. Il cause parfois les accidents les plus graves. Au bout d'un temps plus ou moins long on voit survenir du malaise, de la courbature, un affaissement profond accompagné d'albuminurie parfois intense, de la paralysie des muscles, principalement de ceux des membres inférieurs, du voile du palais et des muscles qui interviennent dans la respiration, et le malade meurt asphyxié, après la disparition des fausses membranes, alors que l'on pouvait le croire guéri.

La première chose à faire lorsqu'on soupçonne la diphtérie est de demander le médecin le plus vite possible. En attendant son arrivée on peut décongestionner le malade par des bottes d'ouate et lui donner un vomitif; mais il ne faut pas fonder de grandes espérances dans cette médication; le vomitif est le plus souvent inutile; il peut seulement, par les efforts qu'il provoque, faire détacher les fausses membranes, qui sont alors rejetées, mais cela n'arrive pas souvent. N'aurait-on qu'une chance sur cent d'obtenir ce résultat, il faut l'essayer; mais le seul traitement réellement efficace consiste dans les injections de sérum.

Nous avons déjà indiqué comment se fait la contagion et la prophylaxie de cette maladie, comment et dans quel but on injecte du sérum, et l'on pratique la trachéotomie ou le tubage du larynx; il est donc inutile d'y revenir. Rappelons seulement que, l'asphyxie étant conjurée, le grand danger de la diphtérie existe toujours; il réside dans les toxines sécrétées par le bacille de Lœffler, qui empoisonnent l'organisme. On a filtré des cultures de bacilles diphtériques pour séparer ceux-ci des toxines qu'ils avaient sécrétées; eh bien, ces toxines injectées à des cobayes ont reproduit chez eux tous les accidents signalés à la suite de la diphtérie et mis par quelques personnes sur le compte du sérum.

Le plus fréquent de ces accidents est la paralysie du voile du palais, suivie souvent de celle des membranes. Pour les combattre on n'aura qu'à suivre les indications du médecin. Mais les personnes qui entourent le malade doivent savoir que ces accidents existent, pour ne pas s'endormir dans une fausse sécurité dès que le premier danger est passé. Elles doivent savoir aussi qu'il faut alimenter le malade, malgré la difficulté apportée à la déglutition par la paralysie du voile du palais. Cette paralysie, le plus souvent, n'est que temporaire, mais certains malades se laisseraient mourir de faim plutôt que de prendre des aliments, qui provoqueraient des crises d'engouement très pénibles et qui risqueraient de les asphyxier mécaniquement.

Au moyen d'un entonnoir et d'une sonde de Charrière, en caoutchouc rouge, introduite dans la bouche et portée jusqu'à l'œsophage, on introduit les aliments liquides, ce qui permet au malade de se nourrir en attendant que la déglutition soit de nouveau possible pour lui. On peut aussi verser le liquide dans le nez, la tête étant inclinée en arrière, si ce mode d'alimentation, auquel les enfants s'habituent très vite, leur paraît plus agréable que le gavage à la sonde.

29. **Ourles ou oreillons.** — Cette maladie, constituée, comme nous l'avons déjà dit, par l'inflammation de la glande parotide, ne se présente presque jamais d'emblée; elle est ordinairement précédée de quelques symptômes fébriles analogues à ceux qui caractérisent le début d'une fièvre éruptive.

Bientôt il se déclare de la douleur et de la tuméfaction au niveau de l'articulation des mâchoires. Tantôt la peau conserve sa couleur normale, tantôt elle rougit et devient elle-même le siège d'une inflammation. Celle-ci peut être modérée ou intense, et, dans ce dernier cas, le gonflement s'étend à tout le visage et au cou.

Ces symptômes locaux sont ordinairement accompagnés de sécheresse à la gorge, d'engorgement des amygdales, de salivation plus ou moins abondante et de l'immobilité de la mâchoire.

En général, les quatre ou cinq premiers jours constituent la période d'augmentation; à dater du cinquième jour le mal rétrocède, la douleur et le gonflement diminuent, la convalescence se prononce. Quelquefois, mais rarement, la parotidite se termine par la suppuration.

C'est une maladie générale, puisqu'elle influence tout l'organisme. Chez les adultes elle est plus grave que chez les enfants, par les complications qu'elle peut amener. Elle provoque souvent l'albuminurie chez les vieillards.

Presque toujours, au début, un seul côté est pris. Si l'on n'en est pas averti, on ne soupçonne pas à quelle maladie on a affaire, surtout s'il n'y a pas de gonflement de la parotide au niveau de l'oreille (ce gonflement peut être remplacé par un empâtement siégeant derrière l'angle de la mâchoire). Ce gonflement se fait en deux ou trois jours et s'accompagne d'une inflammation de la muqueuse de la bouche et du pharynx. Si un seul côté est atteint le gonflement est considérable. En attendant l'arrivée du médecin on isole le malade, on le tient au chaud, et l'on peut appliquer de l'huile de jusquiame ou du baume tranquille avec de l'ouate sur les points enflés et douloureux.

Les oreillons nécessitent une antisepsie rigoureuse de la bouche, de la gorge, de l'oreille et du nez, pour éviter les complications qui pourraient se produire (rhumatismes, affections du cœur, etc.).

30. **Fièvres éruptives.** — Les fièvres éruptives sont : la scarlatine, la rougeole, la variole, la varioloïde et la varicelle. Plus fréquentes dans la seconde enfance que dans la première, elles ont des points de ressemblance, des traits communs qui les ont fait réunir en une sorte de faisceau.

Ce sont des maladies générales qui intéressent tout l'organisme, sont contagieuses, infectieuses, et ont une marche particulière, cyclique, toujours la même, avec des périodes qui se succèdent d'une façon toujours semblable. Elles sont dues à des microbes. Nous avons expliqué comment ceux-ci pénètrent en nous, agissent sur notre organisme et l'infectent. Leur présence ne se manifeste pas de suite. Pendant un temps plus ou moins long l'individu envahi continue à vivre de la vie ordinaire et ne paraît pas encore malade. C'est la période d'incubation, pendant laquelle les bactéries se multiplient et pullulent, sans que rien puisse faire soupçonner leur présence. Lorsqu'elles ont envahi assez complètement l'organisme pour constituer une maladie, elles provoquent des troubles de plus en plus appréciables : c'est la *période d'invasion,* à laquelle succède la *période d'état,* moment où la maladie est dans toute sa violence, puis la *période de déclin,* qui se termine par la *convalescence* et la *guérison,* à moins qu'elle n'aboutisse à l'*agonie* et à la *mort.* Pour les fièvres éruptives il faut ajouter la période pendant laquelle le malade pèle : c'est la période de *desquamation.*

Comme ces fièvres sont toutes transmissibles dès le début, il est nécessaire de les dépister le plus tôt possible, pour mettre l'entourage à l'abri de la contagion. Presque toutes confèrent l'*immunité,* c'est-à-dire qu'elles ne récidivent pas. Il y a cependant des exceptions : la rougeole, par exemple, peut s'observer plusieurs fois sur le même individu; mais ce fait est exceptionnel.

31. **Rougeole.** — La rougeole est si fréquente que beaucoup de personnes la croient inévitable, fatale, et, lorsqu'un enfant malade en est atteint dans une famille on cherche souvent à la faire contracter aux autres enfants pour qu'ils l'aient en même temps et qu'on puisse les soigner tous à la fois. C'est un grand tort; car si beaucoup d'enfants sont destinés à avoir la rougeole, tous ne l'ont pas fatalement, et, s'ils doivent l'avoir, l'âge où ils l'auront et les conditions dans lesquelles ils se trouveront à ce moment-là ne sont pas indifférents. Il faut tâcher d'éviter cette maladie, et, en tous cas, de retarder son apparition, au lieu de la provoquer ou de la hâter, car plus l'enfant atteint est jeune, faible et délicat, plus cette maladie est grave.

Nous avons vu, à propos de sa prophylaxie, combien elle est meurtrière et redoutable, quoique peu redoutée.

Comme la rougeole est transmissible dès la période d'incubation, il est difficile d'isoler à temps ceux qui en sont atteints. Malgré une constante surveillance, on la reconnait souvent trop tard; aussi est-il bon de savoir quels sont les premiers symptômes pour pouvoir dépister la maladie dès ses premières manifestations. Nous allons les décrire, mais nous ne reviendrons pas sur les précautions prophylactiques : elles ont été indiquées dans un chapitre précédent.

La *période d'incubation,* de latence, passe inaperçue, car c'est celle où l'enfant est atteint sans que rien chez lui puisse faire soupçonner qu'il est malade.

La seconde période, la *période d'invasion,* est caractérisée par l'apparition de petits accès de fièvre, avec tous les malaises qui les accompagnent : douleur de tête, sentiment de courbature, somnolence, quelquefois, mais rarement, envie de vomir ; cette fièvre peut n'être ni violente ni continue ; plus accentuée le soir, elle cède parfois la nuit, disparaît le matin pour reparaître de nouveau le soir. L'enfant est fatigué, accablé, devient maussade, perd l'appétit ; il a les traits tirés, sa figure est un peu bouffie. En tous cas, la température monte lentement et n'est jamais très élevée (39°-39°,5) ; elle atteint rarement 40° et va en augmentant du premier ou du deuxième jour jusqu'au cinquième jour, moment où l'éruption est terminée. Elle redescend alors en douze, vingt-quatre ou trente heures, au degré normal, à moins de complications ; son ascension s'arrête donc avec l'apparition de la rougeur, elle diminue à mesure que les taches pâlissent et disparaît avec elles. Il se fait d'abord une poussée du côté des muqueuses, une *éruption interne,* si l'on peut s'exprimer ainsi, ce qui provoque du catarrhe *oculo-nasal.* Les bords des paupières sont rouges, les yeux injectés de sang, larmoyants, péniblement impressionnés par la lumière, avec la sensation d'un picotement douloureux : c'est le *catarrhe oculaire.* Puis les muqueuses des narines, des fosses nasales et de l'arrière-gorge sont congestionnées, il s'écoule des narines un liquide incolore ou blanchâtre, l'enfant est *enchifrené,* se mouche, il a le *coryza* (rhume du cerveau) : c'est le *catarrhe nasal.* Sans qu'il y ait angine, sans que les amygdales soient atteintes, le voile du palais et le fond de la gorge rougissent, se congestionnent comme le fera la peau les jours suivants ; cela donne lieu à une toux sèche, très pénible, qui survient surtout la nuit et qui est peut-être plus fatigante encore pour ceux qui l'entendent que pour le malade lui-même.

L'éruption apparaît enfin, débutant à la face, au front, aux oreilles, sur les côtés du cou et des joues; quelques heures plus tard elle envahit la poitrine, le haut des bras, et le lendemain descend sur tout le tronc; enfin, le troisième jour, tout le corps en est couvert. Elle pâlit du côté de la face à mesure qu'elle augmente dans le bas du corps.

Cette éruption n'est pas toujours la même; elle est constituée par des *feux*, de petites taches rouges, rondes ou irrégulières, un pointillé rougeâtre ressemblant à des piqûres de puces, de la dimension d'un grain de riz; ces *feux* sont plus ou moins nets, plus nombreux sur les points où la sueur est ordinairement plus abondante, plus ou moins espacés, groupés en forme de croissants, ou répandus sur toutes les parties du corps et séparés par des intervalles de peau saine, conservant sa couleur naturelle. Ces taches disparaissent sous la pression du doigt, car elles sont de nature congestive; mais la rougeur reparaît peu à peu dès qu'on cesse la pression.

D'autres fois, en promenant le doigt sur la peau, on rencontre une petite saillie, une élevure qui ne suppurera pas, ne s'ouvrira pas pour donner issue à un liquide; ce n'est pas un bouton, mais cela vaut à la rougeole le nom de *rougeole boutonneuse*. Parfois ces saillies ne se trouvent que sur le corps, et la figure est couverte de taches; mais d'autres fois, c'est le contraire. Ces formes de rougeole ne sont pas plus graves l'une que l'autre.

Parfois la tache ne s'efface pas : au lieu de disparaître, elle laisse une tache assez persistante, due aux vaisseaux gorgés de sang. Si quelques-uns de ceux-ci éclatent, il y a un petit épanchement de sang qui forme une ecchymose.

Lorsque l'éruption est passée des lamelles épidermiques se détachent, mais elles sont si minimes qu'elles échappent à l'œil, surtout si elles sont entraînées par la transpiration.

Le danger de la rougeole ne réside pas en elle-même, mais dans les complications qui peuvent survenir. Elle débilite l'individu et, de ce fait, le rend accessible à toutes les maladies. On l'a dit avec raison, la rougeole est lâche... elle tue les faibles.

Ces complications sont dues, pour la plupart, à des infections secondaires.

Des complications peuvent être amenées par la virulence des germes ou par le peu de résistance de l'individu; c'est la fièvre, qu'un enfant débile supporte mal; c'est une hémorragie qui n'est pas grave pour un enfant robuste de trois ou quatre ans, mais qui le devient s'il est chétif ou beaucoup plus jeune.

La rougeole présente bien plus de dangers dans un hôpital que dans une maison particulière, où tout le monde se porte bien. L'épithélium à cils vibratiles qui tapisse les voies respiratoires et les débarrasse des poussières et des microbes qui y pénètrent est malade dans la rougeole, la grippe, la bronchite, etc.; ses cellules sont en désarroi, ne fonctionnent plus, vont pêle-mêle, à droite, à gauche, et les poussières et les germes ne sont plus chassés. S'il y en a de virulents, on verra alors se produire des complications telles que pneumonie, broncho-pneumonie, tuberculose, etc.

La fièvre tombe et passe avec l'éruption, avons-nous dit : si elle reparaît, c'est qu'une complication est imminente.

On est prévenu de l'apparition d'une bronchite grave par l'exagération de la dyspnée et la fréquence de la respiration (soixante-dix et jusqu'à quatre-vingts par minute).

La *laryngite striduleuse* ou faux croup complique souvent la rougeole; elle est effrayante, mais peu dangereuse, en général. Nous avons expliqué comment il faut intervenir dans ce cas. Au début, dans la période fébrile, il peut survenir des *convulsions*. Une intervention maladroite pourrait être très fâcheuse; la glace sur la tête augmenterait le coryza; le bain, la bronchite; les sangsues derrière l'oreille accentueraient l'anémie; les sinapismes aggraveraient l'état nerveux. Avec un peu de sang-froid et de patience, on étend le petit malade sur son lit, on desserre ses vêtements et l'on attend que le médecin fasse le diagnostic. L'enfant pourra avoir encore un, deux et même trois accès convulsifs, mais ils ne présenteront aucune gravité, à moins toutefois qu'il ne s'agisse d'un enfant très nerveux; mais ce sera exceptionnel.

Une autre complication possible est le *saignement de nez*. Le coryza s'accompagne d'une congestion assez prononcée pour amener un écoulement sanguin; c'est l'*épistaxis*, qui se rencontre dans les fièvres éruptives, les fièvres typhoïdes, les rhumes, etc. Ce saignement de nez ne demande pas toujours la même intervention. S'il n'est pas trop violent, s'il ne menace pas d'anémier l'enfant, il faut le respecter, car il opère une révulsion utile sur la congestion. S'il est trop abondant, il faut l'arrêter (voir les moyens à employer à la page 251, *Épistaxis*); toutefois, il ne faut pas user de réfrigérants pour combattre une épistaxis qui se produit au cours d'une fièvre éruptive.

La *conjonctivite* s'observe souvent aussi dans la rougeole. Il faut éviter les refroidissements et une lumière un peu vive et laver les yeux à l'eau boriquée tiède avec de l'ouate hydrophile renouvelée à chaque lavage.

La rougeole s'accompagne quelquefois d'*inflammation de l'oreille* : une injection tiède d'eau boriquée calmera les douleurs. Chez les enfants débiles ou lymphatiques il peut se produire de l'*otite suppurée*. Enfin la muqueuse intestinale s'enflamme souvent, comme celle du nez ou de l'œil, provoquant une *diarrhée* abondante. Tant qu'elle n'amène pas plus de cinq ou six selles par vingt-quatre heures, elle n'est pas à combattre; mais si elle est plus fréquente, si l'enfant change, si le pourtour de ses yeux devient noir, si ses mains sont froides, si son nez s'étire, il faut intervenir le plus vite et le plus énergiquement possible. On réchauffe l'enfant avec du thé, du punch, du rhum, mais on ne lui donne jamais de laudanum sans l'ordre du médecin. Une seule goutte peut produire des accidents très difficiles à combattre.

La *néphrite* et l'*albuminurie* surviennent à la suite d'un refroidissement, mais plus souvent dans la scarlatine que dans la rougeole.

Si l'enfant a des dispositions à contracter la *tuberculose*, la rougeole peut en provoquer l'apparition. L'infection rubéolique peut occasionner des *vomissements* et des *douleurs musculaires*.

Il ne faut user ni de vésicatoires ni d'antipyrine dans la rougeole, car, si le malade est dans la période d'incubation, cette médication amène de l'*anurie* (suppression des urines) et peut tuer le malade sur le coup.

Lorsque l'on se trouve en présence d'un rougeoleux, il faut le maintenir au lit, dans une chambre convenablement aérée, à l'abri d'une lumière trop vive, dans une température de quinze à seize degrés; éviter tout refroidissement, surtout au moment de la desquamation, calmer la toux par des tisanes, des potions, des loochs, et surtout par les évaporations dont nous avons déjà parlé; isoler le malade, etc. Quant au traitement proprement dit, il sera institué par le médecin. Ne pas oublier la désinfection attentive du nez, de la gorge et des yeux.

32. **Scarlatine.** — Tandis que, dans la rougeole, la température monte lentement, dans la scarlatine l'ascension est très brusque; en quelques heures, après un frisson intense, la température atteint 39°,5 à 40°,3 et s'y maintient avec quelques exacerbations légères le soir, et des rémissions matutinales insignifiantes.

Cette fièvre peut, dans cette maladie, s'accompagner d'accidents nerveux très graves.

La rougeole attaque principalement les muqueuses des voies respiratoires; la scarlatine frappe les muqueuses digestives en général, et plus particulièrement le pharynx ou arrière-gorge et l'isthme du gosier. Cette maladie débute, ordinairement, par des douleurs de tête, de la courbature, de la rougeur aux amygdales, avec difficulté d'avaler; l'enfant tousse quelquefois, mais ordinairement il vomit.

Les amygdales grossissent; le pharynx, l'isthme du gosier et la voûte palatine se recouvrent d'un enduit blanchâtre, *pultacé*. L'angine peut avoir un tel degré d'intensité que la suffocation devient imminente; les glandes parotides et sous-maxillaires sont tuméfiées et elles sécrètent une salive abondante. L'éruption survient du deuxième au troisième jour après l'apparition de la fièvre, et non du quatrième au sixième jour, comme dans la rougeole. Dans cette dernière maladie, elle débute à la face; dans la scarlatine, elle commence au cou, puis se montre à la poitrine, au dos, à l'abdomen, aux aines, aux jambes, aux bras et enfin aux joues, mais elle est moins prononcée à la face qu'au reste du corps. Ce ne sont pas des taches ou des boutons, comme dans la rougeole, mais de larges plaques d'un rouge uniforme, écarlate; séparées d'abord, elles ne tardent pas à se réunir, et la peau présente alors une surface rouge et luisante comme un homard cuit. Puis un pointillé plus foncé se détache sur cette teinte devenue groseille, lie de vin; sur le visage se montrent des traînées rouges et blanches. L'angine augmente; le pharynx, l'isthme du gosier, le voile du palais et les gencives deviennent d'un rouge vineux; le malade est abattu, il a soif, il rejette les aliments et a de la constipation.

L'aspect de la langue est très important à connaître, car il suffit le plus souvent à poser un diagnostic dès les premiers jours. Dans l'angine scarlatineuse, l'enduit épais qui la couvrait d'abord disparaît bientôt, laissant la langue vernie, luisante, non rosée, mais d'un rouge exagéré, pelée comme si on l'avait raclée avec un couteau, tandis que, dans les autres angines, elle reste chargée.

L'éruption ne fait pas baisser le degré de la fièvre; celle-ci est stationnaire tant que l'éruption se généralise, c'est-à-dire pendant deux ou trois jours.

La fièvre tombe exceptionnellement en douze ou vingt-quatre heures, mais presque toujours elle dure de trois à huit jours, descendant graduellement jusqu'à 36°, où elle reste pendant la convalescence, pour remonter au chiffre normal avec la guérison.

Après l'éruption les symptômes généraux se calment et la douleur de gorge diminue. Au bout d'une période qui varie de deux à cinq jours, la couleur rouge disparaît, la peau prend une teinte brune, devient sèche et rugueuse; elle s'écaille, se fendille, l'épiderme se détache, non pas en petites écailles ou *furfurs*, comme dans la rougeole, mais en larges plaques semblables à des morceaux de parchemin. La desquamation commence au cou et à la poitrine et finit aux mains et aux pieds; elle dure de cinquante à soixante jours, provoquant des démangeaisons désagréables.

Dès que la fièvre est tombée l'appétit revient, le patient ne souffre plus, il paraît rétabli, mais il reste malade au point de vue des complications possibles. Celles-ci sont plus nombreuses et plus graves dans la scarlatine que dans la rougeole; elles peuvent se produire spontanément, sans qu'il y ait eu des négligences ou des imprudences commises, dépendre de la virulence des microbes qui ont envahi l'organisme, faire partie de l'évolution de la maladie, mais elles sont le plus souvent provoquées par des refroidissements intempestifs.

En temps d'épidémie toute angine doit être considérée comme suspecte et mise en observation. Dans certaines épidémies tous les cas sont légers; dans d'autres, tous sont sérieux. C'est la forme *maligne*. L'angine peut être très grave. Au bout de quelques jours, indépendamment de tout refroidissement, la gorge peut se couvrir de taches blanches, d'aphtes, de fausses membranes, comme dans la diphtérie, et la vie est en danger. Les ganglions peuvent devenir énormes, suppurer et former de véritables abcès qu'il est impossible de faire avorter.

Une des complications les plus redoutables se montre

du côté des reins : c'est la néphrite accompagnée d'albuminurie. Au début de la scarlatine, la rareté des urines est due à la fièvre; plus tard, elle est occasionnée par une maladie du rein. L'urine devient rouge foncé, teintée par du sang : c'est le début d'une néphrite par congestion. Il faut examiner tous les jours les urines, leur couleur, leur abondance, pour en informer le médecin; en recueillir dans un tube d'essai, l'additionner de quelques gouttes d'acide acétique (fort vinaigre) et tenir le tube au-dessus de la flamme d'une lampe à alcool, jusqu'à ébullition; s'il y a un coagulum ressemblant à du blanc d'œuf, il est à craindre que ce soit de l'albumine. On contrôle cette expérience en mettant de l'urine dans un tube et en versant doucement le long des parois un peu d'acide azotique; si l'urine contient de l'albumine, celle-ci se coagulera. On fera alors analyser l'urine par une personne compétente, afin d'avoir une certitude, et l'on interviendra le plus vite possible.

L'albuminurie arrive parfois brusquement. En supprimant la sécrétion urinaire elle provoque des accidents d'urémie, des vomissements convulsifs, de l'éclampsie. Cet état est amené par des matières nuisibles qui devraient être éliminées, mais sont retenues dans le sang et constituent de véritables poisons. Le gonflement blanc (œdème) des mains, de la face, et surtout des paupières, se montrant le matin au réveil, décèle la présence de l'albuminurie. Le régime lacté absolu est alors indispensable.

On calmera les accidents nerveux et on relèvera les forces du malade. Le régime lacté, de beaucoup le meilleur pour un scarlatineux, devrait toujours lui être imposé, ne fût-ce que pour prévenir les complications du côté des reins; mais le traitement sera institué par le médecin et par lui seul.

Quand il y a quelques jours que la desquamation est terminée, on désinfecte le malade selon les indications du docteur, et on le laisse sortir et prendre l'air, afin qu'il se trouve dans de bonnes conditions hygiéniques qui hâteront sa guérison. Dans cette maladie il faut veiller aussi avec grand soin à la désinfection des yeux, des oreilles et du nez, et éviter les refroidissements.

33. **Rash.** — On nomme ainsi, d'un mot anglais qui signifie *éruption*, une éruption prémonitoire (qui précède) qui se rencontre parfois dans la rougeole, la scarlatine, mais qui n'est pas toujours due à ces fièvres éruptives. Elle apparaît souvent avant la variole, quelquefois avant la diphtérie, la fièvre typhoïde et le rhumatisme. Elle est plus diffuse que celle de la scarlatine, avec laquelle il ne faut pas la confondre. Elle ne s'accompagne pas toujours de fièvre et présente des formes et des caractères divers, que le médecin seul est capable de distinguer.

34. **Variole.** — La variole est la plus grave des fièvres éruptives ; elle fait atrocement souffrir celui qui en est atteint. Très fréquente autrefois, très meurtrière, elle laissait à sa suite une foule d'infirmités, quand elle n'amenait pas la mort. Elle est très rare aujourd'hui et tend à disparaître. Grâce à la vaccination et à la revaccination, on ne rencontre guère aujourd'hui que la varioloïde ou variole atténuée, modifiée.

La variole passe par toutes les phases des fièvres éruptives (incubation, invasion, période d'état, etc.) ; il faut y ajouter une période de suppuration que l'on ne rencontre pas dans les autres maladies.

L'invasion de la variole est brusque, violente ; à la suite d'un frisson, la température monte en vingt-quatre heures à 40°, 41° quelquefois ; rarement elle met deux ou trois jours pour atteindre ce chiffre. Il y a des vomissements, du délire, des convulsions, des douleurs dans les reins, comme si l'on y avait reçu un coup de barre (c'est ce qu'on appelle la *rachialgie*), de la dyspnée, de l'oppression, de la courbature, une fièvre intense. Du troisième au cinquième jour les boutons apparaissent, et la température s'abaisse ensuite brusquement. En quelques heures, en un jour au plus, elle est revenue au chiffre normal.

Les boutons varioliques apparaissent au visage, particulièrement à la lèvre supérieure et vers les ailes du nez; bientôt ils envahissent tout le visage et se montrent ensuite à la poitrine, aux lombes et aux membres; on en voit rarement sur l'abdomen.

Ils forment d'abord des saillies rougeâtres qui se recouvrent bientôt de vésicules. Celles-ci grandissent et se remplissent d'un liquide transparent d'abord, puis terne, louche, opaque, jaunâtre et qui arrive à être du pus horriblement fétide. La peau rougit et se tuméfie, une aréole rouge entoure ces boutons qui s'*ombiliquent,* c'est-à-dire qu'ils se dépriment au centre. Les mains, les pieds, les flancs enflent, et la fièvre revient. Son intensité et sa durée dépendent du nombre des pustules. Cela se passe ainsi dans la *variole discrète.*

Si les boutons sont très nombreux et très rapprochés, la variole est *confluente;* la fièvre, dans ce cas, ne tombe pas dès l'apparition de l'éruption, aussi n'a-t-elle pas le temps d'arriver à une *apyrexie* (absence de fièvre) franche et complète; la fièvre de suppuration se continue alors le plus souvent avec la fièvre d'éruption et se confond avec elle. Lorsque les boutons sèchent il s'y forme une croûte noirâtre, épaisse, qui persiste un certain temps, puis se détache avec des parcelles d'épiderme. Il peut se former ainsi successivement deux ou trois croûtes. Cela dure plusieurs semaines, laissant des taches et des cicatrices indélébiles. Les plus gros boutons se remarquent sur les points où la peau est le plus épaisse et chez les malades les plus vigoureux. La tuméfaction est quelquefois énorme, surtout à la face, et, chose remarquable, la gravité de la maladie peut se mesurer presque exactement à l'intensité de l'éruption dont le visage est le siège. Effectivement, si dans ce point l'éruption est discrète, la petite vérole est toujours bénigne, quelque nombreuses que soient les vésicules sur le tronc et sur les membres, et par contre le mal est grave si l'éruption est confluente au visage, alors que tout le reste du corps présenterait à peine quelques pustules.

Si l'éruption est abondante dans le pharynx, elle gêne la déglutition; dans le larynx, elle rend aphone. La maladie peut être précédée de rash (voir plus haut l'explication de ce mot), se compliquer de pourpre hémorragique, de pustules mélangées de sang; puis il y a des accidents de voisinage, des lymphangites, des furoncles, des abcès, de l'érysipèle, la gangrène des tissus; l'ulcération de la cornée, des ophtalmies qui rendent aveugle; de la nécrose du cartilage du larynx, de la broncho-pneumonie, de la pleurésie, de la gangrène pulmonaire; des complications du côté du cœur, etc. Enfin, la variole, en affaiblissant le sujet, le prédispose à la tuberculose.

Les précautions prophylactiques ont déjà été indiquées, ainsi que l'influence exercée par la lumière sur les pustules. Toutes les règles de l'hygiène doivent être rigoureusement observées; le traitement est indiqué par le médecin.

Pour éviter les cicatrices on recommande de percer chaque vésicule et de la vider avant qu'elle arrive à la suppuration. On lave à l'eau boriquée chaude, on essule et l'on passe une couche de collodion riciné qui met à l'abri du jour et de l'air. Cette manœuvre exige beaucoup de patience, mais son efficacité est incontestable.

35. **Varioloïde.** — La varioloïde débute comme la variole, mais ne présente aucune gravité. Au point de vue de la prophylaxie il y a un grand intérêt à la reconnaître dès le début et à prendre les précautions indiquées par l'hygiène. Le traitement, à peu près le même que dans la variole, sera indiqué par le médecin.

36. **Varicelle.** — La *varicelle* ne présente d'habitude aucune gravité; la nature, à elle seule, peut faire tous les frais de la guérison, et il n'y a aucune complication à craindre. S'il n'a pas de fièvre, le malade n'a pas besoin de garder le lit, pas même la chambre; si la température est douce ou chaude, il peut sortir, aller et venir, en évitant toutefois les refroidissements.

La fièvre qui précède la varicelle peut être violente,

mais c'est rare; elle manque souvent complètement ou dure à peine vingt-quatre heures. L'éruption est caractérisée par des vésicules non déprimées à leur centre et qui commencent par une rougeur surmontée d'une goutte cristalline, un petit bouton qui ne fait pas saillie sur la peau. Au bout d'un jour ou deux la vésicule devient rougeâtre, puis blanchâtre, s'affaisse, se crève et se dessèche. L'éruption se fait sans ordre, apparaissant à la fois dans l'espace d'un jour sur les diverses parties du corps; de plus, les vésicules ne se produisent pas toutes en même temps. Pendant deux ou trois jours il en survient de nouvelles; aussi voit-on de petites vésicules remplies d'un liquide clair comme de l'eau, à côté de taches rouges et de croûtes prêtes à se détacher. La maladie peut évoluer dans la même journée.

En deux jours, la dessiccation est complète, et, dans la grande majorité des cas, en moins d'une semaine la maladie a parcouru toutes ses périodes. Quelquefois elle semble renaître au moment où elle paraissait terminée. Il y a un peu de fièvre, des maux de tête; les boutons apparaissent de nouveau en grand nombre sur les points où la peau a été irritée (par de la teinture d'iode par exemple).

Les vésicules de la varicelle ne suppurent pas et sont suivies seulement d'une tache rouge qui disparaît bientôt; mais, si on les écorche, elles laissent une cicatrice comme les pustules de la variole : aussi faut-il empêcher le malade de se gratter.

L'éruption peut apparaître sur les lèvres, en dedans des joues et sur toute la muqueuse du pharynx; parfois les vésicules s'ulcèrent, deviennent douloureuses dans la déglutition et peuvent provoquer un spasme de la glotte. Elles siègent aussi parfois sur les paupières, la cornée et la conjonctive, où elles amènent quelquefois des complications oculaires graves.

Chez les enfants très lymphatiques, débiles ou affaiblis, la varicelle peut entraîner de nombreuses complications, mais elle est absolument bénigne et inoffensive chez les sujets bien portants et vigoureux.

37. **Fièvre typhoïde.** — La *fièvre typhoïde* est une affection généralement longue, grave, et qu'il faut connaître pour la soigner avec intelligence.

Chez les enfants elle se prolonge rarement au delà de deux semaines. On doit s'attacher, dès le début, non pas à la faire avorter, cela n'est guère possible, mais à la maintenir dans sa forme la plus bénigne.

C'est une maladie générale se rapprochant du type des maladies infectieuses et s'attaquant à tout l'organisme. Le sang et tous les tissus peuvent être atteints par elle; aussi voit-on toutes les complications se produire. Nous avons indiqué les causes qui la provoquent, sa transmissibilité, sa prophylaxie, etc. Il nous reste à la décrire et à expliquer ce que peuvent avoir à faire les personnes chargées de soigner les typhiques.

La fièvre typhoïde revêt les formes les plus diverses; sur cent cas, on n'en trouve pas souvent deux de semblables; ils peuvent n'avoir de commun que les traits généraux. En effet, toutes les variantes sont possibles. La maladie peut avoir des allures bénignes et se révéler seulement par la continuité de la fièvre, ou présenter les complications les plus redoutables. Le début peut être brusque, la maladie éclatant en cinq ou six jours, quelquefois même en vingt-quatre heures, comme dans la pneumonie, la scarlatine, la rougeole, etc., ou bien elle débute d'une façon insidieuse, ne s'installant qu'au bout de quinze à seize jours. Elle peut être longtemps méconnue, ce qui est très fâcheux, car il y a grand intérêt à être éclairé dès le début.

La forme la plus légère, la plus bénigne, nécessite, surtout pendant la convalescence, les mêmes soins, les mêmes précautions que les fièvres les plus graves et peut présenter les mêmes complications.

La maladie dure quinze, seize, vingt et un jours, et la moyenne est de vingt à vingt-cinq jours, mais il n'y a rien de fixe; les trois périodes pendant lesquelles elle évolue, et au cours desquelles on voit apparaître toute une série de manifestations provoquées par l'agent infectieux, peuvent se succéder sans être séparées par des limites bien nettes.

La première période est le *stade* des oscillations ascendantes ou la *période d'augment, d'accroissement;* elle dure six à sept jours, pendant lesquels la température monte graduellement, lentement, par demi-degrés, un peu plus basse le matin que le soir, pour arriver progressivement à 40°, 40°,5 ou 41°. Cette courbe graduellement ascendante est très précieuse à constater, car c'est ce qui différencie le début de la fièvre typhoïde de celui de certaines grippes, de l'embarras gastrique fébrile, etc., qui simulent la fièvre typhoïde, donnant au malade la même lassitude, le même sentiment de courbature, mais offrant une courbe de température beaucoup plus brusquement ascendante et n'étant pas accompagnées de selles fétides. Le diagnostic, toujours très délicat, offre parfois de grandes difficultés, et en prenant exactement la température, en observant tous les symptômes en l'absence du médecin, pour l'en informer à sa prochaine visite, on peut lui être très utile.

Les taches rosées lenticulaires qui apparaissent sur la poitrine et le ventre, comme dans la rougeole et la scarlatine, un gargouillement dans la fosse iliaque droite et la fétidité des selles devront lui être signalées, ainsi que la relation entre le pouls et la température, car cette relation varie selon les maladies.

Généralement, les premiers jours, pendant la période d'incubation, le sujet éprouve du malaise; ses nuits sont mauvaises, il a de l'insomnie, des cauchemars, de la fatigue, de la prostration. Somnolent, affaissé, il ne répond pas quand on lui parle; son haleine est fétide, sa langue blanchâtre, puis sale au milieu et rouge sur les bords et la pointe; elle devient ensuite peu à peu noire, sèche, comme racornie, *rôtie,* selon l'expression consacrée, tandis que les dents sont cirées, la bouche noire, les lèvres recouvertes comme d'une sorte de croûte. On remarque le même dépôt noir à l'entrée des narines, le malade ne chassant plus les poussières qui s'introduisent dans les voies respiratoires. Il a commencé par être constipé, puis est survenue une diarrhée de fréquence moyenne, se produisant sans douleurs trois ou quatre fois par vingt-quatre heures, mais d'une fétidité toute particulière. Le ventre est insensible dans toute son étendue, excepté vers l'aine, dans la fosse iliaque droite. En exerçant avec les deux mains des pressions alternatives sur cette région on entend comme un gargouillement et l'on détermine de la douleur. Les urines sont extrêmement chargées. Tous ces symptômes se produisent dans la *période d'état*. Le malade tombe dans une véritable torpeur; sa face est grippée, son regard hébété, sa parole difficile; il est sourd, insensible, et présente des phénomènes nerveux, tels que le tremblement de la langue, des mains, les soubresauts des tendons, etc. Il ne veut pas s'asseoir sur son lit et ne remue pas, car tous ses mouvements sont pénibles. Si on le soulève, la tête lui tourne et il s'affaisse de fatigue, ou il a une syncope. Quelquefois sa respiration est difficile et il survient des bronchites et surtout des pneumonies; d'autres fois le malade est excité, le délire domine; ou bien la fièvre et la diarrhée sont les phénomènes les plus accentués. Ils sont accompagnés de l'évacuation involontaire des urines. Cette forme s'observe surtout chez les jeunes sujets.

En général, à partir du septième jour, le thermomètre oscille entre 38°,5 et 39°,5 ou 39°,6 le soir; la température peut même atteindre 40° le soir et se maintenir longtemps ainsi. On a affaire alors à une forme plus grave.

La tenue de cette fièvre a une grande importance. Il est plus fâcheux de voir une température en plateau, c'est-à-dire sans rémission, se maintenir à 40° ou plus pendant quelques jours, que s'il y avait 38°,5, 39°,5 avec un saut vers 41°, par exemple, pour redescendre ensuite à 39°,5 ou 38°,5.

La *période d'état* dure de dix à douze jours. On dit que c'est le *stade des oscillations stationnaires,* parce que la température se maintient pendant tout ce temps à peu près au même degré. Puis une rémission matinale annonce la *période de déclin* ou *des oscillations descendantes,* pendant laquelle la température retourne peu à peu au chiffre normal. Le ballonnement du ventre diminue; l'intelligence, la lucidité d'esprit, reviennent, l'expression reparaît dans le regard du malade; il reconnait ce qui l'entoure, essaye de parler, se tourne sur le côté, etc. La diarrhée persiste, mais diminue; tous les phénomènes pathologiques s'atténuent de plus en plus pendant six ou sept jours, enfin arrive la *convalescence.* Mais il ne faut pas oublier que tous ces symptômes ne se montrent pas à la fois chez le même individu et présentent des degrés très différents selon le cas.

Dès que l'on soupçonne qu'on est en présence d'une fièvre typhoïde, il y a toute une série de précautions et de soins à prendre. Cette maladie, même si elle se passe sans accidents, nécessite, plus que toute autre, toutes sortes de soins, et les personnes qui entourent le malade peuvent se rendre utiles et aider efficacement le médecin, car à chaque instant elles ont quelques renseignements à fournir, quelque incident à noter, quelque accident à prévenir.

Elles auront d'abord à aménager la chambre en vue d'une maladie longue et difficile; puis elles devront suivre rigoureusement toutes les indications que nous avons données à propos de l'hygiène et de la prophylaxie, de la contagion, etc.

On explore le pouls attentivement. Si la fièvre se passe d'une façon normale, le pouls n'est pas très élevé et l'on risquerait de méconnaître la gravité de la fièvre si l'on ne prenait pas en même temps la température; 110 à 120 pulsations, chez un enfant, ne sont pas alarmantes; mais si, chez un adulte et surtout chez un homme, le pouls se maintient au-dessus de cent, quand même cet état du pouls ne s'accompagnerait pas d'autres symptômes alarmants, le médecin doit être immédiatement averti. Si, en explorant le pouls, on constate de l'intermittence, de l'irrégularité, un faux pas du cœur, il faut prévenir la syncope, car un rien peut la provoquer, et elle peut être mortelle.

Chaque jour on prendra la température entre 7 et 9 heures du matin, au moment où, d'ordinaire, elle est le plus basse, et vers 5 heures du soir, moment où elle est le plus élevée.

On l'inscrira sur une feuille *ad hoc,* pour avoir une courbe bien exacte. Les renseignements qu'elle fournit sont précieux pour le diagnostic. On la prendra non seulement au début, mais tant que durera la maladie, et même au cours de la convalescence, car, dans cette affection, bien plus que dans toute autre, bien prendre la température est un réel service à rendre au médecin. Il est ainsi prévenu des incidents qui vont se produire, et il sait alors de quelle façon il doit agir au point de vue thérapeutique.

Si la température est très élevée et atteint 40°,5, 41° même, il ne faut pas s'effrayer outre mesure; mais si cela se maintient deux, trois jours, c'est un danger pressant, et le médecin cherche à faire tomber cette fièvre par l'usage des lotions ou des bains froids ou refroidis.

En Allemagne on ordonne beaucoup les bains froids. Ici, ils réussissent moins bien, on les réserve pour combattre les accidents nerveux, le délire, les soubresauts des tendons, etc. On les remplace, selon les cas, par l'enveloppement dans un drap mouillé et froid ou par des bains refroidis.

La méthode de Brandt consiste à employer des bains à 18 degrés environ. Les médecins ont de la peine à la faire adopter dans les familles. Dans les hôpitaux on y a recours, et le plus souvent avec succès. On prend la température toutes les deux heures, et toutes les fois que l'on constate qu'elle dépasse 39°,5, on met le malade au bain en observant pour cela les précautions indiquées au chapitre qui traite des bains. Si le typhique a le délire avant d'entrer au bain, il y devient lucide, crie, s'agite, veut sortir de l'eau; il faut l'y maintenir, à moins de syncope. Lorsqu'on le retire de l'eau on le place sur une couverture, on l'essuie et on le frictionne; il reste grelottant 10 ou 15 minutes et sa température descend de plusieurs degrés. On la prend avant le bain, de suite après, au bout d'une demi-heure, puis une heure après, pour voir comment il réagit. A Lyon, à Paris, en Allemagne, on plonge directement le malade dans de l'eau à 15° ou 10°.

On peut employer aussi les bains refroidis. On met le malade dans une eau à 32°, puis rapidement on abaisse le degré à 30°, 28° et même 27° et 26°, suivant que le malade supporte ou non cette température. On l'y laisse 7 à 8 minutes. Tant qu'il est dans l'eau on surveille son pouls, pour qu'il n'ait pas de défaillance; s'il a l'air de s'affaiblir, on lui donne un grog. Dans d'autres circonstances, à certaines périodes de la maladie, si on ne veut pas ou si on ne peut pas donner des bains froids, on fait des lotions avec de l'eau à la température de la chambre; on se sert d'eau vinaigrée, aromatisée ou additionnée de vinaigre de Pennès ou d'un antiseptique, pour raffermir les tissus.

On fait ces lotions sur le malade complètement nu, étendu sur un lit voisin, au même niveau que le sien, si possible; on dispose sous lui une couverture de laine dans laquelle on pourra l'envelopper, sauf le point qu'on lotionne; on commence par la poitrine, puis on passe sur les reins, lentement, pour que l'évaporation puisse se faire. Si l'on se presse, l'évaporation n'a pas le temps de se produire et la lotion devient inutile ou pour le moins insignifiante; on frotte ensuite légèrement le malade, on lui remet son linge de corps et on le recouche. Si l'on a agi assez rapidement et assez complètement, on aura obtenu la sédation cherchée.

On emploie aussi quelquefois l'enveloppement dans un drap mouillé. On trempe un drap dans de l'eau à 15° ou 16°, on l'exprime et on en entoure le malade. On le laisse le temps fixé par le médecin. Plus ce temps est long, plus la réaction est forte. La bronchite, la pneumonie, la pleurésie, peuvent se produire spontanément au cours d'une fièvre typhoïde, sans refroidissement et sans qu'on emploie la méthode de réfrigération. Il ne faut pas entrer dans la crainte des familles à ce sujet. Cette méthode peut certainement exagérer parfois ces complications si elles existent, mais elle peut aussi sauver le malade, même en exagérant ces complications, qui se produisent plus souvent si on n'a pas recours à cette méthode. Dans la fièvre typhoïde les poumons se congestionnent très facilement, surtout dans les parties les plus déclives. La pesanteur exagère cette disposition. Pour l'éviter, ainsi que les complications qui en sont la conséquence (les bronchites, les pleurésies, les pneumonies, la broncho-pneumonie, etc.), on ne laissera pas toujours le malade dans la même position, couché sur le dos, la tête basse; on le mettra tantôt sur le côté droit, tantôt sur le côté gauche. Le cœur ayant moins d'énergie, il se fait une congestion passive à la base du poumon qui est difficilement combattue, mais qu'on peut prévenir en changeant le malade de position; chaque poumon respire ainsi librement à son tour et se décongestionne. Il faut soulever de temps en temps le typhique, mais avec précaution, pour ne pas provoquer de syncopes. Le sujet, étant souvent dans la prostration, ne se plaint pas qu'il souffre, et on ne reconnaît la pneumonie ou la congestion du poumon qu'à la fréquence de la respiration (elle peut s'élever alors à 40, 45, 50) et à la rougeur des pommettes.

Le poumon s'engorge lentement, peu à peu. Il faut le décongestionner par l'application de ventouses sur la poitrine (une vingtaine plusieurs fois par jour sur le devant de la poitrine et dans le dos), ou par l'emploi de sinapismes toutes les trois ou quatre heures. On les laissera trois à quatre minutes au plus, surtout chez les enfants, qui les supportent mal et chez qui cela pourrait amener du délire. On se gardera surtout de les oublier, ce qui est malheureusement arrivé quelquefois et a produit la mortification des tissus.

L'application trop prolongée de sinapismes amènerait de la vésication; il faut les éviter dans la fièvre typhoïde : les tissus ne les supportent pas alors.

Les personnes qui entourent le malade ont souvent à intervenir dans les épistaxis qui surviennent du troisième au huitième jour. C'est un simple symptôme, il n'a sur la maladie aucune influence funeste s'il est modéré; mais s'il se reproduit souvent ou s'il est considérable, il devient, par son abondance, une cause d'affaiblissement. Les enfants sujets aux hémorragies ou aux saignements de nez sont prédisposés à en avoir dans cette maladie, et il faut les arrêter et y couper court dès leur apparition. Nous avons déjà expliqué ce qu'il y a à faire dans ce cas.

Dans le délire violent on surveille le malade, on l'attache au besoin, mais on met les liens assez lâches pour ne produire ni gonflement, ni plaie, ni blessure.

La sécheresse de la langue et des lèvres est une cause de grande souffrance chez le typhique; sa langue, noire au milieu, est si collante que, si l'on y met le doigt, il s'y prend; elle est si raide que le malade a de la peine à la tirer et que la déglutition est difficile. On le soulage beaucoup en lui faisant boire, tous les quarts d'heure, une demi-cuillerée d'eau alcaline (eau de Vals, de Vichy ou solution de bicarbonate de soude) et en lavant très souvent avec un tampon ses lèvres, ses dents et ses gencives en avant et en arrière, ainsi que la base de la langue et les amygdales, à l'aide d'ouate trempée dans un de ces liquides.

S'il survient du muguet, on le traite comme nous l'avons indiqué. On doit alimenter le malade régulièrement malgré sa somnolence; il sera bon de noter le nombre de fois qu'on doit lui donner le lait, le bouillon, la potion, etc., la quantité à lui présenter chaque fois, à quelle distance chaque prise l'une de l'autre, etc.; tout cela est inscrit sur un cahier, en réglant le moment exact de l'administration : c'est le moyen de le faire d'une façon méthodique, sans oubli ou erreur, et sans fatiguer sa mémoire.

On donnera très souvent à boire au malade à la température de la chambre, pour provoquer une sécrétion plus abondante d'urine, qui entraine au dehors les matériaux détruits par la fièvre ardente dont le malade est consumé.

Quelques typhiques sont inconscients et ne rendent pas leurs urines ; il peut aussi y avoir paralysie de la vessie. Lorsque l'urine n'en est pas expulsée, la vessie fait une saillie au niveau du bas-ventre, un gonflement localisé; c'est une gêne, une souffrance de plus pour le malade et un véritable danger. Si cet état se prolonge, il faut sonder le malade; si celui-ci urine peu et qu'on ne constate pas de distension de la vessie, c'est le rein qui fonctionne mal : il faut mesurer la quantité d'urine émise dans les vingt-quatre heures; au besoin sonder le malade, recueillir de son urine dans un flacon absolument propre et la faire analyser, pour voir si elle ne contient pas d'albumine.

Les soins de propreté doivent être des plus minutieux. Les malades urinent ou laissent aller des matières fécales sans s'en apercevoir. C'est une cause d'irritation pour la peau, rendue plus susceptible parce que sa vitalité est moins grande.

Elle rougit, s'ulcère, et l'on voit apparaître des eschares superficielles qui ne sont pas dangereuses, mais qui peuvent grandir, creuser et donner lieu à des complications fâcheuses. On les préviendra ou on les traitera comme nous l'avons déjà indiqué et en variant la position du malade.

La fièvre typhoïde intéresse toutes les muqueuses, et particulièrement celles de l'intestin; aussi voit-on souvent se produire des entérorragies. Nous avons déjà expliqué à quoi on les reconnait et comment on doit les combattre; c'est un des grands dangers de la fièvre typhoïde si elles se renouvellent. Une seule hémorragie peut même être fatale chez un sujet affaibli comme l'est un typhique; on la combattra donc énergiquement et l'on avertira le médecin le plus vite possible.

On ordonne souvent les lavements froids pour abaisser la température. D'autres fois ce sont des lavements tièdes antiseptiques pour nettoyer et désinfecter l'intestin, où, sans cela, les matières typhiques, en s'accumulant, augmenteraient l'infection. Quelquefois aussi on ordonne des lavements médicamenteux, à la quinine. Ils ne doivent pas être rendus; aussi les donne-t-on tièdes, avec une poire en caoutchouc ou une petite seringue, très lentement pour ne pas en provoquer le rejet.

L'inflammation des intestins peut se propager au péritoine et amener une péritonite, contre laquelle on lutte par des applications de glace et avec de la morphine.

Si l'ulcération des plaques de Peyer devient profonde, elle peut arriver à perforer les intestins; leur contenu se répand alors dans le péritoine. Cet accident, le plus redoutable de tous, se reconnait aux cris de douleur subitement poussés par le malade, s'il est conscient; si la prostration est complète, si le malade a perdu l'intelligence, ne répond pas, est étranger à tout, on n'est pas prévenu par ses cris, mais par tous les autres symptômes, car à ces douleurs atroces se joignent des vomissements bilieux, l'altération des traits, la sueur, le refroidissement des extrémités, le gonflement du ventre, l'extrême rapidité et l'extrême petitesse du pouls, et dans les vingt-quatre heures, rarement plus, la mort termine cette douloureuse scène.

On peut provoquer cet accident par une série d'imprudences ou de fausses manœuvres. Les écarts de régime en sont souvent cause. Les ulcérations peuvent arriver à traverser la muqueuse de part en part; la membrane séreuse qui recouvre les intestins se trouve alors directement en contact avec les matières excrémentitielles, et celles-ci, au moindre effort, la déchirent et font irruption dans la cavité péritonéale.

C'est pourquoi il ne doit pas entrer de substances solides dans l'alimentation avant la guérison complète de l'intestin; aussi ne donne-t-on que des liquides à ingérer, du bouillon, du lait, de la tisane. Rien de solide, aucun fruit avec des pépins, encore moins avec des noyaux, afin que rien de dur ne puisse traverser l'intestin. C'est là le grand danger des fièvres typhoïdes légères, dont la convalescence réclame autant de sollicitude que celle des fièvres graves. Il faut donner les lavements avec de grandes précautions pour ménager cet intestin si fragile. S'il y a constipation, on engage le malade à modérer les efforts pour aller à la selle; on renouvelle les lavements et on ne donne pas de purgatif au moment où la maladie est avancée.

Les typhiques ont quelquefois du météorisme; leur ventre est sonore, distendu, et refoule le diaphragme dans la poitrine. La respiration devient alors gênée, haletante, le malade est très affaissé. C'est que les intestins sont distendus par des gaz. Des applications de glace soulageront, dans ce cas, le malade, en attendant l'arrivée du médecin.

Quand la fièvre est tombée, quand la convalescence commence, il ne faut pas se relâcher dans les soins que l'on donne au malade : il faut, au contraire, surveiller la température avec la même exactitude et redoubler de vigilance pour le régime. Les convalescents ont faim, ils réclament impérieusement de la nourriture; si l'on a la faiblesse de leur en donner trop, ou s'ils parviennent à en dérober, cela leur occasionne de l'angoisse, de l'oppression, une indigestion qu'ils supportent très mal, et qui peut être suivie de diarrhée persistante; des gaz se produisent, le malade devient pâle; le cœur, refoulé par la dilatation de la cavité de l'estomac, amène une syncope et peut-être la mort. Il faut surveiller son alimentation, l'examiner pour voir s'il a ou non le muguet et soigner ce cas comme il a été dit.

Les syncopes arrivent quelquefois dans la convalescence de la fièvre typhoïde. Sous l'influence de cette maladie le tissu du cœur subit une altération qui l'affaiblit et fait que, parfois, il refuse son service; de là les irrégularités du pouls, son intermittence, ses faux pas, et la syncope; tous les typhiques y sont prédisposés, et nous avons expliqué avec quelles précautions on doit les remuer, les changer de linge, les mettre sur le bassin. S'ils pâlissent, il faut les étendre, leur faire prendre une potion stimulante, du rhum, de l'éther, éviter la station assise ou debout, être long avant d'autoriser qu'ils se lèvent et attendre pour cela que leurs forces soient assez revenues. Si, malgré ces précautions, il survenait une syncope, on y remédierait comme il a été précédemment indiqué.

Enfin, quelquefois les malades se plaignent de points douloureux, qui se terminent par des furoncles; il y a aussi des lésions du côté des articulations, et même des abcès. Dès qu'un typhique se plaint, écoutez-le et surveillez le point où il souffre.

FIN

TABLE DES MATIÈRES

SOCIÉTÉ ANONYME D'IMPRIMERIE DE VILLEFRANCHE-DE-ROUERGUE
Jules Bardoux, Directeur.

www.ingramcontent.com/pod-product-compliance
Ingram Content Group UK Ltd.
Pitfield, Milton Keynes, MK11 3LW, UK
UKHW021840190726
13855UKWH00001B/66

9 782013 560719